REPRODUÇÃO ANIMAL

Suínos e aves

REPRODUÇÃO ANIMAL

Suínos e aves

EDITORES

Marcelo Rezende Luz

Eneiva Carla Carvalho Celeghini

Felipe Zandonadi Brandão

manole

editora

EDITORES: Marcelo Rezende Luz, Eneiva Carla Carvalho Celeghini e Felipe Zandonadi Brandão
PRODUÇÃO EDITORIAL: Retroflexo Serviços Editoriais
CAPA: Ricardo Yoshiaki Nitta Rodrigues
IMAGENS DA CAPA: Laboratório de Andrologia e Tecnologia de Embriões Suínos (LATES, FMVZ-USP); DB Genética Suína; acervo de Eneiva Carla Carvalho Celeghini, Ricardo José Garcia Pereira, Gabriel de Miranda Teodoro Soares e Ricardo de Albuquerque
PROJETO GRÁFICO: Departamento Editorial da Editora Manole
EDITORAÇÃO ELETRÔNICA: Elisabeth Miyuki Fucuda
ILUSTRAÇÕES: Luargraf Serviços Gráficos

CIP-BRASIL. CATALOGAÇÃO NA PUBLICAÇÃO
SINDICATO NACIONAL DOS EDITORES DE LIVROS, RJ

R336
v. 5

Reprodução animal : suínos e aves / editores Marcelo Rezende Luz, Eneiva Carla Carvalho Celeghini, Felipe Zandonadi Brandão. - 1. ed. - Santana de Parnaíba [SP] : Manole, 2024.
24 cm.

Inclui bibliografia e índice
ISBN 9788520465363

1. Medicina veterinária. 2. Animais - Reprodução. 3. Aves domésticas - Reprodução. 4. Suínos - Reprodução. I. Luz, Marcelo Rezende. II. Celeghini, Eneiva Carla Carvalho Celeghini. III. Brandão, Felipe Zandonadi.

24-88913 CDD: 636.082
CDU: 636.082

Meri Gleice Rodrigues de Souza - Bibliotecária - CRB-7/6439

1ª edição – 2024

Editora Manole Ltda.
Alameda América, 876 – Tamboré
06543-315 – Santana de Parnaíba – SP – Brasil
Tel.: (11) 4196-6000
www.manole.com.br | https://atendimento.manole.com.br/

Impresso no Brasil
Printed in Brazil

Editores

Marcelo Rezende Luz
Médico-veterinário pela Universidade Federal Fluminense (UFF). Residência em Clínica, Cirurgia e Reprodução de Bovinos pela Clínica de Bovinos de Garanhuns – Universidade Federal Rural de Pernambuco (UFRPE). Mestre e doutor em Reprodução Animal pela Universidade Estadual Paulista Júlio de Mesquita Filho (Unesp). Professor associado de Reprodução Animal da Escola de Veterinária da Universidade Federal de Minas Gerais (UFMG). Presidente do Colégio Brasileiro de Reprodução Animal (CBRA) – 2019-2023.

Eneiva Carla Carvalho Celeghini
Médica-veterinária pela UNIFEOB. Mestre e doutora em Reprodução Animal pela Faculdade de Medicina Veterinária e Zootecnia da Universidade de São Paulo (FMVZ-USP). Professora associada do Departamento de Reprodução Animal da FMVZ-USP.

Felipe Zandonadi Brandão
Médico-veterinário pela Universidade Federal Fluminense (UFF). Mestre e doutor em Ciência Animal pela Escola de Veterinária da Universidade Federal de Minas Gerais (UFMG). Professor titular do Setor de Reprodução Animal da Faculdade de Veterinária da UFF. Bolsista em produtividade em pesquisa do CNPq – Nível 1B e Cientista do Nosso Estado da Fundação de Amparo à Pesquisa do Estado do Rio de Janeiro (Faperj).

Coordenadores de seção

André Furugen Cesar de Andrade
Professor de Reprodução de Suínos do Departamento de Reprodução Animal da Faculdade de Medicina Veterinária e Zootecnia da Universidade de São Paulo. Doutor em Reprodução Animal pelo Programa de Pós-Graduação em Reprodução Animal da Faculdade de Medicina Veterinária e Zootecnia da Universidade de São Paulo.

Eneiva Carla Carvalho Celeghini
Médica-veterinária pela UNIFEOB. Mestre e doutora em Reprodução Animal pela Faculdade de Medicina Veterinária e Zootecnia da Universidade de São Paulo (FMVZ-USP). Professora associada do Departamento de Reprodução Animal da FMVZ-USP.

Paulo Eduardo Bennemann
Mestre em Fisiopatologia da Reprodução pela Universidade Federal do Rio Grande do Sul (UFRGS). Doutor em Ciências Veterinárias (Reprodução animal/Fisiopatologia da Reprodução) pela UFRGS. Atua em empresa privada como gerente técnico de suínos na América Latina.

Colaboradores

Ana Carolina Pedrosa

Doutoranda em Reprodução Animal pela Universidade de São Paulo (USP). Docente universitária e médica-veterinária no Centro Universitário da Fundação Educacional de Barretos (UNIFEB).

Ana Luísa Neves Alvarenga Dias

Doutora em Produção Animal pela UFMG. Mestre em Reprodução Animal pela UFLA. Médica-veterinária pela UFLA. Professora adjunta da Faculdade de Medicina Veterinária da Universidade Federal de Uberlândia (FAMEV-UFU).

Ana Paula Pinoti Pavaneli

Médica-veterinária pela Universidade Estadual de Londrina (UEL). Mestra e doutora em Reprodução Animal pela Faculdade de Medicina Veterinária e Zootecnia da Universidade de São Paulo (FMVZ-USP).

André Furugen Cesar de Andrade

Professor de Reprodução de Suínos do Departamento de Reprodução Animal da Faculdade de Medicina Veterinária e Zootecnia da Universidade de São Paulo. Doutor em Reprodução Animal pelo Programa de Pós-Graduação em Reprodução Animal da Faculdade de Medicina Veterinária e Zootecnia da Universidade de São Paulo.

Bernardo Garziera Gasperin

Doutor em Medicina Veterinária pela Universidade Federal de Santa Maria (UFSM). Professor associado na UFPel. Orientador de mestrado e doutorado nos Programas de Pós-Graduação em Zootecnia (Universidade Federal do Rio Grande do Sul – UFRGS) e Veterinária (UFPel).

Carolini Schultz

Mestranda no Programa de Medicina Comparativa e Biologia Integrativa da Universidade do Estado de Michigan (EUA). Médica-veterinária pelo Instituto Federal Catarinense *Campus* Araquari (IFC Araquari).

Cristian Hernando Martinez Garcia

Médico-veterinário e zootecnista pela Universidad Cooperativa de Colombia. Mestre e doutor em Nutrição e Produção Animal pela Faculdade de Medicina Veterinária e Zootecnia da Universidade de São Paulo (FMVZ-USP).

Diego Vilela Alkmin

Médico-veterinário pela Universidade Federal Rural do Rio de Janeiro (UFRRJ). Mestre em Reprodução Animal pela Universidade Federal de Minas Gerais (UFMG). Doutor em *Tecnología de la Reproducción* pela Universidad de Murcia (Espanha).

Diogo Luiz Fontana

Médico-veterinário. Mestre em Ciências Veterinárias pela Universidade Federal do Rio Grande do Sul. Especialista em Produção de Suínos pela Universidade Tuiuti do Paraná. Especialista em Estratégia de Mercado pela Fundação Getulio Vargas. Gerente técnico e de produtos de suinocultura da MSD Salud Animal.

Diogo Magnabosco

Doutor em Fisiopatologia da Reprodução pela UFRGS. Professor de Reprodução Animal do Departamento de Zootecnia da Faculdade de Agronomia da Universidade Federal do Rio Grande do Sul.

Eneiva Carla Carvalho Celeghini

Médica-veterinária pela UNIFEOB. Mestre e doutora em Reprodução Animal pela Faculdade de Medicina Veterinária e Zootecnia da Universidade de São Paulo (FMVZ-USP). Professora associada do Departamento de Reprodução Animal da FMVZ-USP.

Fernanda Radicchi Campos Lobato de Almeida

Médica-veterinária. Mestre em Zootecnia pela Universidade Federal de Minas Gerais (UFMG). Doutora em Ciência Animal pela University of Alberta. Pós-doutorado pela Wageningen University. Professora associada do Departamento de Morfologia do Instituto de Ciências Biológicas da UFMG.

Gabriel de Miranda Teodoro Soares

Graduando em Medicina Veterinária pela Faculdade de Medicina Veterinária e Zootecnia da Universidade de São Paulo (FMVZ-USP). Iniciação científica em Reprodução Animal no Departamento de Reprodução Animal da FMVZ-USP.

Ivan Bianchi

Doutor em Biotecnologia Agrícola pela UFPel. Professor EBTT no IFC Araquari. Orientador no mestrado profissional em Produção e Sanidade Animal e Tecnologia e Ambiente (IFC).

Ivan Cunha Bustamante Filho

Professor no Programa de Pós-Graduação em Biotecnologia da Universidade do Vale do Taquari (Univates). Médico-veterinário pela Universidade Estadual do Norte Fluminense Darcy Ribeiro. Mestre e doutor em Zootecnia – Produção Animal pela Universidade Federal do Rio Grande do Sul.

Janaina Colecha Rocha

Mestre em Produção e Sanidade Animal pelo IFC. Médica-veterinária pela Universidade Estadual do Centro-Oeste do Paraná. Consultora Técnica na Topigs Norsvin.

Júlia Linck Moroni

Medica-veterinária. Msc – Topigs Norsvin International.

Karen Beatriz Guerra Lima

Médica-veterinária pela Escola de Veterinária da UFMG.

Letícia Pinheiro Moreira

Médica-veterinária pela Escola de Veterinária da UFMG. Mestre em Ciências Veterinárias pelo Setor de Suínos da UFRGS. Médica-veterinária responsável técnica pela UDG Laranjeiras do Sul, Agroceres PIC. Doutora em Reprodução Animal pela Escola de Veterinária da UFMG.

Lídia Sbaraini Arend
Doutora em Ciências Animais com ênfase em reprodução e fisiologia de suínos pela University of Illinois at Champaign Urbana – USA. Médica-veterinária pela UFRGS. Especialista global em Reprodução de Fêmeas Suínas.

Luciana Salles de Freitas
Médica-veterinária. Doutora em Genética e Melhoramento Animal pela Escola de Veterinária da UFMG. Coordenadora do Programa de Melhoramento Genético de Suínos da DanBred Brasil.

Mariana Andrade Torres
Mestre e doutora em Reprodução Animal. Médica-veterinária na Ceva Saúde Animal Ltda.

Marina da Silva Passarelli
Mestre em Reprodução Animal pelo Programa de Pós-Graduação em Reprodução Animal da Faculdade de Medicina Veterinária e Zootecnia da Universidade de São Paulo.

Marina Patrícia Walter
Médica-veterinária pela Universidade do Oeste de Santa Catarina (UNOESC). Pós-graduação em Ciências Veterinárias pela Universidade Federal do Rio Grande do Sul, Faculdade de Veterinária – Setor de Suínos. Gerente de Serviços Veterinários na Ceva Saúde Animal e doutoranda do Programa de Pós-Graduação em Zootecnia na UFRGS.

Matheus Schardong Lucca
Doutor em Ciências Veterinárias pela UFRGS. Mestre em Medicina Veterinária pela UFSM. Médico-veterinário pela UFSM.

Paulo Eduardo Bennemann
Mestre em Fisiopatologia da Reprodução pela Universidade Federal do Rio Grande do Sul (UFRGS). Doutor em Ciências Veterinárias (Reprodução animal/Fisiopatologia da Reprodução) pela UFRGS. Atua em empresa privada como gerente técnico de suínos na América Latina.

Poliana Campos Silva Lelis Resende
Médica-veterinária, mestre em Ciência Animal, área de concentração em Reprodução Animal pela UFMG. Médica-veterinária responsável técnica pela Coopercentral, Central de Sêmen Suíno. Professora da UNA Bom Despacho.

Rafael Dal Forno Gianluppi
Médico-veterinário (UFSM). Doutorado em Ciências Veterinárias (UFRGS). Especialista agropecuário (BRF).

Rafael da Rosa Ulguim
Doutor em Ciências Veterinárias pela UFRGS. Professor adjunto na UFRGS. Orientador de mestrado e doutorado no Programa de Pós-Graduação em Ciências Veterinárias (UFRGS).

Ricardo de Albuquerque
Médico-veterinário pela Faculdade de Medicina Veterinária e Zootecnia da Universidade de São Paulo (FMVZ-USP). Mestre em Nutrição Animal e Doutorado em Epidemiologia Experimental Aplicada às Zoonoses, ambos da FMVZ-USP. Professor titular aposentado do Departamento de Nutrição e Produção Animal da FMVZ-USP.

Ricardo José Garcia Pereira
Médico-veterinário pela Faculdade de Ciências Agrárias e Veterinárias da Universidade Estadual Paulista Júlio de Mesquita Filho (FCAVJ-UNESP). Mestre e doutor em Reprodução Animal pela FCAVJ-UNESP. Professor associado do Departamento de Reprodução Animal da Faculdade de Medicina

Veterinária e Zootecnia da Universidade de São Paulo (VRA-FMVZ-USP). Responsável pelo Grupo de Estudo para Multiplicação de Aves (GEMA-VRA-FMVZ-USP).

Simone Maria Massami Kitamura Martins

Sócia-administradora da Empresa Apis Serviços Veterinários. Mestre em Nutrição e Produção Animal pela Faculdade de Medicina Veterinária e Zootecnia da Universidade de São Paulo. Doutora em Reprodução Animal pelo Programa de Pós-Graduação em Reprodução Animal da Faculdade de Medicina Veterinária e Zootecnia da Universidade de São Paulo.

Tailine Rayane Lima Reis

Mestre em Biologia Celular – ICB-UFMG. Pós-graduada em Análises Clínicas e graduada em Ciências Biológicas pelo Centro Universitário UNA.

Thais Garcia Santos

Doutora em Biologia Celular pela UFMG. Mestre em Zootecnia pela UFVJM. Graduada em Ciências Biológicas pela UFVJM. Bióloga da Prefeitura de Belo Horizonte.

Thais Schwarz Gaggini

Médica-veterinária. Mestre em Ciências Veterinárias pela Universidade Federal do Rio Grande do Sul. Doutora em Ciências Veterinárias pela Universidade Federal de Uberlândia.

Thomaz Lucia Jr.

Graduação em Medicina Veterinária e mestrado em Sanidade Animal – Universidade Federal de Pelotas (UFPel/RS). Doutorado em Medicina Veterinária na University of Minnesota (EUA). Pós-doutorado e pesquisador visitante no Programa de Pós-Graduação em Medicina Veterinária da UFPel. Atuação como coordenador do Programa de Pós-Graduação em Medicina Veterinária e como diretor da Faculdade de Veterinária da UFPel. Bolsista em produtividade científica pelo CNPq (nível 1D) e professor titular na cadeira de Fisiopatologia da Reprodução na Faculdade de Veterinária da UFPel.

Sumário

SEÇÃO II – Reprodução de aves

Eneiva Carla Carvalho Celeghini

Apresentação

O Brasil é um país expoente na Reprodução Animal, tanto no meio produtivo como no acadêmico. A área figura como um componente central para o desenvolvimento e a sustentabilidade do agronegócio, um setor que tem sido historicamente crucial para a sua economia e desenvolvimento. O Brasil possui o maior rebanho bovino do mundo, sendo o maior exportador mundial de carne bovina e de frango, e o 4º maior exportador mundial de carne suína. Além disso, o país detém o 4º maior plantel de equinos do mundo e a 2ª maior população mundial de cães e gatos, movimentando o mercado *pet*. Quanto aos pequenos ruminantes, temos um mercado consumidor ávido por produtos de qualidade. A eficiência reprodutiva desempenha papel vital nesse sucesso.

A Reprodução Animal é um campo de estudo e aplicação em constante evolução. É uma área do conhecimento que pode ser subdividida em diversas subáreas que contemplam as particularidades e os propósitos distintos de cada espécie animal, englobando aspectos relacionados a machos e fêmeas, como a andrologia, ginecologia, obstetrícia e neonatologia, e a aplicação das diversas biotécnicas da reprodução. Portanto, atuar na Reprodução Animal demanda um compromisso substancial com estudo e atualização contínuos.

Nos últimos 30 anos, o campo da Reprodução Animal passou por um avanço notável. No início da década de 1990, o Brasil inseminava (com detecção de cio) aproximadamente 5% a 6% de seu rebanho bovino, em contraste com os atuais 23% (predominantemente por IATF). A técnica de transferência de embriões na espécie bovina evoluiu do método cirúrgico para o transcervical (não cirúrgico), e a produção de embriões migrou predominantemente de embriões produzidos *in vivo*, por superovulação, para embriões produzidos *in vitro* (PIVE). Na área da ultrassonografia reprodutiva, houve um crescimento substancial. O conhecimento foi progressivamente adquirido e aprofundado, de maneira que a Reprodução Animal de qualidade está praticamente indissociável dessa técnica. Congelar sêmen equino com bons resultados pós-descongelação era quase impossível, mas, com o tempo, esse desafio foi superado. A reprodução de cães e gatos, que antes era praticamente inexistente em nosso país, passou a se desenvolver e, em grande parte, se estabeleceu. Graças aos avanços tecnológicos, à internet, à cooperação entre grupos de pesquisa, a técnica da PIVE avançou consideravelmente, e novas conquistas, como sexagem espermática, clonagem e transgenia, foram alcançadas. Foram desenvolvidas ferramentas genômicas e ciências ômicas, como a proteômica, metabolômica, lipidômica e transcriptômica, que vêm ajudando na compreensão dos mecanismos que regem a reprodução. O espermatozoide, que se pensava ter seu papel somente na fertilização com a entrega do DNA, hoje se sabe que também contribui com outras organelas, entre elas os microRNAs, cujas funções são variadas e envolvidas no desenvolvimento embrionário e fetal. Agora, com o lançamento desta obra, estamos testemunhando o surgimento da era da inteligência artificial.

Assim, é com imensa satisfação que apresentamos o livro *Reprodução animal*, que nasceu com a finalidade de entregar ao leitor, estudante ou profissional, conteúdo de alta qualidade, atualizado, versando sobre as diferentes espécies animais, que possibilite o aprendizado e o aperfeiçoamento do conhecimento. *Reprodução animal* se propõe a ser uma referência abrangente para os profissionais da área.

Esta obra é composta por 5 volumes, divididos por temas ou espécie(s) animal(is), cujos conteúdos se complementam. Seus capítulos foram escritos com dedicação e cuidado por especialistas brasileiros e/ou estrangeiros, todos renomados em sua área de atuação e com grande capacidade de gerar e transmitir conhecimentos. O primeiro volume é dedicado à fisiologia reprodutiva, juntamente com os últimos avanços da biotecnologia na área. O segundo volume é uma imersão na reprodução de ruminantes, englobando bovinos, caprinos e ovinos. O terceiro volume abrange a reprodução equina. O quarto volume, por sua vez, refere-se à reprodução de cães e gatos. Por fim, o quinto volume aborda a reprodução de suínos e aves domésticas.

É a primeira obra nacional abrangente na área, no que diz respeito a temas e espécies. Mesmo assim, não seria possível e nem foi pretensão dos autores esgotar o assunto de cada capítulo. De qualquer forma, buscou-se produzir conteúdo sólido, escrito de maneira didática e bem ilustrado, para uma leitura agradável. Desejamos a todos uma boa leitura, e que todos "guardem" com carinho seus conhecimentos.

Os Editores

GUARDAR

Guardar uma coisa não é escondê-la ou trancá-la.
Em cofre não se guarda coisa alguma.
Em cofre perde-se a coisa à vista.

Guardar uma coisa é olhá-la, fitá-la, mirá-la por
admirá-la, isto é, iluminá-la ou ser por ela iluminado.

Guardar uma coisa é vigiá-la, isto é, fazer vigília por
ela, isto é, velar por ela, isto é, estar acordado por ela,
isto é, estar por ela ou ser por ela.

Por isso melhor se guarda o voo de um pássaro
Do que um pássaro sem voos.

Por isso se escreve, por isso se diz, por isso se publica,
por isso se declara e declama um poema:
Para guardá-lo:
Para que ele, por sua vez, guarde o que guarda:
Guarde o que quer que guarda um poema:
Por isso o lance do poema:
Por guardar-se o que se quer guardar.

Antônio Cícero – Poeta (1996)

Prefácio

Sejam bem-vindos ao fascinante universo da reprodução de suínos e de aves!

Na primeira Seção, os leitores se deparam com uma obra meticulosamente elaborada que mergulha nos intricados detalhes da biologia e do manejo reprodutivo de suínos, com a proposta de ser uma fonte abrangente e atualizada sobre temas importantes da reprodução dessa espécie, apresentando uma visão aprofundada desde a anatomia até os mais novos desafios que atingem a reprodução suína.

Ao desbravar as páginas que se seguem, os leitores serão conduzidos por uma jornada que abrange desde os princípios da fisiologia reprodutiva aos impactos do peso ao nascimento na *performance* reprodutiva. Desse modo, cada capítulo foi bem estruturado para fornecer uma compreensão holística dos processos biológicos e das práticas de manejo associadas à reprodução suína.

Os tópicos abordados incluem a fertilização e o desenvolvimento embrionário, destacando os eventos cruciais que ocorrem durante a gestação. Adentramos também no mundo desafiador das falhas reprodutivas em fêmeas suínas, examinando suas causas e estratégias de prevenção. O parto em suínos, um momento crucial no ciclo reprodutivo, é explorado em detalhes, proporcionando uma compreensão profunda dos processos naturais e das intervenções necessárias.

O livro dedica atenção especial ao desempenho reprodutivo de leitoas nascidas e selecionadas com baixo peso. Tópicos como endocrinologia do intervalo desmame-estro, estro atípico e estresse térmico na reprodução de fêmeas suínas são minuciosamente abordados, propiciando uma compreensão abrangente das variáveis que podem influenciar o sucesso reprodutivo.

A seção não se limita à fêmea suína, mas também destaca a importância fundamental do macho no sistema de produção, abrangendo desde a morfologia até a endocrinologia da reprodução de cachaços. A nutrição para reprodutores suínos, o manejo reprodutivo de machos pré-púberes, púberes e rufiões são explorados em detalhes, fornecendo uma visão abrangente da gestão eficaz dos reprodutores.

Métodos de colheita seminal, análises convencionais e avançadas do sêmen suíno, bem como métodos de armazenamento e distribuição, são apresentados em capítulos específicos. Os capítulos sobre inseminação artificial em suínos abordam pré-requisitos essenciais, como peso, idade e estros, enquanto exploram avanços na inseminação artificial em tempo fixo, destacando suas implicações práticas e resultados promissores.

Na segunda Seção, os leitores encontrarão quatro capítulos bem estruturados para dar subsídios aos conhecimentos de base com detalhamento para permitir a compreensão dos processos reprodutivos nas aves. Esses conhecimentos nessas espécies têm importância indubitavelmente aplicada, tanto na avicultura industrial como na preservação da fauna selvagem.

As aves possuem características reprodutivas tão peculiares e diferentes das espécies mamíferas que a leitura, mesmo para os curiosos, é vibrante. Nesse caso, a pergunta inicial sempre é "Como o ovo vira pintinho?". Nessa seção os leitores encontrarão os detalhes da estrutura do ovo, que permitirá o suporte para o desenvolvimento de um novo ser complexo, fora do organismo materno, a forma como o ovo é formado ao longo do trato reprodutivo da fêmea, além de toda a orquestração hormonal associada ao funcionamento de cada porção do trato reprodutivo e de outros órgãos envolvidos na produção do ovo. Sem deixar de lado a importância dos machos para produzir os gametas necessários para a fecundação dos ovos. Nesse ponto, vem uma segunda pergunta: "Como o espermatozoide das aves pode sobreviver vários dias dentro do trato reprodutivo da fêmea e se manter fértil?". Para isso, são abordadas peculiaridades morfofuncionais da fêmea e do macho, aspectos da fertilização e do desenvolvimento embrionário, em que cabe outra pergunta: "Quem define o sexo do filho, o pai ou a mãe?". Nesta seção os leitores encontrarão as respostas para essas perguntas e outras que fazem parte da enigmática reprodução das aves. Ademais, serão retratadas as biotécnicas reprodutivas das aves, que podem ser aplicadas em diferentes contextos, para aumentar a produção ou preservar espécies em risco de extinção.

Este livro, parte integrante da obra *Reprodução animal*, é uma contribuição valiosa para profissionais da suinocultura e avicultura, acadêmicos, estudantes e todos os interessados na compreensão aprofundada da reprodução suína e de aves. Esperamos que esta obra sirva como uma ferramenta essencial, guiando os leitores através das complexidades da reprodução dessas espécies e inspirando avanços significativos na prática e pesquisa deste campo dinâmico. Boa leitura!

Os Coordenadores

SEÇÃO I

REPRODUÇÃO DE SUÍNOS

COORDENADORES DA SEÇÃO

André Furugen Cesar de Andrade
Paulo Eduardo Bennemann

CAPÍTULO 1

Anatomia, endocrinologia e ciclo estral da fêmea suína

Thomaz Lucia Jr.
Bernardo Garziera Gasperin
Carolini Schultz
Janaína Colecha Rocha
Rafael da Rosa Ulguim
Ivan Bianchi

INTRODUÇÃO

Em sistemas comerciais de produção de suínos, a eficiência reprodutiva é expressa pelo número de leitões desmamados/fêmea/ano. Esse indicador combina a prolificidade das fêmeas de acordo com o número de leitões desmamados por leitegada, com sua fertilidade, de acordo com o número de partos/fêmea/ano.[1] O índice com maior influência sobre a eficiência reprodutiva é o número de dias não produtivos (DNP) acumulado pelas fêmeas em períodos que não correspondem à gestação e à lactação. Ao longo das últimas décadas do século XX, o principal foco das intervenções de manejo reprodutivo foi direcionado para otimizar a indução do estro em fêmeas nulíparas (leitoas), a idade ao desmame e a redução no intervalo desmame-estro (IDE), estabilizando a eficiência reprodutiva entre 20 e 22 leitões desmamados/fêmea/ano.

No entanto, ao longo das primeiras décadas do século XXI, houve grande incremento em termos de eficiência reprodutiva, viabilizando metas de desempenho em torno de 30 leitões desmamados/fêmea/ano.[2] Esse incremento ocorreu por meio de melhorias nos protocolos e nas técnicas de inseminação artificial (IA) e no processamento do ejaculado, além de acréscimo nas taxas de ovulações das fêmeas em razão dos avanços no melhoramento genético, que se refletiram em aumento na prolificidade das matrizes. Portanto, a prolificidade e a fertilidade têm impacto substancial sobre a eficiência reprodutiva, sendo influenciadas pela ciclicidade das fêmeas, desde o primeiro ciclo reprodutivo (a partir da puberdade), e pelos ciclos subsequentes. Em nível fisiológico, a regulação dos ciclos reprodutivos ocorre pela ação conjunta do eixo hipotálamo-hipófise-ovários. A compreensão desses eventos é crucial para direcionar intervenções para otimizar a eficiência reprodutiva das fêmeas suínas. Este capítulo tem por objetivo abordar princípios básicos da fisiologia reprodutiva envolvidos na ciclicidade de fêmeas suínas e a aplicação desses conhecimentos em técnicas para o controle do ciclo estral.

ANATOMIA DO SISTEMA REPRODUTOR DA FÊMEA SUÍNA

O sistema reprodutor da fêmea suína é composto de ovários, tubas uterinas, útero (cornos uterinos, corpo uterino e cérvix), vagina, vestíbulo e vulva. Os ovários distinguem-se por sua superfície irregular, com aparência de amora, por causa da presença de múltiplos folículos e corpos lúteos em sua superfície, e encontram-se suspensos pelo mesovário na entrada da pelve entre as alças intestinais. As tubas uterinas são finos tubos divididos anatomicamente em infundíbulo, ampola e istmo. A fecundação geralmente ocorre na ampola.[3,4]

O útero da fêmea suína é bastante característico, dividido em cornos, corpo e cérvix. Ao passo que o corpo do útero é relativamente pequeno, os cornos uterinos são bastante longos e tortuosos. Durante os estágios finais da gestação, os cornos uterinos podem dobrar de tamanho e, em razão do crescimento exponencial dos fetos, podem se deslocar cranialmente entrando em contato com o estômago e o fígado. A cérvix é tubular e com aproximadamente 25 cm de comprimento e apresenta projeções da mucosa que se interdigitam.[3] Essas projeções de mucosa servem como barreira à entrada de microrganismos e como local de encaixe do pênis do cachaço, estimulando a ejaculação.[4]

A vagina não apresenta características marcantes, é um órgão de cópula que conecta a cérvix ao vestíbulo. O vestíbulo é a parte caudal do canal do parto, comum aos sistemas reprodutor e urinário.[5] A genitália externa, ou vulva, da fêmea suína possui formato de cone e é composta de dois lábios vulvares que se conectam nas comissuras dorsal e ventral. A comissura ventral contém a fossa clitoriana que abriga o clitóris.[3]

Vale ressaltar, contudo, que todos os eventos fisiológicos da reprodução que ocorrem no sistema reprodutor da fêmea suína são coordenados por duas pequenas glândulas localizadas na base do crânio, ventral ao terceiro ventrículo: hipotálamo e hipófise. O hipotálamo é o centro de integração das funções endócrinas e nervosas, sendo responsável pela função da hipófise por meio da liberação de hormônios reguladores. A hipófise é dividida em duas regiões distintas de acordo com a origem embrionária: neuro-hipófise ou hipófise posterior e adeno-hipófise ou hipófise anterior (glandular). A hipófise libera hormônios, como as gonadotrofinas e a ocitocina, que atuam nos tecidos-alvo.[6]

As glândulas mamárias são dispostas em pares (7 a 9 pares de tetos), localizadas ventralmente em ambos os lados da linha média, do tórax até a região inguinal. Apesar de não serem consideradas órgãos sexuais, seu desenvolvimento, em especial na fase de crescimento alométrico, é dependente dos hormônios liberados durante os eventos reprodutivos, em especial a progesterona e o estradiol.[6] Além disso, as secreções produzidas pelas glândulas mamárias (colostro e leite) são essenciais à imunidade passiva, à sobrevivência e ao desenvolvimento dos leitões.

A determinação sexual da fêmea suína se inicia no momento da fertilização, quando um espermatozoide com cromossomo sexual "X" penetra a zona pelúcida. Em indivíduos com genótipo feminino, o desenvolvimento do sistema reprodutor ocorre na ausência do fator determinante sexual, produzido por meio da transcrição do gene *SRY*, presente no cromossomo "Y" de indivíduos com genótipo masculino.[5]

Com o desenvolvimento inicial das gônadas femininas e, consequentemente, na ausência de testosterona, inicia-se a formação da parte tubular do sistema reprodutor feminino, das tubas uterinas, do útero, da cérvix e da vagina, por meio da diferenciação dos ductos paramesonéfricos (ductos müllerianos), do vestíbulo e da genitália externa pela diferenciação do seio urogenital.[5,6] Próximo ao nascimento, na ausência de testosterona ocorre a organização do hipotálamo referente à parte sexual.[6] O hipotálamo feminino apresenta um centro pré-ovulatório e um centro tônico, ao passo que o hipotálamo do macho apresenta apenas o centro tônico.[5]

Durante a fase pós-parto, creche e recria, os nutrientes ingeridos pela fêmea são destinados ao crescimento e ao desenvolvimento corpóreo. Na terminação, contudo, à medida que a fêmea cresce sua taxa metabólica diminui, parte dos nutrientes se tornam disponíveis a processos não vitais, como a reprodução.[5]

PUBERDADE

A puberdade, definida como a aquisição de competência reprodutiva, corresponde a uma resposta a vários processos que ocorrem ao longo da vida dos animais. Na fêmea, a puberdade é demarcada pelo estabelecimento da ciclicidade, caracterizada pela ocorrência do primeiro estro seguido de ovulação e de ciclos subsequentes, dentro de um intervalo com duração aproximada daquela estabelecida fisiologicamente para a espécie.

A puberdade não é um evento isolado, mas um processo multifatorial pelo qual o hipotálamo passa por mudanças funcionais e o animal se torna púbere, com regularidade de ciclos estrais em intervalos de 18 a 24 dias, e aptidão para conceber e desenvolver uma gestação. O fator desencadeante da puberdade é a diminuição da sensibilidade do centro tônico do hipotálamo ao *feedback* negativo do estradiol produzido pelos ovários da fêmea pré-púbere. Contudo, também é necessária a maturação ou a aquisição da função plena dos neurônios hipotalâmicos que estimulam a produção do hormônio liberador de gonadotrofinas, o GnRH.

As causas dessas mudanças fisiológicas continuam pouco esclarecidas, ainda assim, já foram afirmadas relações entre o estabelecimento da puberdade e os níveis séricos de glicose, ácidos graxos,[5] insulina,[7] leptina, kisspeptina, neurocinina B e IGF-1.[8] Contudo, tendo em vista que muitas regiões genômicas expressas na puberdade contêm sequências associadas ao metabolismo e às funções do eixo hipotalâmico-hipofisário-gonadal, é possível afirmar que a puberdade é o resultado do somatório de diversos fatores.[8]

Fisiologia da puberdade

Durante o período pré-natal, os ovários da fêmea suína possuem uma população de inúmeros folículos, contendo as células germinativas femininas (oócitos) em seu córtex. Ao nascer, a fêmea suína já possui um estoque de folículos primordiais suficiente para todos os seus futuros ciclos reprodutivos. Os folículos primordiais, imaturos, possuem somente uma camada de células escamosas achatadas circundando o oócito. Nos folículos primários, as células ao redor do ovócito possuem aspecto cuboide, representando um estágio de desenvolvimento mais avançado em comparação aos folículos primordiais. Após a ativação dos folículos primordiais e passagem para o estágio de folículos primários, há dois possíveis destinos: o folículo pode se desenvolver e, eventualmente, atingir a ovulação; ou entrar em degeneração (atresia). Entretanto, até a puberdade, os ovários permanecem com baixa atividade.

Os folículos secundários apresentam duas ou mais camadas de células ao redor do ovócito. Até o estágio secundário, os folículos são classificados como pré-antrais, que são estruturas simples, podendo ser visualizadas apenas com auxílio de microscópio, sem espaços entre as camadas celulares. Os primeiros folículos terciários ou antrais se desenvolvem no ovário das leitoas entre 60 e 90 dias de vida. Esses pequenos folículos, com diâmetro aproximado de 2 mm, podem ser observados macroscopicamente, pela ultrassonografia, ou como pequenas vesículas na superfície ovariana, ao exame *post-mortem*. Os folículos antrais são caracterizados pela presença de uma cavidade (antro) repleta de líquido folicular e possuem duas camadas celulares (teca e granulosa). A porção externa da teca, que contorna a superfície do folículo, é formada basicamente por tecido conjuntivo. Na teca, concentram-se receptores para o hormônio luteinizante (LH), que estimula as células que compõem a parede interna dessa camada a sintetizar hormônios andrógenos, como testosterona e androstenediona, pela conversão do colesterol. Abaixo da teca, separada por uma membrana basal, encontra-se a camada de células da granulosa, que possuem receptores para o hormônio folículo-estimulante (FSH), que estimula a síntese de estradiol. As células da granulosa possivelmente estão envolvidas na regulação da maturação dos oócitos a partir da puberdade.

O lobo anterior da hipófise é capaz de liberar gonadotrofinas em resposta a estímulos do GnRH durante o período pré-púbere, até mesmo a partir de administração exógena. O FSH estimula o crescimento dos folículos antrais pequenos, fazendo com que eles passem a ser responsivos ao LH, sendo também responsável pela síntese de diversos produtos endócrinos, como os hormônios estrógenos e a inibina, além da produção do líquido folicular. Porém, como o suporte hormonal durante o período pré-púbere é insuficiente para sustentar o crescimento folicular até o estágio antral, as fêmeas se mantêm em anestro. Isso ocorre porque, ainda que o número de neurônios capazes de secretar GnRH seja estabelecido com antecedência durante o período pré-púbere, sua funcionalidade aumenta progressivamente à medida que a puberdade se aproxima. Portanto, é dependente da capacidade de processar estímulos de neurônios pré-sinápticos, não apenas de origem hormonal, como também de outra natureza. Assim, o principal fator limitante para que uma fêmea atinja a puberdade é a incapacidade do hipotálamo em secretar GnRH com frequência e concentração suficientes para estimular a liberação de gonadotrofinas e desencadear a ciclicidade.

Os estímulos responsáveis pela síntese de GnRH são processados no hipotálamo por neurônios situados em duas regiões distintas, o centro tônico e o centro pré-ovulatório. A capacidade desses neurônios de sintetizar GnRH depende de sua capacidade de resposta à retroalimentação negativa e positiva por esteroides gonadais, que é limitada antes da puberdade. Na fêmea pré-púbere, o centro tônico do hipotálamo é altamente responsivo às baixas concentrações do estradiol produzido nos ovários, o que resulta em síntese de GnRH em pulsos com baixa frequência e alta amplitude. Assim, os pulsos de GnRH durante o período pré-púbere são insuficientes para induzir a liberação de gonadotrofinas em altas concentrações pela hipófise anterior e os folículos desenvolvidos no ovário não atingem todo o seu potencial de crescimento, produzindo estrógenos em concentrações circulatórias insuficientes para desencadear o estro.

No entanto, durante o crescimento da fêmea, dependendo da intensidade dos estímulos recebidos, o hipotálamo será sensibilizado de forma gradativa, alterando a frequência e a amplitude dos pulsos de GnRH sintetizado por seus neurônios. Durante a transição do período pré-púbere até o estabelecimento da puberdade, a sensibilidade do centro tônico à retroalimentação negativa do estradiol é reduzida. Dessa forma, a secreção de GnRH passa a ocorrer em concentrações mais elevadas, resultando em aumento na frequência de pulsos de LH liberados pela hipófise anterior. Em resposta a esses estímulos, a secreção de estradiol pelos ovários também atinge maiores concentrações. Quando os neurônios do centro pré-ovulatório, que se mantinham pouco responsivos antes da puberdade, alcançam seu limiar de resposta ao estradiol produzido pelos ovários, a alteração nos pulsos de liberação de GnRH, que passam a ter alta frequência e baixa amplitude, desencadeia aumento na liberação de LH pela hipófise e liberação de altas concentrações de estradiol pelos ovários. Em resposta ao estímulo do estradiol, os neurônios do centro pré-ovulatório incrementam a produção de GnRH (retroalimentação positiva), induzindo a liberação massiva de LH pela hipófise. Simultaneamente a esse ambiente endócrino, os folículos antrais presentes nos ovários atingem o estágio pré-ovulatório. Em seu interior, as células da granulosa convertem os andrógenos produzidos na teca em estradiol, que é liberado no fluido folicular e direcionado para a circulação sistêmica. As altas concentrações circulantes de estradiol são responsáveis pelo comportamento característico apresentado pela fêmea durante o estro e pela indução do pico de LH. Em resposta ao pico de LH, as paredes dos folículos se rompem, liberando durante a ovulação os oócitos contidos em seu interior.

Após a ovulação, também por estímulo do LH, as células da teca e da granulosa localizadas na parede dos folículos rompidos durante a ovulação são submetidas ao processo denominado luteinização, caracterizado por profundas alterações morfológicas e funcionais. Com a ruptura da membrana basal que separava as duas camadas, essas células se aglomeram nos coágulos formados pela ruptura dos folículos, compondo os corpos hemorrágicos. Em poucos dias, esse aglomerado de células forma um novo tecido, que preenche as cavidades anteriormente ocupadas pelos folículos, formando os corpos lúteos. Para cada oócito liberado na ovulação, será formado um corpo lúteo na cavidade correspondente. Como as fêmeas suínas formam folículos ovulatórios em ambos os ovários, após a ovulação, mais de duas dezenas de corpos lúteos podem ser formados em cada ciclo reprodutivo. Nos corpos lúteos, são formados dois tipos de células luteais, responsáveis pela secreção de progesterona. As células que anteriormente eram parte da teca formam as células luteais pequenas, enquanto as da granulosa formam as células luteais grandes.

Em concentrações elevadas, a progesterona estabelece retroalimentação negativa sobre os neurônios do centro tônico do hipotálamo, resultando em redução na frequência e na concentração de gonadotrofinas, em especial do LH. Sob influência de concentrações elevadas de progesterona, a fêmea não manifesta estro e não ovula. No útero, as fibras musculares do miométrio são relaxadas, e a atividade secretória das glândulas do endométrio é estimulada para preparar o ambiente uterino para o estabelecimento de uma possível gestação e para a nutrição dos futuros embriões. Caso uma gestação se estabeleça, os corpos lúteos se mantêm ativos até o momento do parto, sendo estimulados pelo LH. Se uma gestação não se estabelecer, em torno do 14º dia após a ovulação, ocorre a degeneração funcional dos corpos lúteos, a luteólise, desencadeada pelo aumento na frequência de pulsos da prostaglandina F2α (PGF2α) produzida no endométrio. A luteólise resulta na diminuição nas concentrações circulantes de progesterona e na remoção da retroalimentação negativa sobre o hipotálamo. O estabelecimento da ciclicidade, em intervalos regulares, conclui o processo de aquisição da puberdade pela fêmea.

Em geral, a puberdade na fêmea é identificada a partir da observação dos sinais do primeiro estro, caracterizado pela receptividade sexual, em especial na presença de um macho sexualmente ativo. Em condições naturais, esse comportamento se estabelece entre 180 e 220 dias de idade nas bases genéticas compostas das raças selecionadas para produção de carne, podendo apresentar uma amplitude variável entre 140 e 250 dias. No entanto, é comum que o comportamento característico do estro não seja acompanhado pela ocorrência da primeira ovulação, que pode ter ocorrido de forma "silenciosa", antes da observação dos primeiros sinais do estro. Assim, a idade da fêmea no momento do primeiro estro não necessariamente reflete com precisão a idade na puberdade. A identificação precisa do início da puberdade pode ser realizada com o acompanhamento periódico de leitoas pré-púberes por meio de ultrassonografia, o que é pouco viável em granjas comerciais com grandes inventários.

Após a puberdade, momento em que a fêmea adquire competência reprodutiva, os eventos reprodutivos que culminam com a receptividade sexual da fêmea denominam-se ciclo estral, com duração de 18 a 24 dias, podendo ser dividido em fase folicular e fase luteal.[9]

Historicamente, quando a produção de suínos era realizada de forma extensiva, a reprodução apresentava aspecto sazonal, com estação de monta no outono e partos concentrados na primavera, quando os leitões tinham mais chances de sobreviver. Com a tecnificação e os sistemas de produção mais intensivos, foram superadas as barreiras do fotoperíodo, sanitárias e de disponibilidade de alimentos, dando à fêmea suína a capacidade de reproduzir durante todo o ano.[10]

Fatores que influenciam a puberdade

Crescimento corporal e estado metabólico

Durante o período pré-púbere, o aporte energético do organismo da fêmea jovem prioriza seu crescimento físico. Na medida em que a fêmea avança em idade, seu consumo energético aumenta até que seja alcançado um equilíbrio entre o crescimento e o desenvolvimento metabólico. A partir desse equilíbrio, a atividade metabólica diminui, sendo direcionada à manutenção da condição corporal, disponibilizando o excedente energético para funções até então não vitais, como a atividade reprodutiva. Esse excedente é direcionado para o acúmulo de reservas de tecido adiposo a serem mobilizadas como fontes de energia, resultando na elevação das concentrações séricas de diversas substâncias relacionadas ao metabolismo energético, como glicose e ácidos graxos, que sensibilizam neurônios pré-sinápticos no hipotálamo estimulando a aceleração da secreção de GnRH. Em geral, o equilíbrio entre crescimento e metabolismo é definido pela relação entre o peso corporal e a idade ao primeiro estro, dois indicadores que devem ser considerados em conjunto.[11,12]

A relação entre o peso e a idade ao primeiro estro pode ser expressa pela taxa de crescimento corporal. Fêmeas com crescimento acelerado ou mais pesadas geralmente atingem a puberdade mais cedo. Porém, uma excessiva taxa de crescimento pode resultar também em atraso na puberdade, caracterizando uma associação quadrática com a idade à puberdade.[11] No entanto, em função da demanda de carne magra pelo mercado consumidor, as linhagens genéticas modernas vêm selecionando animais com baixo consumo alimentar voluntário, reduzida conversão alimentar e crescimento muscular acelerado, com baixa deposição de gordura corporal. Assim, dois cenários seriam possíveis para fêmeas pré-púberes selecionadas de acordo com esse critério:

a. Puberdade tardia, por causa das menores reservas de tecido adiposo.
b. Puberdade muito precoce, em função do acelerado ganho de peso, podendo comprometer sua longevidade reprodutiva, se forem acasaladas muito jovens.

Em ambos os cenários, ajustes no manejo de indução da puberdade seriam necessários para contemplar diferenças na taxa de crescimento das fêmeas, levando em consideração as recomendações da empresa de genética. Existem evidências indicando que fêmeas com taxa de crescimento acelerada podem ser acasaladas em idade mais precoce (com menos de 200 dias de idade), o que permite redução no acúmulo de dia não produtivo (DNP) antes do primeiro ciclo reprodutivo, sem prejuízo para o desempenho reprodutivo.[13]

Um dos fatores metabólicos relevantes para a aquisição da puberdade é a leptina, uma proteína secretada nos adipócitos,[14] em concentrações associadas à deposição de gordura corporal. Receptores para leptina estão presentes em fêmeas pré-púberes e adultas em diversos tecidos (fígado, rins, coração e pâncreas), nos ovários, no útero, na hipófise anterior e no hipotálamo. A leptina e seu receptor foram identificados com maior intensidade em órgãos reprodutivos de fêmeas suínas cíclicas, em folículos em crescimento e em corpos lúteos recém-formados.[15,16] Dependendo do estado nutricional da fêmea, a leptina atua indiretamente no controle da função reprodutiva, sinalizando aos neurônios pré-sinápticos hipotalâmicos sobre o *status* de reserva energética, o que influencia a secreção de GnRH. Em fêmeas com adequada cobertura de tecido adiposo, a elevada concentração circulante de leptina sinalizaria o hipotálamo para aumentar a frequência e a concentração de GnRH, auxiliando no desencadeamento da puberdade.[17] Em fêmeas com menor reserva de tecido adiposo, esse sinal não produziria estímulo suficiente.

Ambiente social

O ambiente social pode influenciar a aquisição da puberdade em leitoas por meio de estímulos ao sistema nervoso central por várias vias, como o contato físico, a visão, a audição e o olfato,[18] promovendo incremento na síntese de GnRH pelos neurônios hipotalâmicos. O alojamento de fêmeas em grupos promove mais estímulos que o alojamento individual, especialmente por causa do comportamento exploratório natural dos suínos. Porém, a intensidade desses estímulos é influenciada pela densidade, pela lotação e pela composição do grupo. Esses fatores são interdependentes e influenciados pelo inventário de fêmeas da granja e por seu fluxo de introdução de leitoas de reposição.

A aquisição da puberdade é favorecida em leitoas mantidas em grupos com 6 a 12 leitoas por baia. Mas a restrição do espaço disponível por fêmea pode resultar em maior número de brigas motivadas pela competição pelo alimento, o que se reflete não apenas em atraso na puberdade, como também em efeitos negativos em outros indicadores de desempenho reprodutivo, como a taxa de concepção das leitoas ao primeiro serviço.[18,19] A combinação desses efeitos estimula o sistema nervoso central pelo contato muito próximo entre as fêmeas, acelerando a atividade da hipófise e das adrenais. Em baias com lotação de 6 leitoas, a puberdade mais precoce seria atingida com a densidade de 1,2 m^2 por animal.[20]

No caso de leitoas criadas e selecionadas em granjas multiplicadoras, o transporte até a granja onde serão inseridas no plantel de reprodução (em geral rodoviário) pode ser fator desencadeante da puberdade. Na granja de destino, não apenas haverá a mudança de instalação, como também reagrupamento com fêmeas estranhas, o que provoca uma alteração na hierarquia social dos grupos de fêmeas. Esse fato, assim como o transporte, resulta em estresse e aumento na liberação sistêmica de cortisol, o que promove aumento na frequência de pulsos e na concentração de LH,[12] ocasionando o primeiro estro dentro de um período entre 4 e 6 dias após a alocação das fêmeas na granja de destino, com variações dependentes da maturidade sexual de cada indivíduo. Entretanto, não é aconselhável realizar a IA nesse primeiro estro, pois sua fertilidade tende a ser inferior.

Exposição ao macho

Uma das formas mais eficientes de estímulo à puberdade é a exposição ao contato com machos (efeito macho), que pode ser iniciado quando as fêmeas atingirem 140 a 160 dias de idade. O tempo de estimulação pode se estender por até 60 a 70 dias, sendo preconizados percentuais acima de 80% de leitoas em estro em 30 dias de estimulação. O primeiro serviço ocorre em média aos 210 dias de idade da leitoa, na manifestação do segundo ou do terceiro estro.

Essa exposição pode ocorrer pela inclusão do macho em um grupo de fêmeas, por contato naso-nasal (focinho-focinho) ou apenas por estímulo visual. Ainda que o contato por mais de uma vez por dia possa produzir melhor estimulação das fêmeas, essa prática pode ser pouco viável em granjas com grandes inventários, em razão de restrições na mão de obra. Assim, a exposição diária por 10 a 15 minutos seria adequada para produzir estímulo satisfatório. A colocação do macho no interior da baia na qual as fêmeas estão alojadas produz estímulo mais eficaz em comparação com a colocação do macho no corredor externo apenas com contato visual com as fêmeas, uma vez que o contato direto potencializa o conjunto de estímulos produzidos pelo macho.

Durante esse manejo, é importante um acompanhamento pela pessoa encarregada dessa função, para identificar fêmeas que apresentam alguns sinais de estro mesmo sem demonstrarem reflexo de tolerância, pois é possível que as concentrações de estradiol circulantes sejam insuficientes para que todos os sinais de estro sejam expressos em leitoas de forma característica na comparação com fêmeas adultas.[21]

Nesse manejo, devem ser utilizados machos sexualmente maduros, com mais de 12 meses de idade, reconhecidamente com libido e sem problemas reprodutivos ou locomotores. Além do contato físico, auditivo e visual, há também o estímulo de natureza olfatória, pela liberação dos feromônios sintetizados a partir da conversão da testosterona em 5α-androstenona, que são armazenados nas glândulas submaxilares e excretados pela salivação ou pela urina. A partir desses estímulos, ocorre aumento na concentração dos pulsos de GnRH pelo hipotálamo e de LH pela hipófise, resultando em maior liberação de estradiol pelos ovários,[12] indicando que os sinais de estro são mais evidentes em leitoas que estão em contato com um macho.

Em granjas onde exista um número maior de machos disponíveis para esse manejo, é importante que ocorra a rotação entre os machos, em turnos ou dias alternados, evitando a repetição de padrões de comportamento que levem à tolerância por parte de algumas fêmeas. Por esse motivo, também é aconselhável o alojamento das leitoas pré-púberes em instalação separada da dos machos, para evitar seu contato contínuo. Esse manejo realizado de forma adequada repercute na obtenção de resposta de estro em mais de 80% das fêmeas estimuladas em um período de 30 dias.[22]

É importante considerar que o efeito da exposição ao contato com o macho sobre o desencadeamento da puberdade interage com outros fatores, como idade da fêmea, seu crescimento corporal e manejo do ambiente social. Entre leitoas de diferentes faixas etárias com ganho médio diário de peso distinto no início da exposição ao contato com o macho, a manifestação de estro geralmente ocorre mais cedo nas fêmeas mais velhas. Entre as fêmeas mais jovens, a manifestação do estro ocorre mais precocemente naquelas com maior ganho diário de peso, mas o ganho de peso não influencia o intervalo até a expressão do estro nas fêmeas mais velhas.[22]

Raças e base genética

Existe grande variação entre raças no que diz respeito à idade à puberdade. Nas raças tradicionalmente incluídas em programas de melhoramento genético, a puberdade ocorre entre 200 e 220 dias de idade. Entre estas raças, a Duroc é aquela que alcança a puberdade mais precocemente. No entanto, as raças com menor porte físico e demanda metabólica mais acelerada tendem a atingir a puberdade mais precocemente, como ocorre na maioria das espécies animais. É o que acontece com as fêmeas da raça Meishan, cuja principal característica é a alta prolificidade, que alcançam a puberdade entre 115 e 120 dias de idade.[23]

As leitoas cruzadas utilizadas como matrizes das linhagens maternas em programas comerciais de melhoramento genético, sabidamente atingem a puberdade mais precocemente que as leitoas das raças puras. Em razão das diferenças nos programas de cruzamentos entre distintas fontes de genética, as comparações entre essas linhagens são pouco viáveis.

Indução farmacológica da puberdade

O desencadeamento da puberdade depende da maturidade do hipotálamo, uma vez que as gônadas femininas já são responsivas às gonadotrofinas no período pré-púbere.[24]

Portanto, a puberdade pode ser induzida ou acelerada em leitoas por meio de tratamento exógeno com hormônios disponíveis comercialmente, os quais podem ser hormônios naturais purificados ou análogos sintéticos. Em nível ovariano, a suplementação com esses hormônios induz proliferação celular, continuidade do crescimento e maturação dos folículos e, consequentemente, aumento na síntese de esteroides estrógenos, que estimulam o pico pré-ovulatório de LH e os sinais do estro.

As gonadotrofinas naturais purificadas têm como característica possuírem meia-vida plasmática curta, sendo metabolizadas rapidamente e necessitando diversas administrações para produzirem efeitos consistentes. Assim, o uso de gonadotrofinas com meia-vida prolongada representa uma alternativa mais viável para a suplementação hormonal exógena. A gonadotrofina coriônica equina (eCG) tem cerca de 75% de sua ação análoga à do FSH, sendo eficiente na promoção do crescimento folicular e apresenta ação semelhante à do LH, em menor escala (em torno de 25%), sendo capaz de estimular a ovulação. A gonadotrofina coriônica humana (hCG) apresenta ação análoga à do LH, sendo eficiente para a indução da ovulação, mas sem apresentar efeito sobre o crescimento do tamanho folicular. A suplementação hormonal com a combinação de 400 UI de eCG com 200 UI de hCG, disponível em um único produto comercial, é amplamente utilizada na suinocultura por ser mais eficaz que o uso de cada um desses hormônios isoladamente.

A suplementação hormonal para a indução de ciclicidade em leitoas pré-púberes deve ser utilizada preferencialmente em fêmeas que não tenham respondido aos manejos de ambiente social e exposição ao macho até 190 a 200 dias de idade, para evitar custos desnecessários com hormônios em fêmeas que tenham condições de responder naturalmente ao manejo de indução de estro, mesmo porque o uso de eCG + hCG em fêmeas que apresentam ciclicidade não é eficiente e pode resultar na formação de cistos ovarianos.[25]

Ainda que a suplementação exógena com gonadotrofinas possa desencadear resposta ovariana em leitoas a partir dos 100 dias de vida, a responsividade aumenta na medida em que a idade da fêmea avança, atingindo melhor resposta a partir dos 160 dias, em leitoas que atingiram desenvolvimento físico adequado. Nessas condições, há a expectativa de que ao menos 65% das fêmeas tratadas demonstrem sinais de estro em um período de 5 dias. Em geral, é esperado que o primeiro estro puberal apresente fertilidade inferior aos estros subsequentes, em função da alta frequência de falhas de concepção. Portanto, é recomendado que o primeiro serviço nas leitoas seja realizado no segundo ou no terceiro estro.

Em função disso, o manejo de detecção do estro deve ser realizado de forma precisa, para evitar que fêmeas com potencial reprodutivo sejam erroneamente descartadas por causa do anestro. A eficiência do manejo de indução da puberdade pode ser monitorada por meio do percentual de fêmeas que expressam o estro em um período predeterminado após o início da exposição com o macho. Para as leitoas em anestro, pode-se realizar o exame ultrassonográfico e/ou o acompanhamento do abate com o objetivo de detectar a presença de estruturas (folículos ou corpos lúteos) nos ovários. Essas ações permitem correção de falhas de manejo associadas à identificação do estro.

Indução sincronizada da puberdade

A partir da expressão do estro puberal (natural ou induzido por tratamento hormonal), estros subsequentes deverão ocorrer em intervalos entre 18 e 24 dias. Além da idade, da condição corporal e do peso, os grupos de leitoas a receberem o primeiro serviço devem ser homogeneizados em função da data do estro, visando minimizar a variação fisiológica na duração do ciclo estral entre as fêmeas. A sincronização do estro nesses grupos favorece a programação do fluxo de entrada de leitoas de reposição no plantel de reprodução, a adoção de manejo nutricional recomendado para o período pré-cobertura e a manutenção das metas semanais de serviços e partos.

Em leitoas que já manifestaram seu primeiro estro puberal, a sincronização dos ciclos estrais seguintes pode ser viabilizada por suplementação exógena diária com 20 mg de análogos de progesterona (17-allyl trembolona e i9-nortestosterona), por 14 a 18 dias. O objetivo dessa suplementação é simular o mecanismo de retroalimentação negativa promovido sobre o hipotálamo pela progesterona de origem luteal. Após a retirada da suplementação de progestágenos, é esperado que as fêmeas tratadas expressem sinais de estro dentro de 4 a 7 dias.

Em outras espécies de interesse comercial, como a bovina e a ovina, a sincronização do estro pode ser obtida com suplementação de progestágenos por outras vias, como a intravaginal. Porém, na fêmea suína, esta suplementação atualmente só está disponível comercialmente via oral, uma vez que concentrações circulatórias relativamente altas de progestágenos são necessárias para inibir o crescimento folicular, em função do grande número de corpos lúteos formados nos ovários. É importante salientar que os corpos lúteos das fêmeas suínas permanecem refratários ao efeito da PGF2α por um período mais longo (em torno de 12 dias) na comparação com outras espécies (5 a 6 dias em vacas, ovelhas e éguas). Após esse período, a disponibilidade de receptores para a PGF2α aumenta, possibilitando a ocorrência da luteólise.

CICLICIDADE

Após atingir a puberdade, as fêmeas suínas apresentam ciclicidade poliéstrica, com ciclos estrais regulares ao longo do ano, em intervalos com duração média de 21 dias, com variação entre 18 e 24 dias. O ciclo estral é definido como o período entre duas ovulações consecutivas, considerando-se o momento da primeira ovulação como seu evento inicial. De acordo com o perfil predominante, o ciclo estral é dividido em duas grandes fases: a fase folicular e a fase luteal (Figura 1). Cada uma dessas fases é subdividida em dois estágios. A fase folicular inclui os estágios de proestro e estro, e a fase luteal inclui os estágios de metaestro e diestro.

Fase folicular do ciclo estral

A fase folicular é composta dos períodos de proestro e de estro, sendo caracterizada pela predominância de folículos pré-ovulatórios nos ovários e pela presença das concentrações máximas de estradiol na circulação. Os principais eventos que ocorrem na fase folicular são a expressão dos sinais do estro, a receptividade do macho pelas fêmeas e a ovulação.

Proestro

O proestro é o estágio da fase folicular que antecede o estro, com duração entre 24 e 48 horas. Durante o proestro, sob influência do FSH, ocorre intenso crescimento dos folículos pré-antrais até que esses se aproximem do diâmetro pré-ovulatório. Com o intenso crescimento folicular, há um incremento na disponibilidade de receptores para LH nas células da granulosa, importante para a maturação dos folículos, e um aumento substancial da secreção de estrógenos. A alta concentração circulante de estrógenos resulta em alterações no sistema reprodutor. A intensificação do fluxo sanguíneo no sistema reprodutor feminino desencadeia a presença de leucócitos, incrementando a capacidade de fagocitose de componentes exógenos, que pode desempenhar papel relevante na poste-

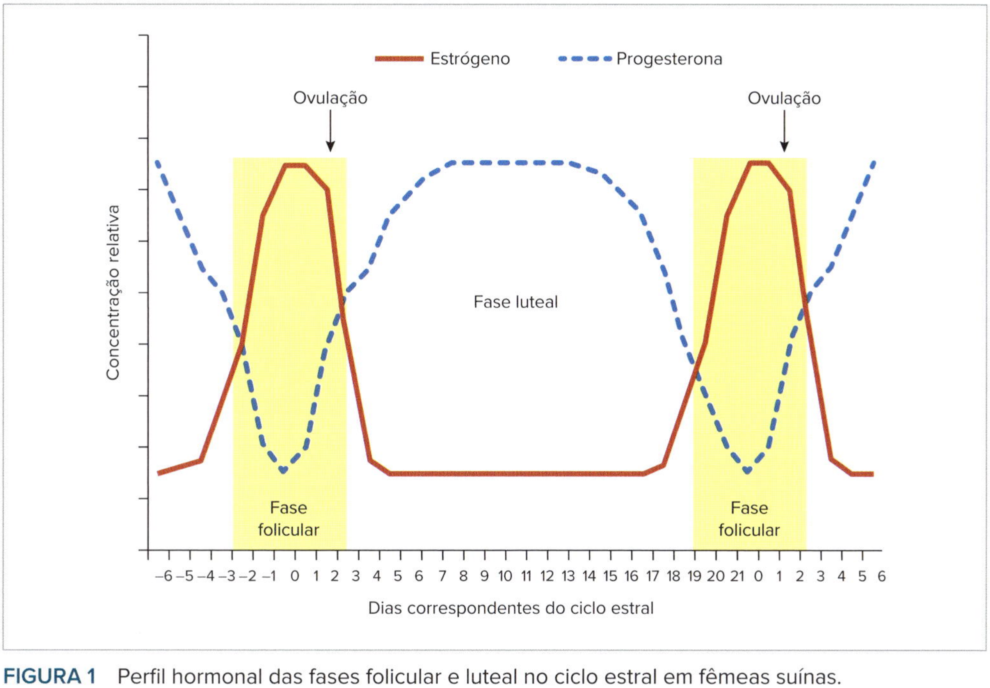

FIGURA 1 Perfil hormonal das fases folicular e luteal no ciclo estral em fêmeas suínas.
Fonte: Senger.[5]

rior seleção de espermatozoides durante o trânsito pelo útero. Externamente, esse intenso fluxo sanguíneo resulta em sinais característicos, como o edema e a hiperemia na vulva. Internamente, o tônus e a contratilidade do miométrio são estimulados, o que contribui para auxiliar o transporte de gametas. Também ocorre estímulo da atividade secretora da mucosa que reveste a porção anterior da vagina, da cérvix e do útero, e um relaxamento da cérvix, como forma de preparação para o acasalamento ou a inseminação, resultando na produção de muco vaginal claro e translúcido, que pode ser evidenciado externamente.

Simultaneamente a essas alterações ocorrem mudanças comportamentais, inicialmente sinalizadas pela inquietação das fêmeas agrupadas em lotes e pelo comportamento de monta entre as fêmeas, ainda que não ocorra aceitação da monta por um macho. Em leitoas, esses sinais podem não ser tão característicos quanto nas porcas e dependem da qualidade do manejo de indução do estro puberal.

Estro

Comparada com outras espécies domésticas, a fêmea suína apresenta um estro de longa duração. Em porcas (primíparas e multíparas), o estro dura entre 50 e 60 horas, porém com uma larga amplitude de variação, entre 24 e 120 horas. A duração do estro em leitoas (nulíparas), em geral, é mais curta, entre 24 e 36 horas, também apresentando alta variação, especialmente porque os sinais do estro podem ser expressos de forma menos característica nessa categoria de fêmeas.

O estro é desencadeado pela combinação entre a alta concentração de estrógenos na circulação, sintetizados por folículos pré-ovulatórios com diâmetro de 8 e 12 mm, com a redução nas concentrações de progesterona. Esse ambiente endócrino é associado com alterações fisiológicas relevantes. Na comparação com o proestro, a vulva apresenta uma coloração rosada, porém mais pálida e menos edemaciada, o muco produzido pela vagina e pela cérvix é mais denso, com aspecto seromucoso.

Em termos comportamentais, as fêmeas também apresentam comportamento de monta, como ocorre durante o proestro. No entanto, a principal manifestação de comportamento durante o estro é a receptividade sexual, caracterizada pela aceitação da monta, com a fêmea se mantendo estática, em lordose. Essa receptividade caracteriza a resposta positiva da fêmea ao reflexo de tolerância ao macho (RTM). Na maioria das granjas, o diagnóstico do estro é baseado na resposta positiva ao reflexo de tolerância ao homem (RTH), com a fêmea mantendo a postura estática a partir do contato de um técnico em sua região posterior, simulando a monta. No entanto, em função do contato visual e da liberação de feromônios por parte dos machos suínos, as fêmeas expressam resposta positiva ao RTM antes de responderem ao RTH. Assim, o manejo de detecção do estro se torna mais eficaz quando o RTH é praticado na presença de um macho sexualmente maduro, em contato visual, em geral no corredor em frente à fêmea. Mesmo que a resposta positiva ao RTM ou ao RTH seja registrada como o momento inicial do estro, na prática este já ocorreu algumas horas antes. Por causa da longa duração do estro, há tendência de que muitas fêmeas comecem a expressar sinais de estro durante a noite (quando não há atividades de manejo) em granjas que realizam a detecção de estro uma vez ao dia.

Ovulação

Quando os folículos terciários atingem seu crescimento máximo, a concentração elevada de estrógenos na circulação promove retroalimentação positiva no sistema nervoso central, induzindo a liberação de altas concentrações de GnRH pelo hipotálamo. Na sequência, no período entre 8 horas antes ou até 12 horas após o início do estro, ocorre o pico pré-ovulatório de LH, que irá desencadear a ovulação, aproximadamente 35 a 45 horas após, no início do terço final do estro.[26]

Em nível ovariano, a ovulação apresenta semelhanças com um processo inflamatório. A liberação de mediadores como histamina e prostaglandina E_2 promove intensa hiperemia na parede dos folículos. Como consequência, a permeabilidade dos vasos localizados na teca interna aumenta, incrementando o acúmulo de líquido no interior do folículo, aumentando substancialmente a pressão sobre sua parede. Em termos endócrinos, as células da teca interna começam a secretar progesterona, ainda em baixa concentração, imediatamente após o pico pré-ovulatório de LH, antes mesmo da conclusão do processo de ovulação. A progesterona estimula as células da teca interna a secretar a enzima colagenase, que atua na dissolução do tecido conjuntivo da parede folicular, contribuindo para seu enfraquecimento. Simultaneamente a esses processos, ocorre a síntese local de prostaglandina E_2 e PGF2α, que estimulam a contração das fibras musculares da parede ovariana, aumentando a pressão intrafolicular, e induzem o rompimento dos lisossomos localizados na granulosa, promovendo a liberação de enzimas que também atuam no enfraquecimento do tecido conjuntivo da parede folicular. Esse conjunto de eventos leva à ruptura da parede dos folículos, resultando na liberação dos oócitos.

A ovulação marca o final da fase folicular do ciclo estral e o início da fase luteal. Uma característica que diferencia a fêmea suína com relação às demais espécies domésticas é a ocorrência de múltiplas ovulações em ambos os ovários, no mesmo ciclo. Por causa do grande número de ovulações, esse evento se estende por um período entre 2 e 5 horas. Nas últimas décadas, em razão do grande progresso em melhoramento genético, houve marcante incremento na taxa de ovulações nas fêmeas suínas (em torno de 0,2 ovulação por ano), o que se refletiu em aumento no tamanho total das leitegadas (Figura 2).

Antes da popularização da ultrassonografia na rotina das granjas, a detecção do estro era exclusivamente baseada na observação de resposta positiva ao RTM ou ao RTH. Assim, dependendo do número de detecções diárias, era comum que a primeira resposta positiva a esses reflexos ocorresse horas após o início do estro, especialmente nos casos em que os sinais do estro eram detectados no turno da manhã, indicando que, na verdade, o início do estro teria ocorrido durante a noite, sem detecção. Posteriormente, o momento da ocorrência da ovulação passou a ser determinado com precisão, a partir da avaliação do desenvolvimento folicular por meio de diagnóstico ultrassonográfico em tempo real, via transcutânea ou transabdominal e transretal. Considerando que os oócitos liberados nas tubas uterinas das fêmeas permanecem viáveis por apenas 4 a 8 horas após a ovulação, os melhores índices de fertilidade são alcançados quando a inseminação artificial é realizada o mais próximo possível da ovulação (entre 24 horas antes até 4 horas após). Porém, a duração do estro e o momento da ocorrência da ovulação são eventos que apresentam grande variação individual. Essa variação tem impacto sobre o desempenho reprodutivo das fêmeas. Por causa disso, os protocolos de inseminação artificial atualmente aplicados em granjas comerciais utilizam inseminações em intervalos de 24 horas (2,5 inseminações por ciclo em média), proporcionando a deposição de sêmen no sistema reprodutor de fêmeas sem sincronia com o momento considerado ideal para a fecundação.

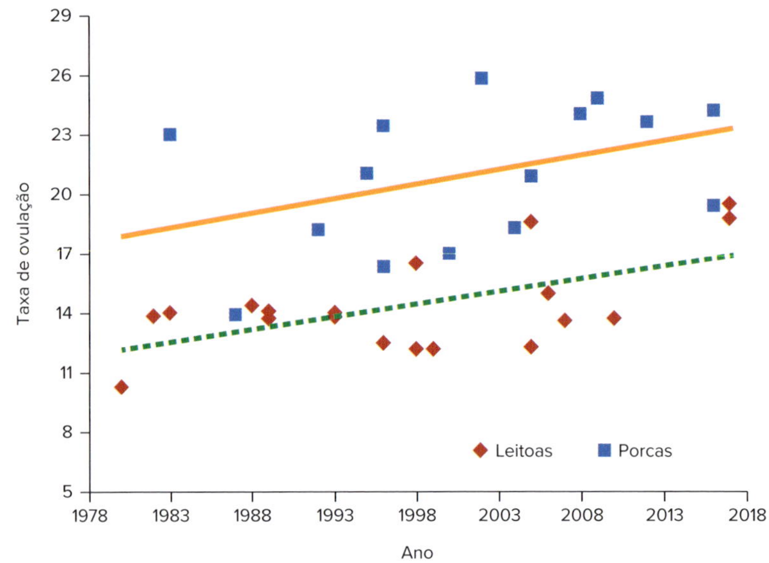

FIGURA 2 Evolução da taxa de ovulação em fêmeas suínas durante 35 anos (0,2 ovulação/ano).
Fonte: Kemp et al.[27]

O momento da ovulação pode variar em função de diversos fatores. Um desses fatores é a categoria das fêmeas. Em leitoas, é comum que os sinais de estro sejam expressos com menor intensidade e durante períodos mais curtos. Portanto, o intervalo entre o início do estro e a ocorrência da ovulação em leitoas é mais curto e concentrado em uma amplitude de variação menos ampla, na comparação com o que ocorre em porcas, nas quais esse intervalo é mais amplo e apresenta maior concentração de ovulações em um período mais tardio (Figura 3). A variação individual também ocorre dentro de cada categoria, pois existem fêmeas que ovulam de maneira mais precoce ou mais tardia, independentemente de serem leitoas ou porcas. Porém, o efeito da categoria das fêmeas está inter-relacionado com a variação de outros fatores de risco, também associados com a duração do estro e com a retomada da ciclicidade em fêmeas desmamadas.

Fase luteal do ciclo estral

A ocorrência da ovulação marca o final da fase folicular e o início da fase luteal do ciclo estral. Imediatamente após o final do estro, tem início o estágio do metaestro. Em termos comportamentais, as fêmeas deixam de ser receptivas ao macho e não apresentam resposta positiva ao RTM ou ao RTH. A vulva se torna pálida e seca, sem a presença de secreção. Durante esse período, por causa do estímulo do LH, ocorre a luteinização do tecido que formava a parede dos folículos rompidos durante a ovulação. A cavidade central de cada folículo é preenchida com sangue formando as primeiras estruturas de tecido luteal (corpos hemorrágicos). Após a ruptura dos folículos, a prostaglandina E_2, sintetizada no ovário a partir do estímulo da progesterona, estimula a síntese de plasminogênio, que atua na dissolução dos coágulos formados nos corpos hemorrágicos. Posteriormente, o plasmino-

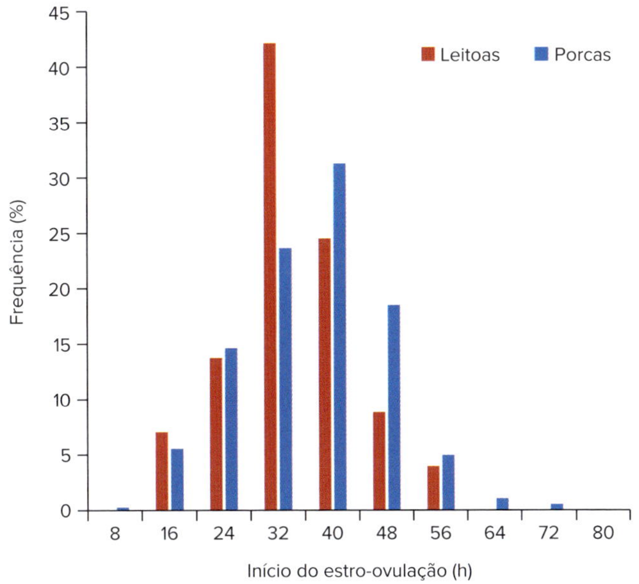

FIGURA 3 Intervalo entre o início do estro e a ocorrência da ovulação em diferentes categorias de fêmeas suínas.

Fonte: Borchardt Neto et al.[28]

gênio é convertido em plasmina, uma enzima envolvida em remodelação de tecidos, que é importante para a formação de tecido luteal. Até o 5º dia após a ovulação, ocorrem a formação e o crescimento dos corpos lúteos.

A progesterona, o hormônio predominante durante a fase luteal, começa a ser produzida em pequenas concentrações pelos folículos em processo de luteogênese e já pode ser detectada na circulação nos três primeiros dias após a ovulação, mas sua concentração aumenta progressivamente de forma proporcional ao crescimento e à atividade dos corpos lúteos. A produção de progesterona em concentração máxima, por corpos lúteos em atividade plena, ocorre entre o 6º e o 15º dia após a ovulação, durante o diestro. A concentração elevada de progesterona promove retroalimentação negativa sobre o GnRH e, em especial, sobre o LH, que passa a apresentar pulsos com maior amplitude e baixa frequência durante a fase luteal, suficiente apenas para o estímulo da atividade do corpo lúteo.

A ação da progesterona estimula a atividade secretória das glândulas endometriais e inibe a capacidade de contração do miométrio, preparando o ambiente uterino para a possível ocorrência de uma gestação, se ocorrer concepção. Se não ocorrer concepção ou se uma gestação não se viabilizar, receptores para a PGF2α, liberada na circulação sistêmica pelo endométrio, começam a ser disponibilizados gradativamente nos corpos lúteos. Nesse cenário, ocorre a luteólise em torno do 15º dia do ciclo estral, com remoção da retroalimentação negativa da progesterona sobre as gonadotrofinas, com o início de uma nova onda de crescimento folicular em torno de 17 dias após a ovulação. A fase luteal tem duração total entre 13 e 15 dias.

Se uma gestação se estabelecer, os corpos lúteos permanecem em atividade, mantendo altas concentrações de progesterona na circulação durante toda a duração da gestação, com permanência da fêmea sem atividade cíclica. Durante a lactação, em função do constante estímulo local sobre as glândulas mamárias por causa da amamentação, ocorre liberação de prolactina, ocitocina e opioides endógenos, que promovem retroalimentação negativa sobre o eixo hipotálamo-hipófise-gônadas. Assim, a liberação do GnRH permanece em níveis basais, mantendo as fêmeas em anestro fisiológico lactacional. A retomada da ciclicidade das fêmeas ocorre com o final da lactação, no período denominado intervalo desmame-estro.

Ciclicidade pós-desmame: intervalo desmame-estro (IDE)

Após o desmame, com a remoção do estímulo dos leitões sobre a glândula mamária, ocorre a remoção da retroalimentação negativa exercida sobre o hipotálamo, desencadeando a retomada da ciclicidade. Para que isso ocorra há alteração dos pulsos de liberação do GnRH, que passam a ter maior frequência e menor amplitude, acelerando a secreção pulsátil de LH, que, com o FSH, estimula a maturação dos folículos em crescimento.[9] As concentrações circulatórias crescentes de estradiol, produzido pelos folículos pré-ovulatórios, concomitante com reduzidas concentrações de progesterona, em razão de luteólise ocorrida antes do parto, determinam a manifestação dos sinais do estro, a indução do pico de LH e a ovulação.

O indicador que expressa a eficiência da ciclicidade das fêmeas após o desmame é o IDE.[1] Historicamente, granjas comerciais de suínos tinham como meta um IDE de no máximo 7 dias, com a expectativa de que 90% a 95% das fêmeas desmamadas expressassem estro dentro desse intervalo. Atualmente, como consequência do melhoramento genético, 80% a 90% das fêmeas desmamadas apresentam manifestação de estro entre 3 e 6 dias pós-desmame, o que é normalmente classificado como IDE curto. No entanto, a média histórica da duração do IDE se manteve relativamente constante ao longo das últimas décadas (Figura 4), uma vez que, em cada ciclo reprodutivo, uma frequência variável das fêmeas desmamadas apresenta IDE classificado como longo, com duração de 7 ou mais dias.[29]

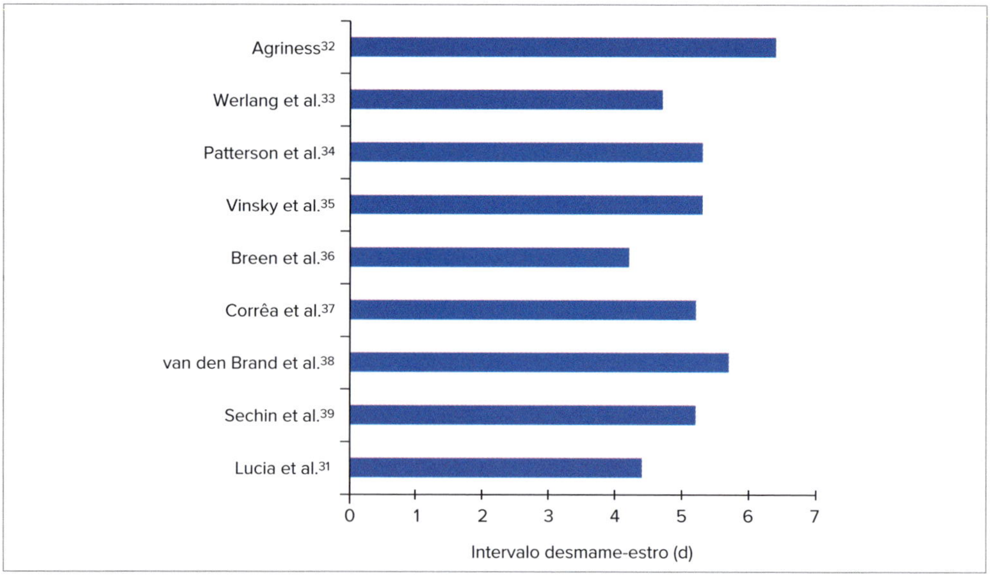

FIGURA 4 Variação no intervalo desmame-estro ao longo de 18 anos, de acordo com diversas referências.

Nas fêmeas que apresentam IDE curto, o padrão de liberação do LH se encontra dentro dos níveis fisiológicos logo após o desmame, resultando na presença de muitos folículos em crescimento nos ovários no final da lactação, o que favorece sua rápida maturação até o estágio pré-ovulatório.[30] Sendo assim, fêmeas com IDE curto são mais responsivas aos estímulos externos do manejo pós-desmame e de exposição ao contato com machos.[27] Quando uma alta proporção de fêmeas apresentam IDE curto, a sincronização do estro pós-desmame pode ser feita sem o uso de abordagens farmacológicas, o uso das instalações é mais eficiente e ocorre redução na média populacional de DNP.

Nas fêmeas com IDE longo, embora ocorram elevações nas concentrações de estradiol, os pulsos de liberação de LH são irregulares, resultando em um crescimento insuficiente ou tardio dos folículos disponíveis nos ovários.[27] Como consequência, o estro tem duração mais curta, os sinais do estro podem ser menos característicos e a estimativa do momento da ovulação pode ser menos precisa.[26,31]

Associação entre intervalo desmame-estro (IDE), duração do estro e a ocorrência da ovulação

Em grupos de fêmeas desmamadas, aquelas que retomam a ciclicidade mais tardiamente (IDE longo) tendem a apresentar estro com duração mais curta, o que pode influenciar o momento da ocorrência da ovulação. Em fêmeas com IDE curto, entre 3 e 5 dias, o estro pode se estender por até 56 horas, enquanto naquelas com IDE longo, entre 6 e 7 dias, o estro teria duração máxima de 40 horas (Figura 5). Portanto, em um grupo semanal de fêmeas desmamadas, a ovulação ocorreria mais cedo naquelas com IDE mais longo, o que poderia justificar a necessidade de ajustes nos protocolos de inseminação artificial em função da duração do estro, pois a maioria dos serviços, na rotina das granjas, envolve fêmeas desmamadas.

No entanto, a determinação precisa da duração do estro exigiria a execução de múltiplos manejos de detecção, em 3 ou até 4 turnos, incluindo o período da noite, para identificar o início e o final do estro, o que já foi realizado para fins de pesquisa,[37] mas se-

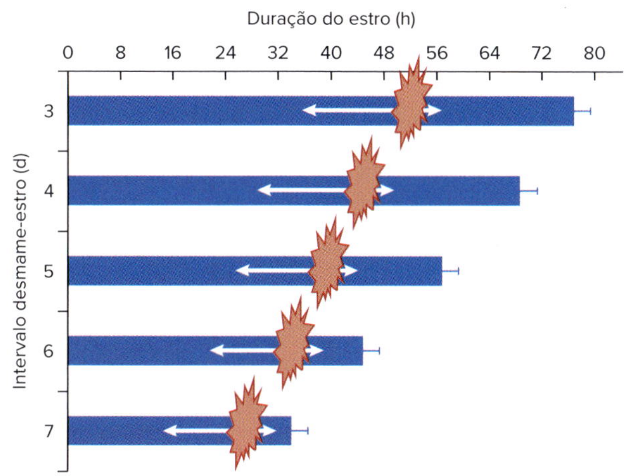

FIGURA 5 Momento da ocorrência da ovulação (*) em fêmeas suínas, em função do intervalo desmame-estro (IDE) e da duração do estro.

Fonte: Roca et al.[40]

ria inviável em condições de rotina em granjas comerciais, em razão das limitações de mão de obra. Além disso, a comparação entre diversos estudos conduzidos em distintas condições identificou que a associação entre a duração do estro e a ocorrência da ovulação é bastante variável e, muitas vezes, não é intensa o suficiente para justificar ajustes no manejo reprodutivo.[28] Ainda assim, o manejo do período pós-desmame deve priorizar o controle dos diversos fatores de risco associados à ocorrência de IDE longo, pois a antecipação da ciclicidade das fêmeas desmamadas apresenta impacto populacional positivo sobre a eficiência reprodutiva.

Patologias associadas a falhas na ciclicidade

Fêmeas que apresentam IDE longo e que se mantêm sem manifestar sinais de estro por até 10 dias após o desmame são consideradas em anestro pós-parto. Fisiologicamente, o anestro é caracterizado por reduzidas concentrações circulatórias de gonadotrofinas, por causa da liberação irregular de GnRH pelo hipotálamo e pela presença de folículos com número insuficiente de receptores para o LH.[41] Em nível populacional, a frequência de anestro é altamente variável, por causa da possibilidade de ser confundida com outras falhas reprodutivas de natureza orgânica, como as ovulações silenciosas e os cistos ovarianos.

A ocorrência de ovulações silenciosas está associada com períodos curtos de estro e com a expressão irregular dos sinais de estro, sendo, portanto, relacionada a falhas no manejo de detecção do estro. No entanto, algumas fêmeas podem ovular sem manifestar sinais de estro, quando as concentrações de estradiol secretado pelos folículos pré-ovulatórios no período pós-desmame forem suficientes para induzir o pico de LH associado à ovulação, mas não alcançarem concentrações suficientes para induzir os sinais comportamentais de estro.

A frequência de anestro possui associação com a ocorrência de cistos ovarianos. Os cistos ovarianos em suínos são caracterizados como estruturas com diâmetro superior a 12 mm, identificadas nos ovários por pelo menos 5 dias após o estro. Por causa de sua característica fisiológica de apresentar múltiplas ovulações por ciclo, a ocorrência de cistos ovarianos em fêmeas suínas por muito tempo foi considerada um evento comum, mesmo porque, nas fêmeas que apresentam cistos ovarianos, a pulsatilidade do LH é semelhante à apresentada por fêmeas com ciclicidade normal, ainda que o pico do LH não atinja concentração suficiente para induzir a ovulação.

Historicamente, os registros da ocorrência de cistos ovarianos, baseados em observação macroscópica em abatedouros, indicavam frequência bastante variável. Com a popularização da ultrassonografia, os cistos ovarianos passaram a ser diagnosticados com maior precisão, ainda em ambiente de granja, durante o diagnóstico de gestação ou durante avaliações de ovários para detecção da ovulação. Um levantamento realizado com um número representativo de fêmeas identificou prevalência relativamente baixa (2,4%) na comparação com os registros obtidos em abatedouros, mas indicou que aproximadamente 1/3 das fêmeas com cistos ovarianos apresentaram retorno ao estro após o serviço,[42] o que representa impacto populacional relevante sobre o acúmulo de DNP.

O comprometimento da fertilidade pode ocorrer pela presença de cistos com aparência similar à dos folículos, porém com maior diâmetro, resultando em repetidas manifestações irregulares do estro, em razão da permanência de elevadas concentrações circulatórias de estrógenos. Também podem ocorrer cistos luteinizados, com parede espessa, que geralmente são acompanhados de anestro, pois essas estruturas tendem a ter função endócrina semelhante à de corpos lúteos, mantendo elevadas concentrações circulatórias de progesterona.

Uma vez que as falhas reprodutivas são as causas mais frequentes de descarte de matrizes,[43] quando a frequência de descartes atribuídos à ocorrência de anestro for extremamente alta, a veracidade desses descartes pode ser validada pelo acompanhamento do abate das fêmeas descartadas. A ocorrência de alta frequência de fêmeas com descarte atribuído a anestro, mas que apresentam ovários com estruturas indicativas de ciclicidade (folículos ou corpos lúteos) sugere falhas na detecção do estro na granja (unidade de produção). Também é importante a conferência dos registros da data de descarte, pois quando fêmeas desmamadas descartadas por anestro são mantidas na propriedade por períodos longos até sua remoção física, é possível que o ganho de peso acumulado durante esse período seja suficiente para induzir a recuperação da ciclicidade. Nesses casos, as fêmeas poderiam apresentar estruturas nos ovários no momento do abate.

Fatores de risco para falhas na ciclicidade pós-desmame

Alguns dos fatores de risco associados a falhas na retomada da ciclicidade após o desmame, como deficiências nos manejos nutricional, ambiental e reprodutivo, são também relacionados à ciclicidade pré-puberdade e já foram abordados anteriormente. Entre estes fatores de risco, é importante ressaltar a ineficiência na detecção do estro ou no registro da ocorrência do estro, com reflexos relevantes sobre o acúmulo de DNP, o que aumenta a possibilidade de descarte de fêmeas por supostas falhas reprodutivas.

No entanto, existem fatores de risco relacionados especificamente à ciclicidade pós-desmame. Um dos mais relevantes é o grande desafio metabólico enfrentado pelas fêmeas em lactação, pois, mesmo sendo alimentadas *ad libitum* a partir da primeira semana de lactação, é inevitável que a maioria das fêmeas apresente catabolismo e substancial perda de seu peso corporal ao final do período de maternidade.[44] Mesmo que continuem sendo alimentadas *ad libitum* com a dieta de lactação durante o IDE (*flushing* nutricional), se a perda de peso corporal durante a lactação tiver sido excessiva, a frequência de fêmeas com IDE prolongado tende a aumentar.[45] Na comparação com fêmeas que apresentam IDE longo, aquelas que apresentam IDE curto, em geral, experimentaram maior consumo de ração ou de energia durante a lactação, o que se reflete em maior frequência de pulsos do LH antes do desmame e em concentrações mais elevadas de sinalizadores da função metabólica, como insulina e glicose.[44] O efeito do regime nutricional da fêmea durante a lactação apresenta associações multifatoriais com diversos outros efeitos que serão abordados a seguir.

Efeito da duração da lactação

A duração da lactação é definida por uma decisão de manejo, a partir do desmame dos leitões.[1] Como o anestro fisiológico durante a lactação é mais característico em fêmeas suínas que em outras espécies de interesse econômico, em geral, um ambiente endócrino que viabilize uma nova concepção só se consolida após o desmame, quando o mecanismo de retroalimentação negativa sobre o eixo hipotálamo-hipófise-gônadas é removido, promovendo a elevação nas concentrações séricas de gonadotrofinas e conclusão do desenvolvimento folicular que culmina na ovulação.[46]

A duração da lactação tem reflexo sobre o IDE. Em condições comerciais, ainda que os sinais do estro se manifestem na maioria das fêmeas entre 5 e 6 dias pós-desmame, independentemente da duração da lactação,[2] IDE longos são mais frequentes após lactações mais curtas (no máximo, duas semanas), especialmente em primíparas.[44,47]

No entanto, a associação entre a duração da lactação e o IDE, de certa forma, foi amenizada ao longo dos últimos anos. A partir da última década do século XX, a aplicação de desmame precoce (14 a 18 dias) na indústria de suínos se popularizou, em razão dos benefícios sanitários associados à redução na transmissão vertical de patógenos com a aceleração do fluxo das instalações de maternidade, resultando em aumento no número de leitões desmamados/fêmea/ano.[1] Posteriormente, o aparecimento de problemas sanitários nos setores de creche e terminação, em leitões desmamados precocemente, direcionou a indústria a adotar lactações mais longas, em torno de 21 dias, como rotina, e a partir da segunda década do século XXI tem sido comum no Brasil lactações de pelo menos 24 dias. Simultaneamente, ocorreu um relevante progresso genético direcionado ao aumento no tamanho total da leitegada, o qual, mesmo não tendo sido direcionado ao IDE, refletiu-se em um aumento na frequência de fêmeas com IDE curto, dentro de uma mesma faixa de lactação. Esse fato provavelmente ocasionou uma seleção indireta de populações de fêmeas com melhor resposta de ciclicidade aos desafios impostos pela lactação, por causa do descarte de fêmeas com desempenho pós-desmame abaixo das metas desejáveis.

Efeito da sazonalidade

Uma maior frequência de IDE longos é esperada durante o verão e o início do outono, uma vez que os suínos são altamente suscetíveis a temperaturas elevadas, por causa de sua limitada capacidade de dissipação de calor. O estresse causado pelas altas temperaturas pode alterar a secreção de GnRH, prejudicando o desenvolvimento folicular e a função luteal.[48] Além do IDE prolongado, as manifestações de infertilidade também se refletem em redução na taxa de parição e no número total de leitões nascidos por parto.[49]

Ainda que essas manifestações ocorram por influência multifatorial, existe uma relação com o manejo nutricional durante a lactação, uma vez que, em períodos de temperaturas elevadas, é comum que o consumo de ração seja reduzido em primíparas.[44,47] Nos casos em que as demandas metabólicas das fêmeas em lactação não venham a ser atendidas, poderá ocorrer excessiva mobilização de suas reservas corporais de tecido adiposo e de proteínas,[45] caso não ocorra um ajuste das dietas de lactação, por exemplo, pelo aumento no número diário de arraçoamentos ou pela suplementação com fontes de maior densidade energética, como óleos e gorduras. Em paralelo, também são necessárias estratégias de manejo ambiental que permitam otimizar o conforto térmico das fêmeas, a oferta abundante de água, o controle da temperatura ambiente e da ventilação nas instalações.

Efeito da ordem de parto

Todos os fatores de risco associados à ocorrência de falhas na ciclicidade pós-desmame citados anteriormente são não apenas inter-relacionados, como também são associados com a ordem de parto das fêmeas. Problemas de ciclicidade pós-desmame são menos frequentes em fêmeas com ordem de parto mais elevadas.[44] Na comparação com fêmeas multíparas, as primíparas apresentam maior frequência de IDE longo, além de outras manifestações de infertilidade, como maiores taxas de retorno ao estro, diminuição nas taxas de parição e menores taxas de ovulação e de sobrevivência embrionária, que caracterizam a síndrome do segundo parto.[27,45]

Essas manifestações decorrem de um consumo reduzido de ração durante a lactação de fêmeas primíparas que, por meio de um catabolismo exacerbado, compromete a capacidade de desenvolvimento dos folículos nos ovários. Esses efeitos não são observados na mesma proporção em fêmeas de ordens de parto mais elevadas, sugerindo que existe uma interação entre os efeitos do consumo de ração na lactação e da ordem de parto sobre o IDE, com maior impacto em fêmeas primíparas, mas com impacto limitado em multíparas.[27,50] O efeito da ordem de parto também apresenta interação com a estacionalidade, pois atrasos no retorno da ciclicidade após o desmame são mais frequentes durante os meses com temperaturas mais elevadas em fêmeas primíparas.

Controle da ciclicidade pós-desmame

Manejo do desmame

Atualmente, em razão do efeito positivo do melhoramento genético sobre a prolificidade, as fêmeas suínas enfrentam grande demanda metabólica para a amamentação de leitegadas numerosas. O risco de apresentarem baixa condição corporal ao desmame é alto, o que pode se refletir em um IDE prolongado. O aumento na prolificidade também resultou em maior frequência de leitegadas heterogêneas, com muitos leitões nascidos com baixo peso. A sobrevivência desses leitões durante a lactação representa um grande desafio, pois o número de glândulas mamárias funcionais das fêmeas não aumentou de forma proporcional ao tamanho da leitegada. Assim, vários manejos alternativos podem ser usados na maternidade para minimizar a mortalidade de leitões, com reflexos sobre a ciclicidade da fêmea após o desmame.

Um desses manejos é o desmame parcial, através do qual alguns leitões (em geral os maiores e mais pesados) são desmamados antes, com os leitões mais leves sendo desmamados 2 a 3 dias depois.[51] Também pode ser utilizado o aleitamento intermitente (ou interrompido), com separação dos leitões por algumas horas durante os dias que antecedem o desmame.[52] Ambos os manejos beneficiam o desenvolvimento dos leitões nascidos com baixo peso, proporcionando melhor acesso às glândulas mamárias e maior ganho de peso, podendo também resultar em maior frequência de fêmeas com IDE curto.

Outro manejo utilizado com o mesmo objetivo é o prolongamento da lactação de matrizes utilizadas como mães de leite, para amamentarem leitões leves que não foram desmamados com os leitões mais pesados do grupo contemporâneo. Após essa lactação prolongada, as mães de leite poderão atrasar o retorno à ciclicidade, apresentando IDE longo. Mesmo assim, o aumento nos DNP pode ser compensado em nível populacional pelo maior número de dias em lactação (portanto, produtivos), não trazendo prejuízo ao número de partos/fêmea/ano.[1] No entanto, o uso de fêmeas como mães de leite foi associado com consequências negativas para seu bem-estar, como aumento na ocorrência de lesões articulares, catabolismo excessivo por causa do grande número de dias em lactação e mesmo ao risco de lesões no aparelho mamário.[53,54]

Por sua vez, os manejos mencionados podem induzir redução nos estímulos locais sobre a glândula mamária, seja pela interrupção momentânea desses estímulos, pelo menor número de leitões amamentados ou pelo prolongamento da lactação. Assim, a intensidade do mecanismo de retroalimentação negativa sobre o eixo hipotálamo-hipófise pode ser reduzida, resultando na expressão do estro e até mesmo na ovulação durante a lactação,[52] especialmente em lactações prolongadas até 28 dias.[55] Na eventualidade de que essas fêmeas sejam inseminadas durante o estro lactacional, as taxas de parição e o tamanho total da leitegada subsequente podem ser compatíveis com os índices alcançados por fêmeas inseminadas em condições convencionais após o desmame.[56] No entanto, como não é comum submeter fêmeas lactantes ao manejo de detecção de estro, estas provavelmente estarão na fase luteal do ciclo estral no momento do desmame, apresentando IDE longo.

Em fêmeas primíparas, em especial naquelas desmamadas com baixo escore corporal, o prolongamento do período pós-desmame pode ser benéfico na prevenção da síndrome do segundo parto,[27] o que pode ser obtido pelo não aproveitamento do primeiro estro pós-desmame (*skip-a-heat*) para que essas fêmeas venham a ser inseminadas no estro seguinte. Esse procedimento resulta em aumento no tamanho da leitegada subsequente,[57] mas pode acrescentar um número de DNP correspondentes à duração de um ciclo estral, com reflexo sobre o fluxo de produção das granjas, quando ocorrer grande dispersão na duração do IDE dentro dos grupos semanais de desmame, com variação nas datas dos serviços e dos partos.

Exposição ao macho

A exposição das fêmeas desmamadas ao contato com machos sexualmente maduros é uma das práticas de manejo usadas para incrementar a ciclicidade após o desmame, sendo associada com estímulo à liberação do LH, com reflexos sobre o crescimento folicular, a expressão do estro e a ovulação.[58] A exposição precoce, a partir do dia do desmame, tende a acelerar o processo de retomada da ciclicidade, na comparação com a exposição mais tardia, por exemplo, a partir do terceiro dia após o desmame.

No caso de alojamento das fêmeas desmamadas em baias coletivas, a colocação do macho no interior da baia, com contato físico com as fêmeas, promove estímulo mais eficiente, na comparação com a contato proporcionado nos alojamentos em celas individuais, nos quais o macho transita pelo corredor. Preferencialmente, a exposição ao contato com o macho deve ser diária, duas vezes ao dia. No entanto, em função de limitações de mão de obra na suinocultura moderna, é comum que as granjas comerciais realizem esse manejo somente uma vez ao dia, o que não tem demonstrado efeito negativo sobre a duração do IDE.

Indução farmacológica da ciclicidade em fêmeas desmamadas

Ao desmame, as fêmeas apresentam ovários com folículos pequenos que precisam ser estimulados por concentrações circulatórias elevadas de FSH e LH para que seu crescimento e maturação possa resultar em ovulações. Como o anestro pós-parto é consequência de reduzidas concentrações circulatórias de gonadotrofinas, a ciclicidade pós-desame pode ser induzida por meio da suplementação exógena de hormônios com atividades semelhantes às do FSH e LH. As gonadotrofinas coriônicas sintéticas (eCG e hCG) vem sendo usadas há décadas para promover o crescimento folicular, a expressão de estro e a ovulação após o desmame.[36,39,59]

Os protocolos tradicionais utilizavam 750 a 1.500 UI de eCG para indução de estro, seguido de 500 a 1.200 UI de hCG, 72 a 96 horas após para indução da ovulação. Esses protocolos proporcionam redução no IDE, taxas de concepção superiores a 90% e incremento no total de nascidos por parto, em fêmeas de primeiro e segundo partos, mas não produzem efeitos em fêmeas com mais de dois partos.[25,39]

Atualmente, ambas as gonadotrofinas sintéticas estão disponíveis associadas em um único produto comercial (400 UI de eCG e

200 UI de hCG), podendo ser usadas 24 horas após o desmame, especialmente em primíparas. Esse tratamento permite uma redução de até 3 dias no IDE e um acréscimo no tamanho total da leitegada subsequente.[60] Contudo, apesar de sua eficiência, o efeito desses tratamentos sobre o IDE em nível populacional é discreto, quando usado em todas as fêmeas desmamadas. O uso também tem efeito limitado em multíparas, a não ser em situações pontuais, em fêmeas desmamadas com condição corporal extremamente comprometida ou quando o manejo de estímulo e detecção do estro não for eficiente.

Cabe destacar que o uso exógeno de hormônios não deve ser uma prática usual para tentar corrigir falhas de manejo e, sim, usado de forma estratégica, sempre ponderando as particularidades das unidades de produção, as limitações impostas por legislações, bem como a avaliação financeira.

Técnicas de controle do ciclo estral

Apesar dos seus potenciais benefícios, as técnicas para controle do ciclo estral em fêmeas suínas são utilizadas em menor escala que em outras espécies de interesse econômico, em razão das limitações fisiológicas, de disponibilidade de alternativas comerciais ou então de sua restrita margem de custo-benefício. Considerando que o desmame simultâneo de grupos de fêmeas possa promover uma forma natural de sincronização do estro, a forma mais simples de adequação de protocolos de inseminação artificial seria por meio de indutores de ovulação, como o GnRH e seus análogos, o LH suíno purificado (pLH) e o hCG. Essas ferramentas farmacológicas são alvos de diversos estudos atualmente, visando a definição de protocolos que permitam, dentro de algum tempo, o uso de uma única inseminação artificial para minimizar os custos com mão de obra e otimizar o ganho genético.

Indução da luteólise

A fase luteal pode ser abreviada em fêmeas cíclicas por meio do uso de PGF2α ou seus análogos e da promoção de luteólise. Ao contrário do que ocorre em outras espécies, em fêmeas suínas, os corpos lúteos apresentam receptores para a PGF2α no início do diestro, mas apresentam responsividade limitada aos luteolíticos antes do 12º dia do ciclo estral.[61] Em função disso, protocolos de sincronização do estro em fêmeas suínas apenas com o uso de PGF2α são pouco eficazes. A responsividade dos corpos lúteos pode ser incrementada com a administração de doses elevadas dos luteolíticos, por vários dias. Porém, esse fato limita a praticidade desses protocolos, uma vez que, mesmo com maior custo e maior dispêndio de mão de obra, o intervalo entre a ocorrência de dois estros consecutivos seria reduzido em, no máximo, 4 dias.

Entretanto, a administração de drogas luteolíticas em fêmeas gestantes, 2 a 3 dias antes da data prevista para o parto, é uma prática aplicada na rotina do manejo da maternidade de muitas granjas para induzir e sincronizar partos. A luteólise promovida pela PGF2α desencadeia o mecanismo de parto, antecipando, por exemplo, os partos que ocorreriam nos finais de semana para que se concentram em dias com maior disponibilidade de mão de obra, otimizando seu atendimento e a assistência aos leitões recém-nascidos.[61] Por causa da concentração dos partos e do desmame simultâneo das fêmeas, esse manejo, indiretamente, permite certa sincronia na manifestação do estro após o desmame. Porém, esse efeito não contempla todas as fêmeas desmamadas, em razão de outros fatores já citados, como a ordem de parto e o nível de catabolismo ocorrido durante a lactação.

Prolongamento da fase luteal do ciclo estral e da gestação

A suplementação exógena com progestágenos é uma alternativa farmacológica que pode ser aplicada em fêmeas desmamadas, para simular a fase luteal do ciclo estral. As elevadas concentrações circulatórias de progesterona mantêm o GnRH e o LH sob retroalimentação negativa, impedindo a manifestação do estro e protelando a ciclicidade pós-parto, permitindo que as fêmeas possam melhorar seu escore corporal.[62] A retirada da suplementação remove a retroalimentação negativa, desencadeando uma luteólise espontânea e promovendo a retomada da ciclicidade.

O método mais utilizado é a suplementação com altrenogest por via oral, na dose de 15 a 20 mg/dia, por 5 a 8 dias após o desmame,[33] ou até 14 dias, resultando em expressão do estro em 4 a 5 dias após a conclusão do fornecimento. Na comparação com a execução do serviço no segundo estro pós-desmame (*skip-a-heat*), a suplementação com progestágenos permite a redução nos DNP, mas não traz vantagem com relação ao tamanho da leitegada seguinte. Mesmo considerando sua eficiência em atrasar a ciclicidade, o que é interessante em granjas adotando o manejo em bandas (lotes), sua utilização apresenta algumas limitações. Uma dessas limitações é a necessidade do fornecimento individual durante todo o período do tratamento, o que é particularmente importante por causa da possibilidade de ocorrência de cistos ovarianos em fêmeas suplementadas com subdoses.[25] Outro fator limitante e que deve ser considerado é a relação custo-benefício do tratamento de acordo com a dose recomendada.

A suplementação de progestágenos pode também ser feita pela inserção de dispositivos intravaginais que promovem sua liberação lenta, semelhantes aos utilizados para sincronização do estro em vacas. Como ainda não existem dispositivos no mercado para uso específico em fêmeas suínas, dados referentes ao uso de dispositivos com essas características são provenientes somente de condições experimentais. O uso de um dispositivo contendo 800 mg de acetato de medroxiprogesterona (progestágeno utilizado em ovelhas) mostrou eficácia na concentração dos partos, evitando parições aos finais de semana (Figura 6).[63] Um dispositivo semelhante contendo 200 mg de acetato de medroxiprogesterona, mantido por 12 dias após o desmame, resultou em manifestação de estro 5 dias após sua remoção em todas as fêmeas submetidas a esse protocolo.[64] No entanto, indicadores de desempenho reprodutivo não foram avaliados.

O prolongamento da fase luteal do ciclo estral também pode ser obtido pela indução de pseudogestação. Esse procedimento pode ser implementado pela administração parenteral de ésteres de estradiol (1.000 UI), no 12º dia do ciclo estral, o que evita a luteólise natural e possibilita a manutenção de corpos lúteos que serão responsivos à ação dos luteolíticos.[25] Posteriormente, uma dose de PGF2α é administrada a fim de induzir a luteólise e consequente manifestação de estro esperada em 3 a 5 dias.

GESTAÇÃO E PARTO

A fecundação e as primeiras clivagens do concepto ocorrem nas tubas uterinas. Aproximadamente 4 dias após a fecundação, os conceptos migram para a região proximal dos cornos uterinos e ali permanecem por 2 a 3 dias. No 11º dia após a fecundação, os blastocistos se alongam e passam a produzir estrógenos.[65]

Os estrógenos produzidos pelos blastocistos são de fundamental importância para a manutenção da gestação, pois modifica o

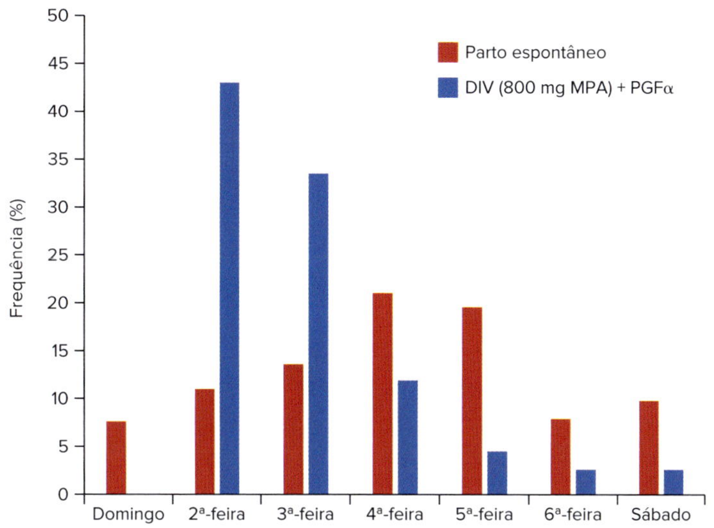

FIGURA 6 Frequência de partos sincronizados em fêmeas suínas por meio de tratamento farmacológico com progestágeno intravaginal.*

*Dispositivo intravaginal contendo 800 mg de acetato de medroxiprogesterona colocado na manhã da 5ª feira, seguido de uma aplicação intramuscular de PGF2α na retirada do dispositivo (na manhã do domingo).

Fonte: Freling et al.[63]

caminho de excreção da PGF2α produzida pelo endométrio, dos capilares da camada submucosa para o lúmen uterino.[5] Na presença de ao menos quatro conceptos, dois em cada corno uterino, os estrógenos são produzidos em quantidade suficiente para promover a secreção exócrina da PGF2α para o interior do lúmen uterino e com isso impedir sua chegada aos ovários, o que provocaria a luteólise.[65]

Além de sua função no reconhecimento embriomaterno da gestação, os estrógenos produzidos pelos blastocistos também afetam o desenvolvimento do útero e das glândulas uterinas. Outra ação dos estrógenos é na contração do miométrio, promovendo a distribuição equidistante e sem sobreposição dos blastocistos que perdem a capacidade de se mover a partir do 12º dia após a fecundação.[5] O mau posicionamento dos conceptos e as falhas no desenvolvimento vascular durante a implantação são causas de morte embrionária precoce.[65]

A gestação da fêmea suína é corpo lúteo dependente, já que a placenta não produz progesterona em quantidade suficiente para manter a gestação.[4] A progesterona produzida pelos corpos lúteos estimula as glândulas endometriais e impede a contração do miométrio.

Nas semanas que antecedem o parto, a maturação do eixo hipotalâmico-hipofisário-adrenal fetal induz mudanças no perfil hormonal da fêmea, que culmina com aquisição de capacidade contrátil pelos cornos e corpo uterinos, relaxamento da cérvix, dilatação do canal do parto e ativação das glândulas secretoras de muco.

Aproximadamente 10 dias antes do parto, o cortisol liberado pelo córtex da adrenal do feto induz enzimas placentárias a converter a progesterona circulante em estrógenos. O aumento da concentração de estrógenos causa a desestabilização da membrana plasmática lisossômica e torna disponíveis enzimas de membrana que são limitantes na cascata do ácido araquidônico. Esses eventos culminam com a produção e secreção de PGF2α pelo endométrio uterino.[4]

A PGF2α possui dois sítios de ação principais e atua nas células musculares do útero, promovendo contração por meio da disponibilização de íons de cálcio e, nas células luteínicas, causando luteólise. O processo de lise dos corpos lúteos estimula a liberação de relaxina, a qual é responsável pela dilatação da cérvix e pelo relaxamento da sínfise púbica e ligamentos pélvicos, promovendo assim, dilatação do canal do parto.[4,66]

Além da indução da produção de PGF2α, o estradiol também é responsável pelas respostas fisiológicas e comportamentais que antecedem o parto, entre elas: hiperemia e edema vulvar, formação de receptores de ocitocina no miométrio, estimulação das glândulas secretoras de muco presentes no canal do parto e aumento da pressão intrauterina.[66]

O aumento da pressão intrauterina provoca o deslocamento dos fetos em direção ao cérvix. No momento da expulsão, o feto ativa receptores de pressão presentes na cérvix, desencadeia um reflexo neuroendócrino, conhecido como reflexo de Ferguson, que culmina com a liberação de ocitocina pela neuro-hipófise.

A expulsão do feto pelo canal do parto é ocasionada pela ação conjunta de contração uterina e aumento da pressão da cavidade abdominal, ocasionada pelo fechamento da glote e pela contração dos músculos abdominais.[4] A etapa final do parto estende-se do nascimento do último leitão até a expulsão de todos os envoltórios fetais e é caracterizada por contrações uterinas de menor intensidade.[66]

A placenta da fêmea suína é do tipo epiteliocorial, com seis camadas separando o sangue materno do sangue dos fetos. Assim, é de fundamental importância para a sobrevivência dos leitões recém-nascidos a ingestão do colostro, primeira secreção da glândula mamária, nas primeiras horas de vida, para que ocorra transferência de imunidade passiva.[67]

LACTAÇÃO E PUERPÉRIO

Após o parto, iniciam-se as fases de puerpério e lactação. A fase de puerpério engloba mudanças na fisiologia e na anatomia da fêmea que contribuem para a recuperação corpórea, com o objetivo de torná-la apta a uma nova gestação. Nessa fase, ocorrem involução uterina, remodelação do endométrio e restabelecimento do perfil hormonal.

A involução uterina ocorre como consequência da ativação de receptores de ocitocina do miométrio, quando na mamada os leitões ativam o reflexo neuroendócrino da ejeção do leite. Com a liberação de ocitocina para a corrente sanguínea, esse hormônio chega ao útero, ativa receptores e promove a contração uterina. Essas contrações, além de servir para a redução do tamanho do útero, também estão relacionadas a eliminação de debris celulares, diminuindo os riscos de infecções e hemorragias. São necessários em torno de 30 dias para que ocorra completa involução uterina.[10]

Durante a puberdade e com o início da atividade ovariana, a taxa de crescimento das glândulas mamárias supera a taxa de crescimento dos outros tecidos corporais. Sob a influência do estradiol, na fase folicular, inicia-se o desenvolvimento do sistema de ductos e, sob influência da progesterona, na fase luteal, inicia-se o desenvolvimento do parênquima secretor. Porém, a fase final de crescimento e a aquisição da capacidade de secreção das glândulas mamárias só ocorre no final da gestação e durante a lactação.

Entre o 30º e o 60º dia de gestação, há produção de estrógenos de origem fetoplacentária e ocorre crescimento acelerado do sistema de ductos nas glândulas mamárias, ao passo que entre o 75º e o 90º dia da gestação, sob ação de relaxina, prolactina e somatotropina, há desenvolvimento dos alvéolos. A partir do 90º dia, inicia-se a secreção de componentes do colostro pelas células alveolares. As primeiras secreções da glândula mamária são altamente proteicas, por causa da grande quantidade de imunoglobulinas, sendo de importância fundamental para a imunidade dos recém-nascidos, enquanto as secreções subsequentes possuem função primária de nutrição.[4]

A capacidade de ejeção do leite é adquirida ao parto, quando a ativação de receptores de pressão da cérvix ocasiona a liberação de ocitocina. Depois do parto, a ejeção do leite é estimulada pela mamada dos leitões, que ao sugarem os tetos ativam receptores e desencadeiam o reflexo neuroendócrino da ejeção do leite.

Esse reflexo de ejeção consiste na ativação de receptores e terminações nervosas de vias ascendentes, por estímulos táteis como a sucção, mas também por estímulos visuais, olfatórios e auditivos, que causam a liberação de ocitocina pela neuro-hipófise. A ocitocina, ao chegar às glândulas mamárias via corrente sanguínea, liga-se a receptores presentes nas células mioepiteliais, que são células contráteis dispostas ao redor dos alvéolos mamários. Dessa maneira, quando há ativação dos receptores pela ocitocina, as células mioepiteliais contraem e provocam a diminuição do lúmen alveolar, causando a transferência do leite do lúmen alveolar para dentro do sistema de ductos.

A fêmea suína apresenta anestro lactacional. A produção de leite estimulada pelo hormônio prolactina, pelos opioides endógenos e pela ativação do reflexo de ejeção do leite provoca supressão da secreção de GnRH e consequentemente da secreção de gonadotrofinas. Além disso, o balanço energético negativo ocasionado pela intensa mobilização de energia destinada para a produção de leite propicia o estabelecimento de um *status* metabólico que contribui para a inibição da secreção de GnRH.[41]

O período de lactação é determinado pelo sistema de produção, podendo variar de 16 a 40 dias.[9] Com o desmame, cessa o mecanismo de produção e do reflexo de ejeção de leite, com isso o padrão de secreção do GnRH altera o que possibilita a retomada da ciclicidade da fêmea, normalmente com manifestação de cio entre 3 a 7 dias.[9] Em razão do acúmulo de leite nos alvéolos, ocorre aumento da pressão intra-alveolar e o parênquima entra em processo de atrofia.

CONSIDERAÇÕES FINAIS

O entendimento da fisiologia reprodutiva da fêmea possibilita definir estratégias de manejo com foco em otimizar o desempenho reprodutivo, manipular o ciclo da fêmea, bem como diagnosticar alterações patológicas que possam ocorrer. O conhecimento acumulado possibilitou a transferência de tecnologia para o sistema de produção e com isso ganhos em produtividade. Da mesma forma, vários manejos foram melhorados o que proporcionou otimizações de mão de obra e de recursos.

No entanto, ainda há várias temáticas na fisiopatologia da reprodução de suínos que necessitam de mais estudos a fim de superar desafios e aproveitar oportunidades. Entre elas destacam-se alternativas para diminuir a variabilidade da expressão de estro das fêmeas, especialmente em leitoas, formando lotes de cobertura mais uniformes, o que contribuirá para a produção de lotes de leitões mais homogêneos, contribuindo para questões sanitárias e desempenho dos animais.

Nas propriedades que utilizam desmame em bandas (lotes), a concentração dos grupos de cobertura é ainda mais crítica. Assim, estratégias de manejo e de manipulação farmacológica da ciclicidade das fêmeas são importantes para manter o fluxo de produção constante. Em relação aos protocolos de inseminação artificial, o uso dos reprodutores foi intensificado com a utilização da inseminação pós-cervical que proporcionou a redução do número de espermatozoides por fêmea inseminada. Ainda há necessidade de viabilizar a inseminação pós-cervical em leitoas e de estudos adicionais que permitam avaliar o uso de um menor número de espermatozoides por dose inseminante.

Os avanços obtidos em diluentes de sêmen, na qualidade do processamento das doses, bem como nos cuidados de transporte, proporcionaram mais segurança de manutenção da qualidade espermática, o que permite o desafio para um menor número de espermatozoides nas doses. Existe ainda oportunidade de evolução no uso de protocolos de uma única inseminação artificial em tempo fixo. Para isso, é necessário evoluir em protocolos de indução que permitam melhor sincronização da ovulação, que se encaixem dentro da rotina produtiva e possam atender o maior percentual de fêmeas do rebanho. Além disso, buscar alternativas que possam reduzir o custo dos protocolos de forma a equilibrar a relação custo-benefício. Por fim, ferramentas de diagnóstico precoce de falhas reprodutivas são necessárias para reduzir o tempo de permanência de animais improdutivos nos plantéis.

REFERÊNCIAS

1. Dial GD, Marsh WE, Polson DD, Vaillancourt J-P. Reproductive failure: differential diagnosis. In: Leman AL, Straw BE, Mengeling WL, D'Allaire S, Taylor DJ (eds). Diseases of swine. 7.ed. Des Moines: Iowa State University; 1992. p.88-137.
2. Koketsu Y, Tani S, Iida R. Factors for improving reproductive performance of sows and herd productivity in commercial breeding herds. Porc Health Manag 2017;3:1-10.
3. Dyce KM, Sack WO, Wensing CJG. Tratado de anatomia veterinária. 4.ed. Rio de Janeiro: Elsevier; 2010.
4. Geisert RD, Sutvosky P, Lucy MC, Bartol FF, Meyer AE. Reproductive physiology of swine. In: Animal agriculture. Philadelphia: Elsevier; 2020, 263-81.
5. Senger PL. Pathways to pregnancy and parturition. 3.ed. Pullman: Current Conceptions; 2012.
6. Klein BG. Cunningham Tratado de fisiologia veterinária. 5.ed. Rio de Janeiro: Guanabara Koogan; 2014.
7. Fontes DDO, Machado G, Fernandes IS. Flushing nutricional em leitoas: fundamentos técnicos e aplicação prática. In: Produção de suínos: teoria e prática. Associação Brasileira de Criadores de Suínos (ABCS) Coordenação Técnica da Integrall Soluções em Produção Animal. Brasília, DF: ABCS; 2014. p.272-8.
8. Lents CA, Lindo NA, Hileman SM, Nonneman DJ. Physiological and genomic insight into neuroendocrine regulation of puberty in gilts. Domest Anim Endocrinol 2020;73:106446.
9. Soede NM, Langendijk P, Kemp B. Reproductive cycles in pigs. Anim Reprod Sci 2011;124:251-8.
10. Knox RV. Impact of swine reproductive technologies on pig and global food production. In: Lamb GC, DiLorenzo N. Current and future reproductive technologies and world food production, advances in experimental medicine and biology 752. New York: Springer Science Business Media; 2014. p.131-60.
11. Beltranena E, Aherne, FX, Foxcroft GR, Kirkwood RN. Effects of pre and postpubertal feeding on production traits at first and second estrus in gilts. J Anim Sci 1991;69:886-93.
12. Evans ACO, O'Doherty JV. Endocrine changes and management factors affecting puberty in gills. Liv Prod Sci 2001;68:1-12.
13. Kummer R, Bernardi ML, Schenkel AC, Amaral Filha WS, Wentz I, Bortolozzo FP. Reproductive performance of gilts with similar age but with different growth rate at the onset of puberty stimulation. Reprod Dom Anim 2009;44:255-9.
14. Bluer B, Mantzoros CS. Leptin in reproduction. Curr Opin Endocrinol Diabetes Obes 2007;14:458-64.
15. Gregoraszczuk EL, Ptak A, Wojciechowicz T, Nowak K. Action of IGF-I on expression of the long form of the leptin receptor (ObRb) in the prepubertal period and throughout the estrous cycle in the mature pig ovary. J Reprod Dev 2007;53:289-95.
16. Moreira F, Gheller SMM, Mondadori RG, Varela Junior AS, Corcini CD, Lucia T Jr. Presence of leptin and its receptor in the hypothalamus, uterus and ovaries of swine females culled with distinct ovarian statuses and parities. Reprod Domest Anim 2014;49:1074-8.
17. Barb CR, Hausman GJ, Lents CA. Energy metabolism and leptin: effects on neuroendocrine regulation of

reproduction in the gilt and sow. Reprod Domest Anim 2008;43:324-30.
18. Hemsworth PH, Barnett JL, Hansen C, Winfield CQ. Effects of social environment on welfare status and sexual behaviour of female pigs. II. Effects of space allowance. Appl Anim Behav Sci 1986;l6:259-67.
19. Pearce GP, Patterson AM. The effects of space restriction during rearing on the attainment of puberty and subsequent reproductive activity of female pigs. Anim Reprod Sci 1993;32:99-106.
20. Bortolozzo FP, Afonso BB, Uemoto DA, Barioni W Jr, Wentz, I. Efeito da densidade e lotação sobre os índices reprodutivos de marrãs de reposição. ARS Veterinária 2001;17:22-7.
21. Soede NM, Kemp B. Expression of oestrus and timing of ovulation in pigs. J Reprod Fert 1997;52:91-103.
22. Amaral Filha WS, Bernardi ML, Wentz I, Bortolozzo FP. Growth rate and age at boar exposure as factors influencing gilt puberty. Liv Sci 2009;1-2:51-7.
23. Bazer FW, Thatcher WW, Martinat-Botte F, Terqui M. Sexual maturation and morphological development of the reproductive tract in Large White and prolific Chinese Meishan pigs. J Reprod Fertil 1988;83:723-8.
24. Safranski TJ, Cox NM. Clinical reproductive physiology and endocrinology of sows: mating management. In: Youngquist RS, Threlfall WR (ed.). Current therapy in large animal theriogenology. 2.ed. Philadelphia: Elsevier; 2007. p.738-49.
25. Kirkwood RN. Pharmacological intervention in swine reproduction. Swine Health Prod 1999;7:29-35.
26. Weitze KF, Wagner-Rietschel H, Richter LH, Waberski D. The onset of heat after weaning, heat duration, and ovulation as major factors in AI timing in sows. Reprod Domest Anim 1994;29:433-43.
27. Kemp B, da Silva CLA, Soede NM. Recent advances in pig reproduction: focus on impact of genetic selection for female fertility. Reprod Domest Anim 2018;53(2):28-36.
28. Borchardt Neto G, Wentz I, Bortolozzo FP. Fatores relacionados com o diagnóstico de estro e o momento da ovulação. In: Bortolozzo FP, Wentz I. (ed.). Inseminação artificial na suinocultura tecnificada. Porto Alegre: Pallotti; 2005. 135p.
29. Knox RV. Artificial insemination in pigs today. Theriogenology 2016;85:83-93.
30. Lucy MC, Liu J, Boyd CK, Bracken CJ. Ovarian follicular growth in sows. J Reprod Fert 2001;58(Suppl): 31-45.
31. Lucia T Jr, Corrêa MN, Deschamps JC, Peruzzo IA, Matheus JEM, Aleixo JAG. Influence of equine chorionic gonadotropin on weaning-to-estrus interval and estrus duration in early-weaned primiparous female swine. J Anim Sci 1999;77:3163-7.
32. Agriness®, 2017. http://www.agriness.com. Accessed in: November 24, 2017.
33. Werlang RF, Argenti LE, Fries HCC, Bernardi ML, Wentz I, Bortolozzo FP. Effects of breeding at the second oestrus or after post-weaning hormonal treatment with altrenogest on subsequent reproductive performance of primiparous sows. Reprod Domest Anim 2011; 46:818-23.
34. Patterson JL, Smit MN, Novak S, Wellen AP, Foxcroft GR. Restricted feed intake in lactating primiparous sows. Effects on sow metabolic state and subsequent reproductive performance. Reprod Fert Dev 2011;23:889-98.
35. Vinsky MD, Novak S, Dixon WT, Dyck MK, Foxcroft GR. Nutritional restriction in lactating primiparous sows selectively affects female embryo survival and overall litter development. Reprod Fert Dev 2006; 18:347-55.
36. Breen SM, Rodriguez-Zas SL, Knox RV. Effect of PG600 and adjusted mating times on reproductive performance in weaned sows. Anim Reprod Sci 2006;93:157-64.
37. Corrêa MN, Lucia T Jr., Afonso JAB, Deschamps JC. Reproductive performance of early-weaned female swine according to their estrus profile and artificial insemination frequency. Theriogenology 2002;58:103-12.
38. van den Brand H, Soede NM, Kemp B. Dietary energy source at two feeding levels during lactation of primiparous sows: I. Effects on glucose, insulin, and luteinizing hormone and on follicle development, weaning--to-oestrus interval, and ovulation. J Anim Sci 2000; 78:396-404.
39. Sechin A, Deschamps JC, Lucia T Jr., Aleixo JAG, Bordignon V. Effect of equine chorionic gonadotropin on weaning-to-first service interval and litter size of female swine. Theriogenology 1999;51:1175-82.
40. Roca J, Parrilla I, Bolarin A, Martinez EA, Rodriguez--Martinez H. Will AI in pigs become more efficient? Theriogenology 2016;86:187-93.
41. Quesnel H, Prunier A. Endocrine bases of lactational anoestrus in the sow. Reprod Nutr Dev 1995;35:395-414.
42. Castagna CD, Peixoto CH, Bortolozzo FP, Wentz I, Borchardt Neto G, Ruschel F. Ovarian cysts and their consequences on the reproductive performance of swine herds. Anim Reprod Sci 2004;81:115-23.
43. Lucia T Jr, Dial GD, Marsh WE. Lifetime reproductive performance in female pigs having distinct reasons for removal. Liv Prod Sci 2000;63:213-22.
44. Koketsu Y, Dial GD. Factors influencing the postweaning reproductive performance of sows on commercial farms. Theriogenology 1997;47:1445-61.
45. Thaker MYC, Bilkei G. Lactation weight loss influences subsequent reproductive performance of sows. Anim Reprod Sci 2005;88:309-18.
46. Cox NM, Britt JH. Pulsatile administration of gonadotropin releasing hormone to lactating sows: endocrine changes associated with induction of fertile estrus. Biol Reprod 1982;27:1126-37.
47. Knox RV, Rodriguez-Zas SL. Factors influencing estrus and ovulation in weaned sows as determined by transrectal ultrasound. J Anim Sci 2001;79:2957-63.

48. Bertoldo MJ, Holyoake PK, Evans G, Grupen CG. Seasonal variation in the ovarian function of sows. Reprod Fert Dev 2012;24:822-34.
49. Xue JL, Dial GD, Marsh WE, Davies PR. Multiple manifestations of season on reproductive performance of commercial swine. J Amer Vet Med Assoc 1994;204:1486-9.
50. Hoving LL, Soede NM, Feitsma H, Kemp B. Lactation weight loss in primiparous sows: consequences for embryo survival and progesterone and relations with metabolic profiles. Reprod Domest Anim 2012;47:1009-16.
51. Zak L, Foxcroft GR, Aherne FX, Kirkwood RN. Role of luteinizing hormone in primiparous sow responses to split weaning. Reprod Domest Anim 2008;43:445-50.
52. Gerritsen R, Soede NM, Hazeleger W, Langendijk P, Dieleman SJ, Taverne MAM et al. Intermittent suckling enables estrus and pregnancy during lactation in sows: effects of stage of lactation and lactation during early pregnancy. Theriogenology 2009;71:432-40.
53. Knauer M, Stalder KJ, Karriker L, Baas TJ, Johnson C, Serenius T et al. A descriptive survey of lesions from cull sows harvested at two Midwestern US facilities. Prev Vet Med 2007;82:198-212.
54. Sørensen JT, Rousing T, Kudahl AB, Hansted HJ, Pedersen LJ. Do nurse sows and foster litters have impaired animal welfare? Results from a cross-sectional study in sow herds. Animal 2016;10:681-6.
55. van Wettere WHEJ, Weaver AC, Greenwood EC, Terry R, Hughes PE, Kind KL. Controlling lactation oestrus: the final frontier for breeding herd management. Mol Reprod Dev 2017;84:883-96.
56. Chen TY, Turpin DL, Knight AL, Bouwman EG, Soede NM, Kirkwood RN et al. Lactational oestrus and reproductive performance following a delayed limited nursing schedule in primiparous sows. Theriogenology 2017;96:42-8.
57. Clowes EJ, Aherne FX, Foxcroft GR. Effect of delayed breeding on the endocrinology and fecundity of sows. J Anim Sci 1994;72:283-91.
58. Langendijk P, van den Brand H, Soede NM, Kemp B. Effect of boar contact on follicular development and on estrus expression after weaning in primiparous sows. Theriogenology 2000;54:1295-303.
59. Bates OR, Day BN, Britt JH, Clark LK, Brauer MA. Reproductive performance of sows treated with a combination of pregnant mare's serum gonadotropin and human chorionic gonadotropin at weaning in the summer. J Anim Sci 1991;69:894-8.
60. Vargas AJ, Bernardi ML, Wentz I, Borchardt Neto G, Bortolozzo FP. Time of ovulation and reproductive performance over three parities after treatment of primiparous sows with PG600. Theriogenology 2006;66:2017-23.
61. de Rensis F, Saleri R, Tummaruk P, Techakumphu M, Kirkwood RN. Prostaglandin F2α and control of reproduction in female swine: a review. Theriogenology 2012;77:1-11.
62. Kemp B, Soede NM. Should weaning be the start of the reproductive cycle in hyper-prolific sows? A physiological view. Reprod Domest Anim 2012;47(4):320-26.
63. Freling GF, Gasperin BG, Ferreira R, Cesaro MP, Oliveira JFC, Bordignon V et al. Delaying farrowing using intravaginal devices impregnated with progestagen does not affect the proportion of piglets born alive. Ciência Rural 2013;43:1258-64.
64. Gasperin BG, Freling GF, Ferreira R, Oliveira JFC, Bordignon V, Gonçalves PBD. Intravaginal progestagen for estrus and parturition control in sows. Pesq Agrop Bras 2011;46:961-4.
65. Almeida F. Principais ocorrências fisiológicas nas diferentes fases da gestação em suínos. In: Produção de suínos: teoria e prática. Associação Brasileira de Criadores de Suínos (ABCS) Coordenação Técnica da Integrall Soluções em Produção Animal. Brasília, DF: ABCS; 2014. p.379-85.
66. Silva CAD. Revisão anátomo-fisiológica do processo de parto na fêmea suína. In: Produção de suínos: teoria e prática. Associação Brasileira de Criadores de Suínos (ABCS) Coordenação Técnica da Integrall Soluções em Produção Animal. Brasília, DF: ABCS; 2014. p.455-61.
67. Caron LF, Fernandes Filho T, Beirão BCB, Ingberman M, Fávaro Júnior C. Fundamentos de imunologia aplicados à produção de suínos. In: Produção de suínos: teoria e prática. Associação Brasileira de Criadores de Suínos (ABCS) Coordenação Técnica da Integrall Soluções em Produção Animal. Brasília, DF: ABCS; 2014. p.201-11.

CAPÍTULO 2

Fertilização e desenvolvimento embrionário em suínos

Ana Luísa Neves Alvarenga Dias
Thais Garcia Santos
Tailine Rayane Lima Reis
Karen Beatriz Guerra Lima
Fernanda Radicchi Campos Lobato de Almeida

FERTILIZAÇÃO E DESENVOLVIMENTO EMBRIONÁRIO

Em suínos, o sêmen é depositado diretamente na cérvix, onde os espermatozoides migram para o útero e, posteriormente, passam pelo istmo, alcançando a ampola com o auxílio de contrações peristálticas das tubas uterinas (Figura 1 – a e b). A viabilidade dos espermatozoides no sistema reprodutor feminino é crucial para a fertilização, uma vez que a cobertura ou o acasalamento pode ocorrer até dois dias antes da ovulação.

Espermatozoides ejaculados que atravessam a tuba uterina são desacelerados pelo ambiente mucoidal e capturados pelas células epiteliais ciliares na região ístmica, formando um reservatório espermático, no qual ocorrem a finalização da capacitação e a hiperativação dos espermatozoides (Figura 1 – c). Embora os espermatozoides adquiram o potencial de fertilizar um oócito ainda na fase em que estão dentro dos epidídimos, a expressão dessa competência funcional é suprimida após a ejaculação (processo de decapacitação) até o desprendimento do espermatozoide do reservatório espermático na tuba uterina. O período de permanência das células espermáticas no sistema reprodutor da fêmea é fundamental para a aquisição da competência para fertilizar (capacitação). Durante tal período, essas células passam por uma série de mudanças biofísicas e bioquímicas (hiperativação, mudança na integridade da membrana plasmática, modificação acrossomal, capacidade de detectar o oócito, ligar-se à zona pelúcida e submeter-se à exocitose acrossomal). O reservatório espermático também possui a função de seleção de espermatozoides, liberando ondas daqueles com maior mobilidade, funcional e morfologicamente intactos, garantindo a seleção dos que apresentam melhor qualidade. Com isso, diminui-se a probabilidade de fertilização polispérmica, enquanto a vida dos espermatozoides é prolongada.[1]

Os espermatozoides são liberados do reservatório espermático durante a capacitação, programada para coincidir com a ovulação e controlada por sinais endócrinos originados dos folículos ovulatórios e produtos da ovulação do ovário ipsilateral. O aumento da frequência e da amplitude do movimento flagelar dos espermatozoides ocasionado por sua hiperativação contribui para sua liberação. Uma vez capacitados e hiperativados, os espermatozoides são, então, direcionados para o local da fertilização, a ampola (próximo à sua junção com o istmo da tuba uterina) (Figura 1).

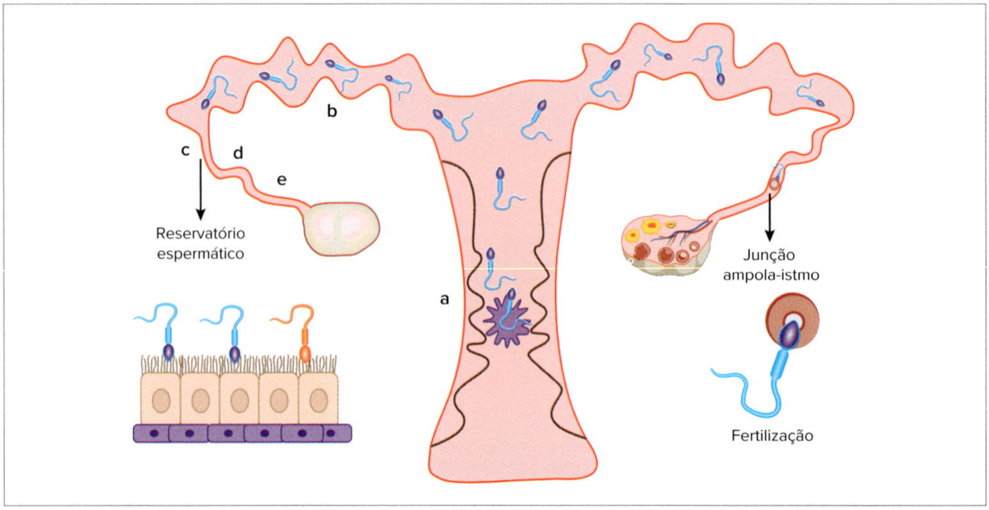

FIGURA 1 Processo de fertilização na espécie suína. (a) Os espermatozoides são depositados na cérvix. (b) As células espermáticas passam pelos cornos uterinos, auxiliados por contrações musculares peristálticas (transporte passivo). (c) Ao passar pela junção ampola-istmo, os espermatozoides formam o reservatório espermático. (d) Espermatozoides liberados do reservatório espermático (espermatozoides roxos), em resposta a estímulos ovulatórios, passam por capacitação espermática (espermatozoide laranja) e se dirigem para a junção ampola-istmo, onde os oócitos são preparados para fertilização (e).
Fonte: acervo dos autores.

O processo de fertilização abrange as interações dos espermatozoides com a zona pelúcida (ZP) do oócito, a saber: ligação frouxa às glicoproteínas da ZP, ligação primária dos espermatozoides à ZP, indução da exocitose acrossômica pela ZP, ligação secundária do espermatozoide à ZP e penetração final. Por muito tempo, acreditou-se que apenas os espermatozoides capacitados e intactos com acrossomo poderiam se ligar à ZP de um oócito, sofrer exocitose acrossômica e penetrá-lo. Esse modelo foi desafiado em camundongos, nos quais os espermatozoides, que aparentemente já haviam sofrido exocitose acrossomal, atingiram a ZP.[2] Observação semelhante também foi previamente relatada em suínos.

Após a exocitose acrossômica, a membrana acrossomal interna da cabeça do espermatozoide torna-se exposta e capaz de se ligar à ZP, também conhecida como ligação secundária à ZP. Após a passagem pela zona pelúcida, essa região está intimamente associada ao oolema antes da fusão. No entanto, é o segmento equatorial da cabeça do espermatozoide e, mais tarde, as regiões posteriores da cabeça que aderem intimamente e se fundem com o oolema. O oolema funde-se com o segmento equatorial do espermatozoide, em vez da membrana acrossomal interna, sendo o espermatozoide completamente envolvido pelo oócito. A ligação do espermatozoide ao oolema é mediada por moléculas de adesão que estão localizadas no segmento equatorial da célula espermática.

Após a fusão do espermatozoide, a teca perinuclear pós-acrossomal se dissolve rapidamente no ooplasma, liberando proteínas de sinalização que induzem direta ou indiretamente a liberação oscilatória cálcio dependente de fosfolipase/inositol-3-fosfato do retículo endoplasmático do oócito, atuando como segundo mensageiro para desencadear uma cascata de sinalização que força a conclusão da meiose do oócito, expulsão do segundo corpúsculo polar, ativação da defesa antipolispermia, indução do desenvolvimento pró-nuclear e formação do centrossoma zigótico. Esses eventos iniciais culminam na aposição pró-nuclear, replicação do DNA zigótico e primeira clivagem do embrião. A mistura de cromossomos (singamia) é geralmente considerada o fim da fertilização e o início do desenvolvimento embrionário.

Dois ou três dias após a fertilização, o embrião entra no útero, tendo atingido, nesse momento, a fase de quatro células. Os embriões permanecem nos próximos dois a três dias na porção proximal dos cornos uterinos, antes de se distribuírem ao longo deles. O estágio de mórula, 8 a 16 células, é atingido cerca de quatro dias após a fertilização. Dentro do conjunto de células que compõem a mórula, aparece uma cavidade cheia de fluido denominada blastocele. A blastocele aumenta rapidamente até que o embrião se apresente como uma esfera oca, passando a se chamar blastocisto (Figura 2).

O blastocisto é composto de uma única camada periférica de grandes células achatadas (o trofoblasto ou trofectoderma), associada a um aglomerado de células menores de um lado da cavidade central. O aglomerado de células é chamado de massa celular interna (MCI), que dá origem ao embrião, enquanto o trofoblasto passa a formar a placenta e as membranas embrionárias.[3]

Os blastocistos são inicialmente cercados pela zona pelúcida, da qual eclodem entre os dias 6 e 7 de gestação. A zona pelúcida atua na manutenção da clivagem embrionária durante a passagem do embrião pela tuba uterina, de forma a impedir sua aderência à parede da tuba. Os fatores responsáveis pela lise da zona pelúcida envolvem enzimas embrionárias, mecanismos mecânicos e outros fatores uterinos.

Da eclosão até os dias 11 e 12 de gestação, os blastocistos esféricos permanecem livres no lúmen uterino, e seu diâmetro aumenta até 10 mm nesse período. Entre os dias 7 e 12 após a fertilização, os embriões migram ao longo dos dois cornos uterinos, indo do final de um ao outro, como consequência dos movimentos peristálticos dos cornos uterinos. Como parte do processo de afastamento, os embriões podem migrar completamente de um lado ao outro do útero, caracterizando a migração transuterina.

A secreção de estradiol pelo trofectoderma estimula o miométrio a contrair e facilita a distribuição dos embriões ao longo dos

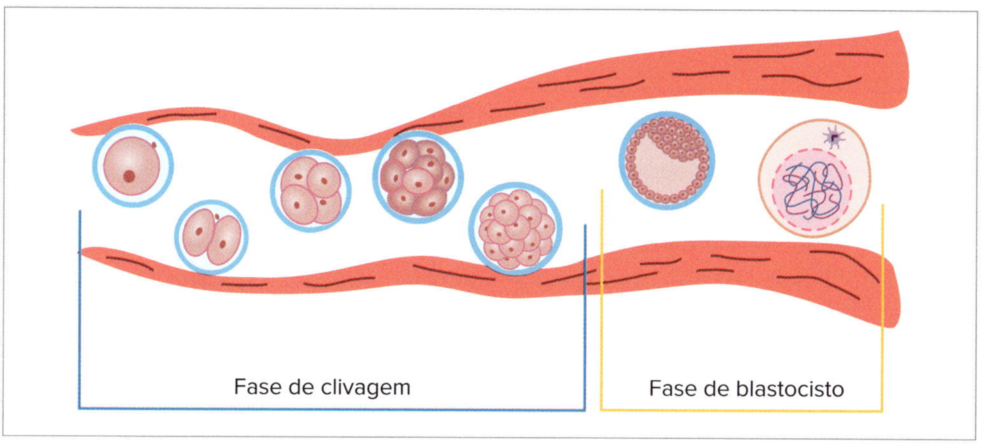

FIGURA 2 Desenho esquemático mostrando os estágios do desenvolvimento embrionário na espécie suína.

Fonte: acervo dos autores.

cornos uterinos. Além de estimular a contração do miométrio, a liberação de estradiol causa secreção de prostaglandina F2α (PGF2α) no lúmen uterino. No lúmen, a PGF2α é rapidamente degradada, não sendo levada para a corrente sanguínea, uma vez que a PGF2α é considerada a principal causa de luteólise em suínos. Nessa fase, também ocorre a liberação de estrógenos pelos blastocistos, mudando a secreção endometrial de prostaglandinas da direção endócrina para a exócrina, também inibindo a luteólise (reconhecimento materno da gestação).

O espaçamento uterino equidistante observado entre os embriões suínos parece não ser totalmente passivo, os embriões exercem um efeito repulsivo uns sobre os outros, sugerindo que um mecanismo ativo promove o mesmo espaçamento de conceptos.[4] Alguns trabalhos descreveram a uniformidade de espaçamento, no corno uterino, em termos de coeficiente de variação das distâncias (CVd%) entre os conceptos adjacentes, mostrando que a uniformidade de espaçamento observada foi substancialmente maior do que se poderia esperar de uma distribuição completamente aleatória.

A distribuição dos embriões é fundamental para a manutenção da gestação em suínos. Uma parte significativa do útero desocupada aos 12 dias de gestação irá impedir sua continuidade, independentemente do número de embriões presentes na porção ocupada.

A migração dos embriões de um corno ao outro geralmente se inicia no dia 8 ou 9 de gestação, ficando o útero totalmente ocupado aos 15 dias de gestação. Aproximadamente aos 12 dias de gestação, os blastocistos podem sofrer redução de diâmetro, resultando na formação de estruturas filamentosas de até 100 mm de comprimento. Assim, tem-se o início do alongamento dos embriões em virtude, principalmente, da reorganização das células (hiperplasia das células ocorre mais tarde). O alongamento não ocorre no mesmo momento em todos os conceptos por causa da variação da fase de desenvolvimento. Simultaneamente ao alongamento, os embriões sintetizam e secretam estrógenos, substância crucial para o reconhecimento materno e para a manutenção da gestação na espécie suína.

RECONHECIMENTO MATERNO DA GESTAÇÃO E IMPLANTAÇÃO DOS EMBRIÕES

Desde a fertilização, para que a prenhez se estabeleça e a gestação chegue a termo, o organismo desencadeia uma série de eventos, entre os quais o reconhecimento materno da gestação assume papel fundamental. Nessa etapa, a manutenção dos corpos lúteos é fator primordial.

O reconhecimento materno da gestação é o período no qual o concepto sinaliza sua presença para a mãe, ocorrendo, na espécie suína, entre os dias 11 e 12 de gestação, quando o blastocisto, com aproximadamente 10 mm de diâmetro e apresentando uma forma ovoide, continua a se dividir e a se expandir, de forma variada entre os embriões, dando origem a uma estrutura tubular de até 100 mm de comprimento. A expansão inicial do concepto não apenas delineia a área de superfície para fixação da placenta, mas também sinaliza, por meio da secreção de estrógenos, os eventos necessários para a placentação em todo o corno uterino.[5]

Nesse período, há aumento na síntese de estrógenos pelo blastocisto, e a quantidade sintetizada varia de acordo com o estágio de desenvolvimento e com o número de embriões presentes em ambos os cornos uterinos. Há evidências de que seriam necessários pelo menos quatro embriões para a sinalização de reconhecimento da gestação e, consequentemente, seu prosseguimento. Embora a fase inicial da gestação em suínos seja semelhante à de outras espécies, no que diz respeito à necessidade de secreção da progesterona para a manutenção da prenhez, parece haver diferenças entre espécies quanto à manutenção da função lútea.

Nos suínos, o blastocisto produz substâncias que retardam a regressão dos corpos lúteos. Vale ressaltar que os estrógenos produzidos pelos conceptos suínos, reconhecidos como luteotróficos, poderiam ser luteolíticos para outras espécies, por exemplo, ovinos. A síntese de estrógenos pelos embriões tem início entre o 10º e o 12º dias de gestação, promovendo mudança na direção de secreção da PGF2α de endócrina para exócrina (em direção ao lúmen uterino), inibindo, assim, a luteólise. Esse seria o mecanismo pelo qual o concepto exerceria uma ação luteotrófica no período do reconhecimento materno da prenhez.

Diferente de roedores e primatas, nos quais o blastocisto recém-eclodido se anexa ao epitélio endometrial e o embrião penetra no epitélio invadindo o tecido conjuntivo endometrial, a invasão do trofoblasto e a erosão do epitélio não ocorrem nos suínos. Dessa forma, entre o 13º e o 14º dias de gestação, há um pequeno contato entre o tecido materno e o fetal, seguido por uma aposição das membranas citoplasmáticas dos epitélios trofoblástico e uterino. Esse processo pelo qual o embrião deixa o lúmen uterino é conhecido como implantação.

A expansão do trofoblasto e a implantação em suínos está temporariamente associada à presença dos receptores de progesterona e aumento dos receptores de estrógenos no epitélio uterino.

Há evidências de que a liberação inicial de estrógenos após o alongamento dos embriões induz a liberação endometrial de citocinas e de uma variedade de inibidores de protease. Nesse sentido, a expressão endometrial para o inibidor de inter-α-tripsina 1 foi detectada no endométrio nessa fase. É possível que a presença desse inibidor possa impedir a invasão do trofoblasto e atuar como alvos para moléculas de adesão, como integrinas e heparina, para auxiliar na fixação das membranas fetais ao epitélio uterino. Vale ressaltar que as proteínas de ligação ao retinol são secretadas por embriões suínos a partir do 10º dia gestacional e pelo epitélio endometrial em resposta à progesterona. Essas proteínas influenciam a diferenciação e a proliferação celular, a função e a integridade de células epiteliais e a produção de interferon, funções essas relacionadas ao estabelecimento e à manutenção da gestação.[6]

Em suínos, como em outras espécies, a implantação e o estabelecimento da gestação estão associados à regulação positiva da expressão de fatores pró-inflamatórios, que incluem citocinas, fatores de crescimento e mediadores lipídicos. O embrião sintetiza mediadores inflamatórios, como interferon gama, interferon delta, interleucinas IL1β e IL6 e prostaglandinas, que provavelmente ativam vias inflamatórias no endométrio. Em contrapartida, o endométrio responderia a esses sinais embrionários aumentando a receptividade uterina aos embriões, induzido pela progesterona.

Nesse sentido, a implantação do embrião envolve uma série de eventos, alguns semelhantes a reações inflamatórias, influenciados por citocinas, fatores de crescimento e prostaglandinas. Também aponta-se um novo papel para a PGF2α que, com a PGE2, poderia atuar como mediador de sinal embrionário. A PGF2α, que até recentemente era considerada indesejável para promover a gestação, agora é conhecida por estimular as interações materno-embrionárias, bem como a angiogênese no endométrio.[7]

PLACENTAÇÃO

A placenta é um órgão altamente vascularizado e transitório, que estabelece a ligação entre os organismos materno e fetal, sendo as suas principais funções: respiração, secreção, excreção e nutrição. Ela desempenha um papel crucial no estabelecimento de um ambiente seguro para crescimento fetal ideal, transferindo nutrientes e oxigênio da mãe para o feto e metabólitos na direção oposta. A placenta mantém também uma barreira imunológica, protegendo o feto contra a invasão por patógenos, bem como contra o sistema imune materno. Adicionalmente, é um órgão endócrino ativo, capaz de produzir e secretar uma ampla variedade de proteínas e hormônios esteroides, fatores de crescimento, citocinas e outras moléculas bioativas.[8]

A formação da placenta (placentação) depende de uma estreita sincronia entre o estado de receptividade do útero e o estágio de desenvolvimento embrionário. Como citado anteriormente, o blastocisto é composto de uma camada de células (o trofoblasto irá formar o citotrofoblasto e o hipoblasto) e um aglomerado de células menores (o embrioblasto). O embrioblasto dará origem ao embrião, enquanto o trofoblasto passa a formar as membranas embrionárias e a placenta (Figura 3). Sendo assim, a placenta é formada pela justaposição de trofoblastos embrionários e tecidos maternos no interior do útero.[9]

Entre o 13º e o 14º dia de gestação, ocorre uma onda inicial de angiogênese uterina para aumentar a disponibilidade de nutrientes para o feto, sendo crucial para o desenvolvimento bem-sucedido de uma prole saudável. É interessante ressaltar que a angiogênese placentária coincide com o aumento do fluxo sanguíneo uterino e umbilical.

Entre o 15º e 16º dias gestacionais (DG), são formadas as microvilosidades entre o epitélio fetal e materno. Por volta do 15º e 20º DG, as projeções citoplasmáticas se formam na borda do epitélio uterino, representando a transição entre a nutrição histotrófica, nutrição obtida por secreções de glândulas endometriais, para a hemotrófica, que ocorre pelos capilares maternos. Ainda por volta do 20º DG, o saco vitelino que se apresenta temporariamente presente, involui, não formando, assim, uma placenta coriovitelina funcional, e sim corioalantoide difusa e epiteliocorial.[9]

Em torno do 26º DG, ocorre a formação de interdigitações entre os microvilos fetais

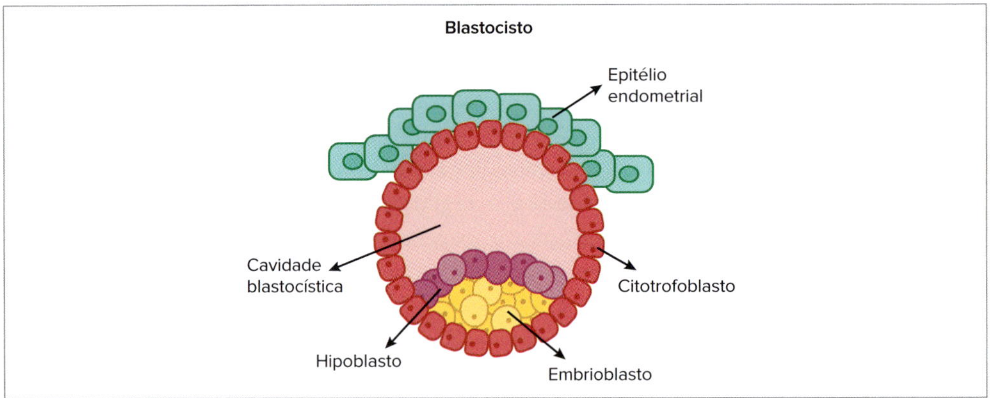

FIGURA 3 Desenho esquemático mostrando os componentes do blastocisto: trofoblasto (citotrofoblasto e hipoblasto) e embrioblasto.

Fonte: acervo dos autores.

e maternos, mas sem extensão para áreas periféricas. No 27º DG, tem-se o início do desenvolvimento de microdobras para aumentar a área de superfície da placenta.[10] Posteriormente, conforme a progressão da gestação, a placenta desenvolve microdobras mais profundas e mais extensas para expandir a área de superfície e aumentar a vascularização para troca de nutrientes, gases respiratórios e metabólitos.

Em torno dos dias 32º ao 37º DG, a formação placentária se completa, havendo o desenvolvimento de microdobras, o que representa um momento crucial para o estabelecimento de uma interação materno-fetal. Dessa forma, a partir do 35º dia de gestação, a capacidade uterina torna-se fator limitante para o crescimento fetal. Na espécie suína, o crescimento placentário ocorre a partir do 38º dia gestacional, persistindo até o parto, de tal modo que a área placentária cresce em relação ao aumento da circunferência uterina onde o concepto está implantado.[10]

Com base nos locais de fixação coriônica ao endométrio, as placentas podem ser classificadas pela sua morfologia em: difusas, cotiledonares, zonárias e discoidais. A placenta difusa é encontrada em suínos, em que a troca materno-fetal se dá em toda a superfície do córion (Figura 4). Esse tipo de placenta é caracterizado por microvilosidades do córion distribuídas de maneira relativamente uniforme por toda a superfície do saco coriônico.[11] Os microvilos da placenta se associam com as depressões (ou vilosidades) correspondentes no epitélio uterino (Figura 5).

Quanto à histologia placentária, as placentas podem ser classificadas em relação ao número de camadas de células que separam o sangue materno do fetal (Figura 6). A placenta epiteliocorial, encontrada no suíno, é composta de seis camadas celulares, nas quais é possível observar que o epitélio se organiza em células colunares altas, com vilosidades longas, indicando sua alta capacidade absortiva.

Vale ressaltar que, nas fêmeas suínas contemporâneas, a capacidade uterina seria um fator limitante ao desenvolvimento e à eficiência placentários. Dessa forma, a área de troca materno-fetal seria menor, fazendo o feto receber uma quantidade de nutrientes

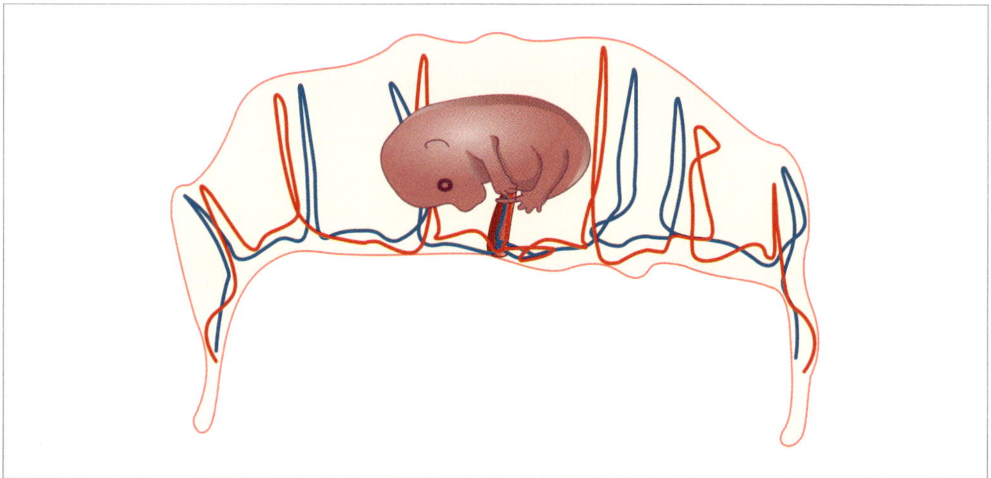

FIGURA 4 Representação esquemática mostrando a placenta do tipo difusa na espécie suína. A placenta difusa permite a troca materno-fetal ao longo de toda a superfície do córion.

Fonte: acervo dos autores.

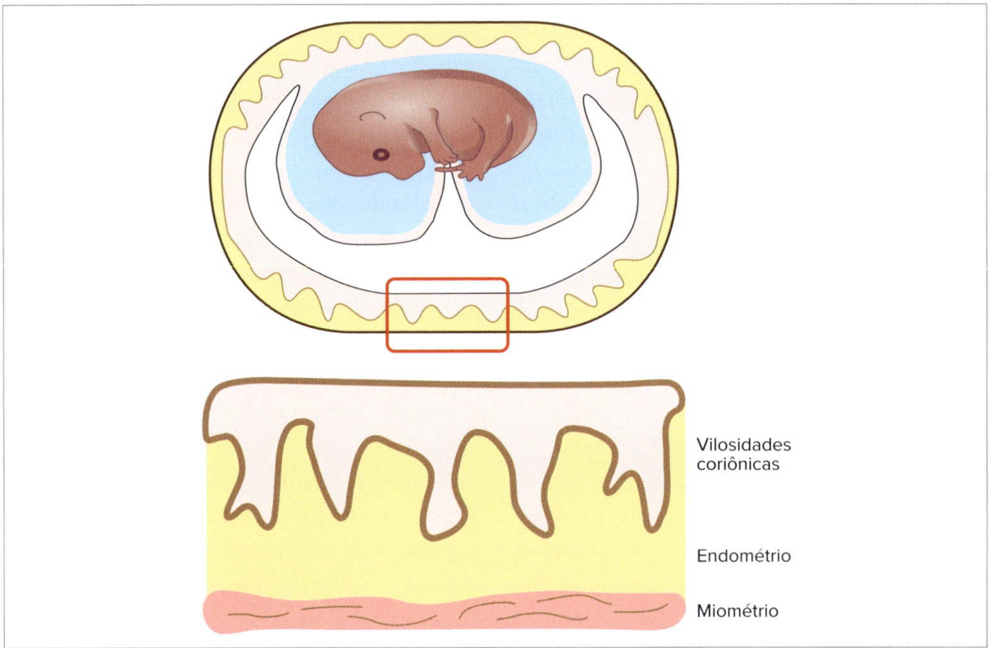

FIGURA 5 Representação esquemática mostrando a interface materno-fetal. No detalhe, as microvilosidades distribuídas por toda a superfície do saco coriônico se associam com as vilosidades correspondentes no epitélio uterino.
Fonte: acervo dos autores.

insuficiente para atender à demanda de crescimento. Tal restrição nutricional levaria o feto a buscar estratégias de sobrevivência, entre elas destaca-se a redução do metabolismo celular, comprometendo seu crescimento. Essa condição é conhecida como restrição intrauterina de crescimento e será apresentada a seguir.

RESTRIÇÃO INTRAUTERINA DE CRESCIMENTO

Restrição intrauterina de crescimento (RIUC) refere-se à incapacidade de embriões ou fetos, pertencentes à classe de mamíferos, em expressar seu potencial de crescimento, conforme a idade gestacional.[12] Nesse contexto, a idade gestacional é de suma importância para a diferenciação com a prematuridade, condição na qual o feto não atinge seu potencial de crescimento por causa do término precoce da gestação. Por sua vez, na condição de RIUC, a gestação foi a termo. Fato é que, em humanos, tanto a prematuridade como a RIUC são as duas principais causas de mortalidade infantil no mundo.

Em espécies politocas, o diagnóstico da RIUC pode ser feito com base no peso ao nascimento, quando esse for inferior ao peso médio da ninhada. O suíno é a espécie na qual a RIUC ocorre de forma natural, entretanto, extremamente severa, sendo um grande problema para a suinocultura, uma vez que o baixo peso ao nascer está associado a elevadas taxas de morbidade e mortalidade pré-desmama, bem como ao permanente retardo no crescimento e no desenvolvimento dos indivíduos.[13] Dados recentes revelam que 15% a 25% dos leitões nascem com menos de 1,1 kg, indicando que a hiperprolificidade aumentou, sobremaneira, a proporção de leitões leves ao nascimento. Tal fato se deve à capacidade ute-

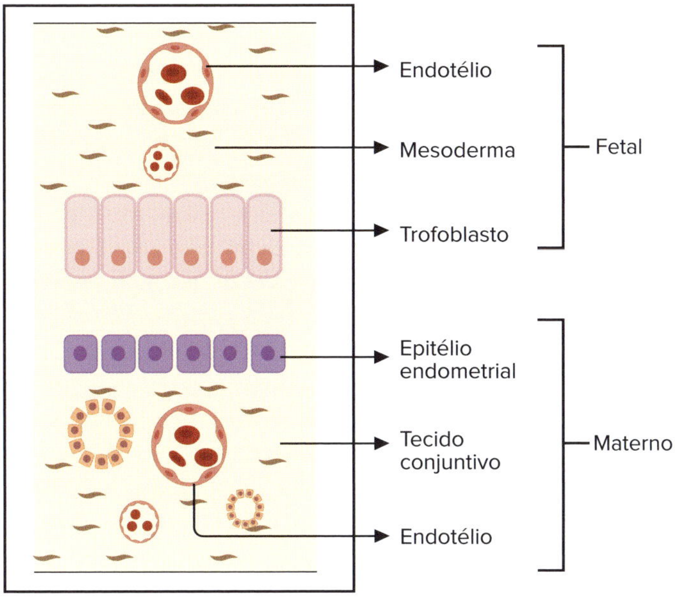

FIGURA 6 Representação esquemática mostrando os componentes histológicos da placenta do tipo epiteliocorial, demonstrando as seis camadas de células que separam o sangue materno do fetal.
Fonte: acervo dos autores.

rina, que corresponde ao número de fetos totalmente formados levados a termo, sendo um dos principais determinantes da eficiência reprodutiva do plantel. Há evidências de que a capacidade uterina pode afetar o crescimento fetal a partir do 30º dia gestacional, quando a competição entre os fetos por espaço uterino e nutrientes torna-se crítica. Na verdade, a associação entre número de fetos e crescimento fetal é inversa, ou seja, quanto maior o número de fetos compartilhando o mesmo ambiente uterino, menor será o desenvolvimento individual dos fetos, e o fluxo sanguíneo uterino por feto diminui com o aumento do tamanho da leitegada. A capacidade uterina também interfere na variação dos pesos dos fetos que compartilham o mesmo ambiente uterino, podendo tal variação se agravar com o avançar do período gestacional e, assim, favorecer o aumento da proporção de fetos menores (baixo peso ao nascimento).

O animal que sofre restrição do crescimento durante a vida pré-natal possui órgãos menores, com exceção do cérebro, órgão essencial para a sobrevivência do indivíduo; isto é conhecido como *brain sparing effect* ("efeito de poupar o cérebro"). Assim, uma boa medida para se determinar a existência de RIUC seria a relação entre o peso do cérebro e o peso do fígado. Em animais normais, essa relação é menor que um, já que o peso do fígado seria maior que o peso do cérebro.[13] Evidências mostram que a RIUC, além de acometer a sobrevida do animal, deixa sequelas permanentes que acometem determinados parâmetros zootécnicos, como conversão alimentar, composição corporal e qualidade da carne. Portanto, possui implicações importantes para qualquer sistema de produção animal. Para a suinocultura, em particular, o baixo peso ao nascimento acarreta perdas econômicas por duas razões principais:

1. animais de baixo peso ao nascer apresentam elevadas taxas de mortalidade.
2. animais apresentam desempenho comprometido, *i.e.*, menor ganho e peso diário, pior taxa de conversão alimentar e menor deposição de carne magra.

Placenta *versus* restrição intrauterina de crescimento

A placenta é o elo de comunicação materno-fetal, sendo responsável pelo transporte de nutrientes, metabólitos e gases respiratórios entre mãe e feto. Tal troca se dá por meio de uma rede vascular, composta de artérias, veias e capilares. Assim, o transporte insuficiente de nutrientes pela placenta compromete diretamente o desenvolvimento fetal, sendo a principal causa de ocorrência de RIUC, que está positivamente correlacionada a fluxo sanguíneo placentário, peso placentário e peso fetal em suínos. Tratando-se de útero com capacidade limitada em função do grande número de fetos, a comunicação materno-fetal torna-se cada vez mais comprometida.[12]

A vascularização placentária contribui, sobremaneira, para a uniformidade do crescimento fetal. Vale ressaltar que as placentas de porcas Yorkshire crescem continuamente em tamanho e área até o terço final da gestação, estabelecendo um ambiente competitivo por nutrientes entre os fetos; por sua vez, na raça Meishan, ocorre aumento marcante na densidade de vasos sanguíneos placentários, sem alterar o tamanho da placenta e sem comprometer o crescimento fetal. Uma melhor vascularização placentária aumenta a troca materno-fetal, permitindo que os fetos cresçam de forma mais eficiente e uniforme. Portanto, garantir o fluxo sanguíneo placentário adequado seria mais crítico para o desenvolvimento fetal que a área ocupada pelo órgão.[12]

Além da vascularização, a estrutura placentária também seria responsável pela eficiência da placenta. Nesse sentido, estudos recentes desenvolvidos em nosso laboratório investigaram as alterações morfofuncionais uteroplacentárias nas idades gestacionais 30, 45, 60 e 90 dias, associando-as a sexo e peso dos fetos.[14] Os resultados revelaram que aos 30 dias gestacionais, o comprimento da ruga corioalantoica é ligeiramente maior em fetos leves, sendo o epitélio trofoblástico da ruga corioalantoica mais alto em fetos pesados aos 45 e 60 dias gestacionais. Adicionalmente, fetos fêmeas pesadas apresentaram maior proporção de vasos periendometriais. Os dados demonstraram a ocorrência de maior quantidade de vasos periendometriais em placentas relacionadas a fetos pesados na idade gestacional de 45 dias. Certamente, esses achados poderiam influenciar o peso fetal, pois a maior proporção de vasos sanguíneos resultaria em melhor aporte nutricional e consequentemente maior crescimento. Em contrapartida, observaram-se maiores glândulas endometriais nos fetos machos aos 45 dias gestacionais, independentemente do peso. Por sua vez, uma maior quantidade de glândulas endometriais seria benéfica ao feto, em especial, nos machos, esses necessitariam de maior aporte nutricional para seu pleno desenvolvimento. Dessa forma, o presente estudo relatou que diferenças morfofuncionais placentárias seriam decorrentes não apenas do peso fetal, mas também do dimorfismo sexual.

RIUC *versus* desenvolvimento pós-natal

Há evidências de que leitões mais leves ao nascimento apresentam desenvolvimento pós-natal comprometido, bem como carne de pior qualidade.[13] Assim, o peso ao nascimento está diretamente relacionado à qualidade do leitão que, por sua vez, está correlacionado à sua capacidade de sobrevivência e a seu desempenho pós-natal, fato que torna o peso ao nascer importante parâmetro econômico para a suinocultura.

Para melhor compreender as consequências da RIUC sobre o desenvolvimento pós-natal, foram desenvolvidos dois estudos utilizando os sistemas orgânicos responsáveis pelo desenvolvimento corporal: sistema muscular esquelético e sistema gastrointestinal. No estudo do sistema muscular esquelético, avaliaram-se o fenótipo morfofuncional e os mecanismos moleculares que regem o desenvolvimento pós-natal em leitoas acometidas por RIUC.[15] Os resultados revelaram que as fêmeas de peso normal apresentaram maior peso corporal ao longo de todas as fases do ciclo de produção (nascimento até 150 dias de idade). Ao nascimento, o músculo semitendíneo, pertencente ao pernil traseiro, foi menor, as fibras musculares também menores nas fêmeas do grupo RIUC. Além dos efeitos na morfologia muscular, a RIUC alterou a composição de fibras musculares, *i.e.*, maior porcentagem de miofibras MyHC-I ao nascimento e menor porcentagem da isoforma MyHCIIX aos 150 dias de idade, além da presença da isoforma MyHC embrionária aos 70 e 150 dias de idade. Considerando-se o padrão de expressão de genes miogênicos (*PAX7*, *MYOD*, *MYOG*, *MYF5* e *DES*), esse padrão foi menos expresso no período pós-natal, demonstrando atraso no processo miogênico, o que determina a taxa de crescimento pós-natal. Esses achados, associados ao retardo no desenvolvimento das miofibras em animais acometidos pela RIUC, podem afetar a qualidade da carne.

Por sua vez, o estudo do sistema gastrointestinal foi desenvolvido em machos castrados nas diversas fases do ciclo de produção (nascimento, desmama, 65 e 150 dias de idade) por meio de avaliações biométricas, histomorfométricas do intestino delgado, enzimáticas e bioquímicas.[16] Os resultados mostraram que animais acometidos pela RIUC permaneceram menores ao longo do desenvolvimento pós-natal. Além disso, o menor peso corporal também foi associado à hipertrigliceridemia e maior concentração de gordura visceral. Tal condição indica riscos metabólicos mais elevados na vida adulta. Em relação às alterações morfofuncionais no intestino delgado, houve comprometimento do perfil estrutural e inflamatório, principalmente aos 65 dias de idade em leitões RIUC. Esses achados, em conjunto, sugerem que a RIUC compromete as funções digestivas e imunes do intestino delgado, sendo responsável pelo pior desempenho pós-natal.

No sistema de produção comercial de suínos no Brasil, o peso ao nascimento gera impacto significativo sobre diversas características economicamente importantes. Além disso, evidências sugerem que a RIUC afeta não somente parâmetros zootécnicos ligados diretamente à produção, mas também características reprodutivas importantes em machos e fêmeas.

Assim sendo, a melhor compreensão dos mecanismos pelos quais o ambiente uterino afeta o desenvolvimento fetal e, consequentemente, o desempenho pós-natal poderá ter implicações significativas para a indústria suinícola. Mais pesquisas são necessárias para a elaboração de estratégias visando reduzir a incidência de leitões de baixo peso ou a implementação de protocolos de manejo de forma a amenizar o impacto do peso ao nascimento sobre o crescimento futuro, bem como sobre as características de qualidade de carne e fertilidade.

REFERÊNCIAS

1. Zigo M, Maňásková-Postlerová P, Zuidema D, Kerns K, Jonáková V, Tůmová L et al. Porcine model for the

study of sperm capacitation, fertilization and male fertility. Cell Tissue Res 2020;380:237-62.
2. Hino T, Muro Y, Tamura-Nakano M, Okabe M, Tateno H, Yanagimachi R. The behavior and acrosomal status of mouse spermatozoa in vitro, and within the oviduct during fertilization after natural mating. Biol Reprod 2016;95(3):50.
3. Perry JS. The mammalian fetal membranes. J Reprod Fertil 1981;62:321-35.
4. Dziuk PJ. Effect of migration, distribution and spacing of pig embryos on pregnancy and fetal survival. J Reprod Fertil 1985;33(Suppl):57-63.
5. Pereira MA, Olio RL, Santos AC, Viana DC, Favaron PO, Miglino MA. Reconhecimento materno da gestação em animais de produção. MV&Z: Revista de educação continuada em Medicina Veterinária e Zootecnia 2015;13(1):30-5.
6. Bazer FW, Simmen CM, Simmen FA. Comparative aspects of conceptus signals for maternal recognition of pregnancy. Ann NY Acad Sci 1991;622:202-11.
7. Geisert RD, Johnson GA, Burghardt RC. Implantation and establishment of pregnancy in the pig. In: Geisert R, Bazer F (eds.). Regulation of implantation and establishment of pregnancy in mammals. Advances in Anatomy, Embryology. v.216. Cham: Springer; 2015.
8. Salmito-Vanderley CSB, Santana ICG. Histologia e embriologia animal comparada. 2.ed. Fortaleza: UECE; 2015.
9. Dantzer V. Electron microscopy of the initial stages of placentation in the pig. Anat Embryol 1985;172:281-93.
10. Geisert RD, Renegar RH, Thatcher WW, Roberts RM, Bazer FW. Establishment of pregnancy in the pig: I. Interrelationships between preimplantation development of the pig blastocyst and uterine endometrial secretions. Biol Reprod 1982;27(4):925-39.
11. Hyttel P, Sinowatz F, Vejlsted W. Embriologia veterinária. Rio de Janeiro: Elsevier Health Sciences; 2012.
12. Wang J, Feng C, Liu T, Shi M, Wu G, Bazer FW. Physiological alterations associated with intrauterine growth restriction in fetal pigs: Causes and insights for nutritional optimization. Mol Rep Dev 2017;1-8.
13. Alvarenga AL, Chiarini-Garcia H, Cardeal PC, Moreira LP, Foxcroft GR, Fontes DO et al. Intra-uterine growth retardation affects birth weight and postnatal development in pigs, impairing muscle accretion, duodenal mucosa morphology and carcass traits. Reprod Fertil Dev 2013;25(2):387-95.
14. Reis TRL, Silva VRC, Felicioni F, Nascimento MMA, Peixoto LR, Ashworth CJ et al. Placental morphofunctional associations between fetal weight and gestational age in pigs. Placenta 2019;83:e80.
15. Felicioni F, Pereira AD, Caldeira-Brant AL, Santos TG, Paula TMD, Magnabosco D et al. Postnatal development of skeletal muscle in pigs with intrauterine growth restriction: morphofunctional phenotype and molecular mechanisms. J Anat 2020;236(5):840-53.
16. Santos TG, Fernandes SD, de Oliveira Araújo SB et al. Intrauterine growth restriction and its impact on intestinal morphophysiology throughout postnatal development in pigs. Sci Rep 2022;12:11810.

CAPÍTULO 3

Falhas reprodutivas em fêmeas suínas

Diogo Magnabosco

INTRODUÇÃO

As fêmeas suínas apresentam potenciais de sucesso reprodutivo elevados, alcançando altos índices de taxa de parição (> 90%) e um grande número de leitões nascidos de forma corriqueira em granjas tecnificadas e com processos e manejos bem executados. Favorecem para esse sucesso os aspectos nutricionais bem atendidos, assim como a consolidação de biotécnicas reprodutivas como a inseminação artificial, realizada de forma eficiente e em grande escala (acima de 90%). Entretanto, falhas reprodutivas podem ocorrer e são determinantes para o desempenho geral do sistema de produção de leitões, impactando nos índices de parição e na longevidade de matrizes no plantel. Além disso, as falhas reprodutivas estão entre os principais motivos de descarte de matrizes, o que contribui com a retirada precoce de fêmeas do plantel e menor eficiência econômica do sistema de produção.

As falhas reprodutivas em fêmeas suínas podem ser decorrentes de processos inadequados de manejo ou por doenças de origem infecciosa ou não infecciosa. É possível classificar as falhas reprodutivas em função do momento em que ocorrem em falhas pré-cobertura e pós-cobertura. As falhas pós-cobertura serão objetos deste capítulo, que abrangerá as intercorrências que cursam com a falha na manutenção da gestação ou de perdas de conceptos, representados de maneira temporal na Figura 1.

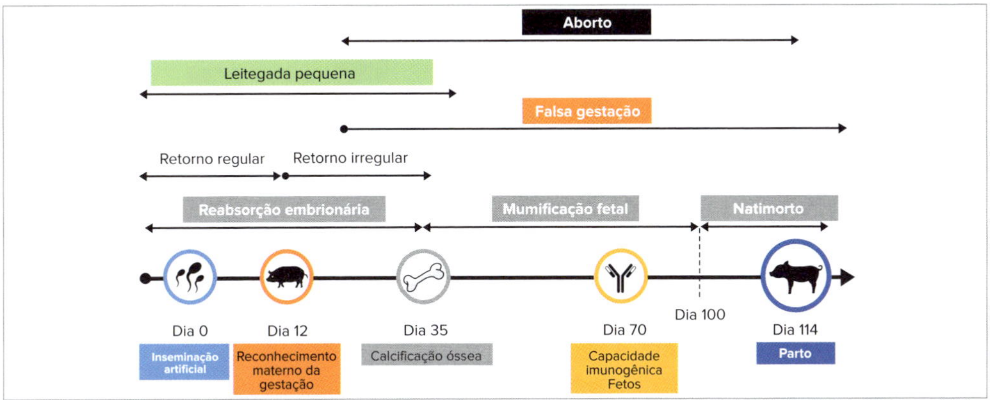

FIGURA 1 Representação temporal das principais falhas reprodutivas pós-cobertura em fêmeas suínas.
Fonte: acervo do autor.

PERDAS EMBRIONÁRIAS E FETAIS DE ORIGEM NÃO INFECCIOSA

As perdas embrionárias e fetais têm origens diversas relacionadas a fatores genéticos, ambientais, sanitários e de manejo, com grande relevância para as causas não infecciosas. O potencial de geração de conceptos de porcas e leitoas, resultando no tamanho da leitegada ao nascimento, está relacionado ao total de ovulações no ciclo estral correspondente e nas perdas embrionárias e fetais durante o período de gestação (Figura 2). A mortalidade embrionária, a mumificação fetal e a natimortalidade podem impactar na redução de 35% a 50% dos embriões gerados após a fecundação, devendo suas causas serem analisadas visando a correção ou a redução das consequências, permitindo maiores taxas de nascimento de leitões.

MORTE EMBRIONÁRIA

A morte embrionária é caracterizada como aquela que ocorre anterior ao início do processo de ossificação dos conceptos (ao redor dos 35 dias de gestação). Os embriões que morrem nessa fase sofrem reabsorção embrionária, resultando em interrupção da gestação, quando a perda é total, ou manutenção da gestação de um número menor de conceptos, quando a perda embrionária é parcial. Menos frequente, a expulsão dos embriões e dos anexos placentários pode ocorrer nos quadros de perda total (abortamento precoce). O período da ocorrência da morte dos embriões permite classificá-la como precoce ou tardia, com causas e consequências variadas. A mortalidade embrionária precoce ocorre anteriormente à implantação embrionária no útero e ao reconhecimento de gestação (± 12 a 13 dias pós-cobertura) e percentualmente ao total de mortes embrionárias, corresponde a 60% em porcas e 70% a 75% em leitoas.[1-3] Quando a morte embrionária ocorre após o período de implantação (> 13º dia) até o dia 35 pós-cobertura, ela é denominada mortalidade embrionária tardia e resulta em retorno irregular ao estro (se a perda for total) ou na redução do número de conceptos.

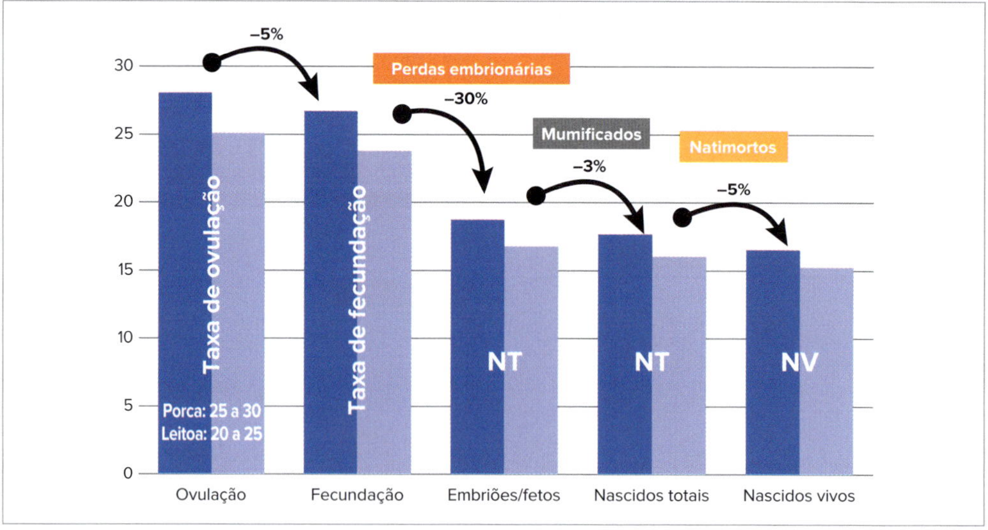

FIGURA 2 Potencial de produção de leitões, leitoas e porcas determinante para o tamanho da leitegada ao nascimento.

Fonte: acervo do autor.

A mortalidade embrionária, com manutenção da gestação, representa percentualmente a maior perda de conceptos no período gestacional de porcas e leitoas, respondendo por até 40% de redução no número de leitões.[2,3] A taxa de ovulação de porcas (25 ± 5 ovulações) e leitoas (20 ± 5 ovulações) em linhagens contemporâneas gera um ambiente uterino competitivo que limita o desenvolvimento da totalidade dos embriões, sendo fator determinante na sobrevivência desses embriões.[1-4] A heterogeneidade do desenvolvimento embrionário, em ritmos de crescimento distintos, pode resultar em conceptos em fases distintas (esféricos, tubulares ou alongados) ao redor dos dias 11 e 12 pós-cobertura. A diversidade dos embriões ocasiona mortalidade precoce decorrente da produção de estrógenos pelos conceptos em fase de alongamento, na qual já inicia o reconhecimento fetal e estimula secreções uterinas em seu benefício, mas criam um ambiente desfavorável para os embriões menos desenvolvidos.[1]

A maior mortalidade embrionária relacionada a altas taxas de ovulação também pode ter como explicação o decréscimo da qualidade de folículos e oócitos e, consequentemente, pior qualidade embrionária. Em porcas, a cada ovulação extra que ocorre em faixas de ovulação de 17 até 38, leva ao acréscimo de 0,49 na mortalidade embrionária precoce.[2] A competição uterina por espaço no início da gestação pode levar o útero a exceder sua capacidade uterina, acarretando maiores perdas.[1]

O ambiente uterino superlotado está relacionado à mortalidade embrionária tardia decorrente de menores áreas de implantação no útero e à formação de placentas menores. Nesse contexto, a migração transuterina na fase pré-implantação, entre os dias 7 e 12, é fundamental para a distribuição dos embriões ao longo dos cornos uterinos, com os conceptos se posicionando de forma equidistante em relação ao espaço disponível. Essa é uma fase crítica para os manejos das matrizes, pois estresses diversos (brigas, temperaturas elevadas, movimentações atípicas) podem resultar em dificuldades na implantação e no posicionamento ao longo do útero, contribuindo para a perda de embriões. As misturas de fêmeas em grupos e ocorrências de brigas nos momentos posteriores à inseminação nos sistemas de produção com gestação coletiva estão relacionadas com a redução do tamanho da leitegada.[5,6]

O ambiente uterino é favorável para a sobrevivência dos embriões por causa da ação da progesterona (P4). As concentrações de progesterona estão associadas à funcionalidade dos corpos lúteos, que podem sofrer decréscimo de qualidade em consequência da formação dos folículos originários ou em razão de fatores que limitam sua produção e/ou aumentam a metabolização do hormônio. Manejos de alimentação de matrizes com grandes volumes de ração após a cobertura podem ocasionar mortalidade embrionária precoce com explicação relacionada à maior metabolização hepática da progesterona.[4]

Os efeitos do estresse térmico também são deletérios para o desenvolvimento embrio-fetal. É hipotetizado que a redução do desempenho reprodutivo no verão ocorre pela combinação de altas temperaturas, reduzindo a secreção de hormônio liberador de gonadotrofinas (GnRH) e comprometendo o desenvolvimento folicular, o que afeta as funções do corpo lúteo e resulta em baixas concentrações de progesterona.[7] Uma ação direta de redução da circulação sanguínea no ambiente uterino, priorizando a circulação periférica em um mecanismo de termorregulação ao calor, limita a chegada de nutrientes e reduz a chance de sobrevivência dos embriões. As origens multifatoriais e não infecciosas para a redução da sobrevivência embrionária mostram que os desafios para atender a maior quantidade de embriões vivos estão ligados à evolução genética, ambiental e de manejo.

Mumificação fetal

A mumificação fetal é definida como a perda de conceptos em um período situado a partir dos 35 dias até aproximadamente 90 a 100 dias de gestação, resultando em fetos mumificados presentes no momento do parto (Figura 3). A reabsorção total dos fetos mortos não é possível nesse período por causa da mineralização do esqueleto, sendo assim somente os tecidos moles e líquidos são reabsorvidos, caracterizando a apresentação semelhante a múmias, com elevado grau de desidratação e coloração escurecida. Atualmente a mumificação fetal corresponde a aproximadamente 2% a 4% das causas de perda gestacional em porcas.[4,8] Entretanto, é possível encontrar índices próximos a 5% a 7% em fêmeas de linhagens genéticas hiperprolíficas, associadas ao grande número de leitões nascidos totais.[6] As contribuições efetivas nos maiores índices de mumificação fetal normalmente ficam restritas a um percentual de 30% a 40% das fêmeas (10% a 15% têm mais de um feto mumificado), destacando-se como fêmeas de risco, enquanto 60% a 70% das fêmeas parturientes não irão apresentar mumificados.[9]

Os fatores de risco para mumificação mais significantes são de origem não infecciosa e relacionados ao tamanho da leitegada (> 14 leitões), à ordem de parto (fêmeas de primeiro parto – OP1 – e com ordens de parto acima de cinco – OP > 5) e à ocorrência de mumificações em partos anteriores.[8,9] Outras causas não infecciosas podem ser contribuintes para o aumento desses índices, especialmente ligados aos estresses de origens diversas, como a movimentação atípica de matrizes, brigas, estresses por calor, radiação solar direta, entre outros.

Em plantéis com programas vacinais preventivos para as principais causas infecciosas de perdas gestacionais (*i.e.*, vacinas contra parvovirose, erisipelose e leptospirose), a mumificação fetal permanece controlada em níveis aceitáveis. Eventuais falhas vacinais (erros de aplicação ou variabilidade na amplitude do espectro vacinal – não há garantia de 100% de proteção) podem ocasionar casos

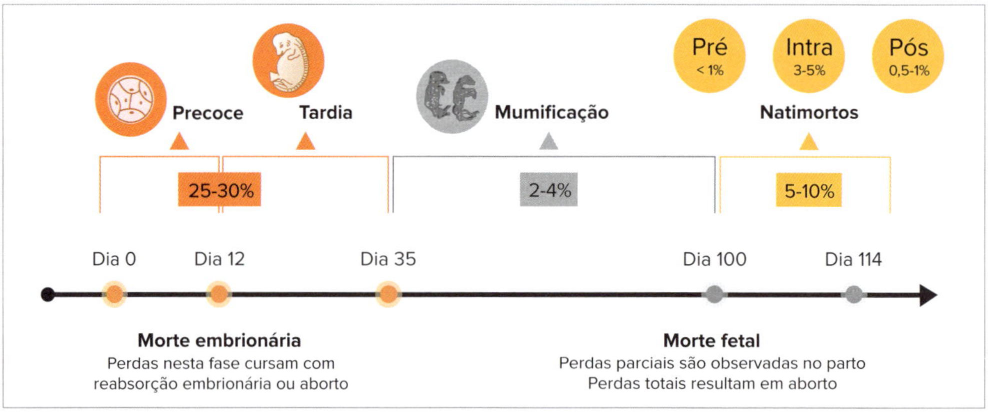

FIGURA 3 Perdas embrionárias e fetais que correspondem às principais falhas reprodutivas pós-cobertura na formação do tamanho da leitegada em fêmeas suínas.
Fonte: acervo do autor.

esporádicos de ocorrência de mumificados, especialmente relacionados ao parvovírus suíno. A caracterização do momento gestacional da morte fetal pode ser relacionada com o tamanho do feto, permitindo determinar o período da morte, o que auxilia no diagnóstico das causas de perdas. Os fetos suínos adquirem capacidade imunológica ao redor de 65 dias de gestação, sendo menos comum a ocorrência de mumificação após esse período.

Natimortalidade fetal

Entre as perdas fetais, a natimortalidade é a mais significativa, atingindo níveis de 5% a 10% das perdas totais.[9,10] A ocorrência da morte fetal no período posterior aos 100 dias de gestação, no transcorrer do parto e no período de perinatal, constitui a classificação dos natimortos como pré-parto, intraparto e pós-parto, respectivamente (Tabela 1). As mortes que ocorrem durante o parto das fêmeas são aquelas que representam o maior percentual de perdas, com índices de 3% a 5% e correspondem a 75% dos natimortos encontrados.[9] Leitões que morreram nas últimas semanas de gestação (pré-parto) representam índices menores que 1% de perdas totais e correspondem a 10% dos natimortos encontrados. Já para os natimortos pós-parto, os índices aceitáveis são de 0,5% a 1% de perdas totais e correspondente a 15% dos natimortos encontrados.[9]

TABELA 1 Caracterização dos natimortos quanto ao momento da morte em pré-parto, intraparto e pós-parto, considerando suas características macroscópicas e principais causas

Classificação	Índices aceitáveis (%)	% NAT	Características
Pré-parto	< 1	10	Envolto em membranas fetais
			Pele descolorida
			Olhos profundos
			Córneas azuladas
			Grau de autólise em órgãos e cordão umbilical
			Pulmões não flutuam na água
Intraparto	3-5	75	Leitão de aparência normal
			Sem autólise
			Presença de apêndice decidual (chinelas)
			Cordão umbilical rompido
			Pode haver mecônio, indicando agonia fetal
			Pode haver cianose, indicando hipóxia
			Pulmões não flutuam na água
Pós-parto	0,5-1	15	Cordão umbilical com aspecto vívido e presença de sangue ou pulsação
			Sem a presença de apêndice decidual (chinelas)
			Podem apresentar leite no estômago
			Pulmões não flutuam na água

A ocorrência de natimortalidade é observada em 30% a 50% das fêmeas com origens multifatoriais e, em sua maioria, com causas não infecciosas e associadas a fatores de risco que contribuem para a perda de leitões.[9,10] Esses fatores podem ser divididos em genéticos, maternais, associados aos leitões e a fatores ambientais (Figura 4). Ressalta-se a importância de identificar fêmeas consideradas de risco e dar maior atenção a elas para reduzir a ocorrência da natimortalidade. O risco de natimortalidade aumenta em 2,5 vezes quando as matrizes apresentaram > 1 natimorto no parto anterior.[10] Fêmeas com ordem de parto avançada (OP > 6) representam maior risco de natimortalidade atribuído, especialmente, a um enfraquecimento do tônus da musculatura uterina, tornando o parto mais prolongado e menos eficiente no processo de expulsão dos fetos. Partos com intervalos superiores a 3 horas contribuem para o aumento da ocorrência de natimortos relacionados à hipóxia dos leitões e podem estar associados a leitegadas numerosas, fatores estressantes e excesso ou déficit de condição corporal das porcas.[9,10] Isso fica acentuado quando não há correta assistência ao parto, permitindo que intervalos de parição entre leitões possam ser superiores a 20 minutos, o que aumenta o risco de morte durante o parto. Partos prematuros (< 114 dias) ocasionam o aumento dos índices gerais de natimortalidade de forma significativa, entretanto estão restritos a um percentual pequeno de matrizes dentro do plantel.[10]

RETORNO AO ESTRO

Conceitualmente o retorno ao estro é caracterizado como uma falha pós-cobertura condizente com a apresentação de nova manifestação de estro. A ocorrência média dessa falha pode chegar a índices de 5% a 8%,[7] impactando diretamente nas taxas de parição. Os retornos ao estro em fêmeas suínas manifestam-se de forma regular (65%-70%) ou irregular (30%-35%) em relação a ciclicidade estral, uma relação de 2:1, distinguindo em seus eventos e causas. Os retornos ao estro estão concentrados em maior parte nas fêmeas

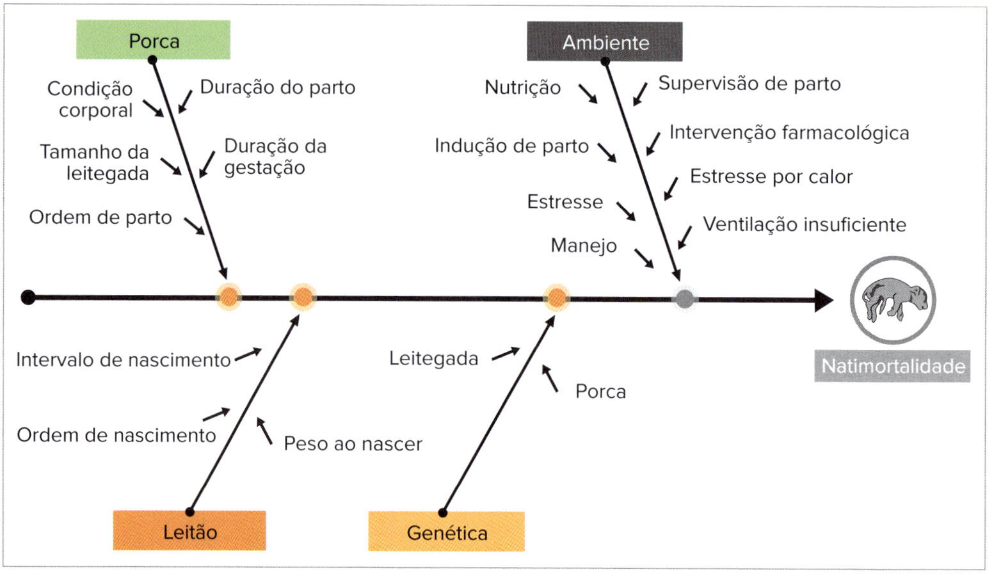

FIGURA 4 Fatores não infecciosos associados a natimortalidade fetal.
Fonte: adaptada de Vanderhaeghe et al.[10]

jovens (leitoas), apresentando em sua maioria retornos regulares, enquanto porcas contribuem mais com retornos irregulares.[7,11]

Fêmeas que manifestaram retorno ao estro têm maiores riscos de falhar novamente e devem ser monitoradas ao entrar de forma oportunista para atender ao grupo de cobertura da granja. O resserviço (nova inseminação) após o retorno ao estro irá impactar negativamente nas taxas de parição (< 10% para cada resserviço), especialmente com grande impacto nas leitoas.[7,11,12] Fêmeas de retorno tendem a ter uma apresentação de estro diferente das que não retornam. Isso inclui duração de estro mais curta ou sinais de estro mais fracos, dificultando a detecção e a determinação do tempo apropriado para a inseminação. Recomenda-se o descarte de fêmeas que apresentam duas repetições seguidas, além de maior atenção às matrizes que representam maior risco de retorno, visto que a falha contribui significativamente com o aumento dos dias não produtivos do sistema de produção e impacta na produção de leitões.

Retorno regular ao estro

É a manifestação de estro após cobertura em períodos regulares ao ciclo estral da porca (± 21 dias). A ocorrência usual é a manifestação de estro no período de 18 a 24 dias após a cobertura, entretanto períodos correspondentes aos ciclos subsequentes (42 a 63 dias) também podem ser interpretados como regulares. As caracterizações da apresentação de retornos regulares ao estro podem estar ligadas a falhas na fertilização/concepção ou na mortalidade embrionária total em período precoce (anterior ao reconhecimento materno da gestação – 12º dia do ciclo estral).

Eventos que resultem em falhas na fertilização ou em problemas relacionados à concepção podem ser atribuídos ao macho (ou dose inseminante) ou atrelados à fêmea. Doses inseminantes que apresentam problemas em sua produção ou em seu armazenamento podem apresentar baixo número de espermatozoides viáveis, concentrações inadequadas e contaminações, ocasionando problemas de fertilização. Menos comuns, em razão do expressivo uso de inseminação artificial em rebanhos comerciais tecnificados (acima de 90%), os problemas de baixa fertilidade em machos utilizados na monta natural, sem prévio diagnóstico andrológico, podem resultar em falhas na fertilização e consequente retorno ao estro. A inseminação artificial propriamente dita é suscetível a eventos de falhas, apesar de ser uma técnica relativamente simples de execução, seja ela no método intracervical ou no pós-cervical. De qualquer maneira, é importante considerar que a execução errônea da técnica pode interferir no resultado de concepção, mas mais relevante é o momento inadequado da inseminação artificial. Inseminações artificiais que ocorrem fora do prazo de 0 a 24 horas antes da ovulação ou que são efetuadas depois da ovulação aumentam o risco de baixa fertilização.[7] Ao atender os cuidados necessários quanto à técnica, ao momento e à conservação de doses inseminantes de forma adequada, as taxas de fertilização são próximas a 95% a 100%. Entretanto, ainda assim, podem ocorrer perdas embrionárias prévias ao reconhecimento materno da gestação (dia 12 do ciclo estral) que resultarão em retorno ao estro regular. Nesse contexto, a falha está ligada à fêmea, que pode apresentar ambiente uterino impróprio, decorrente de um processo patológico (infecções uterinas ou urinárias que refletem no sistema reprodutor ou doenças sistêmicas que cursem com processos febris) ou por estresses diversos que irão resultar na morte embrionária precoce.

Falhas de manejo como reagrupamento de fêmeas e mistura de grupos heterogêneos podem resultar em disputas e brigas que ocasionam estresse deletério para os embriões, especialmente nos períodos logo após a inseminação.[5,6] Nesse mesmo período, o estresse térmico resultado de problemas na ambiência da granja (altas temperaturas e acúmulos de gases) pode ocasionar maior percentual de perdas. Ainda é importante ressaltar as possibilidades de problemas nutricionais como restrição ou excesso de ração, deficiência de nutrientes, falta de água ou presença de micotoxinas na ração que podem levar à perda embrionária precoce.

Retorno irregular ao estro

Retornos irregulares ao estro são menos comuns, representando 30% do total dos retornos, gerando índices próximos a 1% a 2% de falhas. A manifestação de estro fora de períodos regulares (depois dos 25 dias da primeira concepção) está relacionada a falhas na manutenção da gestação. Nesse sentido, a fêmea obteve a sinalização da gestação no período de 12 dias do ciclo, dando continuidade à produção de progesterona pelos corpos lúteos. Entretanto, a descontinuação da gestação é diagnosticada com a apresentação de estro fora de períodos regulares ao ciclo estral da porca.

A perda total dos conceptos após o reconhecimento materno da gestação pode ser classificada como morte embrionária tardia (ocorrendo após o dia 12 e anterior ao dia 35 pós-cobertura) ou por morte fetal (após 35 dias). O evento pode resultar em expulsão dos conceptos ou reabsorção de embriões (quando a morte ocorre anteriormente à fase de ossificação dos conceptos). É possível que quadros de abortamento sejam subdiagnosticados, e a manifestação de estro fora de períodos regulares será o evento determinante da falha.

As causas dos retornos ao estro irregulares estão ligadas principalmente a fatores não infecciosos e estressores, resultante de erros de manejo, por exemplo, reagrupamento de fêmeas que curse em disputas e brigas, controle inadequado de ambiência, especialmente temperaturas ambientais elevadas e acúmulo de gases, falhas de fornecimento de água e alimento para porcas gestantes. A ocorrência de retorno irregular em lotes de animais pode apontar para problemas generalizados, como presença de micotoxinas na ração ou doenças (problemas respiratórios, entéricos ou sistêmicos que ocasionam febre). Pela apresentação irregular ser representativa, o manejo de observação de estro em porcas gestantes deve ser rotineiro e praticado, no mínimo, uma vez ao dia ao longo de todo o período de gestação.

ABORTAMENTO

Abortamentos são falhas pós-cobertura que resultam em perda total dos conceptos e sua exteriorização/expulsão. Estão ligados a fatores causadores de descontinuidade da gestação e representam entre 1,0% e 1,5% do total das falhas em sistemas de produção de leitões.[12,13] A diminuição de progesterona produzida pelos corpos lúteos encerra a gestação, caracterizando o abortamento. O aumento do cortisol pela fêmea ou pelos fetos irá desencadear uma cascata de alterações hormonais que resultará na ação da prostaglandina (PGF2α), agindo sobre o ovário e causando a lise dos corpos lúteos. As causas de abortamento são variadas, podendo ter origem infecciosa ou não infecciosa, em eventos que interrompem o equilíbrio hormonal da gestação. Causas infecciosas podem resultar em quadros de surtos de abortamento, necessitando rápido diagnóstico para reduzir as perdas. Entretanto, costumeiramente, são observados eventos esporádicos de abortamento, em razão de infecções localizadas no trato geniturinário ou por intercorrências sistêmicas que resultam em processos febris. Manejos de prevenção reduzem o risco de abortamento e o uso de vacinas contra agentes que cursam com falhas reprodutivas (parvovirose, leptospirose e erisipelose) são estabelecidos como rotinas em granjas de produção, assim como protocolos de prevenção a infecções urinárias.

As causas não infecciosas contribuem com os episódios de abortamentos, podendo estar ligadas a fatores ambientais (como altas temperaturas ou insolação) ou pela presença de contaminantes na ração (toxinas). As apresentações desses quadros podem ser esporádicas ou em forma de surto, sendo necessária a busca das causas para proporcionar as soluções.

A inseminação artificial de fêmeas após o quadro de abortamento não é recomendada. Entretanto, o diagnóstico das causas pode auxiliar na decisão. Abortamentos de origem maternal geralmente tem causas não infecciosas, sendo considerados "abortos limpos", possibilitando a oportunidade de nova cobertura de forma ocasional para suprir as metas estabelecidas do grupo de cobertura. No entanto, o risco de insucesso, com a ocorrência de novo abortamento, é aumentado quando a porca é coberta após o quadro de abortamento.[12,13] Os abortamentos que têm origem embrio-fetal ou placentária normalmente são infecciosos, cursando com morte e degeneração dos fetos que serão exteriorizados de forma gradual e com a presença de conteúdo característico de "abortos sujos". Pelo alto grau de comprometimento, a inseminação das porcas não é recomendada, e o abortamento é a causa de descarte da matriz.

FALSA GESTAÇÃO

Falsa gestação ou fêmeas vazias ao parto são falhas pós-cobertura que são observadas tardiamente no ambiente de gestação e normalmente são consideradas falhas de manejo. Fêmeas que foram inseminadas interrompem a gestação e permanecem em anestro ou retornam ao estro sem que ocorra a identificação. Representam 0,5% das falhas totais e podem ser minimizadas com a intensificação de diagnóstico de gestação ou observação mais atenta à manifestação de estro em matrizes gestantes. A ocorrência é impactante nos dias não produtivos da granja, pois sua constatação normalmente ocorre em momento prévio à transferência das matrizes para as salas de maternidade (aos 110 dias de gestação), quando essas são observadas sem volume abdominal condizente com gestação.

A utilização de ferramentas acessórias ao manejo observacional de manifestação de estro para a confirmação e o diagnóstico de gestação permite maior acurácia e reduz a incidência de quadros de porcas vazias ao parto. O uso de ultrassom *real-time* via transcutânea (posicionando o transdutor na região inguinal da porca, acima das últimas 3 glândulas mamárias) permite um diagnóstico eficaz por volta dos 30 dias pós-cobertura com identificação de líquidos e estruturas embrionárias e confirmação de gestação com precisão próxima a 100%. Aparelhos que permitem a identificação de sons da circulação materna e fetal, como ultrassons com sistema Doppler ou de ecoultrassônico, podem ser usados com precisão entre os dias 21 e 35 de gestação, permitindo uma alternativa mais econômica e de praticidade diagnóstica.

É possível que a identificação de porcas vazias ocorra no momento da transferência para a maternidade apenas, apresentando características externas de sinais de gestação ou não. As causas de matrizes vazias ao parto com sinais de gestação estão relacionadas principalmente a processos infecciosos. A ocorrência pode ser por causa de mumificação fetal total e processos inflamatórios uterinos (mucometras e piometras). Porcas vazias sem sinais de gestação podem ter sofrido reabsorção embrionária ou abortamento, retorno ao estro não observado, perda gestacional sem manifestação de estro, cistos ovarianos ou intoxicação por micotoxinas.[14] Entre as causas não infecciosas de perda de gestação, que podem cursar com porcas vazias ao parto sem identificação, são fatores predisponentes alta temperatura ambiental, concentração de gases e deficiência no fornecimento de água. Cistos ovarianos luteinizados podem mimetizar os sinais de gestação ao produzir progesterona, induzindo uma pseudogestação. Micotoxinas estrogênicas, como a zearalenona, têm ação luteotrófica que promove a persistência da função luteal e a produção de progesterona, também ocasionando uma pseudogestação.

ANOMALIAS DA APRESENTAÇÃO DE ESTRO

A fêmea suína apresenta regularidade na manifestação de ciclicidade estral com média de 21 dias de intervalo (variando de 18 a 24 dias). As anomalias na apresentação de estro podem estar relacionadas a falhas de manejo de observação, fatores ambientais que incidem sobre a fisiologia da fêmea ou falhas hormonais que interferem na regularidade. As falhas hormonais podem ser transitórias ou definitivas. Quando transitórias, estão normalmente relacionadas à apresentação de cistos ovarianos, que podem ter origens e formações distintas, com ocorrência de aproximadamente 2% a 3%.[15]

Cistos ovarianos são classificados como foliculares, produzem estradiol ou luteínicos, produtores de progesterona. Os cistos podem ser únicos ou múltiplos e grandes ou pequenos, variando a intensidade da manifestação de sua presença conforme sua apresentação. Cistos foliculares induzem sinais de estro, mas não há liberação de oócitos para a fecundação (ovulação). As falhas que induzem a formação de cistos foliculares estão associadas à falta (completa ou parcial) do estímulo pré-ovulatório do hormônio luteinizante (LH) e/ou dos receptores foliculares de LH.[14] Essa interrupção pode ser causada por vários fatores extrínsecos, como estresses diversos ou tratamentos hormonais terapêuticos incorretos (por exemplo, gonadotrofinas quando os corpos lúteos estão presentes). Os cistos luteínicos são originários de folículos que não ovularam e que apresentam formação de células produtoras de progesterona. Fêmeas com cistos luteínicos não demonstram sinais de estro por causa do aumento da progesterona, por isso são diagnosticadas em anestro ou pseudogestação.[14] O resultado da presença de cistos normalmente é o descarte das matrizes em função das falhas reprodutivas associadas ao problema.

CONSIDERAÇÕES FINAIS

As falhas reprodutivas têm importância fundamental para o resultado zootécnico e econômico de sistemas de produção de leitões na suinocultura. O bom manejo produtivo somado a programas sanitários de prevenção às principais doenças que podem impactar na reprodução, permite atingir índices altos de taxas de parto e número de nascidos. A formação da taxa de parto do plantel considera o número total de matrizes que foram submetidas à inseminação subtraídas das falhas gestacionais (retorno ao estro, abortamento, vazias ao parto) e falhas na permanência na granja (descarte ou morte). Os índices atuais de taxa de parto (acima de 90%) demonstram que as fêmeas suínas estão sendo bem atendidas em relação às suas necessidades reprodutivas. Isso fica evidenciado também com os resultados de número de leitões nascidos, consequência das boas práticas de manejo e melhoramento genético. Entretanto, os desafios para obter ou manter as falhas reprodutivas em controle são muitos. Incluem manejos adequados, cuidados com a ambiência, técnicas de reprodução ajustadas e contínua avaliação dos problemas para determinar correções. O somatório de controle zootécnico, atenção ao bem-estar animal, cuidados sanitários, nutrição e manejos próprios faz da fêmea suína uma potencialidade em favorecimento à reprodução e corresponde ao sucesso do sistema de produção de suínos.

REFERÊNCIAS

1. Foxcroft GR, Vinsky MD, Paradis F, Tse WY, Town SC, Putman CT et al. Macroenvironment effects on oocytes and embryos in swine. Theriogenology 2007; 68:S30-S9.
2. Da Silva CLA, Van Den Brand H, Laurenssen BFA, Broekhuijse MJ, Knol EF, Kemp B et al. Relationships between ovulation rate and embryonic and placental characteristics in multiparous sows at 35 days of pregnancy. Animal 2016;10(7):1192-9.
3. Da Silva CLA, Broekhuijse ML, Laurenssen BFA, Mulder HA, Knol EF, Kemp B et al. Relationship between ovulation rate and embryonic characteristics in gilts at 35 d of pregnancy. J Anim Sci 2017;95(7):3160-72.
4. Mallmann AL, Oliveira GS, Ulguim RR, Mellagi APG, Bernardi ML, Orlando UA et al. Impact of feed intake in early gestation on maternal growth and litter size according to body reserves at weaning of young parity sows. J Anim Sci 2020;98(3):skaa075.
5. Knox R, Salak-Johnson J, Hopgood M, Greiner L, Connor J. Effect of day of mixing gestating sows on measures of reproductive performance and animal welfare. J Anim Sci 2014;92(4):1698-707.
6. Cunha ECP, de Alcantara Menezes T, Bernardi ML, Mellagi APG, Ulguim RR, Wentz I et al. Reproductive performance, offspring characteristics, and injury scores according to the housing system of gestating gilts. Livest Sci 2018;210:59-67.
7. Koketsu Y, Tani S, Iida R. Factors for improving reproductive performance of sows and herd productivity in commercial breeding herds. Porc Health Manag 2017;3(1):1-10.
8. Pandolfi F, Edwards SA, Robert F, Kyriazakis I. Risk factors associated with the different categories of piglet perinatal mortality in French farms. Prev Vet Med 2017;137:1-12.
9. Borges VF, Bernardi ML, Bortolozzo FP, Wentz I. Risk factors for stillbirth and foetal mummification in four Brazilian swine herds. Prev Vet Med 2005;70(3-4):165-76.
10. Vanderhaeghe C, Dewulf J, de Kruif A, Maes D. Non-infectious factors associated with stillbirth in pigs: a review. Anim Reprod Sci 2013;139(1-4):76-88.
11. Tummaruk P, Tantasuparuk W, Techakumphu M, Kunavongkrit A. Influence of repeat-service and weaning-to-first-service interval on farrowing proportion of gilts and sows. Prev Vet Med 2010;96(3-4):194-200.
12. Vargas AJ, Bernardi ML, Paranhos TF, Gonçalves MA, Bortolozzo FP, Wentz I. Reproductive performance of swine females re-serviced after return to estrus or abortion. Anim Reprod Sci 2009;113(1-4):305-10.
13. Iida R, Piñeiro C, Koketsu Y. Abortion occurrence, repeatability and factors associated with abortions in female pigs in commercial herds. Livest Sci 2016; 185:131-5.
14. Castagna CD, Peixoto CH, Bortolozzo FP, Wentz I, Borchardt Neto G, Ruschel F. Ovarian cysts and their consequences on the reproductive performance of swine herds. Anim Reprod Sci 2004;81(1-2):115-23.
15. Althouse GC, Kauffold J, Rossow S. Diseases of the reproductive system. In: Zimmerman JJ, Karriker LA, Ramirez A, Schwartz KJ, Stevenson GW, Zhang JQ (eds.). Diseases of swine. 11.ed. Hoboken: Wiley-Blackwell; 2019. p.373-92.

CAPÍTULO 4

Parto em suínos

Thais Schwarz Gaggini
Júlia Linck Moroni

INTRODUÇÃO

O parto consiste no processo fisiológico em que o útero gravídico expulsa os fetos e as placentas do organismo da mãe para o meio exterior. Esse fenômeno é regulado por uma série de hormônios e acontecimentos materno-fetais que serão discutidos a seguir.

FISIOLOGIA DA GESTAÇÃO E DO PARTO DE FÊMEAS SUÍNAS

Durante a gestação, o hormônio predominante e responsável pela manutenção dos conceptos é a progesterona. Tal hormônio estimula e mantém as funções uterinas, o que permite o desenvolvimento embrionário precoce, a ligação embriomaternal e a placentação. Dessa forma, é imprescindível para um adequado desenvolvimento fetal e placentário até o final da gestação.

Até o 10º ou 12º dia de gestação, a progesterona é produzida de forma autônoma pelos corpos lúteos, sem que haja necessidade de estímulo pela secreção de hormônios gonadotróficos. Após esse período, os corpos lúteos necessitam de fatores luteotróficos (principalmente o hormônio luteinizante – LH –, sendo este secretado no padrão de alta frequência e baixa amplitude) para sua manutenção e para que a progesterona continue sendo secretada.[1] A concentração de progesterona produzida oscila ao longo do período gestacional, podendo ainda ser influenciada pelo tamanho da leitegada (quanto maior, maiores as concentrações de progesterona circulantes).[2] Por volta do 12º dia de gestação, observa-se o pico de produção (chegando a 30 ng/mL) e, após o 24º dia de gestação, as concentrações mantém-se em torno de 20 ng/mL, permanecendo constante até o final da gestação, quando há diminuição na sua concentração.[3]

Vinte e quatro horas antes do parto, uma diminuição significativa de progesterona é observada,[4] havendo variabilidade nos resultados encontrados por diferentes autores. Meunier-Salaün et al.[5] observaram valores entre 2 e 4 ng/mL de progesterona nesse período, enquanto Quesnel et al.[6] observaram valores de 10,46 ± 0,49 ng/mL. No dia do parto e no primeiro dia pós-parto, valores reduzidos de progesterona em sangue periférico são encontrados, sendo esperados valores entre 4 e 7 ng/mL e menores ou próximos de 1 ng/mL, respectivamente.[2,6] Variações das concentrações hormonais entre fêmeas e linhagens genéticas podem ser observadas.[2,5] A redução da progesterona nas horas que antecedem o parto é considerada de extrema importância para que outros hormônios possam atuar como protagonistas, como é o caso da prolactina, corticosteroides, estrógenos, relaxina e ocitocina.

A prolactina é um dos principais hormônios relacionados ao estímulo e manutenção da produção de leite em matrizes. Aproximadamente 72 horas antes do parto, as concentrações de prolactina iniciam sua ascensão, alcançando o pico de produção (entre 120-147,3 ng/mL) durante o parto.[5] Os valores de prolactina obtidos apresentam variação entre estudos, devido, provavelmente, aos diferentes métodos de análise utilizados, além de diferentes características das fêmeas e suas leitegadas.[2,6] Após o parto, há diminuição nos valores desse hormônio, no entanto existem indícios de que sua concentração é influenciada pelo estímulo de mamada dos leitões e tamanho de leitegada.

O cortisol materno aumenta nos dias que antecedem o parto, tendo seu pico (entre 70-80 ng/mL) próximo ao parto e diminuição já no dia seguinte a este.[5] Baldwin e Stabenfeldt[7] observaram padrão semelhante de oscilação de cortisol, no entanto grande variação individual foi observada entre animais. Animais submetidos a diferentes sistemas de alojamento e manejo podem apresentar diferentes níveis de cortisol sérico.

O aumento da concentração de estrógenos sanguíneos em leitoas inicia anteriormente à produção de prolactina, sendo observada um crescente a partir de 11 dias (2 ng/mL) até 3 dias antes do parto (6,4 ng/mL). Durante o parto, as concentrações permanecem constantes, declinando (2,5 ng/mL) 24 horas após seu início.[7] Assim como outros hormônios, é comum a variação da concentração sérica de estrógenos entre indivíduos. O efeito dos estrógenos no parto é relacionado à abertura da cérvix, recuperação do miométrio, aumento de contração uterina e preparação do útero para ação de outros hormônios atuantes.[4]

A concentração de relaxina, por sua vez, tende a aumentar gradualmente no final da gestação, apresentando picos, quando próximo ao parto em leitoas. No momento do parto, as concentrações desse hormônio reduzem drasticamente. A função da relaxina está relacionada ao afrouxamento do tecido conjuntivo da cérvix, o que possibilita maior elasticidade dos ligamentos pélvicos, preparando o canal do parto para a passagem dos fetos.[4]

Aproximadamente 6 horas antes do parto, as concentrações de ocitocina passam a aumentar, atingindo o pico algumas horas após o início do parto. Esse comportamento se deve à liberação de ocitocina em forma de pulsos. Logo após a expulsão dos fetos e ao final do parto, é possível observar um efeito cumulativo da liberação de ocitocina. As funções da ocitocina são relacionadas tanto à regulação das contrações miometriais, o que justifica a relação das concentrações de ocitocina com a duração do parto, quanto à liberação de colostro e leite pelo tecido mamário.[8] Ao longo do parto, a secreção de ocitocina é contínua, devido às altas concentrações circulantes, porém, quando esse hormônio assume padrão de secreção em fases, depois do término do parto, a secreção de leite passa a ocorrer em diferentes momentos ao longo da lactação.[8]

Apesar da intensa oscilação hormonal sofrida pela fêmea durante a fase final da gestação e no momento do parto, o processo de desencadeamento do parto é iniciado pelos fetos. Estes, no final da gestação, já apresentam amadurecimento do eixo hipotalâmico-hipofisário-adrenal, o que possibilita a produção de altas concentrações de cortisol nas 24 horas que antecedem o parto. O cortisol fetal promove uma cascata de eventos que estimulam a produção de três enzimas responsáveis pela conversão de progesterona em estrógenos: a 17α-hidroxilase, que converte progesterona em 17α-hidroxiprogesterona;

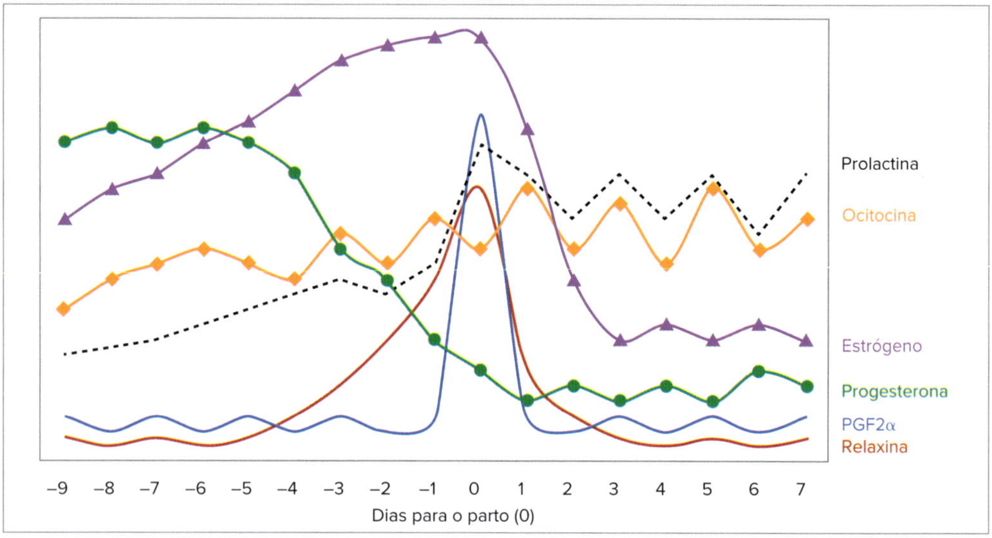

FIGURA 1 Esquema representando a concentração de hormônios reprodutivos durante a fase final da prenhez na fêmea suína e pós-parto. A concentração de hormônios passa por grandes mudanças apenas alguns dias antes da data do parto.

Fonte: adaptada de Anderson.[3]

a 17-20 desmolase, que converte 17α-hidroxiprogesterona em androstediona; e a aromatase, que converte androstenediona em 17β-estradiol. Conforme essa conversão ocorre, os estrógenos circulantes estimulam o aumento da contração miometrial e o aumento da secreção de prostaglandina F2α pelo sistema reprodutor. A associação do aumento da concentração de estrógenos e da prostaglandina F2α circulante acarreta a regressão dos corpos lúteos e a diminuição da progesterona. Concomitantemente, essas alterações hormonais promovem aumento na secreção de GnRH, o que, consequentemente, leva a uma alteração no padrão de secreção do hormônio folículo-estimulante (FSH) (estimulando a produção da enzima aromatase) e do LH (impedindo adequado aporte luteotrófico).[3]

FASES DO PARTO

O parto pode ser dividido em três diferentes fases, sendo a primeira a fase de dilatação cervical, a segunda a fase de expulsão dos fetos e a terceira a fase de expulsão dos envoltórios fetais.

A primeira fase pode apresentar de 2 a12 horas de duração, e é a fase em que é preparada a liberação dos fetos pelo sistema reprodutor da fêmea. Nessa fase há o relaxamento e a distensão da cérvix, o aumento da elasticidade dos ligamentos pélvicos e o afrouxamento dos tecidos de sustentação. Nesse momento ocorre o início das contrações uterinas, e essa fase é considerada encerrada quando há dilatação cervical completa.[3]

A fase de expulsão dos fetos pode durar de 30 minutos até mais de 10 horas, sendo considerado desejável que apresente no máximo 5 horas de duração para que não se torne distócica e aumente o risco de morte fetal. Nesse período, há a passagem do feto pelo canal pélvico e as contrações miometriais passam a ter menos impacto, visto que contrações abdominais exercem um papel notório durante esse momento. A segunda fase é caracterizada pela combinação de contrações oriundas da musculatura abdominal juntamente com contrações miometriais. A distensão da cérvix e da vagina pelo movimento fetal no canal do parto inicia o reflexo de Ferguson, que resulta na liberação de ocitocina, a qual acentua as contrações miometriais e abdominais.[3] A expulsão dos fetos ocorre em média a cada 10 a 20 minutos, podendo existir uma grande variação do intervalo entre um leitão e outro. Durante o parto, a maioria das fêmeas encontra-se em decúbito lateral, com os membros estendidos, e no momento da expulsão movimentos da cauda são observados.

Após a expulsão de todos os fetos, inicia-se a última fase do parto, a de expulsão da placenta. A maior parte das membranas fetais é expulsa entre 1 e 4 horas após o nascimento do último leitão. No entanto, esse tempo é variável, e a liberação das placentas pode ocorrer no decorrer do parto ou até 12 horas após o fim da segunda fase.[1,3]

FATORES QUE AFETAM A DURAÇÃO DA GESTAÇÃO E DO PARTO EM SUÍNOS

O período médio de gestação em fêmeas suínas é de 115 dias, porém a duração pode variar entre 110 e 119 dias e pode ser explicada por diferentes fatores, como genéticos, nutricionais, sazonais, relativos a prolificidade e ordem de parto da fêmea.

As diferentes raças e linhagens genéticas apresentam variação quanto à duração da gestação, porém a média destas é observada entre 113 e 116 dias de forma geral.[9] Conhecer as características de cada raça/linhagem é imprescindível para que não haja erros na execução de manejos relacionados à transferência das matrizes para a sala de maternidade e protocolos de indução de parto.

A restrição alimentar ou falta de nutrientes específicos para as fêmeas gestantes pode ser um dos fatores associados à variação na duração da gestação. A limitação na quantidade de nutrientes disponíveis para o crescimento fetal pode ocasionar morte fetal e, com isso, um prolongamento da gestação. Da mesma forma que a falta de nutrientes, a obesidade de fêmeas também pode afetar a duração da gestação, pois animais dessa categoria apresentam maior risco de morte fetal.[10]

O tamanho da leitegada e a ocorrência de mumificação fetal e natimortalidade também podem impactar na duração da gestação. Estudos demonstram que, quanto maior o número de leitões vivos na leitegada, menor a duração da gestação.[10] A presença de um grande número de fetos vivos ao final do período gestacional resulta em um ambiente uterino restrito em termos de espaço, aporte nutricional e oxigenação. Esse cenário leva a um amadurecimento precoce do eixo hipotalâmico-hipofisário-adrenal, devido ao estresse e à produção de cortisol por parte dos fetos, que, por sua vez, estimulam o início do parto. Assim como a duração da gestação, a ocorrência de morte fetal também influencia na duração do parto, pois esses fetos são incapazes de desencadear o reflexo de Ferguson, aumentando o intervalo entre o nascimento de leitões. Leitegadas maiores também tendem a ter um parto mais longo.

HORMONIOTERAPIA ASSOCIADA AO PARTO

Hormônios que visam ao prolongamento da gestação e à sincronização do parto

A utilização de hormônios próximo ou durante o parto é uma prática bastante difundida na suinocultura e tem como objetivo a sincronização de partos e, consequentemente, das coberturas subsequentes, a otimização do manejo de atendimento ao parto e aos leitões neonatos e a redução da duração do parto, o que afeta diretamente a ocorrência de natimortalidade e distocias.

O altrenogest é um progestágeno bastante conhecido por sua utilização na implantação de granjas com manejo em bandas (lotes), em que esse hormônio é fornecido a fim de sincronizar o estro de fêmeas para a concentração de manejos específicos, como cobertura, parto e desmame, em intervalos regulares. No entanto, o altrenogest também pode ser utilizado de outras maneiras, como uma importante ferramenta para auxiliar no manejo de maternidade.

Uma das formas de utilização é por meio do fornecimento do altrenogest (via oral, na dose de 20 mg) nos últimos dias de gestação, a fim de evitar a ocorrência de partos precoces (entre os dias 109-113 de gestação, sempre levando em conta o histórico da granja) em rebanhos com linhagens genéticas que apresentem uma porcentagem significativa de fêmeas com esse comportamento.[11] Os partos antecipados devem ser evitados, pois podem comprometer a qualidade e a quantidade de colostro e leite, estão associados à redução na média de peso ao nascer da leitegada e à viabilidade dos leitões ao longo da lactação e, ainda, aumentam o risco de ocorrência de natimortalidade (revisado por Gaggini et al.[9]).

Por ser uma progesterona sintética, o fornecimento do altrenogest impede que a ocitocina alcance seus receptores, promovendo o prolongamento da duração da gestação. Em granjas em que não há histórico de partos precoces, o fornecimento de altrenogest também é indicado visando facilitar o manejo das fêmeas e a fim de evitar partos em períodos específicos, por exemplo, finais de semana ou dias em que a equipe de atendimento ao parto esteja reduzida. A associação do fornecimento de altrenogest com indutor de parto mostrou-se eficiente para concentrar ainda mais os partos em datas específicas.[9]

Buscando manter e prolongar a gestação de fêmeas suínas, em um estudo foram utilizados dispositivos intravaginais (DIV) impregnados por medroxiprogesterona. A aplicação do DIV (400 mg) mostrou ser um bom método para evitar partos precoces (utilizando 110-114 dias), porém, ao ser utilizado visando ao prolongamento da gestação (até os 116 dias de gestação), foi relacionado ao aumento de natimortalidade.[12]

Hormônios que visam à indução do parto

A partir de 1980 foi desenvolvida a técnica de indução ao parto, por meio do uso de prostaglandina F2α (PGF2α) ou seus análogos,[1] sendo os mais conhecidos o dinoprost, a trometamina e o cloprostenol sódico. A indução do parto se dá por meio da ação desses hormônios, que promovem a regressão do corpo lúteo, caracterizando a luteólise. Os indutores de parto podem ser aplicados por via intramuscular ou por via submucosa vulvar (reduzindo em 25%-50% da dose aplicada em relação à via intramuscular, sendo que o tempo entre a indução e o início do parto é encurtado quando a aplicação é realizada próximo ao dia da previsão de parto[1]).

Para o emprego da indução de parto, deve-se considerar a média de duração de gestação da granja, de forma que a aplicação não seja realizada de forma precoce. Além disso, a exatidão dos registros de cobertura e retornos ao cio é imprescindível para que não haja erros. Nesses casos, a aplicação de indutores antecipadamente pode acarretar o aumento do número de natimortos, em decorrência de partos prematuros. Após a aplicação do PGF2α ou seu análogo, entre 112 e 114 dias de gestação, espera-se que mais de 80% das fêmeas iniciem o parto em um intervalo de 8 a 36 horas. Por muito tempo houve dúvida quanto ao efeito da indução na produção de colostro pela fêmea, porém foi comprovado que a aplicação de indutor no dia 114 de gestação não influenciou na produção de colostro, na concentração de IgG no colostro e o desempenho da leitegada até o desmame.[13]

Sincronização do parto

Conforme discutido anteriormente, a indução do parto permite que haja proximidade do parto de fêmeas de um mesmo lote de cobertura. A utilização da indução associada à aplicação de ocitocina, ou análogos, permite que haja uma sincronização ainda maior dos partos, pois a PGF2α exógena promove um aumento no número de receptores para ocitocina nas células mioepiteliais do útero, potencializando o efeito da aplicação desse hormônio 24 horas após a indução. Espera-se que 100% das fêmeas sincronizadas (indução + ocitocina ou análogo) finalizem o parto em até 30 horas após a indução.[11] Dessa forma, a adição de ocitocina ao protocolo tende a aumentar a previsibilidade do início do parto. A carbetocina é o principal análogo da ocitocina, porém este apresenta um tempo de ação mais prolongado e, por esse motivo, está associado a uma redução no tempo total do parto e a um menor intervalo de expulsão entre leitões.[14]

No entanto, o uso de ocitocina pode aumentar as chances de mortalidade de leitões. Os mecanismos fisiológicos que previnem o início do parto antes do relaxamento da cérvix podem ser perturbados com o uso de ocitocina exógena. Dessa forma, se realizada de forma inapropriada, sua administração pode predispor a contrações que empurram os fetos contra a cérvix ainda fechada. O uso de ocitocina pode, ainda, aumentar a frequência e a intensidade das contrações miometriais, o que pode ocasionar bradicardia nos fetos, presença de fetos cobertos por mecônio, ruptura de cordão umbilical, hipóxia e maiores taxas de mortalidade durante o parto. Além disso, seu uso pode levar a fadiga do útero e diminuir a reação fisiológica à concentração endógena de ocitocina, o que pode a vir ser um problema para os partos subsequentes. Dessa forma, mais estudos são necessários para que a dosagem e o tempo correto de aplicação sejam estipulados de maneira segura para fêmeas e leitões.

Ainda, o uso de ocitocina durante o parto é uma prática recorrente na suinocultura para que a duração do parto seja diminuída. Fisiologicamente a resposta é a mesma, aumento da frequência e intensidade das concentrações miometriais. Nesse caso, o motivo pelo qual o nascimento dos leitões está levando mais tempo que o desejável deve ser minuciosamente analisado e a ocitocina exógena deve ser utilizada apenas quando casos de inércia uterina são observados. Devido a seu mecanismo de ação, a ocitocina pode ser extremamente maléfica dependendo da causa do retardamento do parto. Por exemplo, se o mau posicionamento de um leitão no canal de parto é a causa, o aumento das contrações uterinas, além de não ser suficiente para expelir o feto, ainda pode levar a ruptura do cordão umbilical dos fetos subsequentes, levando-os à hipóxia.

PUERPÉRIO FISIOLÓGICO E PATOLÓGICO

Síndrome disgalaxia pós-parto

A síndrome de disgalaxia pós-parto" (SDP) é vista de forma quase exclusiva durante os 3 dias posteriores ao parto, e é considerada uma causa primária de problemas neonatais em leitões, como diarreia, hipoglicemia, esmagamento, refuga, inanição e crescimento prejudicado. A SDP é geralmente associada a fêmeas com sobrepeso, fêmeas que passaram por partos de duração prolongada, leitegadas numerosas e febre durante o pós-parto. Práticas de intervenção manual durante o parto, como o toque, também estão associadas a maior incidência de SDP. Da mesma forma, a transferência de fêmeas com menos de 4 dias da data esperada de parto pode também ser considerada um fator de risco. De forma geral, considera-se que 15% a 20% das fêmeas em um rebanho possam ser afetadas, sendo mais comumente observada em fêmeas jovens em suas primeiras ou segundas parições.[15]

Classicamente reconhecida como parte da "síndrome mastite-metrite-agalaxia" (MMA), a SDP é na verdade mais ampla, sendo a MMA apenas um subtipo de SDP. Sua caracterização, portanto, é um desafio, visto que múltiplas manifestações podem ser observadas, o que leva à dificuldade de diagnóstico. O exame clínico é mais efetivo se realizado durante a mamada, visto que a ejeção do leite é comprometida, ou até mesmo ausente. Nesse cenário, leitões tentam ativamente e repetidamente performar a mamada. Como resultado dessas mamadas vigorosas, as glândulas mamárias podem apresentar traumas, enrijecimento do tecido mamário e edema. A temperatura retal das fêmeas pode variar de normal a 40,5 °C. No entanto, a hipertermia fisiológica observada em fêmeas lactantes não deve ser confundida com febre. Apetite reduzido ou anorexia, constipação e depressão podem ser também observadas. Para que a ocorrência do problema seja diminuída é imprescindível que os manejos relacionados ao parto sejam realizados de maneira atenciosa e consciente, visando garantir o bem-estar de fêmeas e de leitões neonatais.

CONSIDERAÇÕES FINAIS

O conhecimento e o entendimento das fases do parto e do comportamento fisiológico de fêmeas suínas durante a parição são de extrema importância para que intervenções possam ser colocadas em prática de forma precisa e pontual. A utilização de protocolos de indução ao parto deve ser avaliada, e o protocolo de escolha deve levar em conta características do plantel e do sistema produtivo em questão. Granjas sofrendo com problemas específicos, como alto número de natimortos e necessidade de organização das fêmeas em bandas (lotes), por exemplo, podem obter maiores benefícios com essa técnica. No entanto, quando não realizada de maneira consciente, a prática pode ocasionar prejuízo ao sistema de produção e bem-estar animal.

REFERÊNCIAS

1. First NL, Lohse JK, Nara BS. Endocrine control of parturition. Proceedings-Easter School in Agricultural Science. University of Nottingham; 1982.
2. De Passillé AM, Rushen J, Foxcroft GR, Aherne FX, Schaefer A. Performance of young pigs: relationships with periparturient progesterone, prolactin, and insulin of sows. Journal of Animal Science 1993 Jan 1;71(1):179-84.
3. Anderson LL Pigs. In: Hafez ESE Reproduction in farm animals. 6.ed. Philadelphia: Lea & Febiger 1993; p.343-60.
4. King GJ, Wathes DC. Relaxin, progesterone and estrogen profiles in sow plasma during natural and induced parturitions. Animal Reproduction Science 1989 Sep 1;20(3):213-20.
5. Meunier-Salaün MC, Gort F, Prunier A, Schouten WP. Behavioural patterns and progesterone, cortisol and prolactin levels around parturition in European (Large-White) and Chinese (Meishan) sows. Applied Animal Behaviour Science 1991 Jul 1;31(1-2):43-59.
6. Quesnel H, Ramaekers P, Van Hees H, Farmer C. Relations between peripartum concentrations of prolactin and progesterone in sows and piglet growth in early lactation. Canadian Journal of Animal Science 2013 Mar;93(1):109-12.
7. Baldwin DM, Stabenfeldt GH. Endocrine changes in the pig during late pregnancy, parturition and lactation. Biology of Reproduction 1975 May 1;12(4):508-15.
8. Baxter EM, Edwards SA. Piglet mortality and morbidity: Inevitable or unacceptable? Advances in Pig Welfare 2018 Jan 1; p.73-100.
9. Gaggini TS, Perin J, Arend LS, Bernardi ML, Wentz I, Bortolozzo FP. Altrenogest treatment associated with a farrowing induction protocol to avoid early parturi-

tion in sows. Reproduction in Domestic Animals 2013 Jun;48(3):390-5.

10. Mellagi AP, Bernardi ML, Bortolozzo FP, Wentz I. Influência do tamanho da leitegada, parição e presença de mumificados na duração da gestação em suínos. Acta Scientiae Veterinariae 2006;34(3):307-11.
11. Vanderhaeghe C, Dewulf J, Jourquin J, De Kruif A, Maes D. Incidence and prevention of early parturition in sows. Reproduction in Domestic Animals 2011 Jun;46(3):428-33.
12. Fiúza AT. Uso de dispositivos intravaginais impregnados com acetato de medroxiprogesterona para manipular o momento do parto em suínos. Dissertação de Mestrado. Universidade Federal do Rio Grande do Sul; 2018. 61p.
13. Otto MA, Machado AP, Moreira LP, Bernardi ML, Coutinho ML, Vaz Jr IS, et al. Colostrum yield and litter performance in multiparous sows subjected to farrowing induction. Reproduction in Domestic Animals 2017 Oct;52(5):749-55.
14. Zaremba W, Udluft T, Bostedt H. Effects of various procedures for synchronisation of parturition in sows. Tierärztliche Praxis Ausgabe G: Großtiere/Nutztiere 2015;43(05):269-77.
15. Martineau GP, Le Treut Y, Guillou D, Waret-Szkuta A. Postpartum dysgalactia syndrome: a simple change in homeorhesis? Journal of Swine Health and Production 2013 Mar 1;21(2):85-93.

CAPÍTULO 5

Desempenho reprodutivo de leitoas nascidas e selecionadas com baixo peso

Marina Patrícia Walter

As leitoas de reposição correspondem a cerca de 8% a 10% do total de matrizes da granja, desde o momento em que entram no plantel até a primeira cobertura.[1] A evolução genética aliada à nutrição possibilitou leitoas com altas taxas de crescimento e puberdade precoce. Por outro lado, isso também trouxe alguns desafios, principalmente pensando em prolongar a longevidade e a produtividade das matrizes.

Em virtude disso, fica claro que as leitoas necessitam de manejo e atenção diferenciada. Promover adequada adaptação, bom manejo de indução à puberdade e formação de grupos de cobertura é imprescindível para garantir um fluxo constante e de qualidade. Esses pontos vão garantir o aumento da longevidade da matriz, a estabilização da estrutura de partos da granja e o alcance das metas de cobertura.

Na literatura existe um consenso de que o baixo peso ao nascimento é um fator de risco no desempenho zootécnico e reprodutivo ao longo da vida. Leitoas com menos de 1 kg ao nascimento tiveram mortalidade superior e menor desempenho durante a fase lactacional do que leitoas mais pesadas.[2] Outros autores observaram que leitoas com maior peso inicial (> 1,6 kg) tiveram maiores ganhos de peso diário (GPD) durante todas as fases, até a seleção (155 dias). Consequentemente, o percentual de fêmeas que não atingiu a seleção foi maior nas leitoas nascidas com baixo peso (< 1,2 kg), e o risco de não ser aprovada foi no mínimo duas vezes maior para as fêmeas pertencentes a essa categoria.[3]

Esses resultados são extrapolados também para períodos superiores, e existem trabalhos acompanhando leitoas desde o nascimento até o terceiro parto.[4] Nesse caso foi observado que o GPD na puberdade variou entre as 8 classes de peso ao nascimento criadas, sendo que as duas classes inferiores (410-990 g e 1.000-1.160 g) apresentaram GPD menor do que o restante das categorias. Também, ao final do terceiro parto observou-se que leitoas nascidas com menos de 1 kg produziram cerca de 4,5 leitões a menos do que as demais classes.

Além do peso ao nascimento, foi demonstrado que o período pré-desmame pode afetar a capacidade reprodutiva da futura fêmea de reposição. Em um estudo em que se acompanhou o efeito de alguns fatores sobre o desenvolvimento de 1.200 leitoas, todos os aspectos relacionados às características da leitegada, como peso ao nascimento, consumo de colostro e taxa de crescimento até o desmame, afetaram o ganho de peso diário desses animais. Na idade à puberdade houve uma diferença de 22,5 dias entre o grupo com menor taxa de crescimento ao desmame (40 g/dia) e o maior (260 g/dia), e o grupo com o maior ganho foi o mais precoce.[5] Devido a isso, existe uma busca incansável por peso ao nascimento adequado e maior uniformidade nas leitegadas. Esses são dois fatores importantes na busca de desempenho e longevidade.

Fica claro que o peso ao nascimento tem influência direta no desempenho subsequente. Mas, como já citado, além do peso ao nascimento, a taxa de crescimento vai influenciar muito. Para associar a taxa de crescimento com a concepção e tamanho da leitegada, alguns autores acompanharam grupos de leitoas do nascimento até os 144 dias de idade com diferentes taxas de crescimento (média 577 *vs.* 724 g/dia). Não foram observadas diferenças na taxa de prenhez (90,7% *vs.* 94,5%), número de ovulações (15,9 *vs.* 16,5), número de embriões totais (12,9 *vs.* 11,7), número de embriões viáveis (12 *vs.* 11,1) e taxa de sobrevivência embrionária (73,7 *vs.* 68,5) aos 32 dias de gestação. Todavia, 19% das leitoas do grupo com baixo GPD foram descartadas por anestro.[6] Fator semelhante foi relatado em outra pesquisa,[4] na qual leitoas nascidas com 410 a 990 g tiveram percentual de descarte por anestro de 22,9% comparado com 9,6% de classes com maior peso ao nascimento.[4] Esse ponto mostra-se como possível fator de risco para essa falha reprodutiva.

Avaliando diferentes idades para início da exposição ao macho, diante de três diferentes classes de GPD, observou-se que 85% das leitoas apresentaram estro no prazo de 40 dias após a exposição ao macho.[7] Nas fêmeas estimuladas entre 130 e 149 dias, houve maior percentual acumulado de estro em 20 dias após o início da estimulação no grupo com altas taxas de crescimento, diferindo dos grupos de média e baixa (59,7%, 48,7% e 48,2%, respectivamente). Porém, não foram encontradas diferenças na idade à puberdade de acordo com o GPD quando o estímulo foi dos 150 a 170 dias. Para outros autores houve diferença em uma estimulação mais precoce e também mais tardia; neste último caso, aos 190 dias de idade, 95% das leitoas foram consideradas em estro no grupo com altas taxas de crescimento (média 724 g/dia), em contraste com 76% das fêmeas no grupo com taxas inferiores (média 577 g/dia, $P = 0{,}04$). Uma correlação negativa ($r = -0{,}36$) foi observada entre a idade à puberdade e a taxa de crescimento até os 165 dias de vida, indicando que a puberdade pode ser retardada em leitoas com baixo GPD.[8] Em contrapartida, em outro trabalho foram selecionadas fêmeas com 140 dias de vida e formadas classes de acordo GPD nesse momento (G1: ≥ 480 a ≤ 530 g/dia, G2: > 530 a ≤ 580 g/dia, G3: > 580 a ≤ 630 g/dia e G4: > 630 a ≤ 810 g/dia), não tendo sido observadas diferenças na idade de início de estimulação com o macho e manifestação do primeiro estro.[9]

Trabalhos relacionando o GPD de vida e o desempenho têm se tornado divergentes nos últimos anos. Mais dúvidas têm surgido, principalmente pensando em uma alteração no perfil da fêmea contemporânea. É consolidado pela indústria que existe um ponto de corte mínimo para a leitoa na seleção. Existem variações de acordo com a genética em questão, mas no geral o mínimo de GPD na seleção (aos 140-160 dias de vida) deve ser próximo a 600 g/dia. Assim, recomenda-se que a leitoa que não atingir esse ponto de corte não deva ser selecionada. Todavia, pensando na fêmea atual, fica a dúvida se alguns animais que não foram selecionados poderiam se recuperar e atingir bons desempenhos ao longo da vida, igualando-se aos selecionados.

Retomando o trabalho anteriormente citado,[9] Walter, em estudo com leitoas selecionadas entre 480 e 630 g/dia de GPD, mostrou que algumas fêmeas que não seriam selecionadas devido ao baixo GPD conseguiram recuperar-se até o momento da inseminação. As fêmeas com ≤ 580 g/dia de GPD na seleção foram agrupadas e a partir disso foram formadas duas classes de peso na cobertura (≤ 130 kg e > 130 kg). As leitoas do grupo ≤ 130 kg foram mais jovens à cobertura; já as fêmeas do grupo com > 130 kg precisaram de mais tempo (11,5 dias) para alcançar um peso médio superior nesse momento. Nesta situação, o grupo > 130 kg obteve maior número de nascidos totais no primeiro parto (15,14 *vs.* 14,21). Outros autores já haviam demonstrado que leitoas com no mínimo 127 kg e idade entre 185 e 210 poderiam ser inseminadas no segundo estro sem que houvesse interferência na produtividade subsequente.[6]

Especula-se que a diferença encontrada no número de leitões nascidos totais poderia ser associada a maior número de ovulações das fêmeas mais pesadas. Em um estudo[10] verificou-se que fêmeas de baixo peso ao nascimento (1 ± 0,2 kg) e menores taxas de crescimento até a puberdade (570 g/dia), além de possuírem menor número de folículos primordiais, têm maior número de folículos atrésicos aos 150 dias de vida do que leitoas que nasceram com peso superior (1,5 ± 0,2 kg) e tinham um GPD maior (640 g/dia). Dessa forma, supõe-se que as fêmeas com as menores taxas de crescimento, inseminadas com peso abaixo de 130 kg, poderiam ter leitegadas menores ao primeiro parto devido a uma eventual redução no número de ovulações.[10]

Tendo em vista essas observações, fica claro que fêmeas com baixo GPD podem até ser selecionadas, mas é fundamental que alcancem a meta de peso no momento da inseminação (> 130 kg), para que assim o desempenho ao primeiro parto não seja comprometido. Além disso, é preciso observar a genética utilizada, pois existem variações entre as disponíveis no mercado brasileiro. Outro ponto é verificar a retenção dessas fêmeas até o terceiro parto, que é o momento em que a fêmea é amortizada no sistema de produção.

Tendo em vista todos os aspectos citados, fica claro que o peso ao nascimento e o GPD afetam diretamente o desempenho da fêmea ao longo da vida. Porém, observações mais recentes mostram que existe uma possibilidade de recuperação e incorporação desses animais no plantel, tanto no âmbito reprodutivo quanto para animais que seguem o ciclo recria/terminação. A dificuldade é saber quem são esses animais que conseguem se recuperar, pois possivelmente uma parte dessa "culpa" é associada ao genótipo. Na prática, pode-se observar os animais que sofreram pouco com enfermidades e conseguiram ter um bom GPD no final de cada fase, além de características de genótipo. Após a seleção, o foco deve ser em alcançar o peso de cobertura, mas com atenção para não extrapolar (fêmeas pesadas também geram problemas). Por fim, esse é um tema que ainda traz muitas dúvidas, há divergências entre alguns trabalhos, e cabe a cada um entender o melhor para seu plantel.

REFERÊNCIAS

1. Bortolozzo FP, Wentz I. Importância das leitoas no sistema de produção de suínos. In: Suinocultura em ação: a fêmea suína de reposição. Porto Alegre: Palotti; 2006. p.15-21 (Suinocultura em Ação, 3).
2. Magnabosco D, Cunha ECP, Bernardi ML, Wentz I, Bortolozzo FP. Impact of the birth weight of landrace x large white dam line gilts on mortality, culling and growth performance until selection for breeding herd. Acta Scientiae Veterinariae 2015;43:1274.
3. Almeida M, Bernardi ML, Motta AP, Bortolozzo FP, Wentz I. Effect of birth weight and litter size on the performance of landrace gilts until puberty. Acta Scientiae Veterinariae 2014;42:1182.
4. Magnabosco D, Bernardi ML, Wentz I, Cunha ECP, Bortolozzo FP. Low birth weight affects lifetime productive performance and longevity of female swine. Livestock Science 2016;184:119-25.

5. Vallet JL, Stalder KJ, Phillips C, Cushman RA. Litter--of-origin trait effects on gilt development. Journal of Animal Science 2016;94(1):96-105.
6. Kummer R, Bernardi ML, Wentz I, Bortolozzo FP. Reproductive performance of high growth rate gilts inseminated at an early age. Animal Reproduction Science 2006;96:47-53.
7. Amaral Filha WS, Bernardi ML, Wentz I, Bortolozzo FP. Growth rate and age at boar exposure as factors influencing gilt puberty. Livestock Science 2009; 120:51-7.
8. Kummer R, Bernardi ML, Schenkel AC, Amaral Filha WS, Wentz I, Bortolozzo FP. Reproductive performance of gilts with similar age but with different growth rate at the onset of puberty stimulation. Reproduction in Domestic Animals; 2009.
9. Walter MP. Desempenho reprodutivo até o primeiro parto de leitoas selecionadas com baixas taxas de crescimento. [Dissertação – Programa de Pós-Graduação em Ciências Veterinárias]. Porto Alegre: Universidade Federal do Rio Grande do Sul; 2018.
10. Almeida FRL, Laurenssen B, Pereira LX, Teerds KJ, Soede NM. Effects of birthweight on reproductive system development and onset of puberty in gilts. Reproduction, Fertility and Development 2015; 29(2):254-61.

CAPÍTULO 6

Endocrinologia do intervalo desmame-estro em suínos

Rafael Dal Forno Gianluppi
Matheus Schardong Lucca

INTRODUÇÃO

A suinocultura é uma atividade caracterizada por pequenas margens de lucro e dependente de uma alta eficiência produtiva. Dessa forma, a lucratividade do produtor é dependente, dentre outros fatores, do número de leitões desmamados por porca por ano.[1] Nesse cenário, é fundamental que sejam reduzidos os chamados dias não produtivos (DNP), dias em que a fêmea não está gestante ou lactante. Esses DNP representam aproximadamente 36% dos dias em que uma fêmea permanece em um rebanho; 25 a 28% desses DNP são compostos pelo intervalo desmame-estro (IDE).[2] Segundo Poleze,[3] considerando uma fêmea que produz 25 leitões/ano, cada DNP representa 0,07 leitão.

A duração do IDE, além de influenciar o número de DNP de uma granja, também pode afetar o desempenho reprodutivo das fêmeas. Fêmeas com o IDE muito curto (0-2 dias) e mais longo (6-12 dias) têm o desempenho reprodutivo subsequente afetado,[4] podendo ser ocasionado pela seleção de folículos ainda durante a lactação com possibilidade de ovular oócitos maturados em um ambiente adverso (IDE muito curto[1]) ou por um intervalo estro-ovulação mais curto (IDE mais longo[5]), aumentando a probabilidade de a primeira inseminação ser pós-ovulatória.

Pelo advento da seleção genética de fêmeas para alta prolificidade, a duração do IDE tem sido reduzida ao longo dos anos. Dados das décadas de 1970 demonstram que o IDE médio das fêmeas era de 18,7 dias.[6] Além disso, nesse estudo 12,9% das fêmeas foram descartadas por não apresentarem estro em até 50 dias após o desmame. Na década de 1980, o IDE foi reduzido, variando entre 13 e 17 dias[7,8] e de 4 a 6 dias nos anos 2000.[1,9]

Dessa forma, tendo em vista o impacto produtivo e financeiro que o IDE pode resultar, é importante entender os eventos fisiológicos e os fatores que o afetam. Assim, o entendimento da endocrinologia do IDE é fundamental.

CRESCIMENTO FOLICULAR PRÉ E PÓS-DESMAME

Durante a gestação, a ação da progesterona produzida pelos corpos lúteos impede que ocorra o crescimento folicular até tamanhos pré-ovulatórios.[10,11] Contudo, após a luteólise, as concentrações de progesterona e, após o parto, os estrógenos começam a diminuir, enquanto a pulsatilidade do LH aumenta. Dois a três dias após o parto, as concentrações de hormônio luteinizante (LH) voltam a diminuir, devido ao estímulo das mamadas da leitegada, bloqueando o crescimento folicular.[12] Essa redução na liberação do LH é mediada pela ação dos peptídeos opioides endógenos, os quais são capazes de inibir a liberação de LH e cuja liberação é estimulada pela ação da mamada.[10]

Logo após o parto, folículos ovarianos de até 5 mm podem ser observados. Já durante a lactação, apenas folículos pequenos e médios (≤ 3 mm) são encontrados.[11] Durante a terceira semana de lactação, ocorre o crescimento folicular em ondas não ovulatórias compostas de 20 a 30 folículos, os quais crescem até 4 a 6 mm antes do desmame.[13] Esse crescimento está relacionado ao fato de que folículos de até 2 mm não são dependentes de gonadotrofinas para seu crescimento. Já a não ocorrência da ovulação está relacionada ao fato de que folículos que atingem diâmetros entre 2 e 4 mm necessitam de hormônio folículo-estimulante (FSH) e de LH para continuar crescendo; a alta frequência de picos de LH é fundamental para o crescimento final e a maturação dessas estruturas.[11] Esse padrão de dinâmica folicular durante a lactação pode não ocorrer em todas as fêmeas, sendo possível haver inatividade ovariana, caracterizada pela presença de folículos de aproximadamente 2 mm ao longo de todo o período; formação de cistos foliculares ou ovulação antes do desmame.[13]

Após o desmame, o estímulo da mamada cessa e, rapidamente, o padrão de secreção de LH muda de baixa frequência e alta amplitude para alta frequência e baixa amplitude,[14,15] permitindo a seleção dos folículos em um *pool* de estruturas foliculares já responsivas ao LH.[11] Fêmeas que apresentaram 8 ou mais pulsos de LH em 12 horas apresentaram um diâmetro folicular maior 2 dias após o desmame e um IDE menor quando comparadas com fêmeas que apresentaram 7 ou menos pulsos em 12 horas (4,05 *vs.* 2,90 mm e 115 *vs.* 147 horas, respectivamente).[15] Dessa forma, com um suporte adequado de LH, os folículos crescem até atingir o tamanho pré-ovulatório de 6 a 9 mm.[16]

FATORES QUE INFLUENCIAM A DURAÇÃO DO INTERVALO DESMAME-ESTRO

Condição corporal e nutrição durante a lactação

Durante a lactação, as necessidades nutricionais da fêmea suína estão altas, já que são necessários nutrientes para produção de leite, mantença e crescimento. Segundo o National Research Council (NRC),[17] uma matriz com 175 kg de peso vivo após o parto e amamentando uma leitegada de 11 leitões que ganhem entre 190 e 270 g/dia precisa consumir entre 18,7 e 24,5 Mcal de energia metabolizável/dia para não haver perda de peso. Isso representa um consumo de 5,5 a 7,5 kg de ração contendo 3,3 Mcal de EM/kg. O consumo voluntário é, normalmente, o principal responsável pela falha na ingestão da quantidade adequada durante a lactação. Esse cenário é visto mais frequentemente em fêmeas jovens.[18] Além disso, a perda de peso em fêmeas jovens é agravada pela necessidade de crescimento. Dessa forma, após o desmame as fêmeas continuam mobilizando gordura para maximizar a deposição de tecido magro.[19]

Uma restrição alimentar durante a lactação, seja por todo o período ou de forma pontual, prejudica a pulsatilidade do LH, prolongando o IDE.[20] O efeito da restrição alimentar age primariamente no hipotálamo, reduzindo a secreção de GnRH.[21] Da mesma forma, uma restrição proteica induz uma mobilização de proteína corporal, altera o perfil de aminoácidos e reduz o nível de insulina nas fêmeas, prejudicando a síntese de neurotransmissores envolvidos na secreção do GnRH.[11] O aumento do consumo de lisina de 16 g/dia para 36 g/dia reduziu a perda proteica, aumentou os pulsos de LH e secreção de estradiol e melhorou o desenvolvimento folicular com maior número de folículos maiores que 7 mm,[22] sendo o tamanho folicular negativamente correlacionado com o IDE.[9]

Um consumo inadequado durante a lactação resulta em perda de peso.[23] Perdas de peso muito elevadas, superiores a 12% da massa corporal, ocasionam prejuízo nas funções ovarianas e retomada da ciclicidade após o desmame.[24] A perda proteica parece influenciar mais o IDE do que a perda de tecido adiposo. Para que ocorra um aumento no IDE, a perda proteica teria de ser maior que 16%,[24] mas outros pesquisadores relataram que não houve mudanças no IDE de primíparas que perderam mais que 22% da gordura corporal em relação às que perderam menos que 22%.[25]

Como demonstrado anteriormente, a influência do catabolismo lactacional sobre o IDE nem sempre é algo evidente. Estudos realizados com genéticas modernas[9,26,27] não demonstraram influência do catabolismo lactacional sobre o IDE. Esse fato parece demonstrar que os genótipos modernos são menos sensíveis à perda de peso durante a lactação, o que pode ser consequência da seleção indireta para IDE curto junto com a seleção para alta prolificidade.[1,11]

Ordem de parto

A relação existente entre a ordem de parto (OP) e a duração do IDE já é conhecida há anos.[28] Primíparas geralmente apresentam um IDE maior em relação às fêmeas multíparas.[28,29] Recentemente foi relatado que primíparas apresentaram um IDE de 5,8 dias, comparado com 4,6 dias de fêmeas multíparas.[26] Existem diversas explicações para justificar que primíparas sejam mais propensas a ter um IDE mais longo quando comparadas às multíparas. As primíparas possuem necessidade de nutrientes para o crescimento, apresentam baixa quantidade de reservas corporais e menor capacidade de ingestão.[1] Em um estudo, as primíparas perderam 20,2 kg durante a lactação, enquanto as fêmeas multíparas perderam 9 kg.[29] Adicionalmente, os autores relataram que as primíparas perderam 4,4 kg durante a última semana de gestação, enquanto as multíparas ganharam 0,13 kg, demonstrando que o catabolismo pode iniciar já na fase final da gestação.

Com o avanço da seleção genética, as fêmeas suínas contemporâneas apresentam leitegadas numerosas já no primeiro parto, o que pode agravar o balanço energético negativo durante a fase de lactação. Dessa forma, o efeito da OP sobre o IDE também está associado a outros fatores que devem ser levados em consideração para a correta interpretação dos resultados. De acordo com uma pesquisa, há uma interação entre a OP e o sistema de alojamento. Os autores relataram que primíparas alojadas em baias coletivas apresentaram IDE mais longo quando comparadas às primíparas alojadas em gaiolas (13 *vs.* 11 dias).[28]

Duração da lactação

Durante a lactação, a fêmea suína se encontra em anestro fisiológico. Como mencionado anteriormente, o estímulo da mamada realizado pelos leitões leva a fêmea a secretar os peptídeos opioides endógenos, que irão bloquear a liberação do LH e FSH, por meio do bloqueio da liberação do GnRH.[10] Dessa forma, quando o estímulo da mamada cessa, no momento do desmame, as gonadotrofinas voltam a ser liberadas.[14] Espera-se que 80% a 85% das primíparas e 90% a 95% das multíparas apresentem estro em até 7 dias após o desmame, considerando uma duração da lactação mínima de 15 dias.[30]

Até o início dos anos 2000, as granjas costumavam empregar manejos de desmame precoce com o objetivo de aumentar o número de partos/fêmea/ano, resultando, inclusive, em lactações de duração de 14 dias.[31] Contudo, efeitos como aumento no IDE, redução na taxa de parto e número de nascidos totais passaram a ser relatados.[32] Dessa forma, atualmente a maioria das granjas pratica desmames de 21 ou 25 dias, empregando lactações de curta duração, somente em casos de desafios sanitários.[33]

O efeito da duração da lactação sobre o IDE é dependente da OP.[34] Bonfim Carregaro, Gonçalves Mellagi[34] demonstraram que, para multíparas, lactações com duração de 15 dias ou mais já são suficientes para a estabilização do IDE (3-5 dias), enquanto primíparas necessitam de lactações com duração de 20 a 24 dias para atingir um IDE de 3 a 5 dias. Isso pode ser devido à maturidade fisiológica incompleta quando comparada às multíparas,[35] o que pode resultar em prejuízos no desempenho reprodutivo posterior.[33,34] Lactações muito curtas (< 10 dias) estão relacionadas com o aumento significativo do IDE,[34,36] o que pode ser devido à recuperação uterina, uma vez que, embora a maioria dos eventos da involução uterina ocorra na primeira semana de lactação, o processo é finalizado ao redor dos 21 a 28 dias pós-parto.[37]

Lactações mais longas são comumente relacionadas com maior período de altas necessidades e, consequentemente, à maior perda de condição corporal. Fêmeas designadas como mães de leite podem ser submetidas a lactações de até 35 dias e, assim, podem apresentar maior chance de perdas acentuadas de peso. Em um estudo foi observado maior percentual de fêmeas mães de leite (40,3 dias de lactação), apresentando estro após 7 dias pós-desmame, quando comparado a fêmeas desmamadas com 27,8 dias (19,9% *vs.* 11,8%; respectivamente).[38] Contudo, houve pouca diferença no IDE entre as fêmeas mães de leite e as fêmeas desmamadas com 27,8 dias (4,19 *vs.* 4,23 dias, respectivamente). É importante ressaltar que as fêmeas selecionadas para serem mães de leite nesse estudo apresentavam boa condição corporal e bom consumo voluntário de ração, pois foram escolhidas pelo proprietário/gerente das granjas.

Tamanho da leitegada e manejo dos leitões

Conforme já mencionado, a leitegada apresenta um papel fundamental no bloqueio reprodutivo durante a lactação, por meio do estímulo da cadeia mamária. Dessa forma, o número de leitões lactentes pode influenciar na entrada em estro após o desmame. Em um estudo, fêmeas com leitegadas contendo ≤ 8 leitões, no momento do desmame, apresentaram IDE mais curto quando comparadas às fêmeas com ≥ 9 leitões (7,4 *vs.* 8,2 dias; respectivamente).[28] É possível que tenha ocorrido menor desenvolvimento folicular nas fêmeas de leitegada com ≥ 9 leitões, contudo essa associação ainda não é bem compreendida. Em outro estudo, observou-se que as primíparas que estavam amamentando 13 ou 14 leitões apresentaram IDE semelhante a fêmeas com leitegadas de 7 leitões.[39] Além disso, não foram encontradas diferenças significativas na secreção de LH. Em outra pesquisa em que se trabalhou com um banco de dados de 30 granjas, também não foi observada diferença no IDE em fêmeas com leitegadas de 1-7, 8-14 e ≥ 15 leitões.[40]

O tamanho folicular foi negativamente correlacionado com o peso ao desmame ($r = -0{,}36$),[41] o que pode estar relacionado ao fato de que leitões de diferentes tamanhos podem causar diferentes graus de estímulo no complexo mamário[42] e, consequentemente, podem resultar em diferentes graus de bloqueio no eixo reprodutivo, alterando o IDE. Dessa forma, o peso dos leitões lactentes também pode ter efeito no IDE. Em um estudo, ao equalizar as leitegadas de primíparas, observou-se que fêmeas que amamentaram apenas leitões leves (1-1,2 kg) tenderam a apresentar IDE menor quando comparadas às fêmeas com leitões médios (1,4-1,6 kg; 6,4 *vs.* 8,8 dias).[43] Além disso, o grupo de fêmeas com leitões leves apresentou maior proporção de fêmeas com estro até o 7º dia pós-desmame quando comparadas a fêmeas que amamentaram leitões médios (83,9% *vs.* 58,6%).

Alguns manejos com a leitegada também podem alterar os mecanismos que resultam no anestro lactacional, como o desmame parcial, que consiste na retirada de parte da leitegada antes do final da lactação.[44] Em um trabalho, a remoção de parte de leitegada, independentemente do número de leitões removidos (0, 3, 5 ou 7), e o início do estímulo com o macho aos 18 dias de lactação, resultaram em maior número de fêmeas apresentando estro até o dia do desmame (30 dias pós-parto), quando comparado às fêmeas do grupo que permaneceu com os 10 leitões durante toda a lactação (90% *vs.* 56%, respectivamente).[45] Além disso, os autores relataram que 5% das fêmeas apresentaram estro no dia 18 (dia da remoção dos leitões), sugerindo que o aumento dos pulsos de LH inicia antes do 18º dia após o parto. Esses dados corroboram outros resultados,[46] os quais demonstram que o desmame parcial, aos 18 dias de lactação, aumenta a concentração plasmática e o número de pulsos de LH em até 10 horas após a remoção dos leitões (0,3 ng/mL e 4 pulsos/10 horas, respectivamente), quando comparado com fêmeas desmamadas aos 21 dias (0,22 ng/mL e 2 pulsos/10h; respectivamente).[46] Além disso, maior número de folículos com diâmetro > 3 mm, no primeiro dia após o desmame, e um IDE mais curto foram observados no grupo em que se realizou o desmame parcial em comparação ao grupo controle (7,3 *vs.* 4 folículos; 4,3 *vs.* 5,6 dias, respectivamente).

Outro manejo capaz de influenciar o IDE é o aleitamento interrompido. De acordo com pesquisas,[47] ao separar as fêmeas dos leitões por 12 horas por dia, do dia 14º ao 25º de lactação (desmame), ocorre menor intervalo desmame-ovulação e se observa maior percentual de fêmeas entrando em estro durante a lactação quando comparado com fêmeas controle (4,7 *vs.* 5,3 dias; 22% *vs.* 3,0%, respectivamente).[47] Esses resultados ainda podem ser afetados pela idade das fêmeas, considerando que fêmeas mais velhas apresentam sinais de estro mais facilmente durante a lactação quando submetidas ao aleitamento interrompido quando comparadas às primíparas.[48]

Efeito macho

Após o desmame, no manejo usual das granjas, é recomendada a exposição das fêmeas desmamadas diariamente ao macho, desde o dia do desmame até o momento da última inseminação. Esse manejo ocorre em dois diferentes momentos: após o desmame, com o objetivo de estimular o crescimento folicular e a ovulação e durante a detecção do estro, a fim de detectar o estro e de predizer a ovulação.[49]

A efetividade da ação de exposição ao macho sobre o IDE pode estar vinculada à exposição precoce da fêmea ao macho.[49] A exposição ao macho após o desmame resulta em maior percentual de fêmeas entrando em estro em até 15 dias, quando comparadas a fêmeas sem a exposição do macho após o desmame (82% *vs.* 48%, respectivamente).[50] Nesse mesmo sentido, foi relatada uma redução no IDE de 137 horas para 128 horas para fêmeas sem e com exposição ao macho, respectivamente.[51] Contudo, o número de exposições ao dia e a distância em que as fêmeas são alojadas dos machos podem interferir nos resultados, uma vez que tanto fêmeas estimuladas mais de uma vez ao dia como fêmeas alojadas próximas a machos após o desmame apresentam menor taxa de expressão de estro.[52,53] Dessa forma, uma exposição frequente ou contínua pode induzir a uma habituação da fêmea ao macho, resultando em menores taxas de expressão de estro.[52]

A relação entre o manejo com o macho sobre a expressão de estro das fêmeas talvez seja explicada por um estímulo sobre a liberação de LH pela hipófise.[49] Maior frequência dos pulsos de LH foi correlacionada com maior crescimento folicular e um IDE reduzido.[15] Segundo Kingsbury e Rawlings,[54] a exposição das fêmeas ao macho aumentou a frequência de liberação e a concentração média de LH, o que resultaria em maior crescimento folicular. Geralmente as fêmeas produzem quantidades adequadas de LH após o desmame, e nesses casos o estímulo do macho não representaria um efeito adicional; no entanto, para fêmeas que apresentem deficiência de LH o estímulo seria benéfico.[49] Contudo, em termos práticos, o estímulo com o macho é realizado em todas as fêmeas desmamadas, iniciando no dia do desmame.

ENDOCRINOLOGIA DO INTERVALO DESMAME-ESTRO PROLONGADO E ANESTRO

Após o desmame, é esperado que as fêmeas entrem em estro em até 10 dias, com a grande maioria (quase 80%) das fêmeas retornando ao estro entre 3 a 5 dias.[4] Contudo, algumas fêmeas não retornam ao estro dentro do período esperado, causando algumas falhas no grupo de coberturas. É importante diferenciar fêmeas que realmente estão em anestro e fêmeas que não tiveram o estro detectado por falha de manejo.

Como explicado no início deste capítulo, para uma rápida ciclicidade após o desmame, um padrão específico das gonadotrofinas é necessário. Em um estudo[55] foram avaliadas fêmeas que retornaram ao estro após o desmame e fêmeas que permaneceram em anestro após o desmame. Fêmeas que demonstraram estro após o desmame apresentaram aumento na concentração basal média e no número de picos de LH a cada 6 horas do dia anterior ao desmame e ao primeiro dia após o desmame, porém isso não aconteceu em fêmeas que permaneceram em anestro.[55] Além disso, um aumento do estradiol sérico nos dois primeiros dias após o desmame também foi encontrado apenas em fêmeas que retornaram ao estro após o desmame. Outros trabalhos reforçam a relação negativa entre concentração basal e média de LH,[21] número de picos de LH[15] ao redor do desmame e duração do IDE. Dessa forma, alterações na secreção de LH ao redor do desmame pode resultar em um IDE prolongado, bem como em fêmeas apresentando anestro.

Uma das situações bem conhecidas que podem resultar em IDE prolongado e anestro é a infertilidade sazonal. Durante os meses de verão e outono, a alta temperatura e o fotoperíodo podem afetar a liberação de gonadotrofinas e resultar em aumento do IDE das taxas de anestro.[56] Altas temperaturas resultam em redução do consumo de ração,[57] o que consequentemente afeta a secreção de LH.[15] Já o fotoperíodo parece atuar por intermédio da melatonina, que em altas concentrações reduz a produção de kisspeptina.[58] Esta, por sua vez, influencia a secreção de GnRH e de LH.[56]

CONSIDERAÇÕES FINAIS

A duração do IDE é influenciada por vários fatores, contudo é necessário que as fêmeas retornem ao estro entre 4 e 7 dias após o desmame para maximizar o número de parto/fêmea/ano, bem como a produtividade subsequente, visto que um IDE extremamente curto ou longo afeta negativamente a produtividade. Contudo, é necessário que haja um padrão hormonal adequado ao redor do desmame, e caso esse padrão não ocorra pode ocorrer um IDE fora do ideal ou mesmo um quadro de anestro pode ocorrer.

REFERÊNCIAS

1. Kemp B, Da CS, Soede NM. Recent advances in pig reproduction: focus on impact of genetic selection for female fertility. Reproduction in Domestic Animals, Zuchthygiene 2018;53:28-36.
2. Souza LPD. Os dias não produtivos da fêmea suína [monografia]. Porto Alegre: Universidade Federal do Rio Grande do Sul; 2004.
3. Poleze E. Caracterização do intervalo desmame-estro e efeito de sua variação no desempenho reprodutivo de fêmeas suínas [dissertação]. Porto Alegre: Universidade Federal do Rio Grande do Sul; 2004.
4. Poleze E, Bernardi M, Filha WA, Wentz I, Bortolozzo F. Consequences of variation in weaning-to-estrus interval on reproductive performance of swine females. Livest Sci 2006;103(1):124-30.
5. Soede N, Kemp B. Expression of oestrus and timing of ovulation in pigs. Journal of Reproduction and Fertility Supplement 1997;52:91-103.
6. Fahmy M, Holtmann W, Baker R. Failure to recycle after weaning, and weaning to oestrus interval in crossbred sows. Anim Sci 1979;29(2):193-202.
7. Bryant K, Kornegay E, Knight J, Webb Jr K, Notter D. Supplemental biotin for swine. II. Influence of supplementation to corn-and wheat-based diets on reproductive performance and various biochemical criteria of sows during four parities. J Anim Sci 1985;60(1):145-53.
8. Johnston L, Orr D, Tribble L, Clark J. Effect of lactation and rebreeding phase energy intake on primiparous and multiparous sow performance. J Anim Sci 1986;63(3):804-14.
9. Gianluppi RDF, Lucca MS, Mellagi APG, Bernardi ML, Orlando UAD, Ulguim RR, et al. Effects of different amounts and type of diet during weaning-to-estrus interval on reproductive performance of primiparous and multiparous sows. Animal 2020;14(9):1906-15.
10. Quesnel H, Prunier A. Endocrine bases of lactational anoestrus in the sow. Reproduction Nutrition Development 1995;35(4):395-414.
11. Quesnel H. Nutritional and lactational effects on follicular development in the pig. In: Rodriguez-Martinez H, Vallet JL, Ziecik AJ (eds.). Control of pig reproduction VIII. 8. 1.ed. Nottigham: Nothingham University Press; 2009. p.121-34.
12. De Rensis F, Hunter MG, Foxcroft G. Suckling-induced inhibition of luteinizing hormone secretion and follicular development in the early postpartum sow. Biology of Reproduction 1993;48(5):964-9.
13. Lucy M, Liu J, Boyd C, Bracken C. Ovarian follicular growth in sows. Reproduction (Cambridge, England) Supplement 2001;58:31-45.
14. Shaw H, Foxcroft G. Relationships between LH, FSH and prolactin secretion and reproductive activity in the weaned sow. Journal of Reproduction and Fertility 1985;75(1):17-28.
15. Van den Brand H, Dieleman S, Soede N, Kemp B. Dietary energy source at two feeding levels during lactation of primiparous sows: I. Effects on glucose, insulin, and luteinizing hormone and on follicle development, weaning-to-estrus interval, and ovulation rate. J Anim Sci 2000;78(2):396-404.
16. Knox RV, Rodriguez-Zas S. Factors influencing estrus and ovulation in weaned sows as determined by transrectal ultrasound. J Anim Sci 2001;79(12):2957-63.
17. NRC. Nutrient Requirements of Swine: Eleventh Revised Edition. Washington, DC: The National Academies Press; 2012.
18. Tantasuparuk W, Dalin A-M, Lundeheim N, Kunavongkrit A, Einarsson S. Body weight loss during lactation and its influence on weaning-to-service interval and ovulation rate in Landrace and Yorkshire sows in the tropical environment of Thailand. Animal Reproduction Science 2001;65(3):273-81.
19. Foxcroft G. Mechanisms mediating nutritional effects on embryonic survival in pigs. Journal of Reproduction and Fertility Supplement 1997;52:47-61.
20. Koketsu Y, Dial GD, Pettigrew JE, King VL. Feed intake pattern during lactation and subsequent reproductive performance of sows. J Anim Sci 1996; 74(12):2875-84.
21. Mao J, Zak L, Cosgrove J, Shostak S, Foxcroft G. Reproductive, metabolic, and endocrine responses to feed restriction and GnRH treatment in primiparous, lactating sows. J Anim Sci 1999;77(3):724-35.
22. Yang H, Foxcroft G, Pettigrew J, Johnston LJ, Shurson GC, Costa A, et al. Impact of dietary lysine intake during lactation on follicular development and oocyte maturation after weaning in primiparous sows. J Anim Sci 2000;78(4):993-1000.

23. Thaker M, Bilkei G. Lactation weight loss influences subsequent reproductive performance of sows. Animal Reproduction Science 2005;88(3):309-18.
24. Clowes EJ, Aherne FX, Foxcroft GR, Baracos VE. Selective protein loss in lactating sows is associated with reduced litter growth and ovarian function. J Anim Sci 2003;81(3):753-64.
25. Schenkel A, Bernardi M, Bortolozzo F, Wentz I. Body reserve mobilization during lactation in first parity sows and its effect on second litter size. Livest Sci 2010;132(1 3):165 72.
26. Mallmann AL, Betiolo FB, Camilloti E, Mellagi APG, Ulguim RR, Wentz I, et al. Two different feeding levels during late gestation in gilts and sows under commercial conditions: impact on piglet birth weight and female reproductive performance. J Anim Sci 2018; 96(10):4209-19.
27. Vinsky M, Novak S, Dixon W, Dyck M, Foxcroft G. Nutritional restriction in lactating primiparous sows selectively affects female embryo survival and overall litter development. Reproduction, Fertility and Development 2006;18(3):347-55.
28. Vesseur P, Kemp B, Hartog Ld. Factors affecting the weaning-to-estrus interval in the sow. Journal of Animal Physiology and Animal Nutrition 1994;72(1-5):225-33.
29. Guedes R, Nogueira R. The influence of parity order and body condition and serum hormones on weaning--to-estrus interval of sows. Animal Reproduction Science 2001;67(1):91-9.
30. Dallanora D, Bernardi M, Wentz I, Bortolozzo F. Intervalo desmame-estro e anestro pós-lactacional em suínos. Porto Alegre: Pallotti; 2004.
31. Dial G, Marsh W, Polson D, Vaillancourt J. Reproductive failure: differential diagnosis. Diseases of Swine 1992;7:88-137.
32. Vesseur PC. Causes and consequences of variation in weaning to oestrus interval in the sow [tese]. The Netherlands: Wageningen University; 1997.
33. Costa E, Filha WA, Costa A, Carvalho F, Santos A, Silva A. Influence of the lactation length in the subsequent litter size of sows. Animal Reproduction 2018;1(1):111-4.
34. Bonfim Carregaro F, Gonçalves Mellagi AP, Bernardi ML, Wentz I, Pandolfo Bortolozzo F. Reflexo do período de lactação na produtividade de porcas primíparas e multíparas. Acta Sci Vet 2006;34(1).
35. Schmidt CM, Chiba LI, Hood WR. The effects of parity and litter size on bone metabolic activity in pregnant and lactating sows. Journal of Animal Physiology and Animal Nutrition 2018;102(6):1651-6.
36. Koketsu Y, Dial G. Factors influencing the postweaning reproductive performance of sows on commercial farms. Theriogenology 1997;47(7):1445-61.
37. Palmer W, Teague H, Venzke W. Macroscopic observations on the reproductive tract of the sow during lactation and early postweaning. J Anim Sci 1965; 24(2):541-5.
38. Bruun TS, Amdi C, Vinther J, Schop M, Strathe AB, Hansen CF. Reproductive performance of "nurse sows" in Danish piggeries. Theriogenology 2016;86(4):981-7.
39. Quesnel H, Etienne M, Père M-C. Influence of litter size on metabolic status and reproductive axis in primiparous sows. J Anim Sci 2007;85(1):118-28.
40. Koketsu Y, Dial GD, King VL. Influence of various factors on farrowing rate on farms using early weaning. J Anim Sci 1997;75(10):2580-7.
41. Van Leeuwen J, Williams S, Kemp B, Soede N. Post--weaning altrenogest treatment in primiparous sows; the effect of duration and dosage on follicular development and consequences for early pregnancy. Animal Reproduction Science 2010;119(3-4):258-64.
42. King R, Mullan B, Dunshea F, Dove H. The influence of piglet body weight on milk production of sows. Livest Prod Sci 1997;47(2):169-74.
43. Bierhals T, Magnabosco D, Ribeiro R, Perin J, da Cruz R, Bernardi M, et al. Influence of pig weight classification at cross-fostering on the performance of the primiparous sow and the adopted litter. Livest Sci 2012; 146(2-3):115-22.
44. Tarocco C, De Rensis F, Kirkwood RN, Yang R-C. Effect of split-weaning interval on return to estrus and sow fertility. Journal of Swine Health and Production 2000;8(5):221-3.
45. Terry R, Kind KL, Hughes PE, Kennaway DJ, Herde PJ, van Wettere WH. Split weaning increases the incidence of lactation oestrus in boar-exposed sows. Animal Reproduction Science 2013;142(1):48-55.
46. Zak L, Foxcroft G, Aherne F, Kirkwood R. Role of luteinizing hormone in primiparous sow responses to split weaning. Reprod Domest Anim 2008;43(4):445-50.
47. Kuller W, Soede N, van Beers-Schreurs H, Langendijk P, Taverne M, Verheijden J, et al. Intermittent suckling: effects on piglet and sow performance before and after weaning. J Anim Sci 2004;82(2):405-13.
48. Soede N, Laurenssen B, Abrahamse-Berkeveld M, Gerritsen R, Dirx-Kuijken N, Langendijk P, et al. Timing of lactational oestrus in intermittent suckling regimes: consequences for sow fertility. Animal Reproduction Science 2012;130(1):74-81.
49. Kemp B, Soede N, Langendijk P. Effects of boar contact and housing conditions on estrus expression in sows. Theriogenology 2005;63(2):643-56.
50. Walton J. Effect of boar presence before and after weaning on estrus and ovulation in sows. J Anim Sci 1986;62(1):9-15.
51. Langendijk P, Van den Brand H, Soede N, Kemp B. Effect of boar contact on follicular development and on estrus expression after weaning in primiparous sows. Theriogenology 2000;54(8):1295-303.
52. Knox RV, Miller G, Willenburg K, Rodriguez-Zas SL. Effect of frequency of boar exposure and adjusted ma-

ting times on measures of reproductive performance in weaned sows. J Anim Sci 2002;80(4):892-9.
53. Knox R, Breen S, Willenburg K, Roth S, Miller G, Ruggiero K, et al. Effect of housing system and boar exposure on estrus expression in weaned sows. J Anim Sci 2004;82(10):3088-93.
54. Kingsbury D, Rawlings N. Effect of exposure to a boar on circulating concentrations of LH, FSH, cortisol and oestradiol in prepubertal gilts. Reproduction 1993; 98(1):245-50.
55. Tsuma V, Einarsson S, Madej A, Lundeheim N. Hormone profiles around weaning in cyclic and anoestrous sows. Journal of Veterinary Medicine Series A 1995; 42(1-10):153-63.
56. De Rensis F, Ziecik AJ, Kirkwood RN. Seasonal infertility in gilts and sows: aetiology, clinical implications and treatments. Theriogenology 2017;96:111-7.
57. Quiniou N, Noblet J. Influence of high ambient temperatures on performance of multiparous lactating sows. J Anim Sci 1999;77(8):2124-34.
58. Revel FG, Ansel L, Klosen P, Saboureau M, Pévet P, Mikkelsen JD, et al. Kisspeptin: a key link to seasonal breeding. Reviews in Endocrine and Metabolic Disorders 2007;8(1):57-65.

CAPÍTULO 7

Estro atípico ("cio de vulva")

Lídia Sbaraini Arend
Júlia Linck Moroni

INTRODUÇÃO

O sucesso reprodutivo de uma fêmea suína e sua longevidade determinam significativamente a eficiência reprodutiva de um plantel. Dessa forma, é imprescindível que a seleção de leitoas seja realizada de maneira precisa, visto que o desenvolvimento e a seleção para futuras atividades reprodutivas são a base de todo sistema de produção, considerada um dos principais gargalos na suinocultura.

Atualmente, a medida mais eficaz a ser utilizada para prever a longevidade de uma leitoa no plantel é a idade em que ela atinge a puberdade (seu primeiro estro). Leitoas que atingem a puberdade mais cedo têm maiores chances de alcançar o terceiro parto e portanto tendem a produzir mais leitões ao longo de sua vida produtiva. De forma geral, para uma leitoa ser considerada elegível à cobertura, ela necessita atingir o alvo de cobertura de acordo com a idade, peso e estar ciclando. A complexidade do manejo de indução à puberdade torna-se ainda maior quando falhas reprodutivas são consideradas.

O termo "falhas reprodutivas" é utilizado para definir condições variadas como a não observação do primeiro ciclo estral em leitoas, a ausência de comportamento de estro pós-desmame, retornos regulares e irregulares ao estro após a cobertura, diagnóstico de prenhez negativo, abortamento e fêmeas vazias ao parto. Nesse contexto, durante a preparação de leitoas, anestro e estro atípico são frequentemente observados em granjas ao redor do mundo, sendo a causa primária de falha na introdução de leitoas no plantel.

O QUE É O ESTRO ATÍPICO

A puberdade é um momento extremamente sensível na vida produtiva de uma fêmea, e a inabilidade de expressão do estro é a causa primária de falha na introdução de leitoas no plantel. Diferentemente do anestro, que é classificado como a ausência de sinais de estro, o estro atípico é classificado como apresentação de edema, hiperemia e secreção vulvar, mas ausência de reflexo de tolerância ao homem na presença de um macho sexualmente maduro.[1] Adicionalmente, não existem outros sinais clínicos que indiquem que a fêmea não expressará o estro.

ENTRADA DE LEITOAS NO PLANTEL REPRODUTIVO

De forma geral, as leitoas elegíveis à cobertura devem atingir 135 a 150 kg por volta de 230 dias de vida para cumprimento do alvo de cobertura. Aliado aos parâmetros reprodutivos, os grupos de leitoas devem ser constantemente manejados para que o número de leitoas induzidas à puberdade, consideradas maduras, esteja disponível para cada grupo de cobertura. Indivíduos desses grupos que não corresponderem aos critérios de seleção em tempo determinado são descartados do plantel, diminuindo a eficiência e a rentabilidade do sistema. Dentro de um plantel reprodutivo, a frequência de descarte é sempre maior em leitoas (38,5%-51,1%).[2,3] Dessa forma, garantir maior entrada de leitoas no plantel de forma eficiente é um ponto-chave para maior produtividade.

Ainda que a idade à puberdade seja considerada um indicador importante para medir a eficiência reprodutiva de uma leitoa, é importante reconhecer que esse fator faz parte de uma complexa interação entre potencial genético, mecanismos fisiológicos que afetam a maturação sexual e os protocolos de manejo específicos de cada granja. A idade à puberdade é considerada de média herdabilidade, sendo reportada de 0,25 a 0,42.[2] No entanto, a variabilidade entre granjas e sistemas de manejo pode afetar negativamente a futura *performance* desses animais, portanto a devida atenção deve ser dada para manejos que visem à otimização da *performance* e da longevidade. Manejo ineficiente e ambiente não adequado frequentemente levam a fêmeas que não alcançam seu potencial produtivo em sua totalidade.

Falhas reprodutivas são as principais causas de descarte em leitoas, e dentre elas o maior percentual é relacionado ao atraso na entrada na puberdade.[3] A identificação de leitoas em estro depende da resposta individual aos estímulos externos, como também da idade das fêmeas ao iniciar o manejo de indução à puberdade. Quando a exposição ao macho inicia ao redor de 140 a 160 dias de vida, por exemplo, uma distribuição normal é observada em relação ao primeiro estro.[4] À medida que as leitoas continuam sendo submetidas aos estímulos e são monitoradas por longos períodos (até 260 dias), a maioria dessas marrãs demonstra estro. No entanto, apesar de a retenção dessas leitoas no plantel por prolongados períodos ocasionar maiores taxas de seleção, o acúmulo de dias não produtivos e o uso ineficiente de funcionários e espaço para os animais gera maior custo para o sistema e, portanto, deixa de ser uma opção viável na produção. Além disso, fêmeas mais velhas à puberdade apresentam menores taxas de retenção no rebanho, menor eficiência produtiva e maiores riscos de estarem acima do peso no momento da cobertura, o que notoriamente é associado a menor longevidade.[2,3]

SINAIS RELACIONADOS AO ESTRO FISIOLÓGICO

A identificação de uma leitoa no estro (cio) em sistemas comerciais é sabidamente laboriosa, demanda tempo, empenho e em alguns casos é realizada de maneira ineficiente. A demonstração do estro em leitoas baseia-se na observação da fêmea de orelhas eretas, corpo em reflexo, tolerância ao macho e ao homem (imobilidade) e vocalização ausente. Essas características comportamentais de estro na puberdade são preditivas da *performance* futura; em outras palavras, quanto mais intensos os sintomas do primeiro estro de vida, maiores as chances de essas fêmeas atingirem o parto.[5]

Além dessas medidas, uma classificação de vulva no momento de detecção do estro deve também ser avaliada com cautela. A evolução normal do entumecimento vulvar de uma leitoa encaminhando-se de pré-púbere para uma leitoa púbere é um dos aspectos importantes a serem observados. Leitoas com mudanças no aspecto de vulva mais proeminentes no estro de puberdade demonstram maiores transformações vulvares no estro subsequente após o desmame.[6] E leitoas com um maior tamanho de vulva aos 105 dias de vida obtiveram maior número de nascidos totais e nascidos vivos até o segundo parto.[7] O tamanho da vulva, nesse contexto, é resultante da produção endógena de estrógenos pelos folículos terciários, portanto está diretamente ligada à atividade ovariana.

No entanto, medidas de edema vulvar são variáveis e diversas vezes não são relacionados à expressão de estro ou a concentrações elevadas de estrógenos.[8] Essas descobertas corroboram observações feitas em outras granjas onde edema vulvar é observado, porém comumente em leitoas que permaneceram pré-púberes sem expressão de estro e em leitoas que ovularam, contudo sem o clássico comportamento de cio.

MÉTODOS PARA CLASSIFICAÇÃO VULVAR E EFEITOS NA PROLIFICIDADE E LONGEVIDADE NO PLANTEL

As denominações para classificação de vulva variam em diferentes granjas, porém os critérios observados são semelhantes:

1. Lábios vulvares: com edema (entumecida) mais ou menos pronunciado ou ausente.
2. Coloração: pálida, rosada ou avermelhada.
3. Mucosa: umedecida, presença de muco esbranquiçado ou mucosa seca.
4. Medidas da vulva: largura, altura, área.

Devido à alta concentração de estrógenos durante o proestro, modificações na vulva como edema e coloração rosada e avermelhada indicam a proximidade do estro, assim como a presença de muco. Dessa forma, novos estudos combinam outras classificações, como a medida em milímetros da largura da vulva, a formação de diferentes grupos de medidas de "escore de vulva" com três ou mais grupos de medidas e escore subjetivo visual do tamanho de vulva realizado pelos funcionários da granja. A definição exata de um ponto de corte para classificar o tamanho vulvar em pequeno, médio ou grande é complexo e parece ainda estar em processo de desenvolvimento e melhor entendimento.

Estudos mais recentes demonstram que diferenças entre as medidas de largura da vulva iniciando aos 95 a 115 dias de idade, por exemplo, são preditivas da habilidade de essas leitoas demonstrarem comportamento de estro até os 200 dias de idade.[9] Além disso, leitoas pré-púberes que apresentam tamanho igual ou maior que a média de tamanho de vulva são mais jovens ao primeiro parto comparado a leitoas com tamanho vulvar menor. Já as leitoas com reduzido escore vulvar em 15 semanas de vida têm menor taxa de inclusão no plantel e grupos de cobertura, e produzem menos leitões até a ordem de parto dois.[7] Ainda, Romoser et al. observaram que leitoas com maior tamanho de vulva possuíam maiores taxas de parto (+18%) e menores taxas de descarte (–0%) comparadas às leitoas classificadas com menor tamanho vulvar, indicando alta relação entre o escore vulvar e a *performance* reprodutiva.

A herdabilidade para escores e medidas de vulva (largura, altura e área) varia de acordo com diferentes raças. Enquanto para algumas raças o caráter é de moderada a alta herdabilidade, outras são estimadas em moderada a baixa herdabilidade. Porém, a herdabilidade de escore vulvar parece ainda ser tênue e incongruente devido à grande variabilidade genética e variação entre os estudos. As pesquisas, no entanto, foram efetuadas em idades diferentes de leitoas, podendo assim indicar que idade ainda é um dado substancialmente relevante quando se avalia a relação genética de medidas vulvares e o desempenho reprodutivo. Ao que tudo indica, a utilização de combinações de diferentes métodos de identificação vulvar (aspecto visual e medidas de vulva) indica maiores chances de acurácia nas correlações entre o escore de vulva e a reprodução subsequente.

CAUSAS DO ESTRO ATÍPICO

As causas do estro atípico ainda são pouco conhecidas. Acredita-se que, dentre alguns fatores, a genética e a pressão de infecção sejam as principais possíveis causas. Outros fatores, como intoxicações, manejo, questões ambientais e nutrição, podem contribuir para uma piora no cenário observado. No entanto, acredita-se que não sejam parte da causa primária.

De acordo com alguns estudos, é possível que algumas fêmeas ovulem sem exteriorizar o estro (recebendo a classificação de anestro) e outras manifestem sinais secundários de estro (cio atípico) com ovulação ou não.[1] Outros estudos demonstraram, no exame de ovários após o abate de leitoas que não demonstraram cio, que aproximadamente 40% dessas fêmeas têm ovários inativos e se encontravam verdadeiramente em estado pré-pubere. No entanto, as demais fêmeas tinham corpos lúteos ativos indicando que elas haviam ciclado, mas a demonstração de estro não havia sido detectada.[10] De forma similar, foi observado que 1/3 das leitoas descartadas por falhas reprodutivas ovularam.[11] Os autores sugerem que esse cenário é ocasionado por ineficiência na detecção do estro ou cio atípico.

De acordo com revisão no assunto, mesmo em sistemas desempenhando adequado manejo de estímulo à puberdade, é possível observar de 10% a 30% de leitoas falhando em atingir o estro entre 60 e 80 dias após início de exposição ao macho.[12] Da mesma forma, outros autores reportaram um percentual variando de 12% a 43% de leitoas não cíclicas em grupos sucessivos no mesmo sistema de produção, demonstrando que a presença de leitoas com estro atípico ocorre de maneira irregular, não sendo homogêneo nos grupos de cobertura ou em sistemas de produção.[13] Em relação às fêmeas que ciclaram, mas que, no entanto, apresentaram o cio silencioso, sugere-se que a causa pode estar relacionada ao subdesenvolvimento do eixo hipotalâmico-hipofisário-gonadal, que é incapaz de produzir um *feedback* positivo às baixas concentrações de estrógeno circulante.[14] No entanto, ainda não é claramente elucidado se esse cenário é a causa ou apenas uma consequência do problema.

Durante o desenvolvimento o sistema reprodutor de uma leitoa se torna responsivo a mudanças hormonais ao redor dos 70 dias de idade. Tais mudanças são associadas ao desenvolvimento folicular e ao aumento do tamanho do trato reprodutivo. Essa transição, presumidamente, é um resultado da produção de estrógenos endógenos pelo desenvolvimento folicular durante a fase pré-púbere. A formação de folículos terciários em leitoas varia, mas de forma geral ocorre em torno dos 75 dias de vida. Portanto, a atividade dos estrógenos, mediada por inúmeros receptores, é essencial para a regulação do sistema reprodutor das fêmeas. Apesar do consenso de que a maturação reprodutiva e o primeiro estro precoce sejam associados a maior eficiência reprodutiva em fêmeas suínas, a relação entre o desenvolvimento do sistema reprodutor de leitoas pré-púberes e sua *performance* reprodutiva subsequente não é bem documentada na literatura.[7]

Como delineado anteriormente, outros fatores podem estar inter-relacionados e ocasionando piora nos índices reprodutivos de leitoas. Sabe-se que uma nutrição deficiente para fêmeas jovens aumenta a probabilidade da ausência de estro. A insuficiente ingestão de energia leva à supressão da liberação esporádica de LH pelo decréscimo na liberação de GnRH do hipotálamo.[15] Existem ainda fatores que podem ser associados à supressão dos sinais característicos de estro como a presença de micotoxinas na ração que atuam como análogos de estrógenos, podendo induzir sensibilidade vulvar por meio do consumo de zearalenona, porém sem relação alguma com o estro. Entre outros fatores que podem influenciar no estro atípico ou possível falha de detecção de estro está o espaçamento disponibilizado para leitoas, baias superlotadas, macho utilizado e pressão de infecção da granja, além da experiência e preparação dos funcionários.

MANEJO DE INDUÇÃO À PUBERDADE – PONTOS NÃO NEGOCIÁVEIS

As evidências anteriormente citadas de que uma porção das leitoas em anestro ou cio atípico na verdade haviam ovulado reitera a importância de um adequado manejo de estímulo e detecção de cio para que o estro não passe despercebido dentro de sistemas produtivos.

- Espaço destinado exclusivamente às leitoas e ao manejo de indução à puberdade: é comum que alguns sistemas não tenham um espaço físico exclusivo para leitoas que as separe do restante do rebanho. Leitoas são alojadas em meio a fêmeas multíparas, em meio ou próximas a fêmeas de descarte e/ou doentes ou, ainda mais grave, leitoas apenas estimuladas por *fenceline* (focinho-focinho). Baias com alta lotação também predispõem a uma "menor entrada ao estro" em função da dificuldade de observação por parte dos funcionários.
- Treinamento de funcionários: é importante que funcionários se conscientizem de como sua função influencia o sistema produtivo como um todo. Deixar as metas claras, descrever minuciosamente as atividades e promover treinamentos constantes são pontos a serem considerados.
- Fluxo constante e adequado de machos sexualmente maduros (> 10 meses), com alta libido: a presença de machos é essencial para que as metas de cobertura de leitoas sejam atingidas dentro do espaço de tempo adequado. Idealmente, o estímulo à puberdade deve consistir em pelo menos 15 minutos diários de contato físico direto com o macho (não apenas focinho-focinho). A proporção leitoa:macho não deve ultrapassar 15:1. Um sistema que garante um número adequado de machos e faz bom uso destes durante a estimulação tende a ter maior eficiência e produção.
- Correto uso de anotação e dados: é importante que comportamentos de estro sejam anotados. Uma dica interessante é a anotação da identificação da fêmea em uma baia com seus respectivos dados de indução ao estro de forma progressiva e diária. Essa prática permite que ações sejam tomadas com discernimento e de maneira objetiva.

CONSIDERAÇÕES FINAIS

Para que uma alta produtividade no sistema produtor de suínos seja alcançada, torna-se crucial que uma boa identificação e diligente seleção de leitoas com o maior potencial produtivo ao longo de suas vidas seja efetuada. Apesar de a causa do estro silencioso (cio vulvar) em leitoas ainda não ser claramente entendida, inúmeros estudos encontram-se em andamento para maior conhecimento sobre esse desafio. Sabe-se que existe uma grande variação no percentual de leitoas afetadas em diferentes grupos semanais de fêmeas e em diferentes plantéis que recebem leitoas de mesma origem de sistema multiplicador.

A clareza sobre o correto manejo a ser implementado e o treinamento adequado de funcionários torna-se crucial para prevenir falhas na detecção de estro. O entendimento sobre as características fisiológicas, metas de cobertura e estímulo individual para cada leitoa exposta ao macho são importantes para que essas fêmeas sejam corretamente identificadas. Isso garante que apenas leitoas em anestro sejam descartadas, evitando perda de investimentos por ausência de cautela. As descobertas recentes a respeito da identificação de características vulvares, principalmente no quesito de tamanho de vulva, trazem grande potencial para a longevidade das leitoas no plantel, porém mais estudos são necessários para aprimoramento de possíveis implementações de manejos com relação a essas características.

REFERÊNCIAS

1. Diehl GN, Costi G, Vargas AJ, Richter JB, Lecznieski LF, Bortolozzo FP, et al. Monitoramento ovariano ao abate de leitoas descartadas por anestro ou estro atípico. Archives of Veterinary Science 2003;8(1).
2. Li Q, Yuan X, Chen Z, Zhang A, Zhang Z, Zhang H, et al. Heritability estimates and effect on lifetime reproductive performance of age at puberty in sows. Anim Reprod Sci 2018;195:207-15.
3. Roongsitthichai A, Cheuchuchart P, Chatwijitkul S, Chantarothai O, Tummaruk P. Influence of age at first estrus, body weight, and average daily gain of replacement gilts on their subsequent reproductive performance as sows. Lives Sci 2013;151(2-3):238-45.
4. Tart JK, Johnson RK, Bundy JW, Ferdinand NN, McKnite AM, Wood JR, et al. Genome-wide prediction of age at puberty and reproductive longevity in sows. Anim Genet 2013;44(4):387-97.
5. Knauer MT, Cassady JP, Newcom DW, See MT. Phenotypic and genetic correlations between gilt estrus, puberty, growth, composition, and structural conformation traits with first-litter reproductive measures. J Anim Sci 2011;89(4):935-42.
6. Sterning M, Rydhmer L, Eliasson-Selling L. Relationships between age at puberty and interval from weaning to estrus and between estrus signs at puberty and after the first weaning in pigs. J Anim Sci 1998; 76(2):353-9.
7. Romoser MR, Hale BJ, Seibert JT, Gall T, Rademacher CJ, Stalder KJ, et al. Methods for reproductive tract scoring as a tool for improving sow productivity. Transl Anim Sci 2020;4(1):275-84.
8. Lewchalermwong D, Tummaruk P, Knox RV. Investigation into the variation in follicular and endocrine responses of prepubertal gilts treated with exogenous gonadotropins. Anim Reprod Sci 2020;223:106622.
9. Graves KL, Mordhorst BR, Wright EC, Hale BJ, Stalder KJ, Keating AF, et al. Identification of measures predictive of age of puberty onset in gilts. Transl Anim Sci 2020;4(1):285-92
10. Stancic I, Stancic B, Bozic A, Anderson R, Harvey R, Gvozdic D. Ovarian activity and uterus organometry in delayed puberty gilts. Theriogenology 2011; 76(6):1022-6.
11. Tummaruk P, Kesdangsakonwut S. Number of ovulations in culled Landrace× Yorkshire gilts in the tropics associated with age, body weight and growth rate. The Journal of Veterinary Medical Science 2015; 77(9):1095-100.
12. Knox RV, Rodriguez Zas SL, Sloter NL, McNamara KA, Gall TJ, Levis DG, et al. An analysis of survey data by size of the breeding herd for the reproductive management practices of North American sow farms. J Anim Sci 2013;91(1):433-45.
13. Patterson JL, Beltranena E, Foxcroft GR. The effect of gilt age at first estrus and breeding on third estrus on sow body weight changes and long-term reproductive performance. J Anim Sci 2010;88(7):2500-13.
14. Knox RV. Physiology and endocrinology symposium: Factors influencing follicle development in gilts and sows and management strategies used to regulate – growth for control of estrus and ovulation. J Anim Sci 2019;97(4):1433-45.
15. Armstrong JD, Britt JH. Nutritionally-induced anestrus in gilts: metabolic and endocrine changes associated with cessation and resumption of estrous cycles. J Anim Sci 1987;65(2):508-23.

CAPÍTULO 8

Impacto do peso ao nascimento na *performance* reprodutiva

Júlia Linck Moroni

INTRODUÇÃO

Os objetivos em programas de melhoramento genético de suínos transicionam conforme a relevância econômica das características a serem selecionadas se altera, e a capacidade de avaliá-las e medi-las evolui. Como resultado, a indústria suinícola experiencia avanços significativos em características que afetam diretamente a eficiência da produção de forma contínua. Um exemplo específico é o aumento do número total de leitões nascidos nas últimas décadas. O tamanho de leitegada tem sido alvo de programas de seleção por várias gerações. Essa pressão de seleção bem-sucedida originou fêmeas capazes de produzir leitegadas numerosas (30-35 leitões por ano, considerando 2,4-2,5 leitegadas por porca por ano).

No entanto, o baixo peso ao nascimento e a alta variabilidade de peso dentro de uma mesma leitegada se tornaram comuns. Por essa razão, inevitavelmente altas taxas de mortalidade e menores taxas de crescimento podem ser observadas em todas as fases de produção, além de menor aptidão reprodutiva em animais voltados para esse fim, ocasionando prejuízo aos produtores. Dessa forma, entender as origens e consequências do baixo peso ao nascimento é um ponto-chave para que a eficiência produtiva seja alcançada.

ORIGEM DO BAIXO PESO AO NASCIMENTO

É de conhecimento geral que grande parte da variação do peso ao nascimento em suínos e da taxa de crescimento pós-natal é estabelecida durante o período embrionário e fetal. Esse processo é denominado programação pré-natal e pode ser influenciado por eventos em útero como superpopulação e/ou ineficiência placentária.[1] Uma das consequências de um ambiente uterino limitado é o baixo peso ao nascimento. Não obstante, eventos como superpopulação uterina e ineficiência placentária não são facilmente manipulados, especialmente após anos de seleção genética visando a altas taxas ovulatórias e a um alto número de nascidos totais. Além disso, características reprodutivas são biologicamente complexas e herdáveis dentro de uma população. Peso ao nascimento, por exemplo, provém da combinação de taxa ovulatória, taxa de fertilização, taxas de implantação, taxa de sobrevivência embrionária, desenvolvimento embrionário e fetal, qualidade genética dos conceptos, eficiência placentária, capacidade uterina e número total de nascidos.

Durante as últimas décadas, o número de nascidos totais foi considerado um dos mais importantes componentes para medir a eficiência produtiva e a rentabilidade de um sistema de produção. E, para que essas metas fossem atingidas, a seleção genética em busca de fêmeas hiperprolíficas e o tamanho de leitegada receberam grande foco. Essa pressão de seleção resultou em um aumento desproporcional na taxa ovulatória, que não foi seguida de maior capacidade uterina. Dessa forma, o desenvolvimento embrionário e fetal foi prejudicado.[2] É estimado que leitegadas com 16 leitões ou mais experienciem quedas de 34 a 40 g na média de peso da leitegada para cada leitão nascido extra.[3]

Esse cenário é amplamente explicado pelas altas taxas ovulatórias das fêmeas suínas contemporâneas, o que consequentemente resulta em um alto número de embriões em útero, induzindo uma superpopulação uterina e afetando negativamente a eficiência placentária. Se a mortalidade embrionária não limitar o número de embriões no útero durante o período inicial de gestação (período de pré-implantação; até 14 dias de gestação), esses eventos podem gerar um crescimento fetal reduzido, aumento da mortalidade fetal em períodos tardios da gestação e heterogeneidade de peso nos leitões remanescentes, o que por sua vez leva a danos irreversíveis na produtividade desses animais.[2] No entanto, o número de nascidos totais explica apenas 20% a 25% da variação no peso ao nascimento dentro de um plantel reprodutivo.[3] Com isso, um segundo cenário deve ser levado em conta: o fenótipo de baixo peso ao nascimento.

Após anos de seleção genética buscando aumentar o número de nascidos totais em linhagens maternas, é possível observar em todo plantel reprodutivo uma subpopulação extrema de fêmeas que produzem leitões com baixo peso ao nascimento independentemente do número de nascidos totais. Acredita-se que esse fenótipo tenha sido selecionado de maneira indireta à seleção por altas taxas ovulatórias. O fenótipo de baixo peso ao nascimento é carregado pela fêmea, e, como principal característica, leitões de baixo peso são produzidos repetidamente ao longo de suas vidas produtivas.[4]

Ao contrário do baixo peso individual ao nascimento, o fenótipo de baixo peso ao nascimento afeta o desempenho de crescimento de leitegadas inteiras, generalizando o problema. Foi observado que 60% dos leitões originados de fêmeas carregando o fenótipo apresentam peso individual inferior a 1,15 kg, e quase 90% apresentam menos de 1,37 kg.[4] Da mesma forma, Moroni[5] observou que, em um plantel de fêmeas multiplicadoras, 50% das fêmeas carregando o fenótipo de baixo peso ao nascimento produziram leitegadas com média individual inferior a 1,2 kg e nenhuma produziu leitões com mais de 1,5 kg. Portanto, acredita-se que essa subpopulação de fêmeas carregando o fenótipo de baixo peso ao nascimento contribua com a maior parcela na produção de leitões com baixo peso.[2]

Estudos recentes hipotetizam que, ao contrário do baixo peso individual ocasionado por leitegadas numerosas, o fenótipo de baixo peso ao nascimento não é simplesmente causado por altas taxas ovulatórias e superpopulação uterina no período inicial de gestação. Ao comparar fêmeas de fenótipo de baixo e alto peso ao nascimento (subpopulação de fêmeas que produz leitões de alto peso ao nascimento, independentemente do número de nascidos), o número de embriões em útero não diferiu entre os dois grupos aos 30 dias de gestação. No entanto, mesmo a ocupação uterina sendo similar entre os dois grupos, o desenvolvimento placentário de fêmeas portadoras do fenótipo de baixo peso ao nascimento foi negativamente afetado.

Além de esse grupo apresentar menor volume placentário em comparação ao grupo de fêmeas do fenótipo de alto peso ao nascimento, o espaço necessário para um ótimo desenvolvimento também parece ser prejudicado em fêmeas de baixo peso. Dessa forma, o desenvolvimento placentário e a eficiência com que nutrientes são transmitidos da mãe para os embriões/fetos parecem ser a causa-raiz para a produção de leitegadas com baixo peso generalizado.[5]

INFLUÊNCIA DO BAIXO PESO AO NASCIMENTO NA *PERFORMANCE* REPRODUTIVA DA FÊMEA SUÍNA

O desenvolvimento e a seleção de leitoas de reposição para futuras atividades reprodutivas é a base de todo o sistema de produção e ainda é um dos principais gargalos de produção na suinocultura. Para que leitoas sejam produzidas de maneira eficiente, a identificação precoce de leitoas que representem o balanço adequado entre uma eficiente *performance* reprodutiva e o aumento do mérito genético do rebanho deve ser levada em conta.

Sabe-se que fatores como altas taxas de crescimento e peso corporal em leitoas são associados com uma idade mais precoce à puberdade, o que, por sua vez, reduz os dias não produtivos e aumenta a eficiência produtiva do rebanho. Não obstante, o impacto do ganho de peso diário (GPD) é associado à *performance* reprodutiva e à longevidade. Em um estudo, mediu-se o desenvolvimento de leitoas de acordo com o GPD (baixo: 500-575 g/dia; intermediário: 580-625 g/dia; e alto: 630-790 g/dia) e à idade à exposição ao macho (140-155 e 156-170 dias de idade). As maiores taxas de entrada ao estro foram no grupo com o GPD mais alto (74,3%, comparado a 65,5% e 64,3% no grupo de baixo e intermediário, respectivamente) com uma idade de 156 a 170 dias.[6] No mesmo estudo, no entanto, a taxa de parição e o número de nascidos totais na primeira parição não foram afetados pela idade de exposição ao macho e pelo GPD.

A importância do peso ao nascimento em relação ao GPD foi demonstrada por vários pesquisadores.[7-9] Um estudo reportou que leitoas pesando menos de 1 kg ao nascimento apresentam menor GPD aos 20, 70 e 170 dias de idade e menor peso corporal no momento da seleção (170 dias).[7] Adicionalmente, o cumulativo de mortalidade até os 170 dias foi maior no grupo com menor peso ao nascimento, e com isso menos leitoas desse grupo atingiram a fase de seleção. Da mesma forma, observou-se que leitoas de raça pura Landrace com peso ao nascimento inferior a 1,2 kg obtiveram menor GDP durante a fase pré-desmame, creche e seleção aos 155 dias de idade.[8] Em adição, menor percentual de leitoas com baixo peso ao nascimento chegou à fase de seleção. A chance de atingir a seleção foi pelo menos duas vezes menor em leitoas do grupo de baixo peso ao nascimento, se comparada a leitoas do grupo de alto peso ao nascimento. No entanto, uma vez selecionadas, a idade, a puberdade e taxas de anestro não foram diferentes entre as fêmeas dos dois grupos. Em outro estudo avaliou-se a taxa de retenção de fêmeas com baixo peso ao nascimento observando o número de dias que as fêmeas se mantiveram no rebanho do nascimento até o terceiro parto.[10] Nesse caso, as leitoas do grupo de baixo peso permaneceram por menos dias no rebanho. No entanto, nenhuma diferença foi observada quando a análise procedeu entre o período de seleção em diante, o que vai de acordo com resultados encontrados por de Almeida et al.[8]

A influência do baixo peso ao nascimento no desenvolvimento do sistema reprodutor e na dinâmica folicular foi também estudada,[9] demonstrando que o baixo peso não afetou o desenvolvimento do sistema reprodutor ou a população folicular total nos ovários aos 80 dias de vida. No entanto, em trabalho subsequente, o mesmo grupo reportou que o baixo peso ao nascimento alterou a dinâmica folicular em leitoas pré-púberes. Nesse trabalho, as leitoas foram classificadas em duas diferentes categorias de peso ao nascimento (baixo peso: 0,8-1,2 kg; alto peso: 1,8-2,2 kg), e o desenvolvimento do sistema reprodutor e dinâmica folicular foram avaliados aos 150 dias de vida. Leitoas com alto peso ao nascimento obtiveram maiores pesos corporais comparadas com leitoas de baixo peso em todas as fases analisadas (24, 63, 107 e 150 dias de vida). Avaliações também foram realizadas em relação ao comprimento do sistema reprodutor. A única diferença entre as categorias foi observada no maior comprimento vaginal em leitoas do grupo de alto peso ao nascimento. O peso do sistema reprodutor e de ovários foi similar entre os dois grupos. No entanto, o peso ovariano relativo ao peso corporal foi maior para o grupo de baixo peso ao nascimento.

Mesmo o peso ovariano sendo superior ao peso corporal, leitoas com baixo peso ao nascimento apresentaram número similar de folículos antrais (< 3 mm) e menor número de folículos antrais médios (3-5 mm). De acordo com os autores, apenas 20,7% de leitoas com baixo peso ao nascimento apresentaram mais de 10 folículos antrais médios, comparado a 70,3% em leitoas de alto peso ao nascimento. Adicionalmente, análises morfométricas demonstraram menor número de folículos primordiais e pré-antrais e maior número de folículos atrésicos por área de córtex ovariano em leitoas do grupo de baixo peso, comparadas a leitoas de alto peso.[9] Em um cenário mais extremo, avaliou-se a dinâmica folicular em leitoas nascidas com extremo baixo peso (0,73 kg) no momento do nascimento.[11] Maior número de folículos primordiais foi detectado, comparado a leitoas de alto peso ao nascimento (1,53 kg). No entanto, a redução no número de folículos primários e a ausência de folículos secundários em leitoas de baixo peso submetidas a crescimento intrauterino retardado foram observadas, demonstrando um desenvolvimento folicular reduzido já no momento do nascimento. A combinação de reduzida atividade ovariana e menor comprimento vaginal sugere que menores taxas ovulatórias e menor tamanho de leitegada podem ser esperados de leitoas com baixo peso ao nascimento. De fato, outros autores[10] apontaram que leitoas nascidas com menos de 1 kg produziram 4,5 leitões a menos no decorrer de 3 parições, uma média de 1,6 menos leitões que a média de leitoas mais pesadas.

INFLUÊNCIA DO FENÓTIPO DE BAIXO PESO AO NASCIMENTO NO DESEMPENHO REPRODUTIVO

O fenótipo de baixo peso ao nascimento tende a se manter constante durante toda a vida produtiva da fêmea.[3] Estudos recentes têm demonstrado que esse fenótipo apresenta de 40% a 60% de repetibilidade, ou seja, caso a fêmea seja carreadora desse fenótipo, ela tende a produzir leitegadas de baixo peso ao longo de toda a sua vida produtiva. Ainda, constatou-se que essa subpopulação de fêmeas nunca será capaz de produzir leitegadas pesadas.[3] Além da repetibilidade, o fenótipo é passado para as próximas gerações de leitoas de reposição, ou seja, o problema é perpetuado dentro do sistema de produção. Pesquisadores estimaram que a herdabilidade para o peso total da leitegada e o peso individual de leitões é de 36% e 39%, respectivamente.[12]

Em um estudo, a taxa de retenção de leitoas de reposição originadas de fêmeas carreadoras do fenótipo de baixo peso ao nascimento (< 1,15 kg), baixo-médio (≥ 1,16 a

≤ 1,36 kg), médio-alto (> 1,36 a ≤ 1,6 kg) ou alto (> 1,6 kg), foi analisada.[13] A taxa de retenção foi menor no grupo de baixo peso, se comparado ao baixo-médio, médio-alto e alto peso em todos os períodos analisados. No dia 4 de vida (91,4%, 94,1%, 95,4%, e 95,6%, respectivamente), aos 24 dias (81,4%, 84,5%, 87,2%, e 86,9%, respectivamente), dia 70 (66,7%, 75,4%, 78,7%, e 79,2%, respectivamente) e dia 190 (42,6%, 52,3%, 55,3%, e 56,2%, respectivamente), resultados similares foram encontrados,[14] nos quais 60% das leitoas pesando menos de 1,1 kg ao nascimento não chegaram a produzir uma leitegada, e aquelas que produziram apresentaram menores taxas de retenção no sistema. Destas, apenas 11% atingiram a sexta parição, comparado com 32% de leitoas pesadas ao nascimento (1,58 kg).

É visível que as fêmeas expressando o fenótipo de baixo peso e as leitegadas produzidas por elas trazem consequências negativas para e eficiência da multiplicação genética e para potencial reprodutivo do rebanho. Os efeitos prejudiciais do fenótipo de baixo peso ao nascimento não se restringem a pequenos leitões em uma leitegada, mas se estendem à leitegada inteira, que por fim tem sua programação pré e pós-natal afetada negativamente. Dessa forma, é imprescindível que essas fêmeas sejam identificadas dentro do rebanho e descartadas.

CONSIDERAÇÕES FINAIS

Para que a eficiência reprodutiva de um plantel seja alcançada, um balanço ótimo entre tamanho de leitegada e qualidade de leitões deve ser visado. Tamanho de leitegada é de fato um fator crítico para medir a eficiência produtiva de um sistema e deve ser mantido. No entanto, se o peso ao nascimento e as taxas de sobrevivência e retenção no plantel são baixos, o valor do incremento causado por leitegadas numerosas é mínimo. Ainda, levando em conta a perspectiva reprodutiva de um plantel, essa é uma característica imprescindível para ser levada em conta, visto que fêmeas multiplicadoras podem transmitir a característica para suas filhas, multiplicando o problema no sistema de produção. A seleção por robustez e alto peso ao nascimento, portanto, é uma estratégia que deve ser adotada para que a excelência de produção seja alcançada.

REFERÊNCIAS

1. Foxcroft GR, Dixon WT, Novak S, Putman CT, Town SC, Vinsky MD. The biological basis for prenatal programming of postnatal performance in pigs. Journal of Animal Science 2006;1;84(Suppl 13):E105-12.
2. Foxcroft GR, Dixon WT, Dyck MK, Novak S, Harding JC, Almeida FC. Prenatal programming of postnatal development in the pig. In: Control of Reproduction VIII: Proceedings of the Eigth International Conference on Pig Reproduction; 2009 (v.66, p.213-31).
3. Smit MN, Spencer JD, Almeida FR, Patterson JL, Chiarini-Garcia H, Dyck MK, et al. Consequences of a low litter birth weight phenotype for postnatal lean growth performance and neonatal testicular morphology in the pig. Animal 2013 Oct 1;7(10):1681.
4. Patterson J, Foxcroft G. Gilt Management for fertility and longevity. Animals 2019 Jul;9(7):434.
5. Moroni JL, Tsoi S, Wenger II, Tran C, Plastow GS, Charagu P, Dyck MK. The influence of litter birth weight phenotype on embryonic and placental development at day 30 of gestation in multiparous purebred Large White sows. Animal Reproduction Science 2022 Sep 1;244:107035.
6. Magnabosco D, Cunha EC, Bernardi ML, Wentz I, Bortolozzo FP. Effects of age and growth rate at onset of boar exposure on oestrus manifestation and first farrowing performance of Landrace x large white gilts. Livestock Science 2014 Nov 1;169:180-4.
7. Magnabosco D, Cunha EC, Bernardi ML, Wentz I, Bortolozzo FP. Impact of the birth weight of Landrace x Large White dam line gilts on mortality, culling and growth performance until selection for breeding herd. Acta Scientiae Veterinariae 2015;43:1-8.
8. de Almeida M, Bernardi ML, Motta AP, Bortolozzo FP, Wentz I. Effect of birth weight and litter size on the performance of landrace gilts until puberty. Acta Scientiae Veterinariae 2014;42(1):1-8.
9. Almeida FR, Alvarenga Dias AL, Moreira LP, Fiúza AT, Chiarini-Garcia H. Ovarian follicle development and genital tract characteristics in different birthweight

gilts at 150 days of age. Reproduction in Domestic Animals 2017 Oct;52(5):756-62.

10. Magnabosco D, Bernardi ML, Wentz I, Cunha EC, Bortolozzo FP. Low birth weight affects lifetime productive performance and longevity of female swine. Livestock Science 2016 Feb 1;184:119-25.
11. Da Silva-Buttkus P, Van den Hurk R, Te Velde ER, Taverne MA. Ovarian development in intrauterine growth-retarded and normally developed piglets originating from the same litter. Reproduction 2003. 1;126(2):249-58.
12. Zhang C, Plastow G, Charagu P, Moroni JL, Patterson J, Foxcroft G, et al. Genomic studies of important litter traits in sows. Advances in Pork Production 2018;29.
13. Patterson J, Foxcroft G, Holden N, Allerson M, Hanson A, Triemert E, et al. A low litter birth weight phenotype reduces the retention rate of potential replacement gilts. Journal of Animal Science 2018.10;96(Suppl 2):62.
14. Flowers 2018. Heavier at birth, better performance as a replacement gilt. Disponível em: https://www.nationalhogfarmer.com/animal-health/heavier-birth-better-performance-replacement-gilt.

CAPÍTULO 9

Estresse térmico na reprodução de fêmeas suínas

Lídia Sbaraini Arend

INTRODUÇÃO

O estresse térmico por calor é uma das principais causas relacionadas à infertilidade sazonal em suínos. A influência desse estresse interfere negativamente na produção de suínos, prejudicando globalmente os avanços da cadeia suinícola. Apesar de as perdas econômicas do estresse por calor na suinocultura não serem precisas, elas são altíssimas e estão relacionadas aos efeitos na *performance* de fêmeas, principalmente em relação ao desempenho reprodutivo e nas fases de crescimento e terminação, visto que há diminuição e instabilidade no crescimento dos animais.

Os efeitos na reprodução são evidentes, apesar de todos os fatores relacionados à infertilidade ainda não serem totalmente elucidados. A fim de compreender os efeitos do estresse por calor na reprodução da fêmea suína, é indispensável o entendimento do ambiente térmico e da resposta fisiológica dos animais de acordo com a variação ambiental.

A domesticação dos suínos teve como foco a seleção das raças mais prolíficas que permitiram maior eficiência animal em termos de produção no decorrer do ano em comparação aos suínos criados no pasto, e, consequentemente, a produção eficiente tornou-se prioridade nesses sistemas. Diferentemente do suíno selvagem, o suíno doméstico é um animal não sazonal, ou seja, essa espécie domesticada é apta a ciclar durante o período do ano inteiro (poliéstrica anual), sendo que as fêmeas apresentam um ciclo estral de 21 dias após o início da puberdade.

AMBIENTE TÉRMICO E TERMORREGULAÇÃO ANIMAL

Como definição, o ambiente térmico é o conjunto de variáveis térmicas que influenciam as trocas de calor entre o ambiente e o animal. Seja de forma direta ou indireta, o ambiente térmico pode influenciar a saúde, o desempenho e o bem-estar dos suínos. Quando falamos em ambiente térmico, além da temperatura do ar, outras variáveis bioclimáticas devem ser consideradas relevantes para completa representação do impacto nesse ambiente, como a umidade relativa do ar, a velocidade do ar e a radiação.[1]

A forma como os animais respondem às mudanças do ambiente depende da variação de termoneutralidade (temperatura ótima ou ideal, Figura 1), e é espécie-dependente. Quando os animais se encontram nessa zona de temperatura ideal, a dissipação de calor

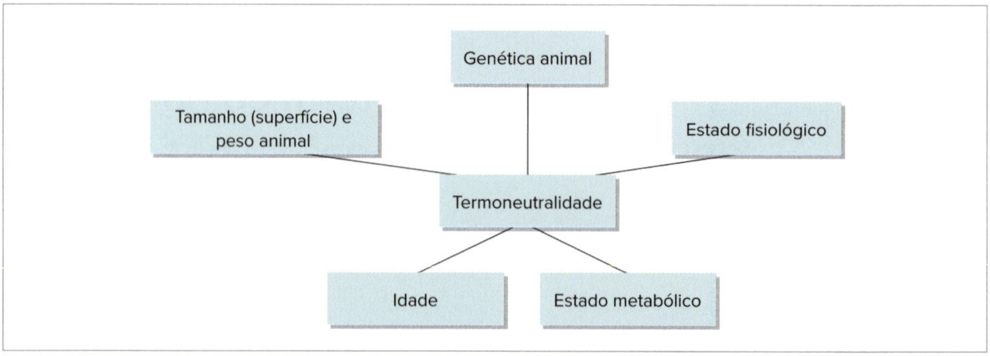

FIGURA 1 Fatores influenciadores da termoneutralidade (temperatura ideal) intrínsecos aos animais.
Fonte: acervo da autora.

ocorre com mínimo custo fisiológico e sem necessidade de utilização extra de energia proveniente da dieta, mantendo-se assim em estado de homeotermia. Porém, animais em estresse por calor encontram-se com a temperatura corporal acima do limite crítico, ou seja, quando a temperatura ultrapassa a capacidade do animal de dissipar calor para o ambiente. Nessas situações, a fisiologia e o comportamento do animal envolvidos na termorregulação são afetados, provocando desbalanço dos mecanismos responsáveis pela produção e perda de calor.

É importante enfatizar que a zona de termoneutralidade varia de acordo com o estado fisiológico que o animal experiencia. Fêmeas em lactação, por exemplo, permanecem em homeotermia em temperaturas de 12 a 22 °C, sendo a temperatura crítica superior a 23 °C. Semelhantemente, as fêmeas em gestação estão em conforto térmico entre temperaturas de 18 a 20 °C, com temperaturas críticas inferior e superior a 7 e 23 °C, respectivamente. Essas duas fases reprodutivas das fêmeas apresentam pequena diferença quando comparadas a expressiva necessidade de altas temperaturas ambientais para sobrevivência nos primeiros dias de vida em leitões neonatos (30-32 °C), visto que esta categoria possui mínima capacidade e mecanismos para gerar energia.

MECANISMOS FÍSICOS, BIOQUÍMICOS E FISIOLÓGICOS PARA PERDA DE CALOR CORPORAL

Apesar de existirem diferentes tipos de mecanismos de perda de calor, em geral os animais de produção usam o mecanismo de evaporação por sudorese através das glândulas sudoríparas. Porém, os suínos dispõem de um número significativamente limitado e ineficiente dessas glândulas, além de uma considerável camada subcutânea de tecido adiposo que funciona também como isolante térmico. Por esses motivos, essa espécie está limitada a regular a perda de calor corporal principalmente por forma evaporativa mediante o aumento da frequência respiratória. Enquanto expostos a um ambiente termoneutro, a taxa respiratória das fêmeas adultas é mantida entre 15 e 25 respirações por minuto. No entanto, em ambientes e situações desfavoráveis que promovam risco (temperaturas acima de 22-23 °C) ou propriamente o estresse térmico (temperaturas acima de 27 °C por tempo prolongado ou crônico), observam-se taxas respiratórias de 40 e mais de 60 respirações por minuto, respectivamente.

Além do mecanismo de evaporação, os suínos dispõem também da capacidade do emprego de outros três mecanismos: condução, convecção e radiação.[2] No mecanismo de troca de calor por condução, o suíno faz contato direto do corpo com superfícies como o piso ou a água. Como característica, observam-se os animais em decúbito lateral com o objetivo fisiológico de maximizar a superfície de contato corporal com áreas mais frias do ambiente. No método de convecção, a superfície corporal do suíno perde calor através da movimentação do ar. Para isso, a mudança de fluxo sanguíneo transportando o calor de tecidos e órgãos internos para áreas corporais periféricas (pele) é um dos pontos determinantes para que a perda de calor do animal para o ambiente ocorra. Já o mecanismo de radiação ocorre através de emissão de calor do suíno para ambientes adjacentes mais frios através de ondas eletromagnéticas, que também pode ser limitada devido à camada de tecido adiposo subcutâneo.

Para os quatro tipos de mecanismos citados, a intensidade de troca de calor pode variar e depender de algumas características como: a diferença entre a temperatura do animal, do ambiente e das superfícies; a umidade relativa do ar (fator determinante no processo de evaporação); a área e condutividade térmica de superfícies no ambiente (para o processo de condução); e o fluxo de ar (para o mecanismo de convecção, em que ambientes com maior circulação de ar e vento favorecem a dissipação de calor).

Em resposta ao estresse, mecanismos físicos, bioquímicos e processos fisiológicos são ativados como uma tentativa de neutralizar os efeitos negativos do estresse térmico e manter o equilíbrio. Para a adaptação do suíno ao estresse, uma importante integração de órgãos e dos sistemas endócrino e cardiorrespiratório ocorre. No nível celular o estresse por calor normalmente ativa as proteínas de choque térmico (PCT, também conhecido pelo acrônimo HSP, do inglês *heat shock proteins*) e a apoptose celular. As PCT são comumente vitais para a sobrevivência das células, pois são responsáveis por auxiliar outras proteínas intracelulares e por atuar no mecanismo de estresse celular. No caso da ativação dessas proteínas devido ao estresse por calor em suínos, consequências fisiológicas indesejáveis podem ocorrer, incluindo distúrbios reprodutivos.

PRINCIPAIS SINAIS CLÍNICOS CAUSADOS POR ESTRESSE TÉRMICO

Em animais de produção como os suínos, as implicações do estresse por calor durante os meses de altas temperaturas podem causar o comprometimento da saúde, do bem-estar e do desempenho animal. Alguns dos sinais clínicos mais facilmente visíveis em resposta ao estresse por calor em suínos são aumento da taxa respiratória com características de exaustão, aumento do contato da superfície corporal com a superfície do ambiente (o animal comumente se encontra em decúbito lateral), aumento do consumo voluntário de água, redução de ingestão alimentar, alterações no metabolismo e diminuição de peso corporal percebido principalmente durante o período de lactação das matrizes.[3] Outros sinais clínicos evidentes, mas que requerem uma observação minuciosa do plantel e dos diferentes períodos fisiológicos em que as fêmeas se encontram, são as influências negativas nos diversos parâmetros que afetam a reprodução: o desempenho de leitoas pré-púberes e púberes, retorno ao cio e abortamentos após inseminação, diminuição na produção de leite no período lactacional e problemas no desempenho reprodutivo subsequente ao desmame, além do aumento de descarte das matrizes.

EFEITOS DO ESTRESSE POR CALOR NA FERTILIDADE DA FÊMEA SUÍNA

Na produção de suínos a maior atenção em relação ao tópico de estresse por calor concentra-se nos problemas relacionados ao ciclo estral das fêmeas. Em leitoas o problema é caracterizado principalmente pelo atraso à puberdade, as altas taxas de retorno ao cio após a inseminação e as baixas taxas de parto. Dados indicam que elevadas temperaturas durante o verão, tanto no hemisfério sul quanto no hemisfério norte, podem causar alto percentual (~ 80%) de atraso na entrada à puberdade em leitoas até mesmo com o emprego de hormônios gonadotróficos exógenos. Falhas na indução à puberdade estão comumente relacionadas à redução nas concentrações dos hormônios gonadotróficos, o hormônio folículo-estimulante (FSH) e o hormônio luteinizante (LH) produzidos pela hipófise, falhas nos receptores gonadotróficos localizados nos ovários e menor número de folículos ovarianos capazes de responder aos hormônios endógenos e exógenos.[3,4] A possibilidade de efeitos térmicos no aporte sanguíneo que nutre os ovários também é uma alternativa que consequentemente afeta o desenvolvimento folicular ovariano. E, mesmo em granjas que possuem avançados sistemas de controle de temperatura, 10% a 20% de leitoas com idade reprodutiva considerada ideal ainda demonstram atraso na puberdade ou anestro.

Além dos distúrbios hormonais citados que demonstram maior incidência de anormalidades, podem ainda ocorrer menor diâmetro e menor peso de corpos lúteos em leitoas púberes expostas ao estresse por calor durante 10 a 12 dias.[5] Na prática, o atraso na puberdade e anestro de leitoas gera lacunas nos grupos de cobertura e, consequentemente, alteração no fluxo da granja, fazendo com que o espaço nesse ambiente não seja utilizado de forma otimizada. Além disso, esses efeitos trazem a necessidade de aumentar o número de leitoas de reposição durante esse período do ano para que as metas de cobertura sejam alcançadas.

Estudos em granjas comerciais no hemisfério norte com leitoas expostas a temperaturas acima de 25 °C e umidade relativa do ar acima de 70% durante o período de inseminação demonstram que este fator climático está associado à redução de 7% nas taxas de concepção e diminuição de 1 leitão nascido total, respectivamente, quando comparado a leitoas expostas a menores temperaturas e umidade relativa do ar.[6] De acordo com o mesmo estudo, quando a umidade relativa do ar foi maior que 70% nos primeiros 30 dias após a inseminação de leitoas, a diminuição nas taxas de parto foi de ~ 15%.

Em matrizes, a infertilidade sazonal é caracterizada principalmente por atraso ou falhas em expressar estro após o desmame, aumento no número de abortamentos após inseminação, redução nas taxas de concepção e parto e leitegadas de peso e tamanho menores oriundas de lactação e inseminações efetuadas durante o verão e o início do outono. O período de lactação é a etapa mais favorável ao estresse por calor, pois é a fase mais suscetível ao desbalanço metabólico, visto que esse é um período de menor limite de tolerância ao calor. Os sinais de estresse já iniciam em temperaturas ≥ 22 °C em comparação às fêmeas em outra fase fisiológica. Apesar de a prática de restrição alimentar durante este período não ser um manejo comumente observado e fomentado, durante esses períodos de estresse as fêmeas tendem a reduzir o consumo voluntário de alimento como uma tentativa de manter a homeotermia. Consequentemente, sofrem perda de peso e condição corporal, acarretando problemas reprodutivos subsequentes. Esse é um problema recorrente em primíparas, fêmeas que se encontram em fase de primeiro período lactacional enquanto ainda apresentam um período de crescimento e desenvolvimento corporal.

Ainda, durante a lactação a diminuição na produção de leite pode chegar a 25%, com variações dependendo do desafio térmico suportado. Isso ocorre possivelmente devido à redução no fluxo de sangue para as glândulas mamárias (visto que em estresse térmico o fluxo sanguíneo é destinado em maior proporção para as regiões superficiais, como a pele), pela falta de suprimento de nutrientes (devido ao reduzido consumo de alimento) ou até em função do impasse na mobilização de reservas corporais para as glândulas mamárias. Em estresse, o organismo encontra-se em esforço de restabelecimento energético, buscando equilíbrio entre a energia proveniente do alimento e a energia oriunda das reservas corporais. A redução na produção de leite reflete negativamente no ganho de peso dos leitões acarretando uma leitegada mais leve ao desmame.

Após o desmame dos leitões, espera-se que as matrizes suínas demonstrem estro e sejam cobertas entre 3 e 7 dias, de acordo com o fluxo normal e ideal esperado. Porém, os efeitos de estresse por calor podem reduzir de 9% a 14% a demonstração de estro. Nesse caso, as metas de grupos de cobertura não são atingidas; ocorre a utilização prolongada de espaços na granja por fêmeas em atraso, da mesma forma que aumentam os números de dias de consumo de ração enquanto esses animais não estão em processo produtivo, aumentando assim os dias não produtivos e elevando os custos de produção.

O risco para atraso ao retorno ao cio pós-desmame aumenta quando a combinação entre verão, outono, fêmeas jovens e período lactacional curto transcorrem. Assim como para o atraso à puberdade em leitoas, um dos motivos para os prolongados intervalos entre o desmame e estro (IDE) e anestro em matrizes é a diminuição da secreção de gonadotrofinas, como o LH e consequente restrição no crescimento folicular e falhas na ovulação. Estudos confirmam que, em períodos de infertilidade sazonal, as fêmeas apresentam tamanhos e números menores de folículos ovarianos[7] e associam padrões de retardo no desenvolvimento folicular com o maior IDE.[8]

Como anteriormente mencionado, o estresse por calor é associado à redução do desenvolvimento de competências celulares e relacionado à indução da autodestruição celular, ao mesmo tempo que as PCT são ativadas concomitantemente. Como essas proteínas estão presentes em diversos tecidos, inclusive células ovarianas durante os ciclos normais de foliculogênese (produção de folículos ovarianos) e oogênese (produção de oócitos), em situações de estresse térmico elas podem ser expressas em excesso, podendo induzir danos celulares ou autofagia. Consequentemente, esses efeitos podem levar ao comprometimento do desenvolvimento dos oócitos e perturbar os níveis hormonais.[9]

Os mecanismos pelos quais o estresse por calor altera o sistema endócrino não são completamente elucidados, mas sugere-se que os eixos hipotálamo-pituitária-gônadas (HPG) e o eixo hipotálamo-pituitária-adrenal (HPA) sejam mais sensíveis aos estímulos de estresse, inclusive ao estresse causado por altas temperaturas no ambiente. Quando o estresse é inferido pelo organismo das fêmeas, o eixo HPA é ativado, produzindo glicocorticoides (hormônios como o cortisol, diretamente relacionados a respostas a fatores estressantes e resposta de "luta ou fuga"), fazendo com que o organismo animal busque a homeostase.

Nessa busca o sistema desempenha função de modulação sobre a função reprodutiva. Essa primeira resposta do sistema endócrino promove a ativação de um *feedback* negativo coibindo o eixo HPG e que, por conseguinte, suprime a secreção do hormônio liberador de gonadotrofinas (GnRH) pelo hipotálamo. Em estresse prolongado, ocorre perturbação na liberação de LH e FSH pela glândula pituitária. Em detrimento dessa alteração no sistema endócrino, tanto a estimulação dos ovários pelas gonadotrofinas para crescimento folicular e ovulação quanto a sensibilidade das gônadas para reconhecimento dos hormônios sexuais são afetadas.[9]

Os efeitos de estresse por calor podem também ser latentes, visto que as altas taxas de retorno ao cio após a inseminação durante períodos de estresse calórico ambiental podem chegar a 30%[3] e são associadas a 10% de eliminação das porcas do plantel.[10] Retornos regulares ao cio durante o verão causando a diminuição das taxas de concepção podem estar correlacionados às altas temperaturas, assim como os retornos irregulares durante o outono estão associados a falha na manutenção da prenhez, que, em alguns casos, podem ser associados ao estresse sofrido durante o verão.

Apesar de a origem exata ainda não ser bem esclarecida, o estresse por calor pode causar danos à sobrevivência embrionária. Sugere-se que a redução no número total de corpos lúteos em fêmeas expostas ao estresse por calor pode ser uma das razões para redução da taxa de concepção. Da mesma forma, mesmo que as fêmeas sejam expostas por calor extremo por curto período durante a formação e o desenvolvimento dos oócitos ou logo após a inseminação, há a possibilidade de comprometimento da viabilidade dos embriões.[11] Estima-se que as perdas embrionárias por este tipo de estresse possam alcançar 30% em até 27 dias de gestação em leitoas e porcas.

O estresse por calor também está relacionado a falhas na taxa de parição, com reduções de 12%[3] durante as estações de verão e outono. Em primíparas expostas a ambientes de temperaturas superiores a 24 °C durante e após a inseminação, observou-se diminuição na taxa de parto em até 25%.[6] De forma similar, o estresse causado pelas altas temperaturas ambientais nas 3 semanas pré-inseminação foi correlacionado à diminuição nas taxas de parto, enquanto a ação do estresse térmico uma semana pré e 2 semanas após inseminação influenciou na redução do número de leitões nascidos totais.[12] Ainda, fêmeas submetidas ao estresse por calor no período final de gestação podem reduzir o número de leitões nascidos vivos. Além disso, fêmeas expostas ao estresse térmico durante o processo de parição podem apresentar partos prolongados e exaustão física, sendo isso associado a maior ocorrência de natimortalidade e maior necessidade de intervenções obstétricas.

Existe uma grande possibilidade de que alguns animais possuam maior capacidade para adaptação térmica por meio de alterações dos mecanismos neurais que influenciam tanto o comportamento como alterações hormonais. Apesar de existirem genéticas suínas com diferentes suscetibilidades ao estresse por calor, ao incorporar um índice de sensibilidade térmica em programas de seleção genética com intuito de produzir suínos mais tolerantes a esse tipo de estresse, outras características de produção importantes economicamente, como taxas de parto e tamanho de leitegada, podem ser afetadas. É importante salientar que a tolerância ao estresse térmico e a *performance* reprodutiva são de baixa herdabilidade e com alta variabilidade entre linhas genéticas e raças suínas, sendo, assim, de complexa seleção.

CONSIDERAÇÕES FINAIS

Apesar de o suíno doméstico não ser considerado uma espécie sazonal, há vários indícios sobre infertilidade estacional relacionada com diminuição reprodutiva nos períodos do verão e outono em diversos continentes no mundo. Ressalta-se que há uma possível relação entre fotoperíodo e estresse por calor no desempenho reprodutivo. O cenário de estresse térmico na fertilidade suína parece demonstrar uma complexa interação com outros fatores não controláveis, como a idade e fase reprodutiva, o estado metabólico, as condições ambientais externas e internas da granja (umidade relativa do ar e fotoperíodo), e não somente o efeito das altas temperaturas por si só.

Consequências das falhas reprodutivas durante o verão, como o aumento de taxas de fêmeas descarte, geram necessidade de maior reposição de fêmeas jovens, além de causar o aumento de dias não produtivos na granja. Os principais motivos do aumento nas taxas de descarte de fêmeas nos períodos do verão e outono, quando comparado a outras estações do ano, são o retorno ao estro após inseminação e a baixa taxa reprodutiva geral. Presumivelmente, falhas no eixo hipotálamo-hipófise-gônadas, mais especificamente falhas na secreção de FSH e LH e de receptores gonadais funcionais, são as mais prejudicadas.

Ainda, manejos avançados como o uso de modificações genéticas para animais mais tolerantes ao calor ou o uso de sistemas de resfriamentos ainda não são suficientes para resolução dos efeitos negativos do estresse por calor. A infertilidade sazonal continua afetando as taxas e metas produtivas durante os meses mais quentes do ano. Como repercussão de todos os impactos nas falhas reprodutivas, fêmeas descarte e impacto no número de leitões nascidos, pode-se esperar um menor número de suínos abatidos no ano seguinte, sendo, assim, as perdas reprodutivas devido a infertilidade sazonal importantes para o mercado suinícola. Uma vez que as predições de efeitos climáticos nos próximos anos são de grande preocupação para diversas regiões globais, os efeitos prejudiciais que o estresse por calor causa no bem-estar animal, na produção de suínos e nas significativas perdas econômicas devem tornar-se alvo de atenção e destaque.

REFERÊNCIAS

1. Renaudeau D, Collin A, Yahav S, de Basilio V, Gourdine JL, Collier RJ. Adaptation to hot climate and strategies to alleviate heat stress in livestock production. Animal 2012;6(5):707-28.
2. Hansen PJ. Effects of heat stress on mammalian reproduction. Philos Trans R Soc Lond B Biol Sci 2009; 364(1534):3341-50.
3. De Rensis F, Ziecik AJ, Kirkwood RN. Seasonal infertility in gilts and sows: aetiology, clinical implications and treatments. Theriogenology 2017;96:111-7.
4. Flowers B, Day BN. Alterations in gonadotropin secretion and ovarian function in prepubertal gilts by elevated environmental temperature. Biol Reprod 1990;42(3):465-71.
5. Bidne KL, Romoser MR, Ross JW, Baumgard LH, Keating AF. Heat stress during the luteal phase decreases luteal size but does not affect circulating progesterone in gilts. J Anim Sci 2019;97(10):4314-22.
6. Arend LS, Knox RV, Greiner LL, Graham AB, Connor JF. Effects of feeding melatonin during proestrus and early gestation to gilts and parity 1 sows to minimize effects of seasonal infertility. J Anim Sci 2019;97(11): 4635-46.
7. Lopes TP, Sanchez-Osorio J, Bolarin A, Martinez EA, Roca J. Relevance of ovarian follicular development to the seasonal impairment of fertility in weaned sows. Vet J 2014;199(3):382-6.
8. Lucy MC, Liu J, Boyd CK, Bracken CJ. Ovarian follicular growth in sows. Reproduction (Cambridge, England) Supplement 2001;58:31-45.
9. Ross JW, Hale BJ, Seibert JT, Romoser MR, Adur MK, Keating AF, et al. Physiological mechanisms through which heat stress compromises reproduction in pigs. Mol Reprod Dev 2017;84(9):934-45.
10. Koketsu Y, Dial GD, King VL. Returns to service after mating and removal of sows for reproductive reasons from commercial swine farms. Theriogenology 1997;47(7):1347-63.
11. Ross JW, Hale BJ, Gabler NK, Rhoads RP, Keating AF, Baumgard LH. Physiological consequences of heat stress in pigs. Animal Production Science 2015;55(11-12):1381-90.
12. Bloemhof S, van der Waaij EH, Merks JW, Knol EF. Sow line differences in heat stress tolerance expressed in reproductive performance traits. J Anim Sci 2008; 86(12):3330-7.

CAPÍTULO 10

Importância do macho suíno no sistema de produção

Cristian Hernando Martinez Garcia
Luciana Salles de Freitas
Simone Maria Massami Kitamura Martins

INTRODUÇÃO

Os reprodutores suínos, representados pelas matrizes (marrãs e porcas) e pelos cachaços, correspondem a aproximadamente 9,12% dos animais do Sistema Intensivo de Produção de Suínos (SIPS), ciclo completo, sendo 9,11% fêmeas e 0,03% machos. A população de cachaços presente no sistema de criação de suínos comercial é pequena devido ao melhoramento genético que tornou os machos mais eficientes na produção de sêmen e também à utilização da inseminação artificial (IA). Há uma tendência de que a população de cachaços seja ainda menor com os avanços na técnica de IA e o aumento das centrais de inseminação comerciais que estão focadas na venda de sêmen de reprodutores de alto potencial genético, disponibilizando a dose inseminante pronta para uso. Torna-se assim uma excelente opção para produtores que desejam realizar testes com diferentes linhagens ou mesmo obter o que há de melhor em cada genética. A importância do cachaço no SIPS não deve ser avaliada pelo número de machos presente na propriedade, mas por sua contribuição no número de leitões terminados e na melhor eficiência na conversão do alimento em produção de carne, o que representará lucro para o produtor.

Neste capítulo serão abordados alguns aspectos da influência do melhoramento genético na fertilidade e na qualidade do sêmen e apresentadas algumas perspectivas futuras.

BREVE HISTÓRICO DA TRANSIÇÃO DA MONTA NATURAL PARA A INSEMINAÇÃO ARTIFICIAL

Durante as últimas décadas, o uso de sêmen suíno refrigerado para inseminação artificial (IA) tem aumentado consideravelmente quando comparado à monta natural. A técnica de IA reduz o risco de transmissão de doenças, otimiza o ejaculado, a mão de obra e permite melhorar o potencial genético e produtivo da granja. Os primeiros relatos sobre a utilização de IA em suínos foram feitos por Ivanow em 1907 e 1922,[1] na Rússia no início do século XX. Em seguida mais estudos foram realizados desde o ano de 1926 a 1940 na Rússia, nos Estados Unidos, no Japão, na Europa e em outras partes do mundo.[2]

Posteriormente, novas pesquisas foram realizadas a partir de 1945 a 1964, dando início à transição da monta natural à IA por parte da indústria suinícola no ano 1960, no Reino Unido e em alguns países do continente europeu.[3] No entanto, somente em meados da década de 1980 a IA passou a ser utilizada em 50% a 75% dos rebanhos comerciais em alguns países europeus, e as primeiras centrais de IA foram estabelecidas com um número significativo de cachaços para a produção de sêmen.

Essa transição da monta natural à IA foi provavelmente facilitada devido à padronização dos métodos de colheita de sêmen, preparação de doses de sêmen, desenvolvimento de diluidores e protocolos de IA. Além disso, o desenvolvimento de cateteres de inseminação artificial intracervical proporcionou aos criadores de suínos um método fácil e rápido para realizar as IA, que junto com o desenvolvimento de diluidores tornou a IA um sistema eficiente e lucrativo que substituiu a monta natural em rebanhos comerciais.[2]

Os primeiros diluidores de sêmen foram desenvolvidos também na Rússia, com base em soluções de glicose contendo tartarato de sódio ou potássio ou sulfato de sódio e peptonas, garantindo sempre baixos níveis de eletrólitos.[4] No entanto, a grande inovação no desenvolvimento de diluidores de sêmen ocorreu na década de 1960, com a adição de um agente quelante (EDTA) para bloquear a ação do cálcio como mediador da capacitação espermática e da reação acrossomal. Dessa maneira foi desenvolvido o diluente de Kiev (Plisko, 1965, *apud* Johnson et al.[5]) e outros diluidores, como etileno diamino tetracetato (EDTA, Merck I, Plisko, Guelph). O diluente Kiev foi responsável pela primeira expansão da IA de suínos e ainda hoje é utilizado com sucesso.

Por outro lado, na década de 1970 foram realizadas diversas pesquisas sobre métodos mais eficientes para a preservação de sêmen, e, após um exaustivo trabalho de pesquisa realizado no Beltsville Center (EUA), foi desenvolvido o meio BTS (*Beltsville Thawing Solution*),[6] inicialmente projetado como meio de descongelamento e subsequentemente adaptado para sêmen refrigerado.[7] O BTS se tornou provavelmente o diluidor mais utilizado no mundo por aumentar a vida útil das doses de sêmen armazenadas entre 15 e 17 °C, sendo caracterizado por conter pequenas quantidades de potássio.

O armazenamento foi aprimorado com o desenvolvimento de extensores de longo prazo, como o diluidor Zorlesco e, de maneira simultânea, o diluidor MR-A na Espanha de Martín-Rillo e Alias, que até hoje tem sido utilizado devido a seu alto desempenho a um custo econômico razoavelmente baixo. Nos últimos anos, surgiram vários novos diluidores de sêmen de longo prazo que permitem o armazenamento de doses de sêmen de suínos por 14 a 15 dias.[8]

A INFLUÊNCIA DO MELHORAMENTO GENÉTICO NO CACHAÇO

O cachaço desempenha um papel muito importante na criação de suínos, uma vez que um único animal pode dar origem a um grande número de descendentes que representam o elo final da cadeia produtiva. Dependendo do tamanho do plantel, um único reprodutor pode ser responsável por 50% da carga genética e do desempenho dos animais abatidos. Nesse contexto, a IA, junto com o alto número de doses de sêmen disponíveis no mercado, tem acelerado consideravelmente o desenvolvimento de novas linhagens e a introdução de animais de alto potencial genético no rebanho. Além disso, a IA com sêmen oriundo de granjas *pathogen-free* tem reduzido o risco de entrada de novas doenças no rebanho que ocorreriam exclusivamente por meio do uso de sêmen.[2]

Para atender às necessidades desses mercados e manter a oferta genética, os cachaços são constantemente substituídos por animais com maior potencial genético provenientes de gerações subsequentes. Isso não seria possível sem o estabelecimento das centrais de inseminação artificial (granjas dedicadas exclusivamente à colheita de sêmen e distribuição de doses de sêmen refrigerado) e das granjas-núcleo, dedicadas à criação e seleção de animais de acordo com seus valores genéticos.

A utilização de inseminações homeospérmicas nas granjas-núcleo permite uma seleção genética acurada por possibilitar o controle rigoroso do *pedigree* dos reprodutores. Aliado a isso, a alta pressão de seleção acelera as taxas do ganho genético, além de tornar possível avaliar os descendentes de cada cachaço com avaliações individuais. Diferentemente dos sistemas comerciais, nos quais as matrizes são inseminadas com as doses presentes na propriedade e sem controle de *pedigree*.

Desde o início da década de 1990, a metodologia de predição via *Best Linear Unbiased Prediction* (BLUP) (melhor predição linear imparcial) se difundiu em programas de melhoramento genético e seleção dos animais, tornando os valores genéticos mais precisos e a evolução genética mais evidente.[9] Na avaliação genética considera-se o *pedigree* completo, permitindo que o desempenho de parentes, ancestrais ou colaterais, contribua para a predição do valor genético de cada característica considerada em avaliação, o que torna possível estimar valores genéticos sem a coleta de dados individuais. Em contrapartida, quando se mensura o desempenho do próprio reprodutor aumenta-se a acurácia dos valores estimados, assegurando maior e mais rápido progresso genético, uma vez que os resultados são obtidos por uma equação matemática; quanto maior a acurácia dos valores genéticos, maior será o ganho.

O ganho genético (ΔG) é calculado de acordo com a seguinte fórmula:

O progresso genético rápido e preciso é o objetivo principal da utilização de um bom reprodutor. Desse modo, torna-se necessário compreender o processo de seleção para a formação genética de linhas paternas, aquelas que darão origem aos reprodutores comerciais. Os índices de seleção genética estão direcionados para características de desempenho zootécnico nas fases de recria e terminação, correspondendo a 70% a 90% de características terminais.[10]

As principais características de desempenho zootécnico na produção de suínos são o ganho de peso, o consumo de ração ou a eficiência da conversão do alimento em músculo – conversão alimentar, espessura de toucinho e profundidade do músculo *longissimus dorsi* (profundidade de lombo). Essas características são de média a alta herdabilidade, e, portanto, ganhos genéticos expressivos são mais rapidamente agregados ao sistema de produção, quando se escolhe um reprodutor de alto índice.[11] Diferentes estratégias podem ser adotadas pelas empresas de genética na mensuração dessas características, mas, de modo geral, ao nascimento os leitões são identificados como potenciais reprodutores pelas informações genéticas de *pedigree*, portanto são individualmente acompanhados até o final de um período de teste, por volta de 100 a 130 kg.

De forma geral, o objetivo da seleção genética é aumentar a frequência de alelos favoráveis à expressão de determinadas características e eliminar os desfavoráveis, nas gerações subsequentes. Por meio de controles individuais ao longo da vida dos animais é possível avaliar como o animal se comporta em relação ao lote no qual está inserido, sendo considerado como grupo de contemporâneos. O desempenho de cada caracterís-

$$\Delta G = \frac{\text{acurácia dos valores genéticos} + \text{intensidade de seleção} + \text{variância genética}}{\text{intervalo de gerações}}$$

tica pode ser comparado à média de seus contemporâneos, e, assim, é possível avaliar se o desempenho foi menor, igual ou superior a essa média. O desvio de desempenho individual é o primeiro passo na identificação dos alelos favoráveis. Desse modo, pode-se avaliar se o animal apresenta ou não potencial genético superior e, se é possível transmiti-lo a seus descendentes. Todas as informações coletadas ao longo da vida do animal serão utilizadas em uma avaliação genética multicaracterística, onde se considera a interação biológica no desenvolvimento e expressão de cada característica para composição do valor genético final.

Com as informações completas e os valores genéticos estimados, é possível calcular o índice genético de seleção. O índice é composto dos valores genéticos e dos valores econômicos de cada característica mensurada. Essas ponderações econômicas são obtidas a partir de estudos econômicos que avaliam os custos de produção, e dessa forma se pode definir quais são as características mais importantes no reprodutor para agregar menor custo de produção associada a melhor eficiência no desempenho zootécnico na progênie.

Os índices são definições específicas de cada empresa de genética que ao longo do tempo, com a seleção intensa dos indivíduos para reposição dos plantéis, faz com que o desempenho fenotípico entre diferentes linhagens da mesma raça seja distinto para determinadas características. Essa seleção cria uma distância genética entre as populações. Por esse motivo é importante a identificação do índice de seleção definido para escolha dos reprodutores e não somente seu valor absoluto. A composição do índice e a ponderação de cada característica definirão o animal selecionado.

Após todo o processo de identificação de animais geneticamente superiores, a escolha daqueles que serão a reposição do plantel se torna o passo mais importante. Definir o volume e a velocidade de reposição implica diretamente o progresso e o ganho econômico do plantel. A definição deve seguir o mesmo critério na reposição de um reprodutor ou mesmo das matrizes do plantel comercial para garantir a evolução do desempenho (Figura 1).

O progresso genético é constante e acumulativo, e sempre haverá um reprodutor geneticamente superior ao adquirido no ano anterior. Desse modo, é essencial a reposição criteriosa dos reprodutores do plantel ou a compra de sêmen de centrais que garantam

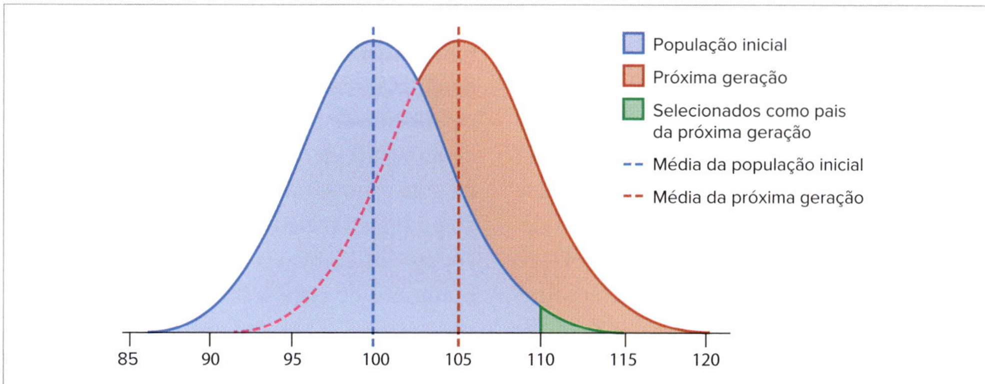

FIGURA 1 Progresso esperado no desempenho médio na próxima geração, com a utilização de reprodutores de alto índice genético.

Fonte: acervo dos autores.

reposição efetiva dos machos disponíveis. Além de todo o processo descrito, a busca de melhorias genéticas e a aceleração dos ganhos genéticos para os programas de melhoramento genético de suínos é intensa e dinâmica. A cada ano, novos fenótipos são coletados e avaliados, e ferramentas tecnológicas são utilizadas para permitir que o animal agregue mais vantagens à cadeia produtiva. Um exemplo é a utilização dos dados genômicos, que possibilitou um incremento de 30% nos ganhos genéticos, além de permitir a avaliação de características consideradas complexas como a qualidade do sêmen e a fertilidade dos reprodutores.

Os estudos de dados do genoma dos animais têm evoluído com certa velocidade. Associações de certas regiões específicas do genoma ou de certos genes com determinadas características já estão cada vez mais consistentes e sendo utilizadas na busca de respostas correlacionadas com características reprodutivas, principalmente as associadas à qualidade espermática, visando a maior difusão dos ganhos genéticos nas populações comerciais.[12,13] Desse modo, a aplicação dessa informação no processo de seleção dos reprodutores possibilitará a utilização mais eficiente de um único cachaço até mesmo em grandes plantéis.

FERTILIDADE

O elevado número de descendentes produzidos anualmente por cada cachaço requer um controle constante de sua fertilidade, e uma rápida tomada de decisão quando o desempenho é inferior à média da população ou do rebanho. As diferentes características da fertilidade do macho suíno podem ser encontradas com base em testes de fertilidade *in vitro* (características do ejaculado) e *in vivo* (eficiência reprodutiva e tamanho da leitegada).[14]

As características do ejaculado e da qualidade do sêmen têm sido associadas às diferenças na fertilidade entre populações de cachaços. Portanto, a avaliação da qualidade do sêmen, por meio da motilidade, concentração espermática, morfologia, entre outros, é realizada rotineiramente nas centrais de IA para controle de qualidade durante a produção de doses de sêmen. Atualmente, com a introdução da avaliação por meio do CASA (*Computer-Assisted Semen Analysis*), a avaliação da motilidade, concentração espermática, cálculo de taxas de diluição para produção de doses e morfologia, entre outras, tornou-se automática, rápida e eficaz, permitindo a avaliação de um alto número de ejaculados em um curto período de tempo. Por outro lado, o uso da citometria de fluxo permitiu também a avaliação de um número de células muito maior por amostra, e possibilitou avaliações multiparamétricas simultâneas de diferentes características celulares. Esses métodos têm auxiliado na tomada de decisão e tornado mais rápidas e eficazes as avaliações das características do ejaculado, sendo possível identificar problemas de fertilidade com maior acurácia.[15]

Outros aspectos, como a taxa de parição e o tamanho de leitegada, também são muito importantes e têm um alto impacto econômico na criação de suínos. O tamanho da leitegada é uma característica de baixa herdabilidade, e sua variabilidade depende principalmente de fatores ambientais. O tamanho de leitegada depende do potencial genético da fêmea, no entanto se acredita que o cachaço pode determinar a vitalidade e a sobrevivência dos embriões e leitões, influenciando o número de perdas pré-natais, perinatais e pós-natais.[14,16] Desse modo, uma adequada avaliação das características do sêmen e da produtividade do cachaço é necessária e deve fazer parte do manejo reprodutivo de rotina na criação de suínos.

FUTURAS PERSPECTIVAS

Atualmente, a IA está sendo amplamente utilizada nos sistemas de criação de suínos comerciais. O uso dessa tecnologia permite o desenvolvimento genético de maneira eficiente para as criações de suínos de todos os tamanhos e independentemente do tipo de alojamento das fêmeas. O sucesso dessa tecnologia vem alinhado a rigorosos processos para produção de doses de alta qualidade, as quais são distribuídas tradicionalmente em blister na dose de 2,5 a 3 bilhões de espermatozoides para IA intracervical, e de 1,5 a 2 bilhões de espermatozoides para a IA intrauterina convencional.

O principal desafio futuro para as centrais de IA e granjas-núcleo será a seleção de animais mais eficientes, com melhores índices de fertilidade, e essa tendência de seleção de cachaços mais eficientes poderá resultar em menor número de cachaços dentro dos centros de IA e aumento no número de descendentes produzidos por ano. O procedimento de IA na suinocultura tem evoluído de maneira constante, embora continue sendo por meio de sêmen refrigerado. Nesse aspecto, a utilização de diluidores que conservam o sêmen por mais de 7 dias poderia ser mais utilizada, pois reduziria despesas de transporte e distribuição de doses de sêmen.

O alto grau de eficiência alcançado nos índices reprodutivos, a otimização de mão de obra e os custos de produção tornam improvável a substituição da prática atual de IA com o uso de sêmen refrigerado no futuro imediato. No entanto, nos próximos anos espera-se a adaptação e o desenvolvimento de IA com sêmen congelado e uso de protocolos de inseminação artificial em tempo fixo (IATF) que possam flexibilizar o comércio internacional de doses de sêmen.

REFERÊNCIAS

1. Ivanoff EI. On the use of artificial insemination for zootechnical purposes in Russia. J Agric Sci 1922; 12(3):244-56.
2. Knox RV. Artificial insemination in pigs today. Theriogenology 2016;85(1):83-93.
3. Brassley P. Cutting across nature? The history of artificial insemination in pigs in the United Kingdom. Stud Hist Philos Sci Part C Stud Hist Philos Biol Biomed Sci 2007;38(2):442-61.
4. Foote RH. The history of artificial insemination: selected notes and notables. J Anim Sci 2002;80:1-10. Disponível em: http://www.zds-bonn.de/services/files/boarsemen2011/AI-History.pdf.
5. Johnson LA, Aalbers JG, Willems CM, Rademaker JH, Rexroad CE. Use of boar spermatozoa for artificial insemination. III. Fecundity of boar spermatozoa stored in Beltsville liquid and Kiev extenders for three days at 18 C. J Anim Sci 1982;54(1):132-6.
6. Pursel VG, Johnson LA. Freezing of boar spermatozoa: fertilizing capacity with concentrated semen and a new thawing procedure. J Anim Sci 1975;40(1):99-102.
7. Johnson LA, Aalbers JG, Grooten HG. Artificial insemination of swine: fecundity of boar semen stored in Beltsville TS (BTS), Modified Modena (MM), or MR-A and inseminated on one, three and four days after collection. Reprod Domest Anim 1988;23(2):49-55.
8. Gadea J. Review: semen extenders used in the artificial insemination of swine. Spanish J Agric Res 2003;1(2):17.
9. Resende MDV, Rosa-Perez JRH. Melhoramento animal: predição de valores genéticos pelo modelo animal (BLUP) em bovinos de leite, bovinos de corte, ovinos e suínos. Arch Vet Sci 1999;4(1):17-30.
10. Robinson JAB, Buhr MM. Impact of genetic selection on management of boar replacement. Theriogenology 2005;63(2 SPEC. ISS.):668-78.
11. Zak LJ, Gaustad AH, Bolarin A, Broekhuijse MLWJ, Walling GA, Knol EF. Genetic control of complex traits, with a focus on reproduction in pigs. Mol Reprod Dev 2017;84(9):1004-11.
12. Marques DBD, Bastiaansen JWM, Broekhuijse MLWJ, Lopes MS, Knol EF, Harlizius B, et al. Weighted single-step GWAS and gene network analysis reveal new candidate genes for semen traits in pigs. Genet Sel Evol 2018;50(1):1-14.
13. Zhao Y, Gao N, Li X, El-Ashram S, Wang Z, Zhu L, et al. Identifying candidate genes associated with sperm morphology abnormalities using weighted single-step GWAS in a Duroc boar population. Theriogenology 2020;141:9-15.
14. Savic R, Marcos R, Petrovic M, Radojkovic D, Radovic C, Gogic M. Fertility of boars: what is important to know. Biotechnol Anim Husb 2017;33(2):135-49.

15. De Andrade AFC, Passarelli MDS, Torres MA, Monteiro MS, Martins SMMK. Avaliação da qualidade do sêmen de cachaços: o que é possível ser feito? Rev Bras Reprod Anim 2017;41(1):283-91.

16. Rodriguez AL, Soom A Van, Arsenakis I, Maes D. Boar management and semen handling factors affect the quality of boar extended semen. Porc Heal Manag 2017;3:1-12.

CAPÍTULO 11

Morfologia, fisiologia e endocrinologia da reprodução de cachaços

Fernanda Radicchi Campos Lobato de Almeida
Letícia Pinheiro Moreira
Karen Beatriz Guerra Lima
Ana Luísa Neves Alvarenga Dias

INTRODUÇÃO

O sistema reprodutor masculino consiste nos testículos, vias genitais intra e extratesticulares, glândulas sexuais acessórias e genitália externa, constituída pelo pênis e escroto. As glândulas sexuais acessórias incluem glândulas vesiculares, próstata e glândulas bulbouretrais. Os testículos são órgãos-chave para o sistema reprodutor masculino, pois, além de serem responsáveis pelo processo da espermatogênese (produção de espermatozoides, denominados gametas masculinos), também realizam a esteroidogênese (síntese de andrógenos ou hormônios sexuais masculinos). Os andrógenos, principalmente a testosterona, são essenciais para a espermatogênese, desempenham importante papel no desenvolvimento do embrião masculino, no fenótipo masculino do feto, sendo também responsáveis pelo dimorfismo sexual (características físicas e comportamentais masculinas).

EMBRIOLOGIA DO SISTEMA REPRODUTOR DO CACHAÇO

A diferenciação sexual está relacionada ao desenvolvimento do sexo fenotípico a partir do sexo genético. Trata-se de um processo sequencial que começa com a determinação cromossômica do sexo (presença ou ausência do cromossomo Y) no momento da fecundação; continua com a determinação do sexo gonadal (testículos ou ovários) e termina com a determinação fenotípica do sexo (varrão ou porca). Cada etapa do processo depende da anterior, e, em condições normais, o sexo cromossômico coincide com o sexo fenotípico.[1] A informação genética codificada no cromossomo Y por si só não é suficiente para orientar o desenvolvimento complexo das gônadas masculinas. A presença do gene SRY, localizado na região de determinação do sexo no braço curto do cromossoma Y, opera como um interruptor principal, controlando a cascata de ativações dos eventos que antecedem a formação dos testículos. Dentre eles, pode-se citar a migração de células germinativas primordiais, o desenvolvimento de cristas gonadais e a diferenciação das gônadas em ovários ou testículos, que é controlada por genes determinantes do sexo.[2]

Ao longo do desenvolvimento embrionário, a expressão e a presença do cromossomo Y estão diretamente relacionadas à diferenciação testicular. A expressão do gene SRY – exclusivamente nas células de Sertoli – coordena o desenvolvimento masculino do embrião, conforme mencionado anteriormente. No início do desenvolvimento masculino, o mesênquima que separa os cordões seminíferos dá origem às células de Leydig (células intersticiais). Essas células sintetizam testosterona, que irá estimular a gônada em desenvolvimento a se diferenciar em um testículo. Tal hormônio também é responsável pelo crescimento e diferenciação dos ductos mesonéfricos (ou de Wolff), que se desenvolvem nos ductos excretores genitais masculinos. Também nesse estágio inicial, as células de Sertoli que se desenvolvem nos cordões seminíferos produzem outra molécula de ação hormonal importante, denominada hormônio antimülleriano (AMH). Essa substância é uma glicoproteína, que interfere na divisão celular dos ductos paramesonéfricos (ou de Müller), inibindo, por sua vez, o desenvolvimento dos órgãos genitais femininos (Figura 1).

O desenvolvimento e a diferenciação da genitália externa (também a partir do estágio sexualmente indiferenciado) ocorrem ao mesmo tempo e resultam da ação da di-hidrotestosterona (DHT), um produto da conversão da testosterona pela 5α-redutase. Na ausência de DHT, independentemente do sexo genético ou gonádico, a genitália externa irá se desenvolver ao longo do modelo feminino. As ações concomitantes de testosterona, AMH e DHT no embrião masculino em desenvolvimento determinam seu sexo hormonal.

Os testículos começam a se formar a partir do 30º dia gestacional, quando as células germinativas migram para a crista genital e colonizam a gônada indiferenciada próxima ao rim. Vale ressaltar que a diferenciação das gônadas primárias em testículos começa alguns dias antes da diferenciação em ovários, sendo esses eventos independentes de estímulo de gonadotrofinas (hormônio folículo-estimulante – FSH, e hormônio luteinizante – LH).

Cabe ressaltar que, durante o desenvolvimento fetal, os testículos se desenvolvem dentro da cavidade abdominal e no terço final

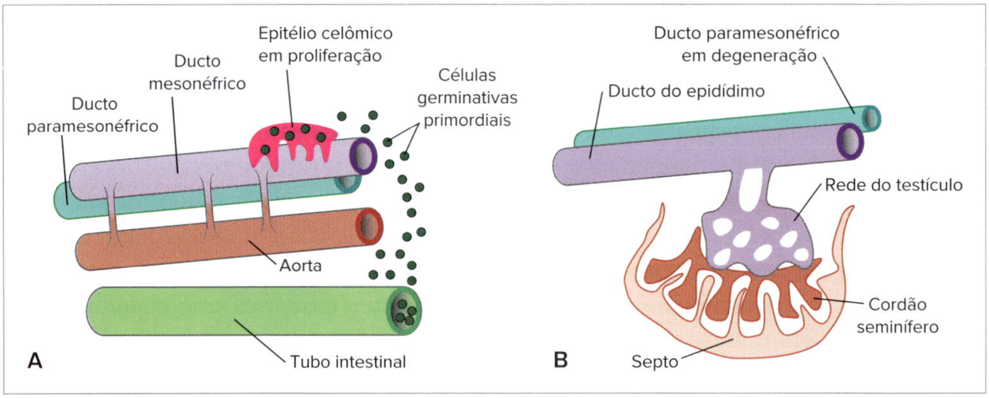

FIGURA 1 Desenho esquemático do desenvolvimento testicular. A: gônadas indiferenciadas – estágio no qual ocorre a migração das células germinativas primordiais, oriundas do saco vitelínico, em direção às cristas gonadais, que são incorporadas aos cordões sexuais primários. A maior parte da gônada em desenvolvimento é formada por mesênquima derivado do epitélio celômico. Sob o estímulo de testosterona, ocorre a diferenciação dos cordões sexuais primários em cordões seminíferos. Ao mesmo tempo, a gônada em desenvolvimento produz AMH, promovendo a regressão dos ductos paramesoméfricos e estruturas deles derivadas. B: estágios finais de desenvolvimento testicular – a túnica albugínea que envolve o testículo forma os septos testiculares. A rede testicular comunica-se com os cordões seminíferos e com o sistema de ductos excretores que se desenvolvem a partir do ducto e túbulo mesonéfricos.

Fonte: adaptada de Ross e Pawlina.[2]

da gestação (aproximadamente 90 dias), sob estímulo de LH, deslocam-se da cavidade abdominal para o escroto, passando pelo canal inguinal. Esse deslocamento, conhecido como descenso ou deiscência testicular, ocorre em dois estágios independentes: (1) descida transabdominal ou deslizamento dos testículos para o anel inguinal, (2) descida inguinoescrotal ou descida dos testículos do anel inguinal ao escroto. O primeiro estágio é andrógeno-independente, sendo regulado pelo AMH; a ausência desse hormônio pode levar à permanência dos testículos na cavidade abdominal, condição conhecida como criptorquidismo. Por outro lado, a descida inguinoescrotal é regulada por andrógenos.

A migração dos testículos para o escroto ocorre em função do crescimento da cavidade abdominal combinado à ação da testosterona, que promove o encurtamento do gubernáculo, ligamento que conecta o polo inferior de cada testículo ao escroto em desenvolvimento, sendo sensível à testosterona. Posteriormente, o canal inguinal torna-se menor, permitindo espaço suficiente apenas para o cordão espermático. Falhas na deiscência dos testículos (criptorquidismo) podem causar esterilidade. No criptorquidismo unilateral, o reprodutor apresenta aparência normal, mas com capacidade espermatogênica reduzida. Tal redução ocorre porque a produção normal de espermatozoides deve ocorrer no escroto, onde as temperaturas são mais baixas do que a temperatura corporal. As concentrações de testosterona não são afetadas nesses animais, e, exceto pela redução da produção de espermatozoides, tanto o comportamento quanto o crescimento permanecem normais. No caso em que os dois testículos não descem para o escroto (criptorquidismo bilateral), esses machos são estéreis, embora as concentrações de testosterona sejam normais e eles apresentem comportamento de machos férteis.[3]

Outra afecção associada ao descenso testicular é a hérnia escrotal, na qual parte do intestino passa pelo canal inguinal. Acredita-se que essa afecção esteja relacionada à genética, podendo também ser frequentemente observada em machos castrados, em função de procedimento cirúrgico inadequado que altera as estruturas de suporte dos testículos.

ANATOMIA DO SISTEMA REPRODUTOR MASCULINO

Os órgãos que compõem o sistema reprodutor dos varrões incluem um par de gônadas, os testículos, que são responsáveis tanto pela produção de gametas (espermatozoides) quanto pela produção do hormônio testosterona; um par de sistemas de ductos gonadais, composto pelo epidídimo e pelo ducto deferente, que transportam os espermatozoides para a uretra. Além destes, existe um conjunto de glândulas acessórias, responsáveis pela síntese de substâncias que são agregadas ao sêmen, contribuindo para a nutrição e a preservação dos espermatozoides e conferindo volume ao sêmen, e a uretra masculina, que se estende da bexiga até a extremidade livre do pênis, servindo de passagem tanto para a urina quanto para o sêmen. Finalmente, o pênis, órgão copulatório do macho, é responsável pela deposição do sêmen no sistema reprodutor da fêmea. Cabe ressaltar que as adaptações da pele, como o escroto e o prepúcio, apresentam estreita relação com os testículos e o pênis, respectivamente (Figura 2).[4]

A maioria dos órgãos do sistema reprodutor masculino localiza-se na cavidade pelvina, em posição retroperitoneal. No entanto, os testículos estão localizados no escroto, fora da cavidade pelvina. Tal localização garante a espermatogênese, que necessita de temperaturas abaixo da temperatura corporal para ocorrer. O escroto apresenta posição perineal,

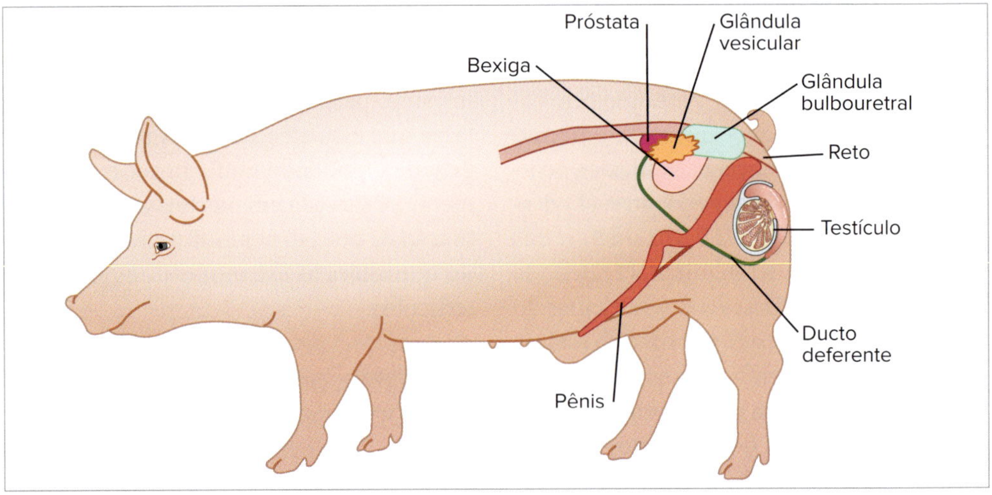

FIGURA 2 Desenho representativo dos componentes do sistema genital do varrão.
Fonte: acervo das autoras.

ao contrário de outras espécies domésticas, como os ruminantes, equinos e cães, que apresentam escroto pendular. Vale ressaltar que ambos os testículos apresentam posição anatômica invertida; a cauda do epidídimo e o polo caudal do testículo apontam dorsocaudalmente para o ânus, sendo facilmente palpáveis. Em função da posição perineal do escroto, o músculo cremaster praticamente não exerce função termorregulatória no varrão.[4]

Os testículos são órgãos importantes para a fertilidade, pois é neles que ocorre o processo da espermatogênese. Histologicamente, são revestidos externamente por uma espessa cápsula de tecido conjuntivo, a túnica albugínea, que emite septos para o interior do parênquima testicular, dividindo-o em lóbulos (Figura 3A).[2]

Por sua vez, o parênquima testicular é composto por túbulos seminíferos, tecido conjuntivo, células de Leydig, vasos sanguíneos e linfáticos, bem como nervos. Cada testículo apresenta cerca de 1.000 túbulos seminíferos, que são túbulos enovelados, medindo aproximadamente 250 μm de diâmetro e 70 cm de comprimento cada um, cujo comprimento total por testículo corresponde a aproximadamente 7.000 m. Cada túbulo seminífero apresenta-se revestido por um epitélio estratificado, complexo e incomum, composto por células germinativas, em diferentes estágios de desenvolvimento incluindo espermatogônias, espermatócitos primários, espermatócitos secundários, espermátides arredondadas, espermátides alongadas, além de células somáticas (células de Sertoli) (Figura 3B). O diâmetro e o número dos túbulos seminíferos, o número de células germinativas e somáticas podem interferir no processo espermatogênico e, consequentemente, afetar a fertilidade.

As células de Sertoli oferecem suporte, nutrição e proteção às células da linhagem germinativa, e seu número, bem como sua capacidade de suporte, irão determinar a produção espermática do varrão. No momento do nascimento e até 1 mês de idade ocorre uma segunda onda de proliferação de células de Sertoli, e a terceira aos 3 a 4 meses de idade. No final da terceira fase de proliferação, uma barreira se forma para restringir o fluxo sanguíneo para os túbulos seminíferos (barreira hematotesticular) e para regular o fluxo de fluidos dentro dos túbulos.[4]

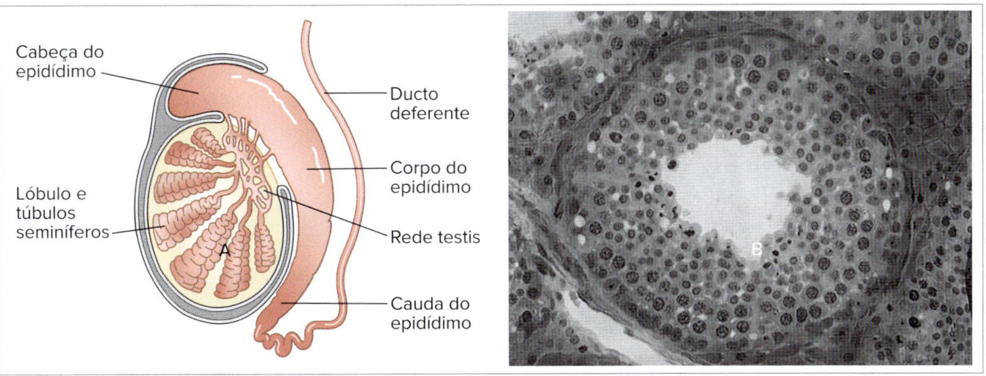

FIGURA 3 Histologia do testículo. A: representação esquemática do parênquima testicular e do epidídimo. B: fotomicrografia de um corte transversal do túbulo seminífero em varrão aos 8 meses de idade, mostrando a estratificação do epitélio seminífero, bem como as células da linhagem germinativa (ampliação da imagem: 20×).

Fonte: acervo das autoras.

A divisão das células de Sertoli e o número dessas células antes da puberdade estabelecerão o tamanho dos testículos e o número de células espermáticas, sendo considerado o fator determinante para a capacidade de produção de espermatozoides ao longo da vida em machos sexualmente maduros. No período pós-natal, concentrações elevadas de FSH estão associadas ao aumento do número de células de Sertoli, porém essas células não proliferam após a puberdade, tornando fixo o potencial de produção de espermatozoides.

As células de Leydig estão sob o controle do LH, hormônio essencial para a produção de testosterona. A produção de testosterona nas células de Leydig depende do tamanho do retículo endoplasmático liso e do número de receptores de LH, e não do número de células de Leydig. As células de Leydig se desenvolvem durante os períodos fetais e perinatais, mas também continuam a se dividir desde o início da puberdade até a idade adulta.

Os túbulos seminíferos convergem para um conjunto de tubos, que constituem as vias espermáticas intratesticulares: túbulos retos, rede testicular e ductos eferentes. Tais estruturas constituem importante via para a condução de espermatozoides e fluidos que deixam os testículos e entram no ducto responsável pela maturação espermática: o epidídimo. Este se localiza fora do testículo, sendo formado por um tubo muito enovelado, o ducto epididimário, que pode medir mais de 50 m de comprimento no varrão. Anatomicamente, o epidídimo é dividido em cabeça, corpo e cauda, e é o local de maturação dos espermatozoides, ou seja, é onde esses gametas adquirem a capacidade de fertilização.

Em cada testículo, o epidídimo se conecta a um tubo, conhecido como ducto deferente, que deixa o epidídimo para se tornar parte do cordão espermático, atravessa o canal inguinal e entra na cavidade abdominal. No caso do uso de machos rufiões, o ducto deferente pode ser seccionado cirurgicamente e posteriormente suturado para se obter machos estéreis. Tais machos mantêm alta libido, pois a síntese de testosterona é normal, sendo frequentemente usados para a detecção de cio. No entanto, são estéreis, pois não apresentam espermatozoides no ejaculado. Cada ducto deferente desemboca em um tubo único, a uretra pelvina. A uretra prossegue seu trajeto na cavidade pelvina, passando por vários músculos e glândulas acessórias até formar a uretra peniana, que pode transportar tanto urina quanto sêmen. A urina entra na uretra, vindo da bexiga, por meio de relaxamento muscular sob controle voluntário do macho. O relaxamento desse mesmo músculo é impedido durante a ereção e a ejaculação, por ação do sistema nervoso autônomo, para prevenir que a urina passe ao ejaculado.

O ejaculado é constituído de espermatozoides e de plasma seminal, o qual é composto por secreções provenientes do epidídimo e das glândulas sexuais acessórias. Essas glândulas são: (a) parte glandular do ducto deferente; (b) glândula vesicular; (c) próstata; e (d) glândula bulbouretral. Os ductos deferentes penetram no corpo da próstata, não se expandindo para formar as ampolas (do ducto deferente), e na parte final de sua trajetória são cobertos por grandes glândulas vesiculares que desembocam a seu lado.

O produto secretório de cor branca ou branco-amarelada da glândula vesicular representa cerca de 10% a 30% do ejaculado em varrões, sendo rico em frutose, que atua como fonte de energia para os espermatozoides ejaculados. A próstata do varrão, além de um corpo pequeno e irregular, também apresenta uma porção disseminada, que é grande e se distribui na parede da uretra pelvina. A contribuição das secreções prostáticas ao volume total do ejaculado varia de 35% a 60%. Uma de suas funções consiste em neutralizar o plasma seminal, que se torna ácido devido ao acúmulo de dióxido de carbono e lactato provenientes do metabolismo espermático, o que favorece o início dos movimentos ativos dos espermatozoides ejaculados.

Por sua vez, as glândulas bulbouretrais destacam-se no macho suíno por seu tamanho e formato. Elas se localizam dorsolateralmente à uretra pelvina, sendo longas o bastante para tocar as glândulas vesiculares, e estão cobertas pelos músculos bulboglandulares, cuja contração assegura seu esvaziamento. As extremidades caudais das glândulas bulbouretrais podem ser palpadas pelo reto. Seu produto secretório, exclusivamente mucoso e rico em ácido siálico, contribui com cerca de 15% a 30% do ejaculado. É possível que a secreção esteja envolvida na oclusão da cérvix para impedir o refluxo do sêmen após a ejaculação. Cabe ressaltar que, em animais castrados, as glândulas sexuais acessórias tornam-se atrofiadas, já que necessitam de estímulo da testosterona para se desenvolverem.

O pênis do varrão é do tipo fibroelástico, similar ao do bovino, relativamente fino, apresentando uma flexura sigmoide pré-escrotal com cerca de 60 cm de comprimento (quando flácido). Uma espessa túnica albugínea envolve o corpo cavernoso, e o corpo esponjoso repousa sobre a face ventral do corpo cavernoso. O corpo do pênis apresenta uma curvatura próxima à sua raiz, a flexura sigmoide ("S peniano"), que se desfaz no momento da ereção. A glande do órgão é fina e em forma de "saca-rolhas".

O prepúcio é relativamente longo e abriga a parte livre do pênis. Apresenta uma bolsa em sua extremidade cranial localizada dorsalmente ao óstio prepucial, denominada divertículo prepucial, que contém um fluido de cheiro desagradável formado por debris celulares imersos em urina, além de feromônio, que estimula a fêmea a expressar o reflexo de imobilização. O divertículo é coberto pelo músculo prepucial cranial, responsável por seu esvaziamento antes da cópula. Em caso de machos doadores de sêmen, é fundamental que se faça o esvaziamento do divertículo antes da coleta para controlar possíveis contaminações do sêmen por microrganismos.

ENDOCRINOLOGIA DA REPRODUÇÃO DO MACHO

A função endócrina do sistema reprodutor dos cachaços é realizada basicamente pelas células de Leydig (síntese e secreção de testosterona) e células de Sertoli (síntese e secreção de inibinas). No interstício, espaços entre os túbulos seminíferos, situam-se as células de Leydig, enquanto as células de Sertoli se localizam nos túbulos seminíferos (Figura 4).

Tanto em machos quanto em fêmeas, o processo da reprodução tem início no hipotálamo, região do diencéfalo localizada próximo à base do cérebro, que, em resposta a diferentes estímulos, sintetiza nos núcleos arqueado, ventromedial, dorsal e paraventricular o hormônio GnRH (hormônio liberador de gonadotrofinas). Esse pequeno decapeptídeo é responsável por atuar na glândula pituitária ou hipófise, localizada logo abaixo do hipotálamo, e induzir a liberação dos dois hormônios gonadotróficos FSH e LH, sintetizados pelas células basais da adeno-hipófise.[3] O GnRH é liberado ou inibido em resposta à percepção neural de muitos fatores fisiológicos associados à maturidade, estado metabólico, ambiente, estresse, estimulação sensorial e *feedback* hormonal dos testículos (Figura 5).

Uma vez na circulação sistêmica, FSH e LH seguem em direção aos testículos, onde se ligam a seus receptores específicos. O FSH se liga a seus receptores localizados nas células de Sertoli no interior dos túbulos seminíferos, sendo responsável por estimular a proliferação dessas células durante a fase de desenvolvimento testicular. No indivíduo adulto, o FSH regula a síntese da proteína ligadora de andrógenos (ABP), do inglês *androgen-binding-protein*, e, consequentemente, a concentração intratesticular de testosterona. Dessa forma, essa gonadotrofina pode regular o processo espermatogênico. Por outro lado, o LH se liga a seus receptores nas células de Leydig para ativar as vias enzimáticas que convertem o colesterol em pregnenolona e, finalmente, em testosterona (esteroidogênese). Essas células estão locali-

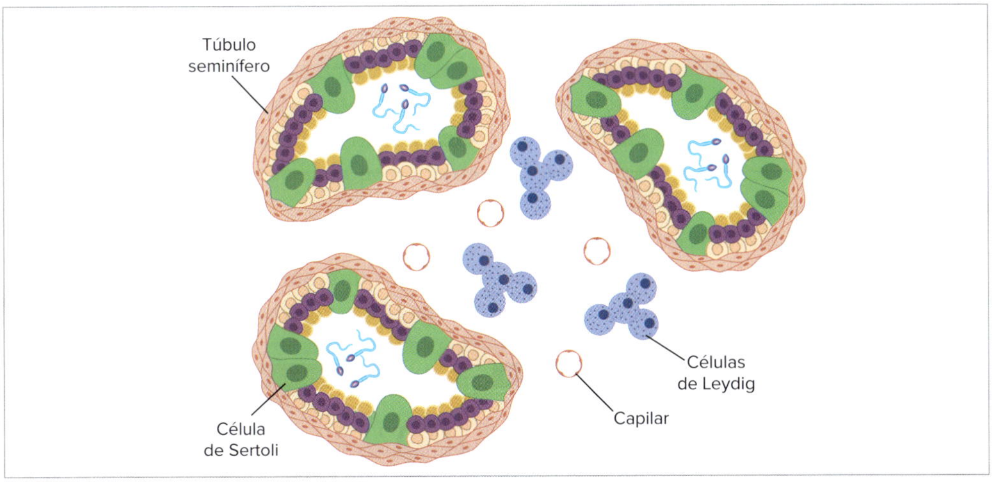

FIGURA 4 Representação esquemática do parênquima testicular, evidenciando cortes transversais de túbulos seminíferos, em que se observam os diferentes tipos celulares (células de Sertoli e células germinativas), bem como o espaço intersticial com células de Leydig e capilares.

Fonte: acervo das autoras.

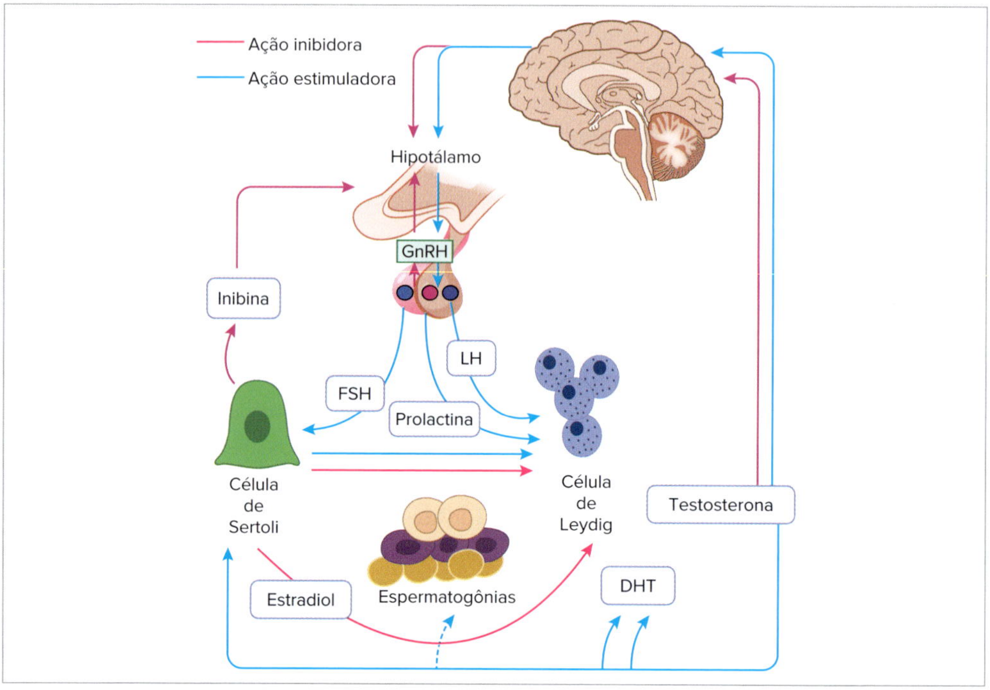

FIGURA 5 Desenho esquemático do eixo hipotalâmico-hipofisário-testicular. As setas em azul indicam ação estimuladora, e as setas em rosa, ação inibidora.

DHT: di-hidrotestosterona; FSH: hormônio folículo-estimulante; LH: hormônio luteinizante.

Fonte: adaptada de Ross e Pawlina.[2]

zadas no espaço intersticial, ou seja, entre os túbulos seminíferos, apresentando estreita associação com a vascularização do órgão, o que permite o fluxo multidirecional de testosterona (Figura 6).

A testosterona difunde-se pela lâmina basal para entrar nos túbulos seminíferos. Ao alcançar o lúmen, liga-se à ABP, produto de secreção das células de Sertoli, que apresenta alta afinidade de ligação tanto pela testosterona quanto pela DHT e que está altamente concentrada no lúmen dos túbulos seminíferos. Dessa forma, a concentração de testosterona se mantém elevada, proporcionando um microambiente favorável para as células espermatogênicas em diferenciação. Cabe ressaltar ainda que o complexo juncional entre as células de Sertoli também cria uma barreira de permeabilidade, a barreira hematotesticular. Tal barreira isola as células germinativas haploides geneticamente diferentes e, portanto, antigênicas (espermatócitos secundários, espermátides e espermatozoides) do sistema imune no macho sexualmente maduro, impedindo o desencadeamento de respostas imunes contra aquelas células.

As secreções endócrinas das células de Sertoli (inibina) e células de Leydig (testosterona) também entram na circulação, para regular a liberação de GnRH, FSH e LH e a produção espermática, por meio de mecanismos de *feedback*, atuando tanto no nível hipotalâmico quanto no hipofisário (Figura 5).[3] A testosterona circulante permite que tecidos responsivos se liguem a esse esteroide, promovendo o desenvolvimento do sistema reprodutor masculino, comportamento sexual

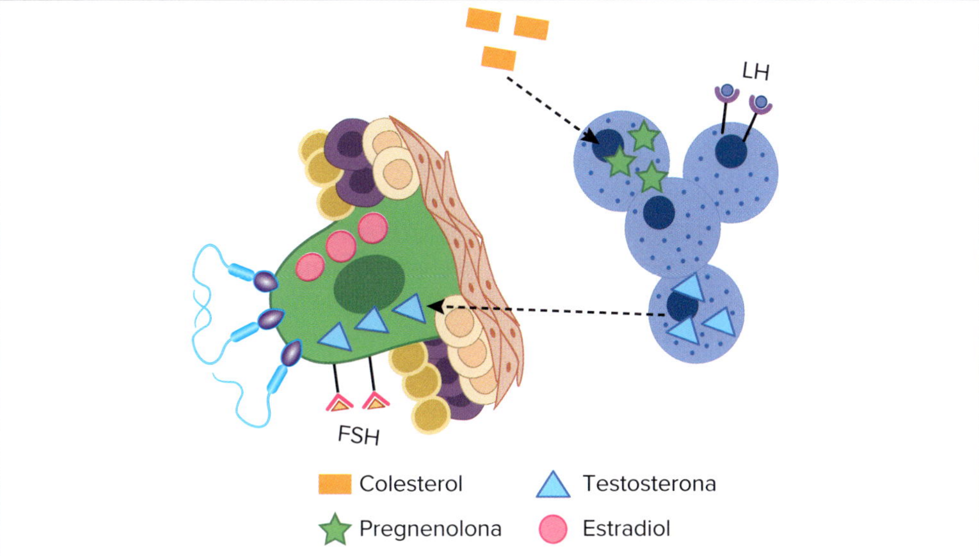

FIGURA 6 Representação esquemática dos sítios de ligação das gonadotrofinas e do processo da esteroidogênese nas células de Leydig, a partir do colesterol.

FSH: hormônio folículo-estimulante; LH: hormônio luteinizante.

Fonte: acervo das autoras.

e produção espermática. Esse hormônio é produzido no testículo do feto entre 20 e 40 dias de idade, quando as taxas de divisão das células germinativas são altas. Posteriormente, a testosterona diminui, permanecendo em concentrações basais até a puberdade.

A produção de testosterona resulta da conversão de colesterol em pregnenolona, testosterona e, em alguns casos, estradiol (Figura 6). Essa via de produção de estradiol em machos também está envolvida na produção de plasma seminal. Acredita-se que o estradiol no plasma seminal auxilie nas contrações uterinas, favorecendo o transporte de espermatozoides. De modo geral, os andrógenos controlam libido, agressividade e desenvolvimento tanto muscular quanto dos órgãos do sistema reprodutor, como pênis, testículos e glândulas sexuais acessórias. Os andrógenos também funcionam como feromônios quando produzidos nas glândulas submandibulares, sendo importantes para estimular o estro nas fêmeas suínas.

FISIOLOGIA DA PRODUÇÃO DE SÊMEN

O sêmen é composto por espermatozoides e produtos secretores do epidídimo, ducto deferente, próstata, glândulas vesiculares e glândulas bulbouretrais, sendo liberado no momento da ejaculação. A qualidade do sêmen, principalmente a concentração espermática, irá determinar a fertilidade dos machos reprodutores. Por sua vez, o número de espermatozoides produzidos pelo reprodutor suíno adulto é determinado pelo número de células de Sertoli. Entretanto, essas células não proliferam indefinidamente ao longo da vida do varrão. Existem períodos de atividade mitótica que se iniciam antes mesmo do nascimento e, no período pós-natal, coincidem com o primeiro mês de vida e imediatamente anterior à puberdade (terceiro e quarto meses), momentos nos quais se observa um crescimento testicular acelerado, tendo o FSH um papel crucial nesse contexto.

Adicionalmente, o número de células de Sertoli presentes nos túbulos seminíferos irá determinar o tamanho testicular e a capacidade diária de produção espermática. Assim, fatores que influenciam na proliferação e, consequentemente, no número de células de Sertoli podem afetar a produção de espermatozoides ao longo da vida. Os pesos ao nascer e ao desmame, bem como a taxa de crescimento dos animais, devem ser considerados, uma vez que o peso do animal está relacionado ao aumento do tamanho dos testículos e da produção de espermatozoides. Dessa forma, acompanhar o crescimento testicular durante as fases iniciais de desenvolvimento pode predizer a produção espermática futura do macho suíno.

Entre 3 e 4 meses de idade, há um aumento notável na relação entre os testículos e o peso corporal, tendo início os processos de espermatogênese e espermiogênese. Nessa idade, os espermatozoides aparecem no lúmen dos túbulos seminíferos, e a ereção pode ocorrer. Por volta dos 5 meses e meio de idade, a puberdade começa com o aparecimento dos primeiros espermatozoides no ejaculado. Então, a partir dos 6 meses de idade, os testículos aumentam de tamanho, e tanto a concentração de sêmen quanto o volume de ejaculado aumentam. Aos 18 meses de idade, não há incremento na fertilidade e o varrão é considerado totalmente maduro.

No suíno, o tempo necessário para uma única célula avançar para o próximo estágio é de 9 dias, e a duração do ciclo do epitélio seminífero no varrão é de cerca de 53 dias. Cabe ressaltar que o processo de liberação de espermatozoides a partir da espermatogônia-tronco pode durar 34 a 40 dias, e todas estas transformações ocorrem no citoplasma da célula de Sertoli, que oferece suporte, nutrição e proteção às células da linhagem germinativa. Espermatogônias são células arredondadas diploides, localizadas próximas à lâmina basal dos túbulos, portanto mais distantes do lúmen, enquanto os espermatócitos, em meiose, ainda são arredondados, mas estão mais próximos do lúmen. As espermátides são haploides, e as mais avançadas apresentam forma alongada, semelhante a um espermatozoide, sendo encontradas mais próximas do lúmen (Figura 7). Vale ressaltar que nem todas as células da linhagem germinativa darão origem a espermatozoides, pois pode ocorrer perda celular. Tal perda é estimada em 70%, e acredita-se que resulte de apoptose ou morte celular relacionada ao estresse, toxinas e dano cromossômico durante o desenvolvimento meiótico.

O varrão é eficiente na produção espermática diária, em virtude de 85% do tecido parenquimatoso testicular ser constituído por células de Sertoli, possuir ciclo espermatogênico curto e dar origem a até 10 espermátides por célula de Sertoli. Assim, o macho suíno adulto pode produzir, diariamente, cerca de 25 milhões de espermatozoides por grama de testículo. Como cada testículo pesa em média 500 g, são capazes de produzir acima de 12 bilhões de espermatozoides por dia.

Ao deixarem os testículos, os espermatozoides são direcionados para a cabeça do epidídimo. A maturação no epidídimo é necessária para que adquiram a habilidade para fertilizar. O epidídimo dos suínos adultos é longo, apresentando a composição estrutural necessária para manter um ambiente específico para isolar os espermatozoides da corrente sanguínea. É o local onde os espermatozoides incorporam proteínas à membrana, consideradas essenciais para a fertilização. À medida que são transportados ao longo do epidídimo, adquirem capacidade de movimento da cauda, mas ainda estão muito concentrados para se mover. Os espermatozoides são armazenados imóveis na região da cauda do epidídimo, e toda a duração do trânsito ao longo do epidídimo requer cerca de 12 dias.

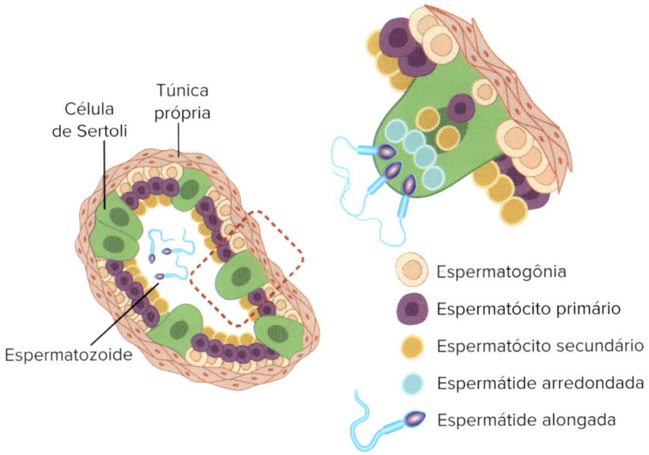

FIGURA 7 Desenho esquemático representando um corte transversal de um túbulo seminífero, bem como os diferentes tipos de células germinativas associadas à célula de Sertoli.
Fonte: acervo das autoras.

Os espermatozoides adquirem motilidade total e capacidade de fertilização quando diluídos no plasma seminal durante a ejaculação. Fatores estressantes e toxinas podem alterar as funções do epidídimo, bem como seu microambiente, reduzindo, assim, a capacidade de fertilização da célula espermática.[5]

ESTRUTURA E FISIOLOGIA DA CÉLULA ESPERMÁTICA

Os espermatozoides são muito sensíveis a alterações bruscas de temperatura, e a exposição a temperaturas altas, mesmo por curtos períodos, podem aumentar o seu metabolismo e encurtar sua vida útil. Temperaturas 5 °C acima de sua temperatura normal podem causar danos irreversíveis em apenas 5 minutos. Por outro lado, o resfriamento pode ser eficaz para aumentar a vida útil dos espermatozoides, quando usados os meios adequados para isso.[2]

Para que os espermatozoides sejam capazes de fertilizar um oócito, deverão apresentar motilidade acima de 80% e morfologia sem alterações. Rotineiramente, as amostras de sêmen colhidas em "unidades de disseminação genética" são avaliadas pelo "Sistema Computadorizado de Análise de Sêmen" (CASA) após a coleta. Uma vez aprovado pelo técnico responsável, o sêmen é liberado para o processamento. A aprovação consiste em avaliação da concentração, volume, motilidade, viabilidade, morfologia, contaminação e aglutinação. Na Tabela 1 encontram-se os valores de referência de alguns parâmetros do plasma seminal de suínos.

TABELA 1 Componentes e concentração do plasma seminal no macho suíno

Parâmetro	Valores de referência
Volume (mL)	100-300
Concentração (x10^6/mL)	150-400
Motilidade (%)	65-80
Espermatozoides totais (x10^9/ejaculado)	30-130
Sódio (mM)	20-23
Potássio (mM)	1,5-4,6
Bicarbonato (mM)	2,5-24
Cálcio (mM)	85-105

(continua)

TABELA 1 Componentes e concentração do plasma seminal no macho suíno (*continuação*)

Parâmetro	Valores de referência
Magnésio (mM)	0,4
Cloreto (mM)	0,5
Fosfato (mM)	0,06-0,3
Frutose (mM)	0,4-0,7
Glicose (mM)	28
Sorbitol (mM)	2,2
Inositol (mM)	2,6-10,4
Ácido láctico (mM)	2
Ácido cítrico (mM)	4-6,8
Ácido glutâmico (mM)	0,26
Glicerofosfocolina (mM)	0,01
Glicerofosfoinositol (mM)	0,03
Arginina (mM)	0,7
Creatinina (mM)	0,03
Ergotionina (mM)	0,7
Proteína (mg/mL)	30-39
pH	7,3-7,8
Estrógeno (μg/ejaculado)	10-12
Prostaglandina (ng/mL)	0,5
Ocitocina (pg/mL)	1,5
Andrógeno (ng/mL)	0,2-0,6
Testosterona (ng/mL)	0,2-5

Das características seminais, a morfologia espermática é a que melhor demonstra o amadurecimento sexual do macho após a puberdade, sinalizando a ocorrência de possíveis alterações durante a espermatogênese e a maturação espermática, embora nenhuma característica deva ser avaliada isoladamente. Alterações da espermatogênese apresentam-se no espermograma como defeitos de cabeça, entre eles: cabeça piriforme, macrocefálico, microcefálico, dentre outros. Tais defeitos estão associados à imaturidade testicular, muito comum em animais jovens. Por outro lado, alterações de cauda estão associadas a problemas de maturação espermática ou espermiogênese, processo que ocorre durante o trânsito epididimário, como cauda enrolada, dobrada, implantação abaxial da cauda, gota proximal e distal. A concentração espermática é importante para a produção eficiente de doses inseminantes, podendo ser estimada com base na capacidade de produção espermática diária de testículos e na frequência de coletas de sêmen. Problemas de viabilidade espermática, morfologia e integridade do DNA podem frequentemente estar relacionados a estresses antes, durante ou após a coleta de sêmen.[6]

Vários fatores podem ainda interferir na qualidade do sêmen, tais como o tipo de alojamento, tamanho da leitegada, socialização com o homem, nutrição, coletador e individualidade de cada macho, bem como a linhagem. O conhecimento de tais fatores torna-se essencial para o estabelecimento de critérios de seleção de machos como potenciais reprodutores.

REFERÊNCIAS

1. Squires EJ. Endocrine manipulation of reproduction. In: Squires EL (ed.). Applied animal endocrinology. 2.ed. Cabi; 2010. p.154-89.
2. Ross MH, Pawlina W. Sistema reprodutor masculino. In: Ross MH, Pawlin W (eds.). Histologia texto e atlas e correlações com biologia celular e molecular. 7.ed. Rio de Janeiro: Guanabara Koogan; 2016. p.1211-72.
3. Knox RV. The physiology of sperm production and the reproductive management of boars for fertility. In: Proceedings of boar stud managers conference. St. Louis; 2016.
4. Dyce KM, Sack WO, Wensing CJG. Pelve e órgãos reprodutivos dos suínos. In: Dyce KM, Sack WO, Wensing CJG (eds.). Tratado de anatomia veterinária. Rio de Janeiro: Elsevier; 2010. p.1518-22.
5. França LR, Avelar GF, Almeida FFL. Spermatogenesis and sperm transit through the epididymis in mammals with emphasis on pigs. Theriogenology 2005;63(2 SPEC. ISS.):300-18.
6. Bonet S, Garcia E, Sepúlveda L. The boar reproductive system. In: Bonet S, Casas I, Holt WV, Yeste M (eds.). Boar reproduction: fundamentals and new biotechnological trends. London; 2012. p. 65-107.

CAPÍTULO 12

Nutrição para reprodutores suínos

Cristian Hernando Martinez Garcia
Ana Paula Pinoti Pavaneli
Simone Maria Massami Kitamura Martins

INTRODUÇÃO

Maximizar os índices zootécnicos de uma granja é essencial para sua competitividade no cenário produtivo. Fatores como genética, ambiência, sanidade e nutrição devem prosperar juntos dentro do sistema, a fim de se alcançar esse objetivo. Quando o assunto é a dieta fornecida aos animais, especialmente em um plantel reprodutivo, entender que machos e fêmeas têm exigências nutricionais distintas é o primeiro passo.

A nutrição adequada pode melhorar as características reprodutivas influenciando a diferenciação das células germinativas e a expressão programada de diversos tipos e estágios de desenvolvimento celular, o que terá reflexo na idade à puberdade, na libido, no desenvolvimento e na manutenção das glândulas endócrinas, além de evitar o sobrepeso e o descarte precoce.[1]

Nas fêmeas, as fases de preparação da leitoa, gestação e lactação pedem ainda uma dieta ajustada a cada uma delas, buscando atender a seus primordiais objetivos, sejam eles uma boa condição corporal e um adequado desenvolvimento folicular para a primeira concepção, leitegadas de qualidade ao nascimento e ao desmame, ou mesmo um rápido retorno à ciclicidade após o período lactacional.

Nos machos, de igual forma, deve-se trabalhar com dietas ajustadas a cada uma de suas fases ao longo da vida, seja ela direcionada ao adequado crescimento do animal ainda jovem selecionado para a reprodução, incluindo o desenvolvimento e a maturação de seu sistema reprodutor, ou a manutenção de boa condição corporal e ótima *performance* reprodutiva enquanto adulto, o que envolve alta produção de sêmen e ótima capacidade fertilizante dos espermatozoides.

Neste capítulo serão abordados os principais aspectos dos modos como a nutrição é capaz de influenciar o desempenho reprodutivo de fêmeas e cachaços. Será conduzida também uma breve revisão dos fundamentos fisiológicos que estão por trás das exigências nutricionais em cada uma dessas categorias e fases de sua produção.

INGREDIENTES E ADITIVOS

A dieta de suínos de maneira geral, não apenas pensando nos reprodutores, pode variar de acordo com o país, o estado e até mesmo a cidade onde o animal será produzido. Uma vez que a dieta corresponde a 70% a

80% do custo de produção, o uso apenas de ingredientes tradicionais tais como milho e farelo de soja pode se tornar inviável no período de entressafra ou quando essas *commodities* estão com o preço elevado. Assim, coprodutos provenientes das indústrias que produzem massas, cerveja, pães e chocolates, além de outros, estão cada vez mais presentes como ingredientes na dieta dos suínos. A escolha do ingrediente e o nível de inclusão na dieta podem ser variáveis, pois dependem da experiência prévia do nutricionista, do custo e da disponibilidade do ingrediente, do tipo de sistema de produção e da fase do ciclo em que o animal se encontra.

De maneira geral, a dieta no Brasil é baseada em milho e farelo de soja, sendo o primeiro responsável pela fonte energética e o segundo pela fonte proteica e aminoacídica. A essa combinação ainda são acrescidos o premix vitamínico, mineral e/ou núcleos, além dos diferentes aditivos, tais como acidificantes, probióticos, prebióticos, antioxidantes, edulcorantes, adsorventes, dentre outros. Por se tratar de reprodutores, a inclusão de alimentos fibrosos na dieta é muito interessante para promover saciedade e bem-estar aos animais, uma vez que as fêmeas gestantes e os cachaços recebem diariamente uma dieta controlada. A fibra pode ser advinda de diferentes ingredientes, como o farelo de trigo, a casca de soja, a casca de árvore, entre outros.

Em sistemas intensivos de produção de suínos (SIPS), ciclo completo, podem ser encontrados os animais em todas as fases reprodutivas. Os reprodutores (fêmea e macho) correspondem a aproximadamente 9,12% dos animais de um SIPS, ciclo completo, sendo 9,11% fêmeas e 0,03% machos. Como os cachaços representam a menor parcela de animais dentro do SIPS, a maioria dos proprietários e técnicos não dá a devida importância a sua dieta. O reduzido volume de ração consumida, associado ao custo mais elevado da ração em relação às fêmeas reprodutoras (fase de gestação ou lactação), e às vezes o custo de uma embalagem específica para esse produto e o desvio da produção de uma fábrica de ração para a elaboração de quantidades reduzidas destinadas aos cachaços, impedem que estes recebam a dieta adequada em muitas propriedades suinícolas.[2]

Principais aditivos usados na dieta de reprodutores

Os aditivos podem ser definidos segundo a Instrução Normativa n. 13/2004 do Ministério da Agricultura, Pecuária e Abastecimento (Mapa) como "substância, microrganismos ou produto formulado, adicionado intencionalmente aos produtos, que não é utilizado normalmente como ingrediente, tenha ou não valor nutritivo e que melhore as características dos produtos destinados à alimentação animal dos produtos animais, melhore o desempenho dos animais sadios ou atenda às necessidades nutricionais".

Os principais aditivos utilizados na dieta de reprodutores estão listados a seguir:

- Acidificantes: são ácidos orgânicos ou inorgânicos que reduzem o pH do trato digestório superior, com o objetivo de facilitar a digestão e contribuir para o equilíbrio da microbiota do trato digestório, além de regular o pH urinário. Ácido fórmico, ácido cítrico e ácido fumárico são exemplos de ácidos orgânicos que podem ser adicionados à dieta com o intuito de acidificar a urina e reduzir a concentração de bactérias Gram negativas no trato urinário. A colonização bacteriana pode ser restrita à vesícula urinária, sendo então denominada cistite, ou a infecção pode atingir os rins, sendo chamada de pielonefrite; a cistite é a mais comum. Normalmente a cistite é assintomática, mas a fêmea com infecção urinária pode apresentar secreção com aspecto de pó de giz na região da vulva. As fêmeas suínas são predispostas à infecção urinária por conta da anatomia da vulva associada à dieta e às condições de higiene da propriedade. A infecção urinária pode impactar negativamente no plantel reprodutivo por aumentar o retorno ao estro e a taxa de descarte.

- Adsorventes: os sequestrantes de micotoxinas devem ser sempre adicionados às dietas dos reprodutores, assim como dos leitões. Essas substâncias têm a função de se ligar às micotoxinas, impedindo que estas atuem, e de transportá-las para fora do trato gastrointestinal (TGI). O aluminossilicato de sódio e cálcio, a bentonita e a parede celular de levedura (mananoligossacarídeos) são alguns exemplos de adsorventes usados na dieta de suínos. As micotoxinas são produzidas pelos fungos presentes nos grãos utilizados na alimentação, e o cuidado com a origem e a estocagem de matérias-primas e dietas já preparadas é de extrema importância para evitar, ou pelo menos minimizar, a ingestão de micotoxinas pelos animais. Existem inúmeras micotoxinas que podem prejudicar o desenvolvimento dos suínos, mas em relação aos aspectos reprodutivos cinco delas são as mais importantes: zearalenona, aflatoxina, alcaloides de Ergot, toxina T-2 e deoxinivalenol. Os efeitos geralmente estão associados ao retorno irregular ao estro, abortamento, pseudogestação, perda embrionária e cistos ovarianos. A zearalenona ainda pode reduzir a produção de testosterona, impactando diretamente na espermatogênese e no número de espermatozoides produzidos, bem como na libido do animal, e a aflatoxina B1 está relacionada à redução da qualidade seminal e da fertilidade nos cachaços.
- Antioxidantes: são substâncias que prolongam o período de conservação dos alimentos e das matérias-primas, retardando ou evitando a oxidação, por exemplo, BHT, BHA e Etoxiquim. Outros antioxidantes, como vitamina E, vitamina C, selênio e cobre, exercem sua ação no organismo do animal compondo o sistema de defesa antioxidante contra as espécies reativas de oxigênio (ERO).
- Enzimas exógenas: são adicionadas à dieta isoladamente ou como complexo multienzimático para auxiliar na degradação dos polissacarídeos não amiláceos presentes nos ingredientes convencionais como milho e farelo de soja e, dessa maneira, aumentar a digestibilidade dos nutrientes. Diferentes enzimas podem ser utilizadas, dependendo da fase e dos ingredientes escolhidos, sendo as principais a fitase e as carboidrases.

INTERAÇÃO NUTRIÇÃO E DESEMPENHO REPRODUTIVO

Fêmea suína

A alimentação para manter a alta eficiência reprodutiva das fêmeas suínas hiperprolíficas modernas tem se tornado cada vez mais desafiadora. A maior produtividade expressada em melhorias de parâmetros produtivos como precocidade, número de leitões nascidos vivos, número de leitões desmamados, intervalo desmame-estro, intervalo entre parto, dias não produtivos, entre outros, demanda alta exigência nutricional de acordo com as diferentes fases fisiológicas da fêmea ao longo de sua vida reprodutiva.

Para alcançar uma nutrição bem-sucedida, além de considerar a fisiologia da fêmea durante sua vida produtiva, é essencial monitorar as mudanças nas reservas corporais, que estão diretamente relacionadas à produtividade e à longevidade da fêmea.[3]

Pré-cobertura

O manejo nutricional da fêmea suína inicia antes da cobertura e tem como objetivo garantir maior desenvolvimento e longevidade da leitoa de reposição, uma vez que o tamanho da leitegada e o peso dos leitões aumentam até a quarta ou quinta paridades, e o número de leitões desmamados por fêmea aumenta até a sexta e sétima paridades.[3] A produtividade da fêmea está diretamente relacionada com o consumo de energia.

Em leitoas, além de atingir as exigências nutricionais da fêmea, recomenda-se o manejo de *flushing*, que consiste no aumento da quantidade de ração ou energia antes da inseminação para aumentar a taxa de ovulação.[4,5] Esse aumento energético intensifica o fluxo sanguíneo e aumenta o metabolismo hepático, resultando em aumento da depuração de progesterona. Consequentemente, isso reduz o efeito de *feedback* negativo no eixo hipotálamo-hipofisário e eleva a liberação de hormônio liberador de gonadotrofinas (GnRH).

Por outro lado, os cuidados em fêmeas multíparas devem iniciar durante o período de lactação, pois a redução da ingestão de nutrientes durante essa fase está associada a picos baixos de hormônio luteinizante (LH) pré-ovulatório e menor secreção basal de LH.[6] Portanto, para melhorar o desempenho reprodutivo em leitoas e porcas, o manejo nutricional deve iniciar antes da cobertura e ser mantido durante as fases subsequentes.

Energia

No decorrer da gestação, as fêmeas são alimentadas de forma restritiva para controlar o escore de condição corporal e prevenir o ganho excessivo de peso. No entanto, a mudança significativa das necessidades de nutrientes com o avanço da gestação exige uma segregação do manejo nutricional para garantir maior sobrevivência embrionária e maior número de leitões vivos ao parto. Nos primeiros 5 dias após a inseminação artificial (IA), o consumo de alimento das fêmeas é controlado, pois a alta ingestão de nutrientes nessa fase pode reduzir as concentrações sistêmicas de progesterona, levando ao aumento da mortalidade embrionária. No entanto, essa afirmação não é unanimemente aceita na literatura científica. A ausência de mortalidade embrionária precoce causada pela superalimentação tem sido descrita como uma característica em fêmeas hiperprolíficas.[3] Posteriormente, 5 dias após a IA, o consumo de ração das fêmeas não precisa ser restrito; a quantidade de alimento pode ser aumentada para otimizar o crescimento corporal em leitoas e a recuperação das reservas corporais perdidas durante a lactação em porcas.[7]

Em ordem de prioridade, o consumo de energia é destinado para a manutenção corporal, o crescimento do concepto e a deposição de proteína materna. Na Figura 1 é apresentada uma abordagem prática da curva de exigências de energia metabolizável (EM) ao longo da gestação em fêmeas hiperprolíficas de 1 e 4 partos. A manutenção corporal demanda maior quantidade energia principalmente em fêmeas jovens, voltada para o crescimento ou para a recuperação de tecidos corporais perdidos na lactação anterior. A exigência de ganho de peso materno depende da taxa de deposição de proteína e gordura, sendo determinada pelo nível de energia acima da necessidade de manutenção e da necessidade de tecido fetal, tecido mamário, placenta e fluidos. O desenvolvimento do útero e da glândula mamária é concentrado principalmente no último terço da gestação; desse modo, durante a primeira metade da gestação existe maior oportunidade de ganho materno quando a necessidade de tecidos fetais e o crescimento da glândula mamária são relativamente baixos.[3]

Fatores como peso corporal, ganho de peso materno e ganho de peso reprodutivo (útero + fetos + fluidos + placenta + tecido mamário) são determinantes das exigências nutricionais da fêmea suína, e mudam consideravelmente durante a gestação. Assim, a exigência diária de EM em leitoas e porcas durante a gestação pode ser estimada utilizando as equações apresentadas no Quadro 1 para os períodos de 0 a 85 dias e de 86 a 115 dias.[8]

Proteínas e aminoácidos

Durante a gestação, as exigências de proteína são determinadas principalmente pela deposição em seis tecidos: fetal, placenta mais fluidos, útero, tecido mamário, deposição de proteína dependente do tempo e deposição de proteína dependente de energia.[3] Nos últimos 45 dias de gestação, o peso fetal, o conteúdo de proteína fetal e o conteúdo de proteína mamária aumentam 5, 18 e 27 vezes, respectivamente.[6]

Em fêmeas hiperprolíficas, as demandas de proteínas e aminoácidos, principalmente a exigência de lisina digestível

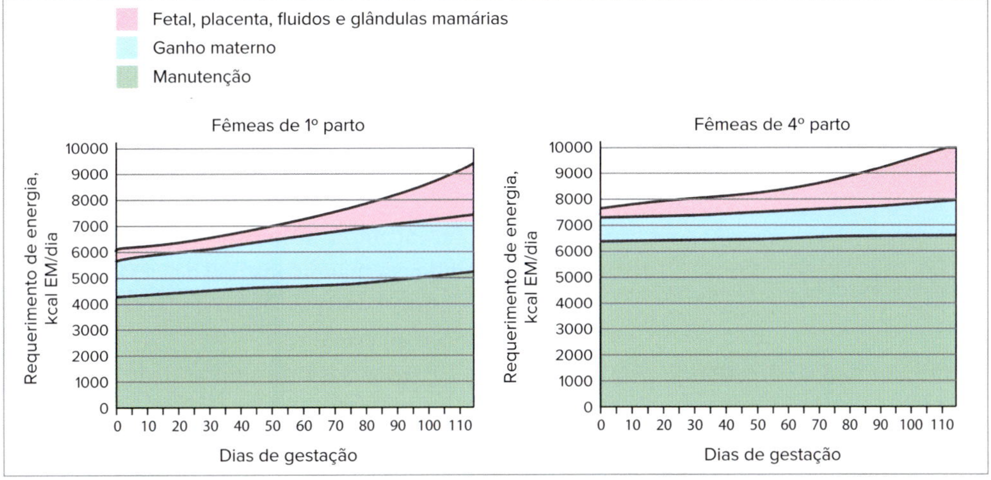

FIGURA 1 Exigência de energia metabolizável (kcal/dia) durante a gestação de fêmeas suínas hiperprolíficas de primeiro e quarto parto.

EM: energia metabolizável.

Fonte: adaptada de Solà-Oriol & Gasa.[3]

QUADRO 1 Equações para estimar o ganho de peso materno (GPM) e o ganho de peso reprodutivo (GPR) de marrãs e porcas em gestação e equação para estimar a exigência de energia metabolizável (EM, kcal/dia) e o consumo de ração de marrãs e porcas em gestação (g/dia)*

GPM (kg/dia) = (0,01503 – 0,00011 × dias médio) × GPM total (kg)

GPR 0 – 85 dias (kg/dia) = (0,000246 × dias médio) × número de leitões

GPR 86 – 115 dias (kg/dia) = (–0,0307 + 0,000726 × dias médio) × número de leitões

EM = 106 $P^{0,75}$ + 4.915 GPM + 1.826 GPR

Correção por temperatura = 2,4 × P0,75 (TN – T)

* Valores estimados de dados de Teses da UFV; NRC (1998, 2012); Close e Cole (2001) e Mejia et al. (2007).

O número de dias médio considerado é 42,5 e 100,5 dias para os períodos de 0-85 dias e de 86-115 dias, respectivamente.

A equação de correção da exigência de EM de acordo com a temperatura foi sugerida para temperaturas entre 14 e 26 °C. Por outro lado, a quantidade de EM sugerida para cada quilo de ração de gestação é de 3.150 kcal. Desse modo, na divisão do valor de EM obtido pela equação, deve-se dividir por 3.150 kcal para obter a quantidade de ração a ser fornecida diariamente em cada período (0-85 dias e 86-115 dias).

Fonte: Rostagno et al.[8]

estandardizada (Lis. Dig.), aumentam de forma exponencial no final da gestação. Portanto, o consumo de ração deve ser regulado, fornecendo-se uma ração de maior qualidade, que atinja as necessidades nutricionais para evitar um balanço energético negativo antes do parto e garantir um adequado peso ao nascimento de leitões recém-nascidos e maior ingestão de alimento no início da lactação. A exigência diária de Lis. Dig. em leitoas e porcas pode ser estimada utilizando a seguinte equação apresentada no Quadro 2 para os períodos de 0 a 85 dias e de 86 a 115 dias.[8]

QUADRO 2 Equação para estimar a exigência de lisina digestível estandardizada (Lis. Dig.) de marrãs e porcas em gestação (g/dia)*

$$\text{Lis. Dig. (g/dia)} = 0{,}036\ P^{0{,}75} + 22{,}6\ \text{GPM} + 22{,}6\ \text{GPR}$$

* Valores estimados de dados de Teses da UFV; NRC (1998, 2012); Close e Cole (2001) e Mejia et al. (2007).
GPM: ganho de peso materno; GPR: ganho de peso reprodutivo.
Fonte: Rostagno et al.[8]

O valor de Lis. Dig. obtido pela equação deve ser ajustado ao consumo de ração, dividindo-o pelo consumo diário de ração recomendado. A proteína ideal da dieta é definida como o balanço de aminoácidos, que atendem às exigências nutricionais sem deficiência ou excesso. A lisina é considerada um aminoácido limitante em suínos, e sua relação com os demais aminoácidos é utilizada como referência para manter os níveis de proteína ideais. Assim, uma vez determinada a exigência de lisina, as exigências de outros aminoácidos essenciais podem ser calculados facilmente. A relação ideal entre aminoácidos e Lis. Dig. durante os 0-85 dias de gestação deve ser 34%, 68%, 77%, 20%, 100%, 73%, 60%, 90%, 35% e 55% para os aminoácidos metionina, metionina + cisteína, treonina, triptofano, arginina, valina, isoleucina, leucina, histidina e fenilalanina, respectivamente, e durante os 86-115 dias de gestação deve ser 35%, 70%, 80%, 20%, 113%, 77%, 58%, 95%, 34% e 56%, respectivamente, para os mesmos aminoácidos.[8]

Lactação

O aumento do tamanho da leitegada em fêmeas hiperprolíficas demanda maior necessidade de nutrientes para produção de leite, que geralmente são derivados da mobilização de reservas corporais, uma vez que o apetite é deficiente logo após o parto. A ingestão de ração durante os primeiros 7 a 10 dias de lactação deve ser adequada para repor as reservas corporais e restabelecer a secreção de hormônios que controlam o desempenho reprodutivo subsequente.[6] As porcas em lactação devem ser alimentadas sem restrição e estimulando o consumo de ração. Levantar as fêmeas 2 a 3 vezes por dia, estimulá-las a urinar e defecar, resultando em maior consumo de água e de ração, otimiza o desempenho da lactação e o retorno ao estro.

É essencial a disponibilidade de água de boa qualidade com uma taxa de fluxo de 1 litro por minuto. A falta de água afeta negativamente a produção de leite; as porcas de alto desempenho ingerem até 40 litros de água por dia no pico da produção de leite (21 dias após o parto). A restrição alimentar durante a lactação leva à mobilização das reservas corporais e à perda excessiva de peso, reduzindo o ganho de peso da leitegada e causando maior intervalo desmame-estro, redução da taxa de prenhez e do tamanho da leitegada.

Durante a lactação, fatores como peso corporal, ganho de peso da leitegada, perda de peso da fêmea e temperatura podem alterar as exigências de EM. A exigência diária de EM e Lis. Dig. em porcas pode ser estimada utilizando as equações apresentadas no Quadro 3.

QUADRO 3 Equação para estimar a exigência de energia metabolizável (EM, kcal/dia) e o consumo de ração (g/dia) de marrãs e porcas em lactação e equação para estimar a exigência de lisina digestível estandardizada (Lis. Dig.) de marrãs e porcas em lactação (g/dia)*

EM (kcal/dia) = 106 $P^{0,75}$ + 6.230 GPL – 4.600 PPF
Correção por temperatura = 2,4 × $P^{0,75}$ (TN – T)
Lis. Dig. (g/dia) = 0,036 $P^{0,75}$ + 23,6 GPL – 7 PPF

* Valores estimados de dados de Teses da UFV; NRC (1998, 2012); Close e Cole (2001) e Mejia et al. (2007).
Fonte: Rostagno et al.[8]

Da mesma maneira que para gestação, a equação de correção da exigência de EM de acordo com a temperatura foi sugerida para temperaturas entre 14 e 26 °C. A quantidade de EM sugerida para cada quilo de ração de gestação é de 3.400 kcal. Assim, o resultado da divisão do valor de EM obtido pela equação por 3.400 kcal será a quantidade de ração ideal que a porca deverá consumir.

Em relação aos níveis de Lis. Dig., o valor obtido pela equação deve ser ajustado ao consumo de ração, dividindo-o pelo consumo diário de ração ideal. A relação ideal entre aminoácidos e Lis. Dig. durante o período de lactação deve ser 28%, 56%, 65%, 22%, 100%, 83%, 60%, 115%, 40% e 58% para os aminoácidos metionina, metionina + cisteína, treonina, triptofano, arginina, valina, isoleucina, leucina, histidina e fenilalanina, respectivamente.[8]

Macho reprodutor

Apesar de machos e fêmeas contribuírem em igual proporção para o material genético da prole, é importante enaltecer o papel do cachaço dentro do plantel sob o ponto de vista zootécnico. Enquanto uma matriz é capaz de produzir por volta de 28 a 30 leitões ao ano, em programas de IA um único macho chega a produzir entre 7 mil e 15 mil descendentes no mesmo período, a depender da técnica de IA utilizada. Apesar do grandioso impacto que exerce sobre a produtividade do setor, essa categoria é ainda hoje bastante negligenciada dentro dos sistemas de produção, sendo muitas vezes avaliado, cuidada e nutrida com menos atenção do que deveria. No que diz respeito à nutrição, não é raro observar em granjas e centrais de IA cachaços recebendo dieta de fêmeas em gestação por questões de maior praticidade, melhor logística e menor custo de produção. Ainda, diversos valores tidos como referência para a nutrição desses animais são baseados no que é determinado para fêmeas, categoria mais estudada quanto a suas exigências nutricionais.

Na sequência será apresentado um panorama dos estudos atuais, ou o que ainda permanece, a respeito da interação entre a nutrição e o desempenho reprodutivo em cachaços, considerando os pontos que julgamos de maior relevância acerca do tema.

Machos jovens selecionados para a reprodução

Garantir um bom desenvolvimento testicular ainda no início da vida pode ter um enorme impacto na *performance* reprodutiva de um macho reprodutor. Isso porque a proliferação de células de Leydig e Sertoli, conhecidas pela produção hormonal testicular e pela sustentação/nutrição de células espermatogênicas durante a espermatogênese, respectivamente, acontece antes da puberdade. Diante disso, a suplementação de alguns nutrientes, como arginina e selênio, na dieta de machos pré-púberes tem sido avaliada acerca de seu potencial sobre o desenvolvimento testicular. Como resultado, animais suplementados com arginina pelo período de 33 a 150 dias de vida tiveram maior volume e peso testicular, número de espermatogônias e altura de epitélio seminífero, além de maiores concentrações séricas dos LH e folículo-estimulante (FSH), se comparados àqueles que não foram suplementados.[9]

Décadas mais cedo, pesquisadores demonstravam também a importância do selênio para o desenvolvimento e estabelecimento do número de células de Sertoli no ambiente testicular, impactando sobre o número de células germinativas presentes e a consequente produção espermática na vida adulta de leitões jovens que receberam a suplementação no pós-desmame (28 dias), perdurando até seus 18 meses de vida.[10,11]

Energia

Ao desmembrar a exigência energética diária de um macho reprodutor, apenas uma pequena porcentagem é demandada pelas tarefas de monta e produção de sêmen (3%-5%), enquanto o restante diz respeito às necessidades de mantença e ganho de peso do animal.[12] Partindo desse conhecimento, não parece justificável elevar consideravelmente o nível de energia na dieta desses animais pensando em melhorar sua *performance*; tal conduta pode ser até mesmo prejudicial e incompatível com a permanência do macho no sistema. Isso porque o excesso de peso acaba por reduzir a libido e sobrecarregar os membros locomotores desses animais, gerando lesões que dificultam ou mesmo impossibilitam a monta. Já em situação contrária, quando a ingestão de energia está abaixo da recomendada, pesquisadores relatam que dificilmente é notada perda de *performance* reprodutiva nos animais, a menos que essa condição seja extrema ou se alongue por grandes períodos. Assim, entendemos ser perfeitamente possível lançar mão de pequenas alterações nos níveis de energia em casos nos quais o objetivo seja única e exclusivamente o ajuste de escore corporal.

Proteínas e aminoácidos

A baixa inclusão proteica na dieta, principalmente se aliada a baixos níveis energéticos, leva à redução do interesse do macho reprodutor pela fêmea ou manequim de coleta. Por outro lado, pesquisas revelam que o excesso de proteínas pode também ser prejudicial ao desempenho reprodutivo do animal, aumentando seu peso corporal e o número de espermatozoides anormais no ejaculado, além de desencadear distúrbios sistêmicos como a elevação dos níveis de ureia e escatol na corrente sanguínea.

Em busca das proporções ideais, pesquisadores têm investigado como a inclusão dos aminoácidos pode atuar sobre a *performance* reprodutiva desses animais. Em um estudo relativamente recente, resultados demonstraram que animais que receberam dieta com níveis totais de lisina de 0,96% na proporção de lisina: metionina: treonina: triptofano: valina equivalente a 100:27:73:19:69 apresentaram melhor qualidade espermática e foram responsáveis por maior número de leitões nascidos vivos em relação àqueles que receberam a dieta com níveis totais de lisina de 0,64%.[13] Resultados como esses são sugestivos de que os níveis de lisina atualmente recomendados para cachaços podem estar abaixo de suas reais exigências como macho reprodutor.

Lipídios

Diversos trabalhos têm demonstrado que a suplementação de ácidos graxos poli-insaturados (AGPI) na dieta de machos reprodutores é capaz de alterar a composição lipídica dos espermatozoides produzidos, podendo impactar sobre sua qualidade e capacidade fertilizante. Os AGPI representam grande parte dos ácidos graxos constituintes da membrana plasmática espermática, sendo, na espécie suína, os ácidos docosapentaenoico (ADP; ômega-6) e docosa-hexaenoico (ADH;

ômega-3) os mais abundantes. Esses ácidos graxos podem ser obtidos por meio da inclusão dos precursores ácidos linoleico e linolênico, respectivamente, na dieta.

Em vista de a convencional composição das dietas oferecidas aos machos reprodutores atender com maior eficiência à demanda por AGPI-ômega-6, a suplementação com fontes ricas em AGPI-ômega-3 tem sido bastante estudada na área, geralmente associada ao fornecimento de antioxidantes. Apesar de existirem trabalhos que não evidenciaram qualquer benefício reprodutivo em função da suplementação, outros relatam ganhos como aumento da concentração espermática e do número total de espermatozoides produzidos, melhor qualidade seminal e maior fertilidade *in vivo*, bem como melhora na conservação das células espermáticas sob baixas temperaturas devido à maior incorporação de ADH a suas membranas e ao papel protetivo dos antioxidantes.

Vitaminas

Níveis ajustados de algumas vitaminas na dieta podem atuar de forma positiva para a reprodução dos machos reprodutores. Entre as mais abordadas, sabe-se que a presença da vitamina A é de suma importância para o crescimento, a proliferação e a proteção do epitélio germinativo masculino, bem como para a integridade da membrana plasmática dos espermatozoides,[14] enquanto as vitaminas C e E participam como importantes antioxidantes no controle das ERO, impedindo que estas assumam níveis não fisiológicos no sistema reprodutor masculino e acabem por prejudicar a produção e a qualidade espermáticas. Já a vitamina D, até então muito conhecida por participar ativamente nos processos de absorção e utilização dos minerais cálcio e fósforo na dieta, atualmente tem se mostrado importante também para a qualidade dos espermatozoides produzidos, quando suplementada em nível superior àquele hoje recomendado.[15] De forma semelhante, níveis mais altos de vitamina A têm demonstrado impactar sobre a qualidade espermática, o que mais uma vez apresenta resultados sugestivos de que sim, machos reprodutores apresentam exigências nutricionais distintas em relação às fêmeas para seu satisfatório desempenho reprodutivo.[14]

Microminerais

Níveis adequados de zinco e selênio têm se mostrado essenciais para o bom desempenho reprodutivo de cachaços, sendo relatada diminuição na produção, qualidade e capacidade fertilizante dos espermatozoides sob condições de suas faltas ou excessos na dieta. Entre suas conhecidas funções, o zinco participa no desenvolvimento e maturação das células de Leydig, estando diretamente relacionado à capacidade de síntese de esteroides por tais estruturas, os quais são fundamentais para o controle da espermatogênese e a expressão das características masculinas. Além disso, o micromineral atua como fator estabilizador da cromatina durante o processo de maturação espermática, condição de suma importância para a manutenção da integridade do material genético paterno até o momento de sua ativação, pós-fertilização.

Já o selênio se destaca pela dupla jornada: ora como enzima antioxidante, protegendo as células em diferenciação nos túbulos seminíferos e os espermatozoides maduros imersos no plasma seminal, ora como proteína estrutural, nas regiões de peça intermediária e cabeça do espermatozoide maduro,[16] influenciando o funcionamento e a integridade das estruturas que se abrigam em tais compartimentos (mitocôndrias e DNA, respectivamente).

Assim, fica evidente sua participação na produção e maturação dos espermatozoides, bem como na preservação de suas características ao longo de todo o sistema reprodutor feminino.

FUTURAS PERSPECTIVAS

A nutrição das matrizes continua sendo investigada, mas ainda há poucos estudos relacionados aos efeitos das vitaminas e dos microminerais. Por outro lado, têm crescido cada vez mais estudos em cachaços, e o conhecimento pode contribuir para tornar essa categoria ainda mais eficiente na produção de sêmen, mas também colaborar para a produção de células mais aptas a diferentes processamentos, como a criopreservação.

Não se pode esquecer de que as vitaminas e os minerais são importantes não apenas para a reprodução, mas para o desenvolvimento do animal como um todo, pois participam como cofatores em diversos processos metabólicos, e são influenciados pelo estado de saúde do animal, pela idade ou fase em que se encontra.

Fica evidente que a nutrição exerce grande influência nas características reprodutivas nas matrizes (marrãs e porcas) e nos cachaços e que a exigência nutricional de cada categoria deve ser constantemente atualizada, aprimorando-se as dietas.

REFERÊNCIAS

1. Close WH, Cole DJA. Nutrition of sows and boars. Close WH, Cole DJA (eds.). Loughborough: Nottingham University Press; 2000.
2. Contreras ADCG, Ortega YGL. Nutrição do reprodutor suíno. Suínos & Cia 2007;22:10-20.
3. Solà-Oriol D, Gasa J. Feeding strategies in pig production: sows and their piglets. Anim Feed Sci Technol 2017;233:34-52.
4. Muniz A, Ravagnani GM, Martins SMMK, de Andrade AFC, Moretti AS. Combined effects feeding restriction and flushing on fertility of gilts inseminated at different estrous cycles. Brazilian J Vet Res Anim Sci 2014;50(6).
5. Mallmann AL, Arend LS, Oliveira GS, Mellagi APG, Ulguim RR, Bernardi ML, et al. Effects of flush feeding strategy before breeding on reproductive performance of modern replacement gilts: impacts on ovulation rate and litter traits. J Anim Sci 2020;98(6):1-10.
6. Manu H, Baidoo SK. Nutrition and feeding of swine. In: Bazer FW, Lamb GC, Wu G (eds.). Animal agriculture: sustainability, challenges and innovations. Academic Press; 2019. p.299-313.
7. Langendijk P. Early gestation feeding and management for optimal reproductive performance. In: Chantal F (ed.). The gestating and lactating sows. Wageningen: Wageningen: Academic Publishers; 2015. p.27-46.
8. Rostagno HS, Albino LFT, Hannas MI, Donzele JL, Sakomura NK, Perazzo FG, et al. Tabelas brasileiras para aves e suínos: composição de alimentos e exigências nutricionais. Viçosa: Departamento de Zootecnia; 2017.
9. Lin Y, Wei D, Wang K, Wu D, Zhang J, Che L, et al. Proteomic analysis reveals key proteins involved in arginine promotion of testicular development in boars. Theriogenology 2020;154:181-9.
10. Marin-Guzman J, Mahan DC, Pate JL. Effect of dietary selenium and vitamin E on spermatogenic development in boars. J Anim Sci 2000;78(6):1537-43.
11. Martins SMMK, Afonso ER, Parazzi LJ, de Andrade AFC, Leal DF, Gameiro AH, et al. Organic selenium supplementation is cost-effective for increasing the number of seminal doses produced by sexually mature boars. Rev Bras Zootec 2018;47.
12. Close WH, Roberts FG. Nutrition of the working boar. In: Haresign W, Cole DJA (eds.). Recent advances in animal nutrition. Oxford: Butterworth-Heinemann; 1991. p.21-44.
13. Dong HJ, Wu D, Xu SY, Li Q, Fang ZF, Che LQ, et al. Effect of dietary supplementation with amino acids on boar sperm quality and fertility. Anim Reprod Sci 2016;172:182-9.
14. Martins SMMK, Abrahão AAF, Vianna WL, Andrade AFC, de Arruda RP, de Sant'Anna Moretti A. Assessment of vitamin a supplementation on boar semen characteristics. Rev Bras Zootec 2009;38(8).
15. Lin Y, Lv G, Dong HJ, Wu D, Tao ZY, Xu SY, et al. Effects of the different levels of dietary vitamin D on boar performance and semen quality. Livest Sci 2017; 203(July):63-8.
16. Martins SMMK, De Andrade AFC, Zaffalon FG, Bressan FF, Pugine SMP, Melo MP, et al. Organic selenium supplementation increases PHGPx but does not improve viability in chilled boar semen. Andrologia 2015;47(1).

CAPÍTULO 13

Manejo reprodutivo de machos pré-púberes, púberes e rufiões

Fernanda Radicchi Campos Lobato de Almeida
Letícia Pinheiro Moreira
Poliana Campos Silva Lelis Resende
Karen Beatriz Guerra Lima
Ana Luísa Neves Alvarenga Dias

INTRODUÇÃO

O melhoramento genético é o fator que mais contribui para o aprimoramento de parâmetros zootécnicos no sistema de produção de suínos, sendo de responsabilidade primária do varrão. Nesse contexto, a utilização de machos com alto mérito genético para características produtivas e alta produção espermática, visando ampliar a dispersão de seus genes, é fundamental. Sobre o mérito genético, os programas de melhoramento genético selecionam machos com as melhores características produtivas, a fim de imprimir na progênie desempenhos superiores na produção de carne magra no menor tempo possível. Dentre as características produtivas, destacam-se: idade e espessura de toucinho aos 100 kg, conversão alimentar, porcentagem de carne magra na carcaça, área de olho de lombo e marmoreio, além de tamanho de leitegada. Em relação à produção espermática, machos precoces, com alta concentração de espermatozoides no ejaculado, boa motilidade e poucos defeitos, seriam os mais adequados.

A capacidade de produzir gametas garante o retorno econômico do macho, sendo tal habilidade limitada pela capacidade testicular, libido e condições físicas, as quais são negativamente correlacionadas às características produtivas e influenciadas por diversos fatores desde sua vida intrauterina até a maturidade sexual. Assim, deve-se atentar para as práticas adequadas de manejo a fim de propiciar as condições favoráveis ao bom desenvolvimento do futuro reprodutor.

MANEJO REPRODUTIVO DE MACHOS PRÉ-PÚBERES

O reprodutor suíno deve ser tratado, desde o nascimento, com a importância que lhe cabe, uma vez que carrega o potencial genético de um animal melhorador, cuja produção espermática e fertilidade serão determinadas nas primeiras semanas de vida. Assim, a fase pré-púbere, que compreende o período do nascimento até os 120 a 150 dias de idade, exerce papel fundamental para o desenvolvimento do futuro reprodutor. Os principais fatores que interferem nessa fase serão abordados a seguir.

O peso ao nascimento é o primeiro fator que sinaliza o potencial produtivo do macho. Leitões que nascem com peso inferior a 1 kg têm menor ganho de peso nos períodos pré e pós-desmama, além de menor concentração de IGF-1 plasmático, hormônio associado à taxa de crescimento.[1] Como consequência, apresentam testículos menores e produzem menor volume de ejaculado quando comparados a leitões nascidos com peso superior a 2 kg.[2,3]

Raças de suínos utilizadas para linhas maternas, como Landrace e Large White, apresentam baixo peso ao nascer, uma vez que são fruto de grandes leitegadas. Nessas raças, os critérios de seleção passam pela habilidade materna e pelo número de nascidos, trazendo, em contrapartida, resultados negativos para características produtivas, tais como ganho de peso e conformação corporal. Como consequência dessa seleção negativa, machos de linhagens maternas apresentam testículos menores em todas as fases da vida, são mais tardios, apresentam pior libido e maior dificuldade de treinamento para coleta de sêmen quando comparados a machos terminadores, híbridos ou puros. Por outro lado, machos de linhas paternas, como Duroc e Pietrain, são frutos de leitegadas menores. Como os critérios de seleção são voltados para ganho de peso e características de carcaça, tais machos são mais precoces, apresentam melhor libido, maior facilidade de treinamento e maior produção espermática quando comparados àqueles de raças de linhagem materna.[4]

Além do peso ao nascer, a capacidade de ingestão de leite na maternidade determina a produção espermática futura. Sabe-se que leitões de leitegadas pequenas (6 leitões), mesmo que tenham nascido com baixo peso, atingem o pico de produção espermática 5 semanas mais cedo com ejaculados de maior concentração, quando comparados a leitões de leitegadas maiores (10 leitões).[5] Acredita-se que a maior produção de sêmen em leitões de leitegadas menores se deve à maior ingestão de leite em uma fase importante para o crescimento testicular.

Nas primeiras 3 semanas de vida do leitão, ocorre a proliferação das células de Sertoli, importantes no suporte das células da linhagem germinativa, que darão origem aos espermatozoides. Existe correlação positiva entre o número de células de Sertoli e a produção espermática, de forma que, quanto maior a proliferação dessas células no início da vida do leitão, maior o crescimento testicular e maior a produção espermática após a puberdade.[6] Dessa forma, mesmo que o macho tenha nascido em leitegadas grandes, a uniformização da leitegada, objetivando diminuir a competição entre os leitões para consumir a maior quantidade possível de leite, pode proporcionar precocidade sexual e aumentar a produção espermática.[7]

Após o desmame, os machos são alojados em baias coletivas na creche e assim permanecem até a fase de recria. O alojamento coletivo nas fases de creche e recria permite a socialização e favorece o comportamento sexual dos machos. Sabe-se que machos criados em grupo exibem, mais precocemente, mais tentativas de montas coordenadas quando comparados a machos alojados individualmente.[8] Adicionalmente, a socialização com o homem tem se mostrado um fator importante para a precocidade, treinabilidade e produção espermática. Estudos demonstram que o contato de 30 minutos por dia com o homem, de forma amigável, reduz a insegurança do macho, o que favorece a precocidade, facilita o treinamento nas primeiras coletas de sêmen e aumenta a concentração e motilidade espermáticas, quando comparado ao contato rápido do manejador, por 7 minutos, suficiente apenas para o trato e poucos manejos.[8]

Na recria, recomenda-se o alojamento separado entre machos e fêmeas, a fim de evitar cópulas indesejadas, pois ocorrem as primeiras tentativas de montas induzidas por hormônios endógenos. A ausência das fêmeas não afeta a produção de testosterona, embora o isolamento total nessa fase possa deprimir o comportamento sexual dos machos.[9]

A seleção dos machos para reprodução ocorre por volta dos 150 dias. Nesse período, eles são avaliados individualmente para as características desejadas na linhagem e condições morfológicas, tais como: consistência testicular, qualidade de aprumos, conformação de carcaça, saúde e vigor físico. Os machos selecionados passam, então, pelo treinamento para coleta e são alojados individualmente. Nessa fase, o estímulo ao comportamento sexual é mantido pelo alojamento próximo a machos sexualmente maduros ou próximo à área de coleta, local em que o estímulo olfatório, visual e auditivo é suficiente para manter o interesse sexual do macho jovem.[10]

MANEJO REPRODUTIVO DE MACHOS PÚBERES

No macho suíno, a puberdade é determinada pela presença de espermatozoides no ejaculado. Estudos indicam que isso ocorre, em média, por volta de 120 a 150 dias de idade, podendo variar de acordo com a genética. Os machos podem ser considerados maduros sexualmente quando a produção de espermatozoides estiver constante, embora o peso corporal e o tamanho dos testículos continuem aumentando. Isso ocorre por volta de 210 a 220 dias de idade e se trata de um fator importante a ser considerado na frequência da coleta de sêmen.

A biometria e a determinação do volume dos testículos auxiliam na caracterização da puberdade e maturidade sexual em suínos, pois demonstram o desenvolvimento testicular do reprodutor e sua capacidade para produzir espermatozoides.[11] Outra característica que indica a maturidade sexual é a redução do número de espermatozoides com gota citoplasmática proximal, alteração morfológica do espermatozoide relacionada à imaturidade.

Os reprodutores podem ser alojados em baias ou em gaiolas individuais, e em ambos os casos as instalações devem apresentar um ambiente calmo com temperaturas entre 18 e 24 °C. O treinamento dos machos inicia por volta dos 6 a 8 meses de idade. No caso de machos de linhas paternas, podem ser treinados a partir dos 5 meses (início da puberdade). O macho deve ser apresentado ao manequim, diariamente, durante 10 a 15 minutos. Vale ressaltar a importância de se conduzir tranquilamente o macho ao local onde se encontra o manequim, e preferencialmente após o arraçoamento e limpeza das instalações, quando o ambiente estiver calmo.

A área destinada ao treinamento deve ser tranquila, com boa luminosidade e ventilação, além de ter piso com boa aderência, não abrasivo. A ausência de distrações (cocho, bebedouro tipo chupeta) é recomendável, estando presente apenas o manequim, que deve possuir regulagem de altura e estar ajustado à altura da linha dorsal do reprodutor (Figura 1). Adicionalmente, o uso de planilhas para registrar as ocorrências do treinamento é recomendável.

Deve-se selecionar os animais a serem treinados, bem como definir a quantidade de animais a serem treinados no dia. É fundamental a observação do comportamento dos animais por alguns minutos, avaliando sua libido. O treinamento deve ser iniciado pelos animais com melhor libido, pois são mais inquietos, salivam em abundância e urinam com maior frequência, o que favorece a eliminação dos feromônios. O cheiro é um importante fator de estimulação, sendo os feromônios capazes de causar estímulo de excitação nos outros machos.

É importante deixar o animal fazer o reconhecimento do ambiente. Deve-se andar ao redor do manequim chamando a atenção para ele, por meio da emissão de sons ou mesmo passando ao macho alguns comandos de voz como "salte" (Figura 2). O tom de voz é importante para acalmar e orientar o animal, pois ele precisa de um comando condicionador para seguir a ordem.

Massagear o prepúcio, como forma de excitação, é recomendável, bem como utilizar sêmen de outros machos no manequim para o estímulo. Machos com boa libido irão saltar sobre o manequim, e nesse caso a coleta do sêmen pela técnica da mão enluvada deve ser realizada. A primeira coleta pode ser manual, e posteriormente o macho já pode ser condicionado à coleta com manequim automático. Ao fim do treinamento o macho deve ser conduzido até sua baia/gaiola com bastante calma.

O treinamento deve ser realizado por 3 dias consecutivos, depois a cada 7 dias. As informações do treinamento devem ser registradas, caso o animal apresente baixa libido,

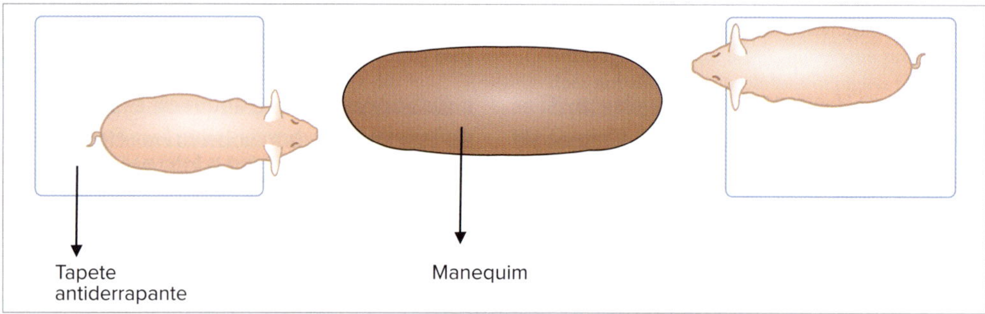

FIGURA 1 Desenho representativo da área de treinamento. A presença de piso ou tapete antiderrapante e a ausência de distrações (cocho, bebedouro tipo chupeta) são fundamentais.
Fonte: acervo das autoras.

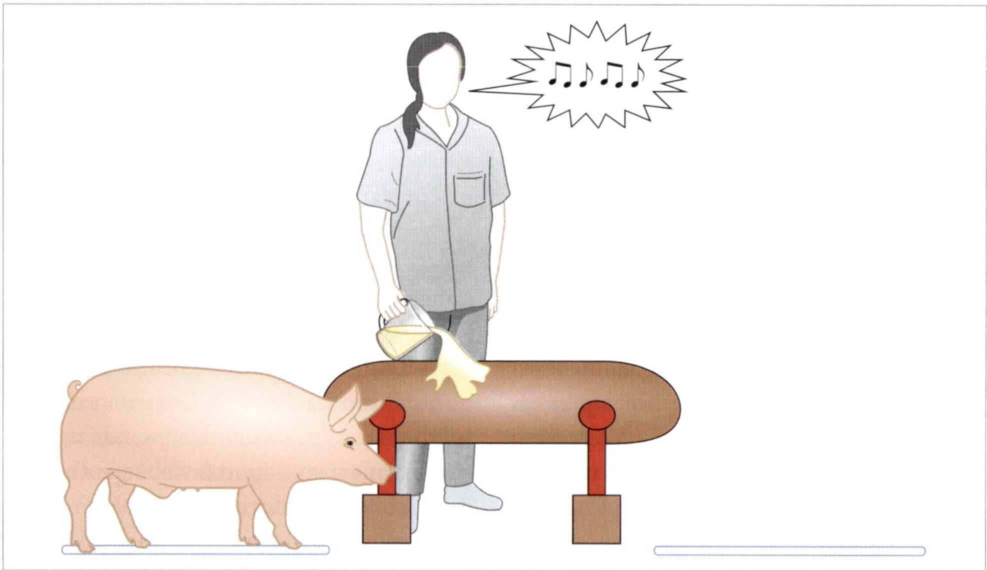

FIGURA 2 Desenho representativo do início do treinamento do varrão: o papel do treinador ao chamar a atenção do macho para o manequim e dar os comandos é fundamental. Além disso, o uso de sêmen de outros machos sobre o manequim também é um fator de estímulo.
Fonte: acervo das autoras.

agressividade ou tenha sido levado à área de coleta e não saltado. A gestão das informações sobre o treinamento é importante para sua conclusão e possíveis definições de descartes dos machos. Após 3 coletas bem-sucedidas a cada 7 dias, considera-se o animal treinado.

As formas de estimulação dos machos são visuais (macho professor) e sensoriais (feromônios). Machos de pior libido devem ser colocados próximos à baia de treinamento, para que possam ver outros animais saltarem sobre o manequim e dessa forma, aprendam a saltar. Durante o manejo de treinamento, pode ser usado manequim com duas pontas, no qual são colocados um animal já treinado e um macho iniciante na mesma baia (Figura 3).

Esse manequim é utilizado apenas em treinamento para que cada macho salte em uma extremidade, sendo necessários dois treinadores para realizar esse manejo e evitar que um macho salte sobre o outro. Nesse tipo de manejo deve-se usar dois animais contemporâneos, de mesma idade e tamanhos aproximados. O treinamento e a adaptação dos machos à coleta de sêmen exigem tempo, dedicação e paciência. Vale ressaltar que o macho não pode associar a atividade de coleta de sêmen a sensações de medo e dor, do contrário irá dificultar o treinamento, não saltando sobre o manequim.

A capacidade de monta parece não ser um fator limitante para o início da vida reprodutiva dos machos Landrace e Large White dentro do período avaliado. Machos Landrace apresentam maior produção espermática e, portanto, potencial para produção de maior número de doses de sêmen quando jovens, comparativamente a machos Large White.[11] A utilização do reprodutor suíno baseia-se em sua habilidade para saltar sobre o manequim, libido, características sexuais e reprodutivas desejáveis e, principalmente, na produção de um ejaculado capaz de determinar boas taxas de fertilização. A utilização máxima do reprodutor ocorre quando este apresenta um alto e constante desempenho

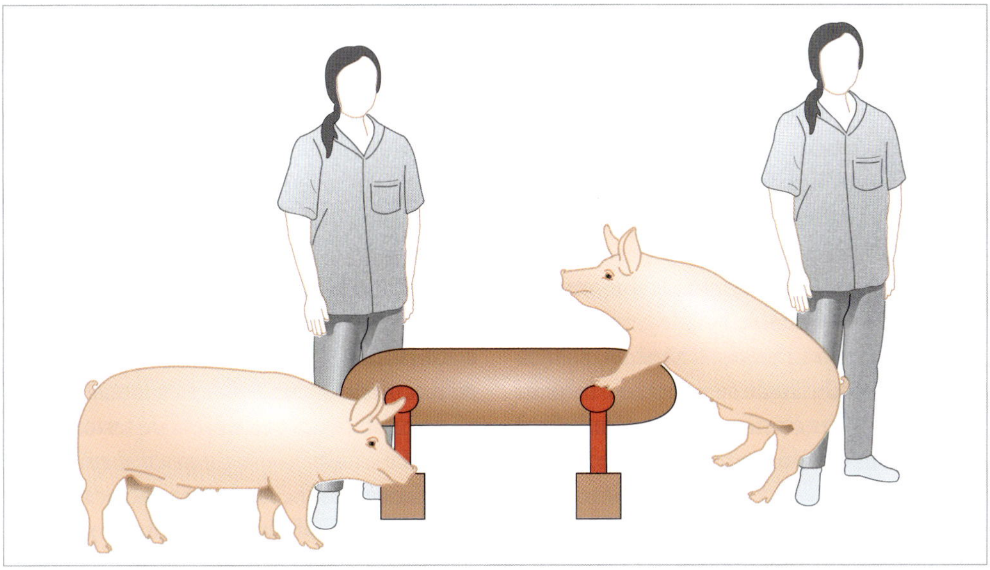

FIGURA 3 Desenho esquemático evidenciando o treinamento de machos em manequim com duas pontas, no qual são colocados dois animais (um macho treinado e outro iniciante) dentro da mesma baia com os treinadores.

Fonte: acervo das autoras.

reprodutivo, após ser previamente selecionado e classificado como satisfatório seu comportamento sexual e reprodutivo.[12]

A determinação da frequência das coletas é crucial para a obtenção de sêmen de boa qualidade. Esta varia de acordo com a idade e as condições físicas dos animais. Machos jovens, ou seja, com menos de 12 meses, podem ser coletados 1 vez por semana; entre 12 e 15 meses, 3 coletas a cada 2 semanas; e machos com mais de 15 meses, 2 coletas por semana. A frequência de coletas depende também de variações individuais, como produção e qualidade espermática e libido dos animais, bem como da demanda semanal de doses de sêmen pela granja.

Além dos critérios de seleção, é fundamental que sejam estabelecidos critérios para o descarte dos machos. Diversos são os fatores que levam ao descarte de um macho de central de inseminação artificial, a saber:

- Seleção do índice genético: a renovação se dá à medida que são atualizados os programas genéticos e desenvolvidas novas linhagens com determinadas características a serem difundidas na criação.
- Qualidade do sêmen: ao se observar que as características espermáticas não se encontram dentro dos parâmetros mínimos necessários por um período de 60 dias.
- Idade: a pressão de seleção genética aumenta à medida que a idade dos animais avança. Assim, animais de linhas puras permanecem 12 meses, em média, na central de produção de sêmen; já os animais de linhagens comerciais tendem a ficar por mais tempo (aproximadamente 18-24 meses).
- Resultados de campo: embora seja difícil avaliar os dados de produção associados a determinado macho, principalmente o tamanho das leitegadas, quando este se torna inferior à média da propriedade, a permanência desse macho deverá ser avaliada. Os programas de melhoramento genético mais modernos são capazes de predizer a concepção dos machos, indicando para descarte os animais que apresentaram baixa concepção no campo.
- Libido: machos que não demonstram interesse nas coletas, demorando muito para saltar, ou mesmo que não saltam sobre o manequim.
- Comportamento: animais agressivos, que colocam em risco a segurança dos coletadores e de outros animais.
- Condições físicas: animais com problemas de estrutura corporal, principalmente no aparelho locomotor.

Assim, o adequado manejo dos varrões desde o nascimento até a puberdade é crucial para a obtenção de machos que apresentem capacidade testicular, libido e condições físicas adequadas, propiciando a produção de sêmen em quantidade e qualidade. A implementação de tais práticas garantirá o retorno econômico do futuro reprodutor.

MANEJO REPRODUTIVO DE RUFIÕES

Rufiões são machos não submetidos a orquiectomia, apresentando concentrações fisiológicas de testosterona circulante. No entanto, são estéreis, pois não têm espermatozoides no sêmen. São usados para estimular a puberdade em marrãs, bem como para auxiliar na detecção de estro em protocolos de inseminação artificial. Tais machos mantêm alta libido, pois a síntese de testosterona é normal. Assim, o uso de machos rufiões no sistema de produção de suínos é prática comum, e esses animais apresentam o mesmo comportamento sexual do macho inteiro.

Dentre as técnicas cirúrgicas mais empregadas para a produção de um rufião, pode-se citar:[13]

- Epididectomia (secção e ligadura do epidídimo ou parte dele): como o testículo apresenta posição anatômica invertida, a cauda do epidídimo e o polo caudal do testículo apontam dorsocaudalmente para o ânus, sendo facilmente palpáveis.
- Vasectomia (ligadura do ducto deferente por acesso inguinal ou escrotal): comum em animais mais jovens com peso corporal de 25 a 30 kg.

Ambas as técnicas causam a interrupção do trajeto dos espermatozoides para fora do epidídimo, estando geralmente associadas ao desvio ventral do prepúcio ou a outras técnicas que não permitam a cópula.

A detecção de estro é feita na linha de *flushing*, na qual estão alojadas as leitoas de reposição e as fêmeas desmamadas. As leitoas são transferidas das baias coletivas aproximadamente 5 dias após a observação do segundo estro, a fim de que a detecção do terceiro cio e a inseminação artificial sejam realizadas nas gaiolas. Já as fêmeas desmamadas são transferidas da maternidade para a gestação após o desmame, apresentando um intervalo desmame-estro que varia de 5 a 7 dias. A detecção de cio é realizada 2 vezes ao dia, pela manhã e à tarde, quando os estímulos visuais, auditivos, táteis e olfativos são muito importantes. Utiliza-se um macho rufião sexualmente maduro com idade entre 10 meses e 3 anos, com boa libido, sem problemas locomotores e apresentando boa saúde geral.

É importante que haja rotação de rufiões, sendo um macho usado pela manhã e outro à tarde. O macho é conduzido ao longo do corredor na frente das fêmeas, de modo que haja o contato focinho-focinho com cada uma delas. Ao mesmo tempo, um funcionário passa estimulando as fêmeas por meio de pressão lombar e ventral, observando os sinais de estro: vulva edemaciada, hiperêmica e com presença de muco, lombo arqueado, orelhas eretas e reflexo de tolerância ao macho (RTM). Aquelas que estiverem em estro são marcadas no dorso com um bastão para posterior cobertura.

A escolha do macho rufião a ser utilizado na detecção de cio de leitoas é um fator importante. O macho mais velho é capaz de estimular mais as leitoas por meio de feromônios. No entanto, é um animal mais pesado, o que pode interferir na aceitação da leitoa. As leitoas têm porte menor e não suportariam a monta de um macho pesado. Portanto, deve-se optar por um rufião não muito pesado, mas experiente.

REFERÊNCIAS

1. Gondret F, Lefaucheur L, Louveau I, Lebret B, Pichodo X, Le Cozler Y. Influence of piglet birth weight on postnatal growth performance, tissue lipogenic capacity and muscle histological traits at market weight. Livest Prod Sci 2005;93(2):137-46.
2. Auler PA, Moreira GHFA, Hogg CO, Ashworth CJ, Bortolozzo FP, Chiarini-Garcia H, et al. Testicular parameters and spermatogenesis in different birthweight boars. Reprod Fertil Dev 2017;29(9):1720-8.
3. Dysart NE. Effect of birth weight and human socialization on reproductive behaviors, sperm production, semen quality, and fertility of AI boars. North Caroline State University; 2015.
4. Resende PCSL, Siqueira AP, Rodrigues LC, Lagares MA, Chiarini-Garcia H, Almeida FRCL. Relationship between pre-pubertal biometrical measures and sperm parameters for the selection of high genetic merit pure and crossbred boars. Theriogenology 2019;127:1-6.
5. Griffin JK, Seal MC, Flowers WL. Effect of neonatal environment on adult reproductive function in boars. J Anim Sci 2006;84(Suppl 1):205.
6. França LR, Silva J, Chiarini-Garcia H, Garcia SK, Debeljuk L. Cell proliferation and hormonal changes during postnatal development of the testis in the pig. Biol Reprod 2000;63(6):1629-36.
7. Flowers WL. Factors affecting the efficient production of boar sperm. Reprod Domest Anim 2015;50:25-30.
8. Thomas HR, Kattesh HG, Knight JW, Gwazdauskas FC, Meacham TN, Kornegay ET. Effects of housing and rearing on age at puberty and libido in boars. Anim Prod 1979;28(2):231-4.
9. Hemsworth PH, Winfield CG, Chamley WA. The influence of the presence of the female on the sexual

behaviour and plasma testosterone levels of the mature male pig. Anim Prod 1981;32(1):61-5.

10. Hemsworth PH, Tilbrook AJ. Sexual behavior of male pigs. Horm Behav 2007;52(1):39-44.
11. Murgas LDS. Desempenho reprodutivo de varrões híbridos alimentados com rações suplementadas com óleos de soja como fonte de ácidos graxos. Universidade Federal de Lavras; 1999.
12. Ferreira FM, Wentz I, Scheid IR, Afonso SB, Guidoni AL, Bortolozzo FP. Comportamento de monta e características seminais de suínos jovens landrace e large white. Ciência Rural 2005;35(1):131-7.
13. Superti BFV, Souza AP, Müller BC, Silva Z, Zanella R, Zanella E, et al. Técnicas cirúrgicas para o preparo de rufiões. Suinocultura Ind 2018;2:14-7.

CAPÍTULO 14

Métodos de colheita seminal de suínos

Ana Carolina Pedrosa
Marina da Silva Passarelli
André Furugen Cesar de Andrade

INTRODUÇÃO

A colheita seminal é o ponto de partida para obter um ejaculado que será subdividido em diversas doses inseminantes, de acordo com o método de inseminação adotado (intrauterino ou transcervical). No entanto, muitos processos antecedem essa importante etapa e podem influenciar, diretamente, na qualidade do ejaculado. O método mais adotado no Brasil ainda é o da mão enluvada, que ocorre de forma manual. Contudo, o emprego desse método permite que as frações do ejaculado sejam detectadas e colhidas separadamente.

Em Centrais de Processamento de Sêmen (CPS), devido à grande demanda diária, métodos mais eficientes já são adotados, como a colheita do ejaculado de maneira semiautomática ou até mesmo totalmente automática, gerando resultados muito positivos, principalmente quanto à otimização da mão de obra. Entretanto, em contrapartida, sabe-se que nem todos os reprodutores se adaptam bem a esses métodos, o que torna o método da mão enluvada ainda necessário até mesmo dentro das CPS, demonstrando o real motivo de esse ainda ser o método de eleição para colheita de sêmen suíno.[1]

A frequência das colheitas deve variar com a idade e as condições físicas dos reprodutores. Cachaços jovens, com menos de 12 meses, podem ser colhidos 1 vez por semana, enquanto cachaços com mais de 12 meses, até 2 vezes por semana, tudo dependendo das variações individuais quanto à produção espermática e à libido. O ciclo de produção da granja também influencia na demanda de doses de sêmen, tratando-se este de outro importante fator na determinação da frequência das colheitas.

AMBIENTE PARA COLHEITA DE SÊMEN, PREPARO E HIGIENIZAÇÃO DOS REPRODUTORES

As colheitas seminais são realizadas em um ambiente comumente chamado de sala de colheita (Figura 1). No entanto, antes de seguir para esse espaço, os reprodutores são encaminhados para uma gaiola de pré-colheita ou gaiola de higienização. A limpeza eficiente desses espaços apresenta tanta importância quanto aquela realizada nos reprodutores antes da colheita seminal ou durante esta. Porém, a correta higienização das baias dos reprodutores também interfere diretamente na contaminação bacteriana do ejaculado e, consequentemente, na qualidade e no potencial fertilizante deste.

Baias de reprodutores que foram higienizadas somente 5 a 7 dias antes da colheita seminal induzem a maior número de colônias bacterianas nos ejaculados, quando comparadas a baias que foram lavadas 2 dias antes da colheita de sêmen, ainda que ambas tivessem sido submetidas a duas limpezas a seco diariamente.[2]

Para a realização da colheita seminal, uma higienização do prepúcio deve ter sido executada para garantia de uma colheita limpa, descartando possíveis causas relacionadas e a consequente queda na qualidade seminal. Assim, a contenção do animal em um local limpo e próximo ao manequim deve ser realizada, permitindo a higienização de seu sistema geniturinário, considerando também a segurança e a integridade do manipulador. Tal local pode ser denominado *gaiola de pré-colheita* ou *de higienização* (Figura 1B). Inicialmente se deve retirar o excesso de conteúdo presente no divertículo prepucial por meio de pressão manual, com movimentos leves no sentido cranial. Em seguida, deve-se secar a região com papel-toalha preferencialmente, sempre do sentido cranial ao caudal, trocando por um papel limpo sempre que finalizada cada secagem. Caso necessário, o corte dos pelos então presentes na extremidade do prepúcio deve ser realizado, a fim de que não fique retido nenhum tipo de sujidade no momento da ejaculação.[3]

MÉTODOS DE COLHEITA DE SÊMEN DE SUÍNOS

Atualmente, os principais métodos de colheita seminal de suínos resumem-se à técnica da mão enluvada e à semiautomática. No entanto, ao longo da história, outros métodos para esse mesmo fim foram utilizados, como a colheita por meio de eletroejaculador e com o uso de vagina artificial. Contudo, tais métodos entraram em desuso na suinocultura, principalmente devido à facilidade e pelos bons resultados que a técnica da mão enluvada e o método da colheita semiautomática geram.

Método da mão enluvada

A técnica de colheita seminal pelo método da mão enluvada consiste na estimulação manual do pênis do reprodutor seguida da fixação da glande, deixando livre o esfíncter uretral, enquanto o cachaço realiza a monta

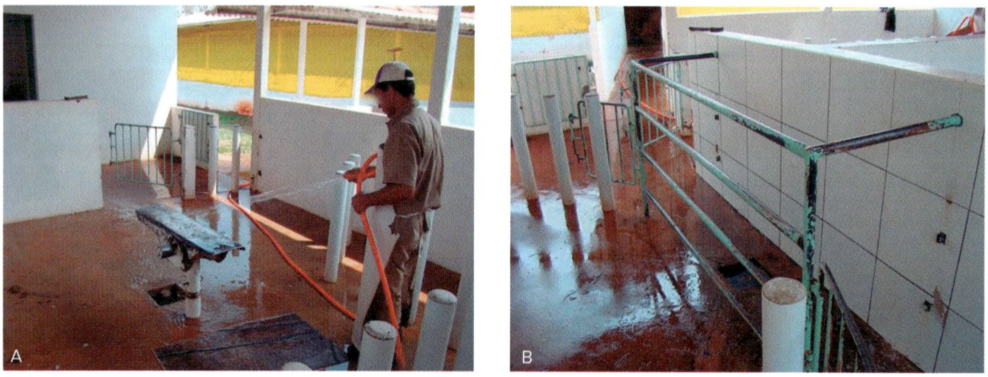

FIGURA 1 A: sala de colheita de sêmen de cachaços com o respectivo manequim artificial, sendo higienizada após a colheita. B: gaiola de pré-colheita ou de higienização.

Fonte: acervo dos autores.

em um manequim, como pode ser observado na Figura 2. Esse método teve sua primeira execução ainda na década de 1950, e, embora seja de fácil realização, demanda experiência do colhedor, treinamento do reprodutor, área adequada para a colheita e deve ser realizado com tranquilidade e cuidado, a fim de evitar injúrias aos envolvidos.

Após a higienização do cachaço e de seus genitais, o profissional que estiver realizando a colheita deve retirar a sobreluva, evitando a contaminação do ejaculado com sujidades advindas da higienização, e então realizar a estimulação mecânica do pênis do reprodutor. Uma vez exposto o pênis do reprodutor, o colhedor deve fixar a glande deste e exercer a pressão necessária para impedir que haja sua rotação. Deve ter o cuidado de deixar livre aproximadamente 2 a 3 cm da extremidade da glande, a fim de evitar que haja o tamponamento do esfíncter uretral ou, ainda, que o ejaculado escorra sobre a luva do colhedor, fato que levaria à contaminação do ejaculado (Figura 3).

Vale a ressalva de que a exposição do pênis deve ocorrer de forma natural, e em nenhuma hipótese o órgão deve ser tracionado com força exagerada. Isso porque, se tracionado de forma equivocada, o pênis do reprodutor pode sofrer injúrias capazes de comprometer definitivamente sua vida reprodutiva, levando à inutilidade desse animal para o sistema de produção. Além disso, é importante ressaltar que, para a correta colheita seminal de suínos, é necessário utilizar um recipiente próprio, preferencialmente térmico, contendo água a 35 a 38 °C, localizada abaixo de um copo ou saco descartável e um filtro, que tem como função separar a fração gelatinosa do ejaculado das demais frações. A fração gelatinosa do ejaculado suíno deve ser colhida através do filtro e posteriormente descartada, pois sua função é somente realizar o tamponamento cervical da fêmea em estro, uma vez que durante a monta natural um grande volume de sêmen é depositado nesse local. No entanto, essa fração não oferece nenhum

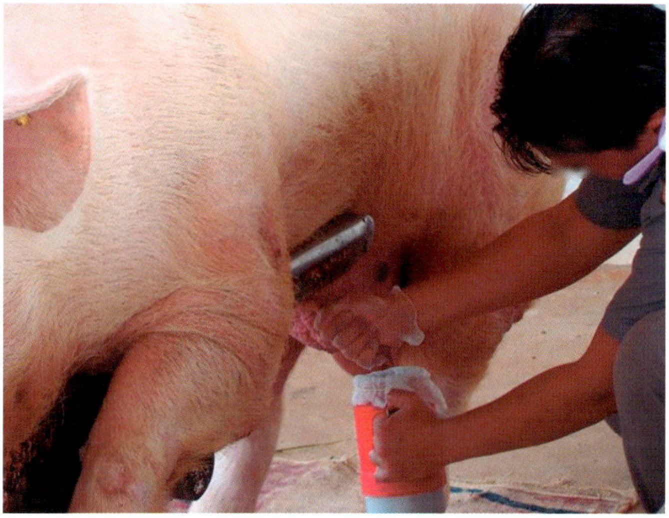

FIGURA 2 Estimulação peniana e fixação da glande realizada pelo método da mão enluvada sob manequim convencional.

Fonte: acervo dos autores.

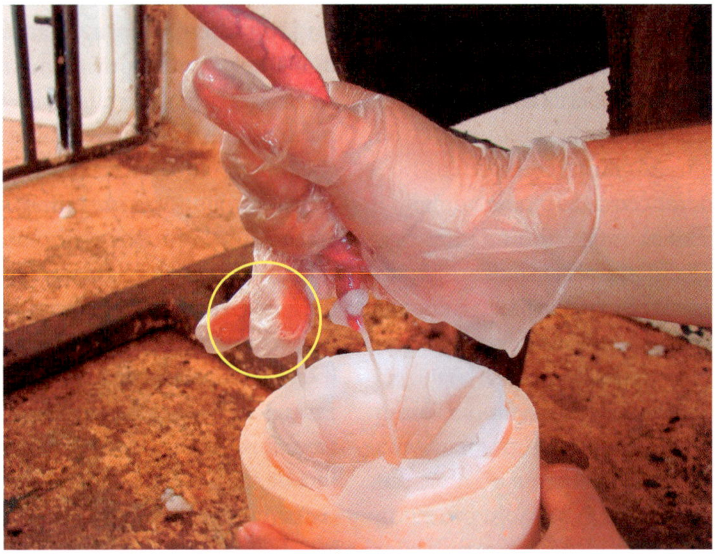

FIGURA 3 Colheita de sêmen por meio do método da mão enluvada utilizando copo térmico equipado com água, copo e filtro descartáveis. É possível observar que o sêmen teve contato com a luva do colhedor (círculo amarelo).

Fonte: acervo dos autores.

benefício ao ejaculado, e, devido a esse fato não é utilizada senão na monta natural.

A ejaculação no cachaço é caracterizada por ser um processo prolongado (entre 15 e 30 minutos) e conta com um elevado volume – 50 a 600 mL –, além de distinguir-se por suas frações. A primeira destas, também conhecida como *fração pré-espermática*, corresponde às secreções das glândulas bulbouretrais e da próstata, que objetiva limpar a uretra pélvica para a passagem da *fração rica*, segunda parte do ejaculado, cujo próprio nome a define: rica em espermatozoides e com reduzida concentração de plasma seminal, tem coloração esbranquiçada, que representa sua elevada concentração, o que torna possível a sua distinção das demais. Os 5 primeiros jatos da fração pré-espermática devem ser desprezados. A *fração pós-espermática*, por sua vez, é constituída por uma pequena parcela de células embebidas em grande parte de plasma seminal, enquanto a quarta e última fração – a *fração gelatinosa* –, oriunda das glândulas bulbouretrais, exerce maior função na monta natural, atuando como um tampão cervical para evitar o refluxo de sêmen após a cópula.

Método semiautomático e automático

Os sistemas semiautomático e automático de colheita seminal de suínos vêm sendo utilizados desde os anos 2000 e apresentam boa aceitabilidade pelas centrais de processamento de sêmen, principalmente porque oferecem uma intensa otimização de tempo durante a colheita quando comparados ao sistema tradicional. Além disso, esses métodos também são capazes de prover melhor segurança ao colhedor, reduzir lesões ergonômicas e ainda diminuir significativamente a contaminação bacteriana dos ejaculados.[4]

Para a realização dessas técnicas, o colhedor deve utilizar uma estrutura denominada *cérvix artificial*, que é acoplada ao pênis do macho após a estimulação manual. Feito isso, o pênis do animal junto à cérvix artificial é fixado no manequim, que possui um local apropriado também para a fixação do copo de colheita. Posteriormente, a função do colhedor passa a ser somente observar, portanto, esse profissional consegue atender diversos machos em colheita seminal ao mesmo tempo (Figura 4).

A grande diferença entre os sistemas automatizados encontra-se no descarte das secreções uretrais ou fração pré-espermática no momento da colheita seminal. Ao utilizar o método semiautomático, essa fase do ejaculado deve ser descartada manualmente pelo colhedor, diferentemente do que ocorre durante o método automático, em que já existe um recipiente próprio onde essa fração será depositada, otimizando ainda mais a colheita seminal de suínos.[1,4] No entanto, algo em comum entre esses métodos está relacionado ao final da ejaculação do macho, quando o cachaço simplesmente desprende o pênis da cérvix automática e desce do manequim, marcando o término da ejaculação sem lesões ao pênis do reprodutor. Esse ponto é totalmente distinto do que ocorre com o método da mão enluvada, no qual o colhedor deve permanecer pressionando a glande peniana até que o pênis fique completamente relaxado.

CONSIDERAÇÕES FINAIS

A colheita do sêmen de suínos tem especial importância quando se pensa na preparação de doses inseminantes, haja vista que, uma vez realizada erroneamente, todo o ejaculado pode ser comprometido. Em casos menos severos, pode haver redução da qualidade espermática. Portanto, embora seja de simples realização, necessita de cuidados durante sua execução, demandando profissionais treinados e reprodutores condicionados. Atualmente, os métodos de colheita seminal na suinocultura restringem-se às técnicas da mão enluvada, semiautomática ou automática, sendo ainda mais utilizado no Brasil o método da mão enluvada, ainda que apresente menor tecnificação quando comparado aos outros métodos utilizados.

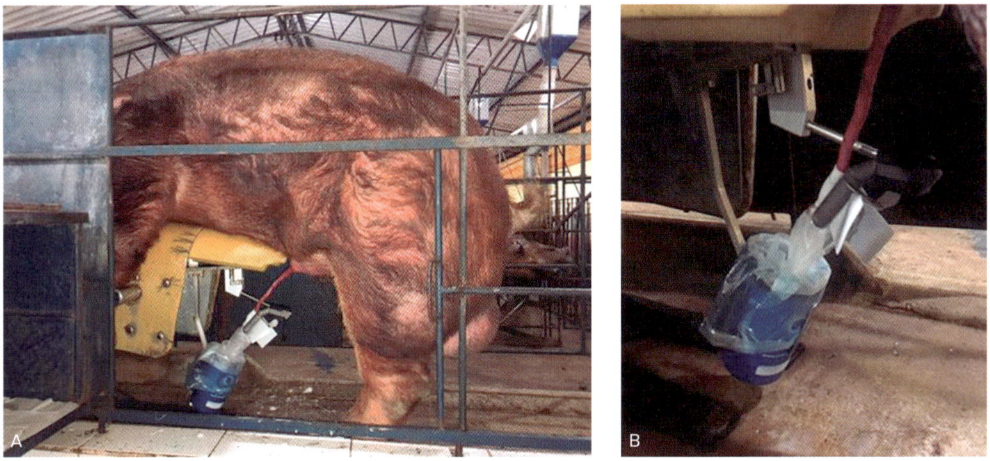

FIGURA 4 Manequim de colheita automática (A) com copo térmico e cérvix artificiais acoplados ao pênis do cachaço (B).

Fonte: DB Genética Suína.

REFERÊNCIAS

1. Marchetti A, Mellagi APG. Sistemas de coleta manual, semiautomática e automática. In: Associação Brasileira de Criadores de Suínos. Produção de suínos: teoria e prática. Brasília; 2014. p.328-33.
2. Dias CP, Castagna CD, Reis GR, Simonetti R, Bortolozzo FP, Wentz I, et al. Grau de contaminação bacteriana no ejaculado de suínos submetidos a dois métodos de higienização e coleta. Arq da Fac Veterinária da UFRGS 2000;28(1):32-40.
3. Goldberg AMG, Argenti LE, Faccin JE, Linck L, Santi Mô, Bernardi ML, et al. Risk factors for bacterial contamination during boar semen collection. Res Vet Sci 2013;95(2):362-7.
4. Terlouw S, Burke P, Simmet C, James E, Schlimgen T, Gunderson G, et al. Hands off boar semen collection. In: Midwest Boar Stud Managers Conference III. St. Louis; 2008.

CAPÍTULO 15

Análises convencionais do sêmen suíno

Marina da Silva Passarelli
Ana Paula Pinoti Pavaneli
André Furugen Cesar de Andrade

INTRODUÇÃO

Finalizada a colheita do sêmen, este deve ser dirigido ao laboratório, que necessariamente deve localizar-se ao lado da sala de colheita, para que o sêmen seja rapidamente processado, sem que o colhedor entre no laboratório. Assim, pode-se classificar a região da sala de colheita como uma "área suja", enquanto o laboratório deve ser considerado uma "área limpa" em relação ao restante da granja.

As avaliações convencionais do sêmen são de grande importância para a identificação dos problemas relacionados à subfertilidade ou, até mesmo, à infertilidade propriamente dita. Dessa forma, os métodos aplicados para a avaliação seminal tendem a fornecer dados sobre o potencial de fertilização que uma amostra pode ou não ter. Entretanto, os resultados obtidos de um único ejaculado não devem ser considerados conclusivos, sendo necessárias outras repetições e outras análises, além de um exame minucioso do sistema reprodutor do macho, para concluir uma possível situação de infertilidade.

Várias são as análises que podem ser empregadas para a avaliação espermática, no entanto muitas delas são consideradas inviáveis, sob os pontos de vista econômico e prático, pois uma série de testes deve ser realizada todos os dias nos diferentes tipos de granjas, objetivando as inseminações artificiais. Assim, pode-se considerar como as análises de sêmen rotineiras em uma granja suinícola os exames macro e microscópicos do sêmen que serão detalhados a seguir.

ANÁLISES MACROSCÓPICAS

As análises macroscópicas do sêmen são aquelas que devem ser iniciadas desde o momento da colheita. Estas estão relacionadas às características físicas do ejaculado, tratando-se de sua coloração, aspecto, odor e volume.

Tanto sua coloração quanto seu aspecto e odor podem ser avaliados a partir do momento em que se está colhendo. Porém, ao dirigir o ejaculado para o laboratório, tais avaliações devem ser novamente realizadas, a fim de evitar que qualquer ponto passe despercebido. Assim, a coloração do sêmen suíno deve apresentar-se esbranquiçado, branco-acinzentado ou marfim, e de aspecto límpido e leitoso (Figura 1).

Já o odor é característico, denominado como *sui generis*, e em algumas situações pode ser imperceptível. O volume varia de acordo com a idade do animal, a raça, a época do ano e a frequência das colheitas. Todavia, a espécie suína é caracterizada pelos elevados volumes ejaculados quando comparada às demais espécies, visto que pode atingir de 50 mL nos animais jovens a 600 mL nos cachaços adultos. A forma mais prática e utilizada para a averiguação do volume do ejaculado suíno é realizada por meio da pesagem em balanças de balcão, na qual se considera cada 1 g igual a 1 mL (Figura 2).

ANÁLISES MICROSCÓPICAS

As análises microscópicas rotineiramente utilizadas para a avaliação do sêmen suíno baseiam-se em avaliações qualitativas e de caráter eliminatório. Exames mais sensíveis e de maior acurácia podem ser realizados, porém não se trata de avaliações práticas, rápidas e econômicas, sendo inviável ao produtor comercial. Este tópico tem como obje-

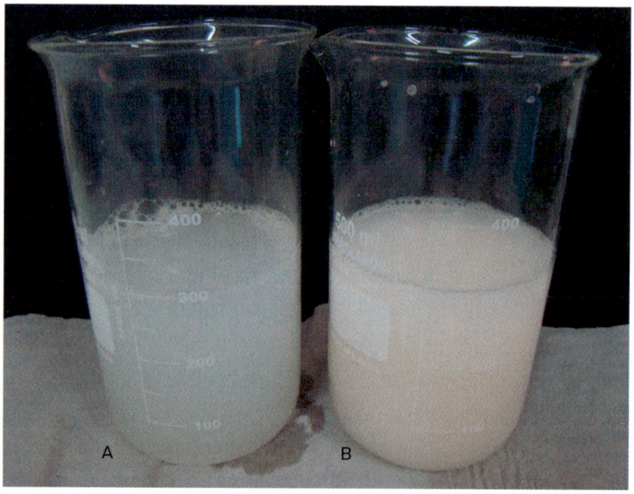

FIGURA 1 A: ejaculado suíno apresentando coloração esbranquiçada (menor concentração espermática). B: ejaculado suíno apresentando coloração marfim (maior concentração espermática).
Fonte: Laboratório de Andrologia e Tecnologia de Embriões Suínos (LATES).

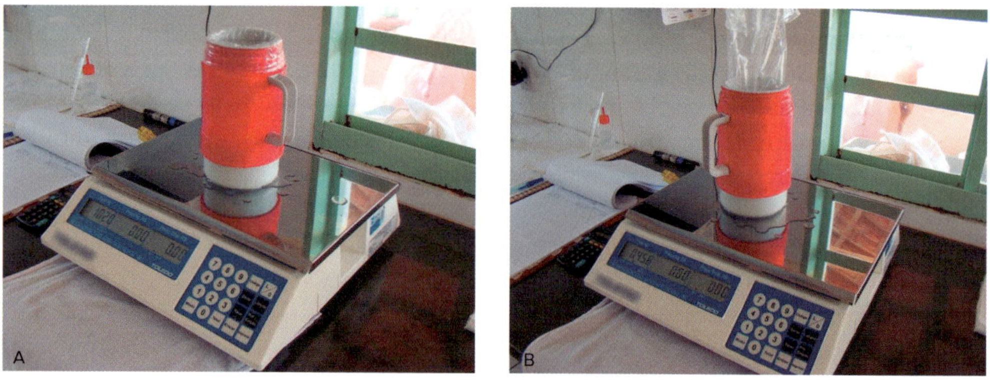

FIGURA 2 Pesagem do ejaculado do suíno para obtenção do volume. A: copo coletor montado e balança antes de ser tarada (zerada). B: copo coletor com ejaculado pesando 458 g.
Fonte: Laboratório de Andrologia e Tecnologia de Embriões Suínos (LATES).

tivo abordar as avaliações mais básicas, sendo as demais comentadas adiante. Assim, pode-se citar como avaliações habituais do sêmen suíno: motilidade, vigor, aglutinação, concentração e morfologia espermática. Para essas análises o laboratório deve contar com uma estrutura mínima com banho-maria, placa aquecedora, platina aquecedora, tubos graduados, pipetas de volume fixo ou variável, ponteiras plásticas descartáveis e microscópio óptico ou de contraste de fases, como mostrado na Figura 3.

Motilidade

Classificada como o teste laboratorial mais comum a ser usado para avaliar a qualidade espermática, a motilidade representa a quantidade total de espermatozoides móveis em uma amostra, tal como sua motilidade progressiva, ou seja, sua capacidade de se deslocar no sentido linear, em uma única direção, sendo ambas expressas em porcentagem. É classificada de 0 a 100%. Trata-se de uma avaliação subjetiva, pois sujeita a interpretações variáveis, devendo o profissional que a realiza ser treinado para tanto.[1]

A avaliação da motilidade deve ser realizada em um microscópio óptico de campo claro ou de contraste de fase, sendo utilizada a objetiva de 10 ou 20 vezes. A maneira como a amostra é preparada pode influenciar a avaliação. Desse modo, deve-se colocar uma gota do sêmen recém-colhido (*in natura*) entre uma lâmina e lamínula preaquecidas e mantidas a 37 °C. O tamanho da gota deve ser bem definido, já que gotas grandes podem atrapalhar a visualização, devido à sobreposição dos espermatozoides, dando a impressão de que células mortas estão em movimento, superestimando a análise. É muito importante, também, que esta seja realizada de forma rápida, pois, devido às baixas concentrações de oxigênio na amostra, a motilidade espermática pode reduzir significativamente, fornecendo resultados errôneos ao avaliador.

Vigor

Realizado juntamente com a motilidade, o vigor apresenta a qualidade do movimento dos espermatozoides, influenciando na velocidade com que estes se deslocam. O

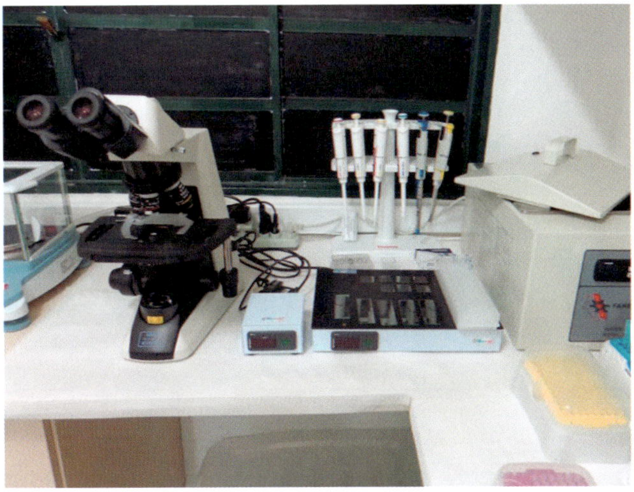

FIGURA 3 Estrutura básica para a realização das análises microscópicas do sêmen suíno.
Fonte: Laboratório de Andrologia e Tecnologia de Embriões Suínos (LATES).

vigor deve ser classificado de zero a cinco: zero representa a célula sem movimento e cinco os espermatozoides que se movimentam intensamente.

Aglutinação

A aglutinação nada mais é que a junção de dois ou mais espermatozoides, podendo esse contato acontecer nas regiões da cabeça, cauda ou em ambas, em diferentes graus. As causas podem ser variáveis, por exemplo, o excesso de células espermáticas mortas, além da presença de células epiteliais no ejaculado, alterações de acrossoma, contaminação bacteriana em doses armazenadas, superfície de vidro contendo resíduos ou a rápida refrigeração após a colheita. Na espécie suína é possível observar tais aglutinações com frequência, variando a intensidade entre os ejaculados e os animais. Sua classificação se dá em uma escala de um a três, e os ejaculados que se adéquam à escala três devem ser descartados (Figura 4).

Concentração

A concentração, por sua vez, representa o número total de espermatozoides em 1 mL de sêmen. Ao multiplicar o valor da concentração pelo volume total do ejaculado, obtém-se o número de espermatozoides totais no ejaculado. Para tanto, sua realização, tal como a das demais análises, deve ser realizada de forma precisa e confiável. Existem vários métodos capazes de realizar a análise da concentração, especialmente dentro da suinocultura. Dentre estes pode-se citar a câmara de Neubauer, o espermodensímetro e o espectrofotômetro.[2] As formas computadorizadas de contagem são utilizadas na rotina das centrais de sêmen suíno, porém serão comentadas mais adiante (capítulo 16, "Análises avançadas do sêmen suíno").

A câmara de Neubauer pode ser classificada como um método direto de contagem, sendo a mais precisa dentre todas as técnicas apresentadas. Entretanto, como desvantagem, a contagem de um grande número de células é necessária, além de mão de obra mais especializada, sendo esses os motivos de sua baixa aplicabilidade dentro das granjas comerciais (Figura 5).

Para a obtenção da concentração por meio da contagem de células espermáticas na câmara de Neubauer, pode-se dividir essa técnica em quatro passos:

1. Diluição.
2. Montagem da câmara.
3. Leitura.
4. Cálculo da concentração.

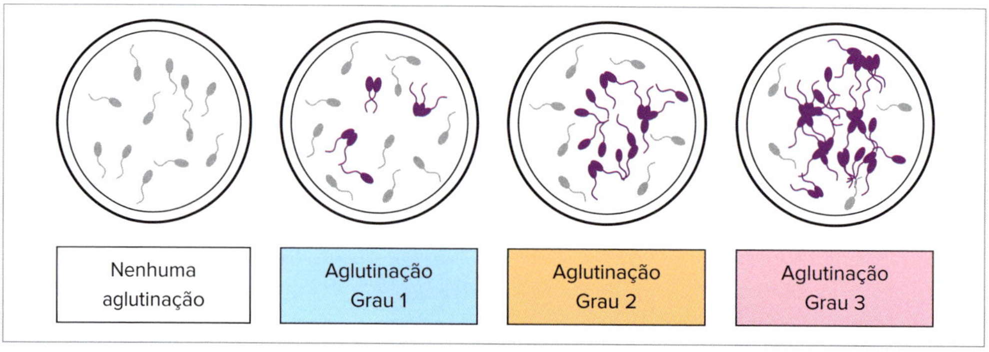

FIGURA 4 Ilustração de diferentes graus de aglutinação espermática.
Fonte: acervo dos autores.

Como primeira etapa, recomenda-se a diluição do sêmen em uma solução de formol salino tamponado, podendo também ser realizada em citrato de sódio formolado ou em água destilada. O formol salino é o mais indicado devido a sua capacidade de inativação das células, além de manter a apresentação morfológica original destas. A diluição deve ser realizada em proporção 1:100 na espécie suína (10 μL de sêmen + 990 μL da solução escolhida), sendo esse o ponto de maiores falhas no momento de preparação das doses inseminantes: erros relacionados a essa diluição.

Preparada a amostra, uma boa homogeneização deve ser feita, e na sequência é iniciada a montagem da câmara. Após a colocação de uma lamínula sobre a câmara de Neubauer, uma alíquota deve ser depositada de cada lado (Figura 5A), preenchendo-os com muito cuidado para não depositar volumes diferentes em cada um destes. Devidamente montada, a câmara deve permanecer em repouso horizontal por um curto período (entre 3-5 minutos), para que os espermatozoides sedimentem no fundo.

Para a leitura, é necessário também um microscópio óptico ou de contraste de fase, como já apresentado para a avaliação da motilidade, com objetivas de 40 ou 60 vezes (Figura 5B). Pelo menos 5 quadrados devem ser contados em cada lado da câmara, e uma média entre os valores encontrados deve ser calculada para o prosseguimento dos cálculos. Uma diferença maior que 10% entre as contagens dos campos 1 e 2 pode indicar má homogeneização da amostra ou o incorreto preenchimento dos campos. Nesse caso, são recomendadas a montagem e a contagem de uma nova câmara. A contagem em si pode ser realizada com um contador manual. Para o cálculo, utiliza-se a fórmula apresentada a seguir. A Figura 6 mostra uma ilustração de como deve ser conduzida a contagem dos espermatozoides na câmara de Neubauer e um exemplo prático de cálculo da concentração.

Outras duas formas de avaliação da concentração espermática são o espermodensímetro e o espectrofotômetro, métodos considerados indiretos, uma vez que estimam o número de espermatozoides por meio de métodos colorimétricos. O primeiro consiste em um tubo de plástico ou de acrílico em forma de cunha, e em uma de suas faces há uma escala gradual. A avaliação baseia-se na diluição do sêmen em uma proporção de 9 mL de diluidor para 1 mL de sêmen. Tal

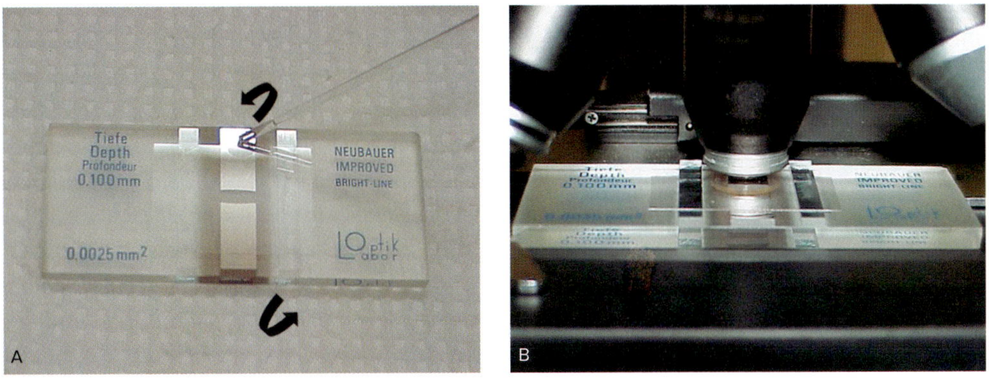

FIGURA 5 A: montagem da câmara de Neubauer, campo 1 e campo 2. B: contagem em microscópio óptico comum, objetiva de 40 vezes.

Fonte: Laboratório de Andrologia e Tecnologia de Embriões Suínos (LATES).

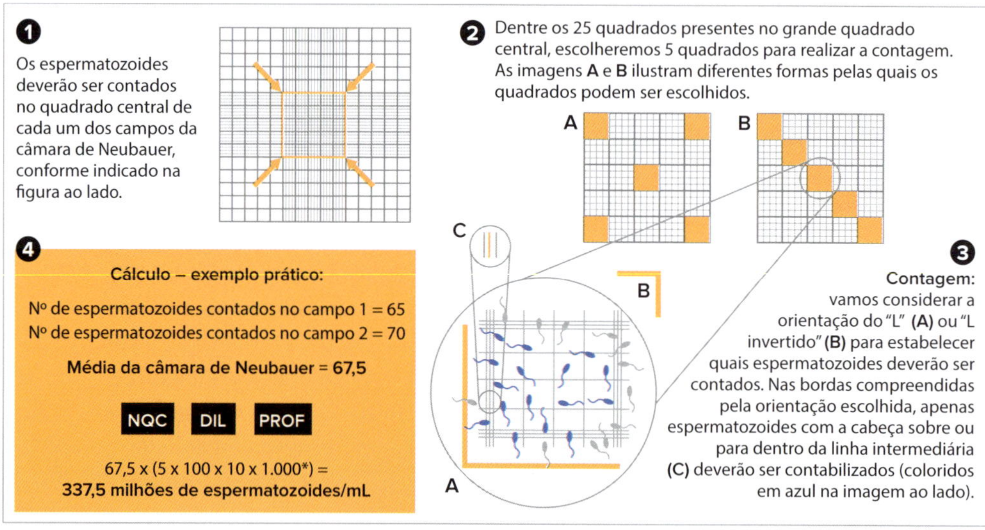

FIGURA 6 Contagem de espermatozoides na câmara de Neubauer, com um exemplo prático de cálculo para a obtenção da concentração espermática em amostra.

* Transformação de mm^3 em mL.

DIL: fator de diluição da amostra; NQC: número de quadrados contados em cada campo; PROF: profundidade da câmara.

Fonte: acervo dos autores.

QUADRO 1 Equação para obtenção da concentração espermática na amostra

A) MCN × NQC × DIL × PROF = concentração espermática (mm^3)
B) × 1.000 = concentração espermática (cm^3 = mL)

MCN: média da câmara de Neubauer; NQC: número de quadrados contados em cada campo; DIL: fator de diluição da amostra; PROF: profundidade da câmara.
Para transformar mm^3 em mL, basta multiplicar o valor encontrado em A por 1.000 (B).

análise é realizada a olho nu, e transcreve-se a turbidez da amostra com uma tabela escalonada, ou seja, quanto maior a turbidez, maior a concentração da amostra. O espermodensímetro tem ampla aplicabilidade nas granjas comerciais, mesmo sendo considerado de baixa confiança e exatidão. Já o espectrofotômetro é um aparelho cuja determinação da concentração é aferida por meio da dispersão da luz das células então em suspensão, e a densidade óptica obtida é decodificada por uma curva previamente calibrada. Essa avaliação pode subestimar a real concentração, com uma porcentagem de erro de até 30%.[3]

Morfologia

Exame fundamental, porém pouco realizado nas granjas, a morfologia espermática consiste na avaliação que apresenta a real situação dos espermatozoides, uma vez que mostra as alterações morfológicas presentes nestes, tratando-se de uma avaliação qualitativa. É importante para predizer a fertilidade de um reprodutor, tal como o descarte deste. Na espécie suína as classificações morfológicas são realizadas de modo diferente nas demais espécies, gerando, por esse motivo, discussões no meio científico. Ao invés de classificar os defeitos de forma bastante detalhada, como ocorre em bovinos, por exemplo, nos suínos é bastante comum um tipo de classificação mais generalizado, avaliando: defeitos de acrossoma, defeitos de cabeça, defeitos de colo, defeitos de peça intermediária, defeitos de cauda, presença de gota citoplasmática proximal, presença de gota citoplasmática distal e presença de formas teratológicas. Apesar de a presença de gota citoplasmática distal não ser levada em conta na contagem de defeitos espermáticos na espécie suína, é importante atentar para quão presente ela está. A partir de 30% deve-se passar a considerá-la. A Figura 7 traz alguns exemplos de defeitos que podem ser encontrados durante a análise morfológica dos espermatozoides e de que forma devem ser classificados na espécie suína.[4]

A não realização da análise de morfologia espermática se deve ao tempo necessário requerido, além da necessidade de conhecimento e treinamento de pessoas qualificadas. Está indicada em reprodutores jovens e recém-inseridos no plantel, ou a cada 60 dias, nos cachaços já presentes no sistema de produção. Quando houver suspeitas de problemas de subfertilidade ou infertilidade, tais avaliações devem ocorrer rotineiramente.

A avaliação morfológica espermática pode ser realizada tanto em esfregaços corados em microscopia óptica como em câmara úmida, em microscopia de contraste de fase ou de interferência diferencial, podendo estes métodos estar ou não associados.

De 2 a 3 esfregaços devem ser confeccionados com o sêmen recém-colhido, estando ele associado ou não ao corante, sendo os esfregaços bem delgados, em lâminas limpas e previamente aquecidas a 37 °C. Dentre os corantes empregados para a realização do exame morfológico, pode-se citar a eosina-nigrosina, o *Trypan blue-Giemsa*, o

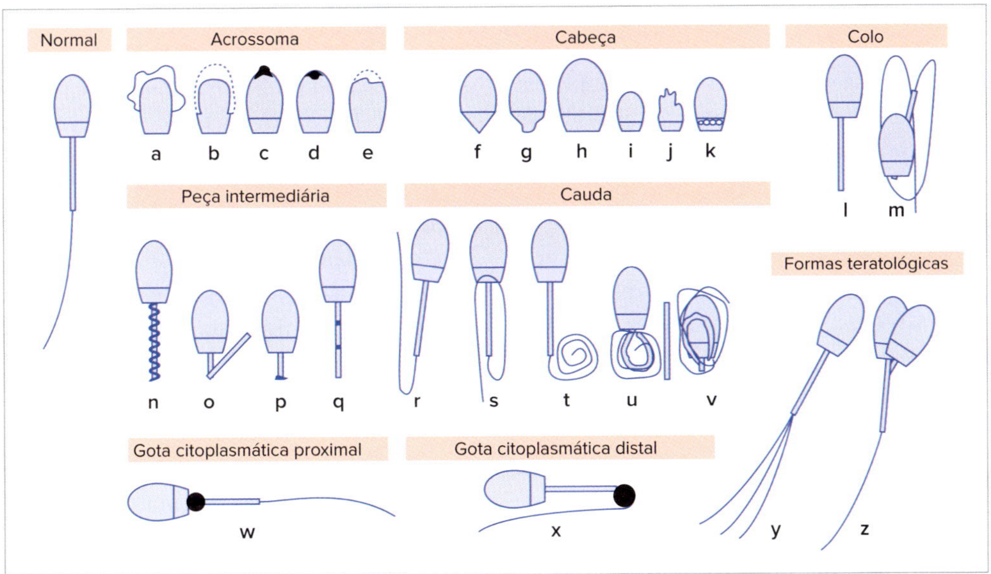

FIGURA 7 Defeitos morfológicos da célula espermática. a: edema de acrossoma; b: acrossoma destacado; c e d: grânulos do acrossoma (*knobbed*); e: acrossoma incompleto; f: cabeça estreita na base; g: cabeça piriforme; h: cabeça gigante normal; i: cabeça pequena normal; j: cabeça pequena anormal; k: cabeça com vacúolos (*pouch formation*); l: implantação de abaxial; m: implantação retroaxial; n: peça intermediária em formato saca-rolhas; o: peça intermediária dobrada; p: peça intermediária quebrada; q: aplasia segmental em peça intermediária; r: cauda dobrada; s: cauda fortemente dobrada; t: cauda enrolada; u: cauda fortemente enrolada; v: cauda enrolada na cabeça; w: gota citoplasmática proximal; x: gota citoplasmática distal e cauda dobrada; y: caudas múltiplas; z: dupla cabeça.

Fonte: acervo dos autores.

Williams, o kit Panótico e Karras modificado, sendo a escolha realizada de acordo com a preferência do examinador. Ao término do preparo da lâmina, sua análise deve ser realizada imediatamente, sob óleo de imersão, em um aumento de mil vezes em microscópio óptico. Ao fim, 200 células deverão ser contadas e os defeitos morfológicos, identificados.[5]

Já a câmara úmida, por sua vez, não necessita de preparação e análise imediata. Uma amostra pode ser colhida e armazenada em um refrigerador, baseada em um frasco com solução de formol salino tamponado (1 mL), já aquecido a 37 °C, e sêmen. O volume deste deve ser relativo até o momento de obtenção de um aspecto turvo da amostra. É muito importante ter a certeza de que o formol está na temperatura supracitada; se estiver frio, pode induzir a alterações na morfologia da célula, provocando erros de técnica. A preparação da lâmina, por sua vez, deve ocorrer a partir da suspensão de uma alíquota em uma lâmina sob as mesmas condições apresentadas para a técnica corada, porém em microscopia de contraste de fase ou interferência diferencial.[4]

Já a câmara úmida, por sua vez, não precisa ser analisada imediatamente após o preparo. Uma amostra pode ser colhida e armazenada. A amostra de sêmen deve ser adicionada a um frasco com solução de formol-salino tamponado (1 mL) aquecido a 37 °C. Adiciona-se amostra de sêmen à solução de formol salino até o momento em que a amostra adquire um aspecto turvo. É muito importante ter a certeza de que o formol está na temperatura supracitada; se estiver frio, pode induzir a alterações na morfologia da célula (caudas enroladas), provocando erros de técnica. A preparação da lâmina, por sua vez, deve ocorrer a partir da suspensão de uma alíquota em uma lâmina sob as mesmas condições apresentadas para a técnica corada, porém em microscopia de contraste de fase ou interferência diferencial.[4]

OUTRAS ANÁLISES SEMINAIS

Como comentado no início do presente tópico, muitas análises do sêmen são consideradas inviáveis economicamente e também na prática, quando se consideram as granjas comerciais como foco do nosso estudo. Entretanto, em granjas-núcleo, como nas multiplicadoras e centrais de inseminação artificial, outra realidade pode ser observada quanto a tais exames. Testes baseados em alta tecnologia e acurácia foram desenvolvidos para análises criteriosas quanto à motilidade, morfologia e concentração espermática, além de avaliações morfofuncionais dessas células, garantindo, dessa forma, melhor seleção dos reprodutores que serão inseridos no mercado.

Para motilidade e concentração, pode-se citar a análise computadorizada do sêmen, que se baseia em *softwares* capazes de captar a velocidade do movimento dos espermatozoides, tal como a concentração da amostra, a partir de uma câmera projetada em um microscópio, fornecendo informações mais objetivas quanto às características do ejaculado em questão. Esse mesmo programa pode ainda fornecer informações relacionadas à morfologia das células.[2,5]

A morfofuncionalidade, por sua vez, pode ser avaliada a partir de corantes, denominados sondas fluorescentes, que têm a capacidade de penetrar nos espermatozoides e de apresentar as condições estruturais dos diferentes compartimentos dessas células, expondo, assim, suas condições fisiológicas. A leitura para tal exame pode se dar tanto por microscopia de epifluorescência como por citometria de fluxo[6] (Figura 8).

O Quadro 2 apresenta em resumo as características desejáveis do ejaculado suíno por meio do "método da mão enluvada".

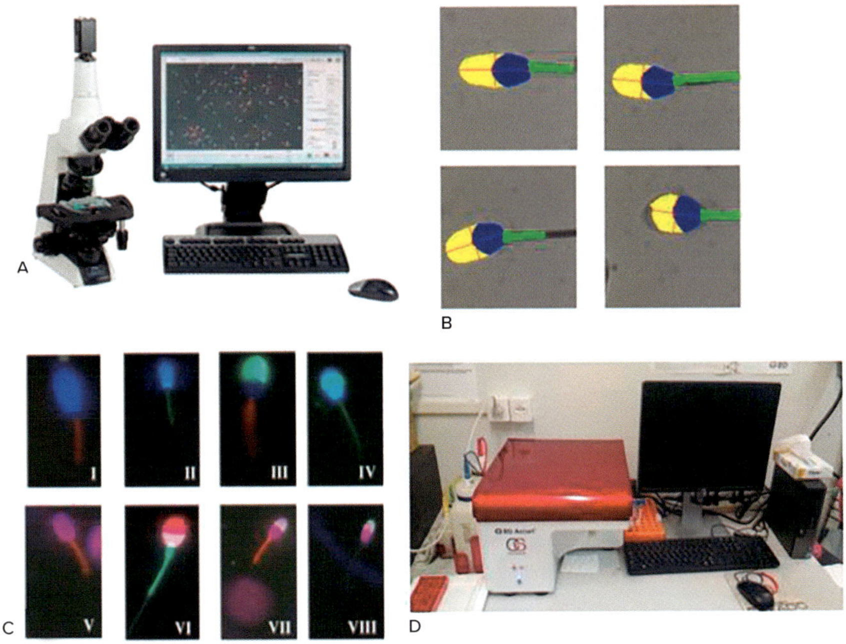

FIGURA 8 A: análise computadorizada do sêmen. B: morfologia espermática. C: utilização de sondas fluorescentes para avaliação dos diferentes compartimentos espermáticos – acrossoma, membrana plasmática e peça intermediária. D: aparelho para realização da técnica de citometria de fluxo.
Fonte: Laboratório de Andrologia e Tecnologia de Embriões Suínos (LATES).

QUADRO 2 Características macro e microscópicas do ejaculado de cachaços

Característica	Valores
Volume do ejaculado filtrado (exclusão da fração gel)	50-600 mL
Cor	Branco, branco-acinzentado ou marfim
Odor	*Sui generis*
Motilidade espermática	≥ 70%
Vigor espermático	≥ 3
Concentração espermática	Jovens: 180 a 200 × 10^6 espermatozoides/mL Adultos: 200 a 400 × 10^6 espermatozoides/mL
Número total de espermatozoides	60 × 10^9 espermatozoides/mL
Espermatozoides morfologicamente normais	≥ 70%
Gota citoplasmática proximal	≤ 10%

Fonte: adaptado de CBRA.[4]

CONSIDERAÇÕES FINAIS

O acompanhamento da qualidade seminal dos animais evita problemas com sêmen que apresenta problemas na motilidade, morfologia e concentração. Dessa forma, é possível ao técnico responsável da granja ir ao encontro de ações corretivas ou até mesmo a substituição do animal, evitando baixas nos índices da granja. Além disso, a avaliação espermática é também uma ferramenta essencial para a seleção de jovens reprodutores, permitindo a rápida identificação de animais-problema bem no início de sua fase produtiva. Neste capítulo deu-se ênfase às avaliações convencionais do sêmen suíno, deixando para o capítulo 16, "Análises avançadas do sêmen suíno", a apresentação do que há de mais moderno para a identificação de ejaculados de baixa e alta qualidade na espécie suína.

REFERÊNCIAS

1. Martins MP, Ramos SNS, Passarelli MS, Martins SMMK, Andrade AFC. O que podemos avaliar no sêmen de cachaços? Suinocultura Ind 2019;41(289):44-7.
2. Brito LFC, Althouse GC, Aurich C, Chenoweth PJ, Eilts BE, Love CC, et al. Andrology laboratory review: evaluation of sperm concentration. Theriogenology 2016;85(9):1507-27.
3. Vianna WL, Bruno DG, Namindome A, Rosseto AC, Rodrigues PHM, Pinese ME, et al. Estudo comparativo da eficiência de diferentes técnicas de mensuração da concentração espermática em suínos. Rev Bras Zootec 2004;33(6 Suppl 2):2054-9.
4. CBRA. Manual para exame andrológico de sêmen animal. 3.ed. Belo Horizonte: Colégio Brasileiro de Reprodução Animal; 2013.
5. Andrade AFC De, Passarelli MDS, Torres MA, Monteiro MS, Martins SMMK. Avaliação da qualidade do sêmen de cachaços: o que é possível ser feito? Rev Bras Reprod Anim 2017;41(1):283-91.
6. De Andrade AFC, De Arruda RP, Celeghini ECC, Nascimento J, Martins SMMK, Raphael CF, et al. Fluorescent stain method for the simultaneous determination of mitochondrial potential and integrity of plasma and acrosomal membranes in boar sperm. Reprod Domest Anim 2007;42(2):190-4.

CAPÍTULO 16

Análises avançadas do sêmen suíno

Ivan Cunha Bustamante Filho
Mariana Andrade Torres

INTRODUÇÃO

A precisa determinação da fertilidade em machos reprodutores é até hoje um desafio para os profissionais de campo. De fato, a análise do sêmen como preconizado pelo Manual para Exame Andrológico e Avaliação de Sêmen Animal do Colégio Brasileiro de Reprodução Animal permite inferir sobre o *status* reprodutivo do macho.[1] Todavia, não é possível afirmar categoricamente que determinado macho terá boas taxas de fertilidade durante sua vida reprodutiva.

A avaliação seminal empregada na suinocultura contemporânea está alicerçada em características do ejaculado como concentração espermática, volume, pH, cor e aspecto, além dos parâmetros funcionais e morfológicos dos espermatozoides, como motilidade e morfologia espermática. Tais características, como apontado no capítulo 15, "Análises convencionais do sêmen suíno", permitem o manejo adequado dos machos durante sua vida reprodutiva em granjas, unidades de difusão genética ou centrais de produção de sêmen. A adequada avaliação seminal permite a maximização da produção de doses inseminantes por ejaculado, bem como sistematiza o acompanhamento da produtividade de cada macho. Esse acompanhamento é crítico, tanto quando o reprodutor jovem é introduzido na rotina de colheita de sêmen quanto na determinação do momento do descarte e reposição.

Nas últimas décadas, a pesquisa em andrologia animal vem fazendo uso de tecnologias e métodos de análise que vão além das características físico-químicas e morfofuncionais do sêmen. Tais tecnologias, largamente utilizadas em estudos de ponta em áreas da medicina como a oncologia, permitem investigar e compreender com muito mais detalhes a composição e o funcionamento tanto do plasma seminal quanto da ultraestrutura espermática. Esses estudos permitiram maior compreensão dos mecanismos moleculares que regem a fisiologia reprodutiva masculina, em especial nos processos envolvidos na espermatogênese, maturação epididimária e interações do espermatozoide com o plasma seminal. Apesar de tais conhecimentos muitas vezes não estarem presentes de forma evidente no dia a dia do manejo de reprodutores machos suínos, eles permitiram significativos avanços tecnológicos, como o desenvolvimento de diluentes de longa duração mais eficientes para inseminação artificial.

Neste capítulo serão abordadas técnicas avançadas que estão contribuindo para o avanço da andrologia na espécie suína, como o uso de sondas fluorescentes em microscopia e citometria de fluxo, potencializando a identificação de alterações ultraestruturais e funcionais nos espermatozoides e permitindo inclusive a identificação de diferentes subpopulações espermáticas. Ainda, serão abordadas as ciências "ômicas" que vêm permitindo identificar biomarcadores proteicos, lipídicos e metabólicos no sêmen suíno associados a fenótipos de grande relevância para a reprodução, como fertilidade e resistência espermática a refrigeração e congelação seminal.

USO DE SONDAS FLUORESCENTES NA AVALIAÇÃO DOS ESPERMATOZOIDES SUÍNOS

As sondas fluorescentes são moléculas que em seu estado de repouso não emitem fluorescência, mas quando excitadas por uma fonte luminosa (*laser*) emitem luz (fluorescência) com comprimento de onda maior, o que é responsável pela especificidade que as sondas apresentam.[2] Cada fluorocromo tem um comprimento de onda específico de *excitação* para gerar a *emissão* de um comprimento de onda característico. Os *lasers* normalmente utilizados para a excitação de fluorocromos são o *laser* azul (488 nm), vermelho (640 nm), verde-amarelo (561 nm), verde (532 ou 552 nm), violeta (405 nm) e ultravioleta (355 nm).

A escolha das sondas para análise celular deve levar em consideração alguns fatores, como o compartimento celular de interesse e as configurações (*lasers* e detectores) do equipamento no qual se pretende realizar a leitura, seja um microscópio de fluorescência, microscópio confocal, citometria de fluxo ou outros equipamentos capazes de ler e interpretar a fluorescência. Dependendo do compartimento espermático que se queira avaliar, é possível encontrar mais de um fluorocromo específico, possibilitando a realização da análise em diversas condições e equipamentos. Os parâmetros espermáticos passíveis de avaliação fluorométrica englobam a fragmentação de DNA, integridade de acrossoma, integridade de membrana plasmática, translocação da fosfatidilserina do folheto interno para o folheto externo da bicamada lipídica da membrana plasmática, fluidez dos fosfolipídios de membrana, estado mitocondrial, potencial de peroxidação dos lipídeos da membrana, espécies reativas de oxigênio, cálcio celular, entre outros (Quadro 1).

QUADRO 1 Descrição da avaliação dos compartimentos celulares por sondas fluorescentes e suas especificidades

Estrutura	Sonda fluorescente	Cor visível[1]	Comprimento de onda		Propriedades
			Excitação (nm)	Emissão (nm)	
DNA[2]	Hoescht 33342	Azul	350	461	Permeáveis à membrana plasmática (MP) íntegra; ligam-se ao DNA
	SYBR-14	Verde	488	518	
	Syto-59	Vermelho	622	645	
DNA (fragmentação)	dUTP[3] – conjugado com fluoresceína	Verde	488	576	A enzima TdT (*terminal deoxynucleotidyl transferase*) catalisa a adição de nucleotídeos dUTP marcados com corante fluorescente em regiões de quebra de DNA

(continua)

QUADRO 1 Descrição da avaliação dos compartimentos celulares por sondas fluorescentes e suas especificidades *(continuação)*

Estrutura	Sonda fluorescente	Cor visível[1]	Comprimento de onda		Propriedades
			Excitação (nm)	Emissão (nm)	
Acrossoma	PSA[4] – PNA[5] – conjugados com fluoresceína	Verde	495	515	Aglutinina da ervilha e do amendoim, respectivamente, que se ligam à α-D-manosídeo da matriz acrossomal interna
Membrana plasmática	Iodeto de propídeo (IP)	Vermelho	493	636	Impermeáveis à MP íntegra; ligam-se ao DNA ao penetrar MP lesionada
	Yo-Pro-I	Verde	491	509	
	SYTOX Green	Verde	504	523	
	Annexina-V	Verde	485	535	Impermeáveis à MP íntegra; ligam-se à fosfatidilserina quando translocadas para o folheto externo da bicamada lipídica
	Merocianina 540	Vermelho	560	579	Sonda lipofílica se ligando à porção lipídica da MP em situação de aumento de fluidez dos fosfolipídios
Mitocôndria	JC-1	Laranja e verde	515	Verde – 529 Laranja – 590	Penetram a membrana mitocondrial e em situações de alto potencial se acumulam, formando J-agregados que emitem coloração vermelha. Em situações de baixo potencial mitocondrial, as moléculas escapam da organela, ficando na forma de J-monômeros e emitindo coloração verde
	MitosoxRed	Vermelho	510	580	Reagente seletivo à mitocôndria, quando oxidado pelo ânion superóxido emite fluorescência
Outros	C11-Bodipy	Verde e vermelho	488/581	Verde – 510 Vermelho – 590	Sonda metacromática sensível à peroxidação lipídica. Esse reagente é capaz de penetrar na MP e de reagir com as condições do meio; em situação não oxidante emite cor vermelha, e quando oxidada emite coloração verde
	DHE	Vermelho	518	606	Sonda permeável à MP; quando oxidada, pelo O_2, produz fluorescência

1. Em microscopia de fluorescência.
2. Sondas permeáveis à membrana plasmática para a diferenciação de células vivas e a exclusão de debris celulares.
3. 2'-desoxiuridina 5' trifosfato,
4. Aglutininas de *Pisum sativum*.
5. Aglutinina do amendoim.
MP: membrana plasmática.

Microscopia de fluorescência

A microscopia de fluorescência é uma das técnicas de *imagem* mais utilizadas para avaliar a interação de sondas fluorescentes e outros tipos de fluorocromos com as células. Essa técnica permite visualizar a localização das moléculas em estudo nos compartimentos celulares, além de possibilitar a quantificação dessas moléculas.

Como funciona a microscopia de fluorescência? O microscópio de fluorescência tem uma *fonte de luz* que é focalizada por um condensador em um feixe de excitação. Esse feixe de luz é direcionado para a amostra, e, ao atingi-la, os reagentes, previamente adicionados, são excitados e emitem fluorescência, que é captada pela *lente objetiva* do microscópio, passando por um *espelho dicroico*, que é responsável por direcionar a fluorescência para a *lente ocular*. Assim é possível visualizar a localização da fluorescência na amostra (Figura 1).

Dentre as *vantagens* da técnica de microscopia de fluorescência, pode-se citar a alta sensibilidade e especificidade, além da possibilidade de visualização da amostra e com isso da localização dos reagentes nos compartimentos celulares. Essa técnica também apresenta um custo reduzido de equipamentos e manutenção quando comparado à citometria de fluxo. Entretanto, a microscopia de fluorescência necessita que o avaliador faça a caracterização das amostras, bem como a contagem, o que gera as *desvantagens* dessa técnica, que são o baixo número de células avaliadas e maior subjetividade.

Os *protocolos mais utilizados* na avaliação dos espermatozoides suínos por microscopia de fluorescência são aqueles que avaliam a integridade das membranas plasmática e acrossomal, cromatina, potencial mitocondrial, entre outros. No Quadro 2 estão descritos os protocolos mais comumente utilizados para avaliação dos espermatozoides suínos em microscopia de fluorescência.

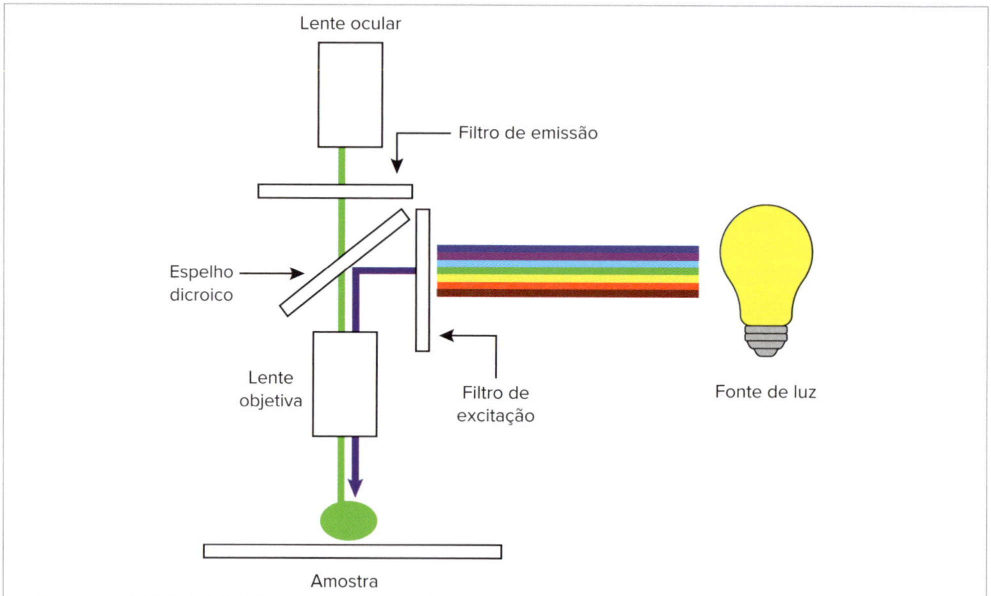

FIGURA 1 Desenho esquemático dos componentes e funcionamento de um microscópio de fluorescência.

Fonte: acervo dos autores.

QUADRO 2 Protocolos mais utilizados para avaliação dos espermatozoides suínos em microscopia de fluorescência

Compartimento analisado	Sondas fluorescentes	Tempo de incubação	Interpretação
Membrana plasmática (MP)[1]	SYBR14	10 minutos	Verde – MP íntegra
	Iodeto de propídeo (IP)		Vermelho – MP lesionada
MP e acrossoma[2]	Hoescht 33342	10 minutos	Azul – MP e acrossoma íntegros
	IP		Vermelho – MP lesionada, acrossoma íntegro
	Aglutinina de *Psium sativum* com FITC		Azul e verde – MP íntegra, acrossoma lesionado
			Vermelho e verde – MP e acrossoma lesionados
MP, acrossoma e potencial mitocondrial[3]	Hoescht 33342	10 minutos	Cabeça azul – MP e acrossoma íntegro
	IP		Cabeça vermelha – MP lesionada e acrossoma íntegro
	Aglutinina de *Psium sativum* com FITC		Cabeça vermelha e verde – MP e acrossoma lesionados
			Cauda vermelha – alto potencial mitocondrial
	JC-1		Cauda verde – baixo potencial mitocondrial

MP: membrana plasmática.
Fonte: 1: CBRA;[1] 2: Torres et al.;[3] 3: Andrade et al.[4]

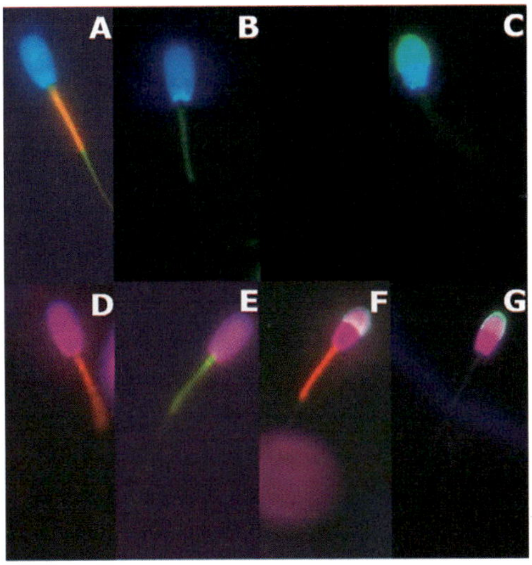

FIGURA 2 Visualização de amostras de espermatozoides suínos pela técnica de coloração tripla descrita por Andrade et al.[4] em microscopia de fluorescência. A: espermatozoide com membrana plasmática e acrossomal íntegras e alto potencial de membrana mitocondrial. B: espermatozoide com membrana plasmática e acrossomal íntegras e baixo potencial de membrana mitocondrial. C: espermatozoide com membrana plasmática íntegra, acrossoma lesionado e baixo potencial de membrana mitocondrial. D: espermatozoide com membrana plasmática lesionada, acrossoma íntegro e alto potencial mitocondrial. E: espermatozoide com membrana plasmática lesionada, acrossoma íntegro e baixo potencial mitocondrial. F: espermatozoide com membrana plasmática e acrossomal lesionadas e alto potencial mitocondrial. G: espermatozoide com membrana plasmática e acrossomal lesionadas e baixo potencial mitocondrial.

Fonte: acervo dos autores.

Citometria de fluxo

A citometria de fluxo (CF) foi desenvolvida no final dos anos 1960 com o objetivo de contar, analisar e classificar células, componentes celulares e materiais não celulares em suspensão líquida.[5] Cada partícula é analisada individualmente, e vários parâmetros celulares podem ser avaliados simultaneamente com o auxílio das sondas fluorescentes.

Quais são os parâmetros avaliados? Após passarem pelo ponto de interceptação com o *laser*, as partículas são avaliadas quanto à dispersão da luz visível e pelos múltiplos parâmetros de fluorescência. A dispersão da luz visível é analisada em duas direções, independentemente do uso de fluorescência, e esses parâmetros auxiliam no reconhecimento da população celular analisada. A *dispersão frontal* (do inglês *forward scatter* – FSC) determina o tamanho relativo da partícula, enquanto a *dispersão lateral* (do inglês *side scatter* – SSC) indica a complexidade ou granularidade interna da célula (Figura 3).[5] Os parâmetros de *fluorescência* são avaliados após o preparo das células com sondas fluorescentes ou coloração com anticorpos/proteínas conjugados com fluoresceína, como os exemplos descritos no Quadro 1.

Como funciona um citômetro de fluxo? As células previamente coradas com as sondas de interesse são posicionadas na câmara de injeção. A solução de células é aspirada até a câmara de fluxo, que é banhada por solução salina pressurizada. O *sistema de fluidos* é o responsável por "alinhar" as células em um fluxo fluídico, por meio da pressurização dos fluidos do sistema (normalmente solução salina), para que as células passem pelo *ponto de interceptação* com os lasers, uma a uma. Ao passarem pelo *laser*, as células refratam a luz e os reagentes adicionados emitem fluorescência, que é captada pelos detectores.[5] Os *lasers* de excitação, que geram a luz visível e estimulam os marcadores a emitirem fluorescência; *detectores ópticos*, que captam esses sinais luminosos compõem o *sistema óptico*.

Existem três tipos de detectores: *long-pass*, *short-pass* e *band-pass*. Os detectores *long-pass* (LP) permitem a passagem de fluorescência com comprimento de onda maiores e refletem os menores; por exemplo, um filtro LP 655 nm permite a passagem de fluorescência maior que 655 nm. Nos detectores *short-pass* passam apenas fluorescências com comprimento de onda menores, e as de maiores comprimento de onda são refletidas. Já os *band-pass* (BP) permitem apenas a passagem de comprimento de onda específico, por exemplo, o filtro BP 585/42 nm permite a passagem somente de fluorescência de 585 ± 21 nm.[5] Após a luz ser captada pelos detectores com o auxílio de sensores chamados *tubos fotomultiplicadores* (PMT) ou para *fotodiodos de avalanche* (APD – que são capazes de aumentar a sensibilidade), o *sistema eletrônico* converte o sinal luminoso em sinais eletrônicos, que são enviados e lidos em *softwares* específicos (Figura 3).

Dentre as *vantagens* da técnica de CF pode-se citar alta sensibilidade e especificidade, objetividade e possibilidade de avaliação de um grande número de células em um curto espaço de tempo. Essa técnica, ainda, permite a realização da análise de diversos parâmetros celulares simultaneamente com a utilização de marcadores celulares de superfície, citoplasma, núcleo e outras regiões específicas, como o acrossoma em espermatozoides. Por outro lado, essa técnica apresenta como *desvantagens* o alto custo de equipamentos e reagentes e a obrigatoriedade de que as células alvo da análise estejam em suspensão, dificultando ou até impossibilitando a preparação para alguns tipos celulares.

A análise de espermatozoides por CF deve levar em consideração as propriedades dessa

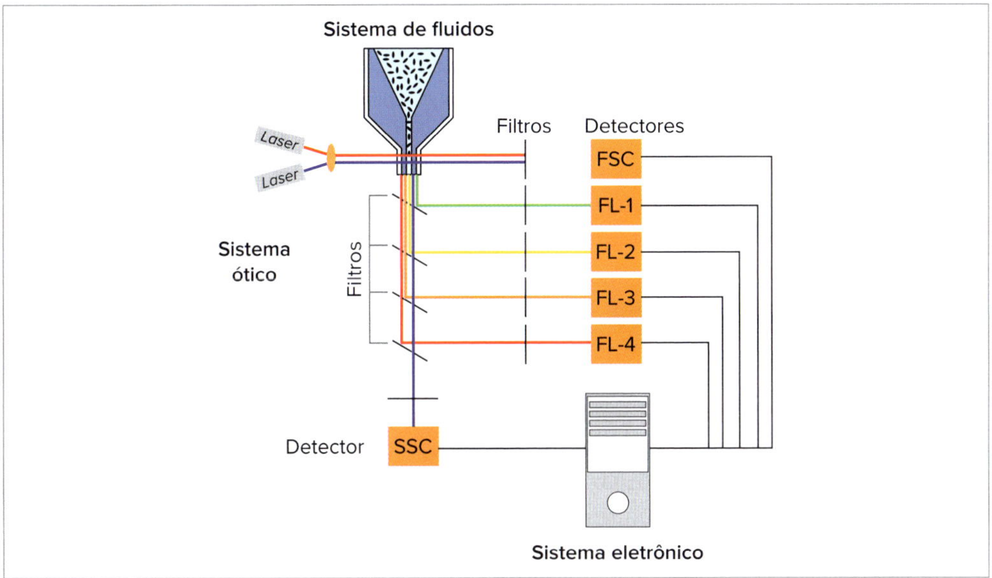

FIGURA 3 Desenho esquemático dos componentes de um citômetro de fluxo e do fluxograma de análise.

Fonte: acervo dos autores.

célula e dos meios em que normalmente estão diluídas. Os *espermatozoides* são células que apresentam uma *morfologia característica*, com uma cabeça ovalada e achatada, fazendo com que o tamanho dessas células tenha grande variação dependendo da posição em que são interceptadas pelo *laser*. Esse fator é determinante para a escolha da escala do eixo nos gráficos de análise, sendo a *escala logarítmica* a ideal para a análise. Outro fator importante para a análise de espermatozoides por CF é o meio em que essas células estão em suspensão, podendo ser plasma seminal, diluente de refrigeração e diluente de criopreservação. Todos esses meios têm partículas com tamanho e granulosidade semelhantes aos dos espermatozoides, que podem causar erros no momento da análise. Duas metodologias estão disponíveis para identificar as partículas não espermáticas em análise de CF. A primeira alternativa é a inclusão de *sondas fluorescentes permeáveis à MP* e que se liguem ao DNA no protocolo escolhido, e com isso somente as células com quantidade suficientemente grande de DNA passam para as análises das demais sondas. A segunda alternativa, mais simples foi descrita por Petrunkina et al.[6] e se baseia na permeabilização das células (choque osmótico letal) para a penetração de IP e coloração do núcleo; os materiais livres de DNA permanecem não corados. Os dados de partículas livres de DNA e partículas com DNA podem ser utilizados em *equações matemáticas*, para a correção da contagem espermática em análises que não englobam uma sonda de DNA permeável à MP. A equação sugerida por esses autores é

$$N' = \left(1 - \frac{f}{100}\right) * N$$

onde f é a porcentagem de partículas livres de DNA, N é a concentração celular estimada e N' o número de células realmente analisadas na amostra. Para essa técnica, o ideal é que a contagem de partículas livres de DNA seja realizada pelo menos uma vez no início do dia da análise, e se houver amostras de diferentes origens que se realize em pelo menos uma amostra de cada origem.

A *análise dos dados* obtidos por CF deve ser feita em *software* próprio para o fim e segue um fluxograma comum descrito na Figura 4. Primeiramente as células de interesse são selecionadas por tamanho e granulosidade interna em um *dotplot* FSC × SSC (Figura 4A). Somente as partículas incluídas nessa seleção são enviadas para o próximo gráfico de análise. Caso seja utilizada sonda de DNA permeável à MP, as células previamente selecionadas são enviadas a um histograma para o detector específico da sonda utilizada, e somente as células com quantidade de DNA suficientes são selecionadas e direcionadas para o próximo gráfico de análise (Figura 4B). A terceira etapa da análise dos dados é a quantificação da(s) sonda(s) em estudo, e para isso pode-se utilizar um histograma em casos de análise de um único parâmetro (Figura 4C), ou um *dotplot* em casos de avaliação de dois parâmetros (Figura 4D).

A citometria de fluxo tem sido muito utilizada na *análise do sêmen suíno* em pesquisa e demonstra potencial para ser incorporada à análise seminal de reprodutores de alto potencial genético. Várias técnicas estão disponíveis para a avaliação dos compartimentos espermáticos, utilizando as sondas fluorescentes descritas no Quadro 1. As técnicas mais utilizadas para a análise dos espermatozoides suínos estão descritas no Quadro 3 e englobam a avaliação da integridade das membranas plasmática e acrossomal, fluidez e oxidação de fosfolipídios de membrana, potencial mitocondrial, entre outros.

CIÊNCIAS ÔMICAS APLICADAS À ANÁLISE SEMINAL

Os últimos 30 anos foram marcados por um aumento exponencial no volume de conhecimento gerado graças aos impressionantes avanços dos métodos analíticos de moléculas como DNA, RNA, proteínas, lipídios e outras pequenas moléculas. Tais avanços permitiram, e permitem até hoje, o estudo aprofundado das biomoléculas responsáveis pela estrutura e funções celulares. A genômica foi a primeira ciência ômica a ser estruturada, sendo inicialmente definida pelo sequenciamento do conteúdo genético de uma célula, tecido ou organismo. Tal conhecimento viabilizou o desenvolvimento de outras ciências ômicas como a proteômica, a lipidômica e a metabolômica, o que possibilitou melhor compreensão das complexas rotas metabólicas e vias de sinalização envolvidas em processos fisiológicos e patológicos. A seguir serão discutidas as maneiras como a proteômica, a lipidômica e a metabolômica vêm contribuindo para o contínuo desenvolvimento da andrologia suína.

Proteômica

A identificação de proteínas no sêmen de mamíferos vem sendo realizada há mais de 50 anos, uma vez que é possível aplicar os mesmos métodos de análise empregados no estudo de proteínas séricas e de células sanguíneas. Assim, logo se identificou que muitas proteínas presentes no sangue também estavam presentes no plasma seminal. Mas foi o desenvolvimento de métodos de separação de proteínas em gel e por cromatografia que possibilitou compreender melhor a complexa composição proteica do plasma seminal e do espermatozoide (Figura 5). Tais métodos permitiram separar individualmente centenas de proteínas de uma mesma amostra biológica, e, quando associadas a técnicas de identificação proteica (p. ex., espectrometria de massa), pôde-se caracterizar seu perfil proteico qualitativo e quantitativo. Atualmente já se tem uma boa compreensão de quais proteínas (e suas quantidades) estão

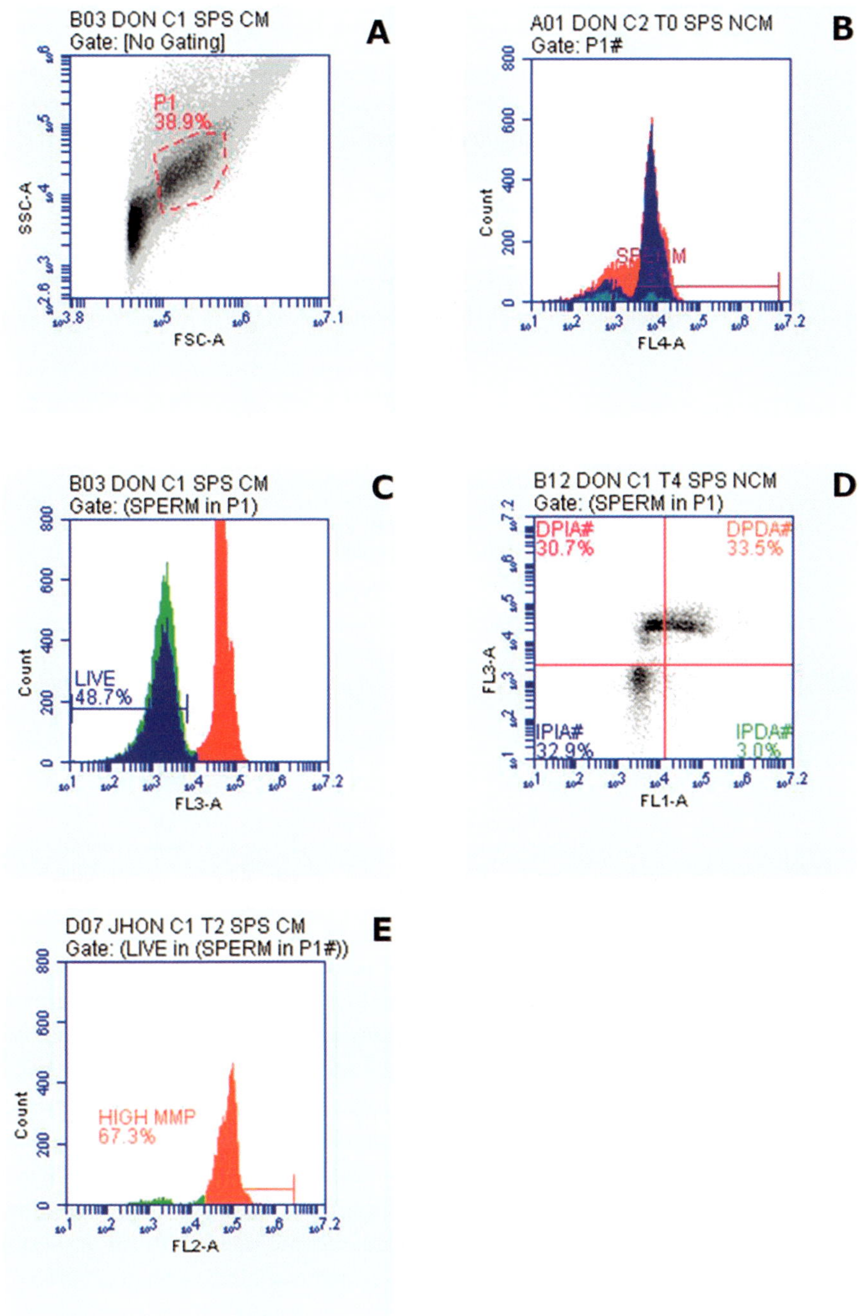

FIGURA 4 Fluxograma de análise de dados em citometria de fluxo. O primeiro passo é a (A) seleção das partículas de tamanho e granulosidade similares aos espermatozoides, seguida da (B) confirmação de que as partículas selecionadas possuem quantidade suficiente de DNA. A análise das sondas de interesse pode ser realizada por um conjunto de histogramas, avaliando (C) somente nos espermatozoides de membrana íntegra e a (D) análise da intensidade de fluorescência da sonda; ou por um (E) *dotplot* para a avaliação do percentual de espermatozoides nas populações de interesse.

Fonte: acervo dos autores.

QUADRO 3 Protocolos mais utilizados para avaliação dos espermatozoides suínos em citometria de fluxo

Análise	Sondas fluorescentes	Tempo de incubação	Populações analisadas
MP e acrossoma[1]	Hoescht 33342*	10 minutos	Íntegros – IP e PSA negativo
	Iodeto de propídeo (IP)		MP lesionada – IP positivo, PSA negativo
	Aglutinina de *Psium sativum* (PSA) com FITC		Acrossoma lesionado – IP negativo, PSA positivo
			MP e acrossoma lesionados – IP e PSA positivo
MP e potencial mitocondrial[1]	Hoescht 33342*	10 minutos	1) Quatro populações de células: a) IP negativo e JC-1 vermelho; b) IP negativo JC-1 verde; c) IP positivo e JC-1 vermelho; d) IP positivo e JC-1 verde. 2) Intensidade de fluorescência vermelha nas células IP negativo
	IP		
	JC-1		
Apoptose[2]	Yo-Pro-1	10 minutos	Íntegros – IP e Yo-Pro1 negativos
	Hoescht 33342*		MP lesionada – IP positivo, Yo-Pro-1 positivo; IP positivo, Yo-Pro-1 negativo
	IP		Apoptose – IP negativo; Yo-Pro-1 positivo
Fluidez dos fosfolipídios de membrana[1]	Yo-Pro-1	10 minutos	Intensidade de fluorescência vermelha na população de células Yo-Pro-1 negativo
	Hoescht 33342*		
	Merocianina 540	20 segundos	
Lipoperoxidação de membrana[1]	C11-Bodipy	20 minutos	Intensidade de fluorescência verde na população de células IP negativo
	Hoescht 33342*	10 minutos	
	IP		

* Pode ser utilizada qualquer sonda de DNA permeável à membrana plasmática que seja compatível com o citômetro com as demais fluorescências da técnica.
MP: membrana plasmática.
Fonte: 1: Torres et al.;[7] 2: Gadella e Harrison.[8]

presentes no plasma seminal e espermatozoide de suíno. A seguir serão apresentadas algumas das principais proteínas presentes no plasma seminal e no espermatozoide suíno.

Proteômica do plasma seminal

O plasma seminal é muito mais que um veículo de transporte dos gametas pelo sistema reprodutor feminino. Composto de secreções do testículo, epidídimo e glândulas acessórias, o plasma seminal provê nutrição, proteção e diversas moléculas que atuam ativamente na sobrevivência espermática no útero e tubas uterinas, além de serem necessárias para a formação do reservatório espermático e na interação entre os gametas. Os estudos de proteômica do plasma seminal mostraram prevalência de um grupo de proteínas de baixo peso molecular. Um dos primeiros trabalhos a caracterizar de forma mais abrangente a composição proteica do plasma seminal suíno foi desenvolvido por meio de 2D SDS-PAGE, e foram identificadas 39 proteínas diferentes.[9] Mais recentemente, utilizando abordagem *shotgun*,[10] esse número foi expandido para 872 proteínas, sendo 390 pertencentes especificamente à taxonomia *Sus scrofa*.

Diferentemente de outras espécies de animais domésticos, o plasma seminal suíno tem grande quantidade de proteínas que se ligam à superfície do espermatozoide, denominadas espermadesinas, que representam cerca de

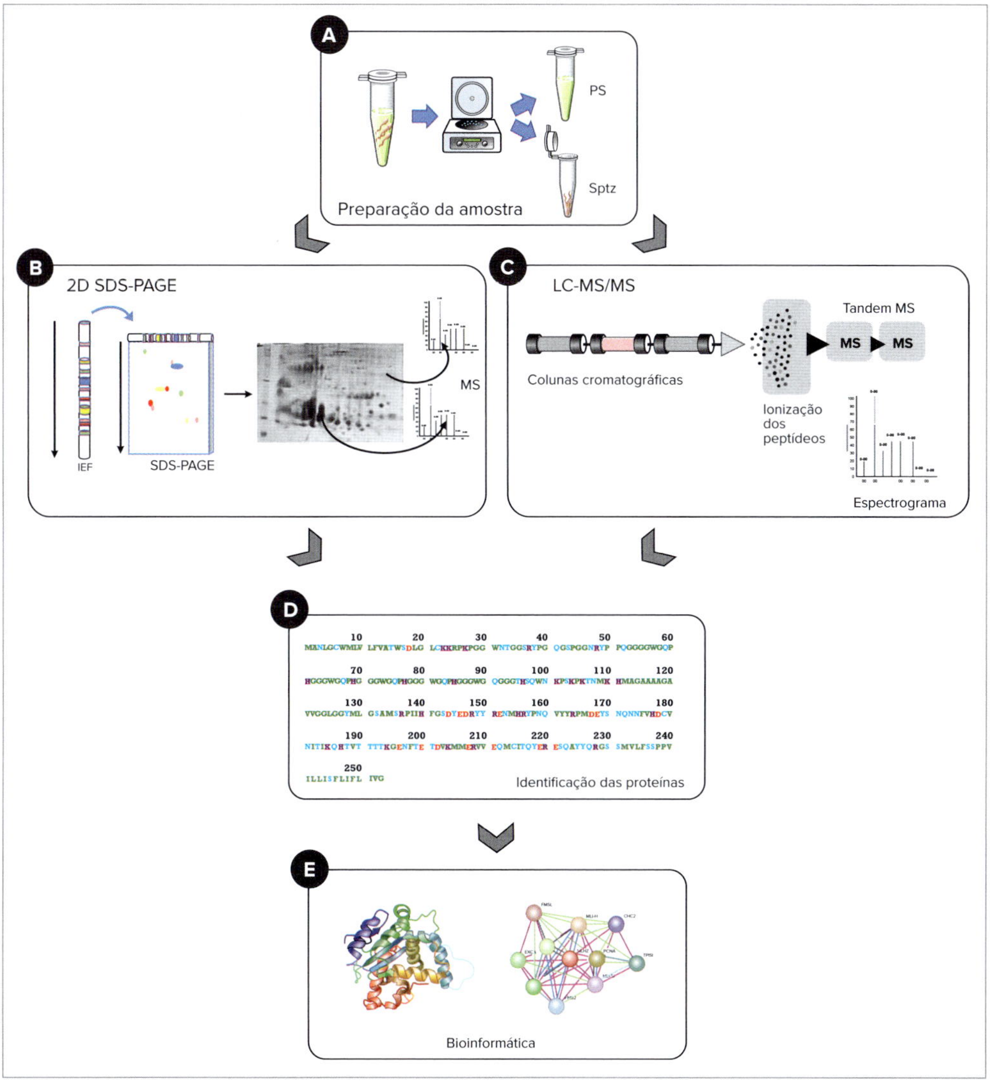

FIGURA 5 Exemplo de *workflow* para estudos proteômicos do sêmen. A: a amostra de sêmen deve ser preparada para separar o plasma seminal dos espermatozoides. Nessa etapa são utilizadas centrifugações sequenciais e lise de células e separação de organelas. B: mapeamento das proteínas por 2D SDS-PAGE, no qual os *spots* formados por proteínas são extraídos do gel individualmente e a sequência dos peptídeos e a identidade da proteína é determinada por espectrometria de massa. C: separação e identificação de proteínas por cromatografia líquida acoplada a espectrometria de massa, na qual o extrato proteico da amostra é analisado como uma mistura complexa após a tripsinização das proteínas. D: uso de bases de dados de proteínas para identificação dos peptídeos identificados pela espectrometria de massa. E: com base nas proteínas identificadas, diversas ferramentas de bioinformática podem ser aplicadas para classificar as proteínas, descrever as rotas metabólicas inibidas ou estimuladas, realizar estudos de interação proteína-proteína, entre outros.

Fonte: acervo dos autores.

45% a 75% das proteínas totais.[9,11] A secreção da vesícula seminal é a maior fonte de espermadesinas suínas, sendo composta por 5 subfamílias que compreendem as proteínas AWN, AQN-1, AQN-3, PSP-1, PSP-2.[12] As espermadesinas podem ser classificadas como proteínas ligantes à heparina (AQN-1, AQN-3, AWN) e não ligantes à heparina (heterodímero PSP-I/PSP-II).[13]

Os subgrupos PSP-I/PSP-II são encontrados em maior quantidade, e, quando ligados ao espermatozoide, o heterodímero PSP-I/-II se localiza principalmente na região do acrossoma.[14] Além disso, esse complexo contribui para a manutenção espermática com alta viabilidade, atividade mitocondrial e motilidade,[15] além de contribuir para a capacidade de penetração no oócito.[16] As PSP modulam a infiltração leucocitária na luz do sistema reprodutor da fêmea, após a ejaculação.[17] Essa ação demonstra que o heterodímero PSP-I/PSP-II atua como um estimulante da quimiotaxia de leucócitos tanto *in vitro* com *in vivo*, contribuindo para a fagocitose dos espermatozoides, porém não atingindo o reservatório espermático.[18] Dessa forma, a PSP-I/PSP-II são importantes na modulação da atividade imunológica do útero, promovendo a realização de atividades pró-inflamatórias e atividades imunoestimulantes desse complexo de espermadesinas.[13] Recentemente a PSP-I foi identificada como potencial candidata a marcador para qualidade seminal, estando presente em maior abundância nos ejaculados de qualidade inferior.[19] Todavia, essa mesma proteína foi descrita como mais abundante no plasma seminal de ejaculados com maior resistência a preservação a 17 °C.[20] Tais resultados aparentemente discrepantes podem estar associados a diferentes isoformas da PSP-I presentes no ejaculado, como demonstrado nos mapeamentos proteicos feitos com 2D SDS-PAGE.

O outro subgrupo de espermadesinas inclui os monômeros AWN-1, AQN-1 e AQN-3, que realizam ligações específicas com fosfolipídios, formando uma primeira camada de material de revestimento por meio da interação com a bicamada lipídica da membrana do espermatozoide.[21] As evidências de que essas proteínas se ligam à zona pelúcida[22] apontam para sua participação na interação entre as membranas dos dois gametas durante a fertilização.[23] Posteriormente, evidenciou-se que, durante a fertilização, as espermadesinas modulavam a capacidade de penetração no oócito,[16] além de favorecer a capacitação espermática por indução do efluxo de colesterol da membrana.[17]

Na tuba uterina, as AWN atingem o oócito da porca *in vivo* após a inseminação, promovendo interação entre o oócito e o espermatozoide.[23] É caracterizada como uma lectina associada à superfície do espermatozoide, interagindo com a zona pelúcida no momento de fertilização,[24] e são expressas no epidídimo, na vesícula seminal e no oviduto.[25] As espermadesinas, em especial a AQN-1 e suas formas agregadas, interagem com o epitélio do oviduto, contribuindo para a formação do reservatório espermático, que preserva a capacidade de fertilização de espermatozoides e modula a capacitação espermática.[18]

Além das abundantes espermadesinas, outras proteínas do plasma seminal suíno foram associadas a maior resistência espermática à refrigeração seminal. Dada a tendência de redução do uso de antimicrobianos nas doses de sêmen comercializadas, alternativas para minimizar a contaminação microbiana seminal vêm sendo testadas, entre elas a refrigeração seminal a 5 °C. Utilizando a abordagem proteômica, foi identificado que as proteínas *cathepsin B, legumain* e *cystatin E/M* estão diferencialmente expressas em cachaços cujo ejaculados apresentam maior resistência seminal à preservação a 5 °C por 120 horas. Essas proteínas fazem parte de um sistema proteolítico que pode ser responsável pela ativação ou inativação de vias de sinalização celular envolvendo metaloproteases, podendo modular a resistência espermática à conservação a 5 °C.[26]

Os trabalhos pioneiros de caracterização do proteoma do plasma seminal suíno abriram portas para estudos funcionais, nos quais a ocorrência das proteínas pode ser associada a características produtivas. A correlação da expressão de proteínas do plasma seminal suíno com taxa de desmame e tamanho de leitegada foi demonstrada recentemente.[10] A confirmação desses resultados permitirá o desenvolvimento de técnicas mais apuradas de seleção de ejaculados e, talvez, de reprodutores.

A busca por melhores resultados com sêmen suíno congelado tem levado pesquisadores a investigar o possível papel de proteínas do plasma seminal na maior resistência ao congelamento seminal apresentado por alguns machos. A proteína NPC *intracelular cholesterol transporter 2* (NPC2) mostrou-se mais abundante no plasma seminal de suínos com melhor congelabilidade.[27] A NPC2 é secretada no epidídimo, vesícula seminal e próstata,[28] e quando em contato com o espermatozoide, liga-se à estrutura lipídica da membrana plasmática, atuando como fator decapacitante.[29] Destaca-se ainda que outras proteínas (p. ex., HSP90a e L-PGDS) foram associadas a machos com baixa congelabilidade seminal,[27] conferindo a essas biomoléculas potencialidade como marcadores. Esses resultados podem contribuir para o desenvolvimento de melhores protocolos de congelamento de sêmen suíno e sua aplicação na cadeia produtiva.

Proteômica do espermatozoide suíno

Estudos de proteômica de espermatozoide suíno comprovaram a já esperada complexidade em termos quantitativos e qualitativos. Foram descritas mais de 1.600 proteínas associadas com diferentes processos celulares, componentes celulares e funções moleculares no espermatozoide suíno.[30] Uma forma de correlacionar as funções bioquímicas das proteínas com seus potenciais papéis na fisiologia espermática é verificar sua localização celular. Proteínas de membrana plasmática podem ter diferentes papéis dependendo da distribuição regional, seja na cabeça, peça intermediária ou cauda. Por outro lado, proteínas encontradas no acrossoma estão possivelmente relacionadas ao processo de fertilização, assim como proteínas mitocondriais estão relacionadas ao metabolismo celular e à motilidade espermática. Essa característica também é influenciada pelas proteínas que compõem o axonema e toda a maquinaria proteica e energética responsável pelo batimento flagelar.

Além de avaliar a função de determinada proteína espermática por sua localização celular, tem-se que levar em consideração também sua abundância, ou seja, sua quantidade absoluta e relativa em comparação com as demais proteínas espermáticas. A proteína mais abundante no espermatozoide retirado da cauda do epidídimo do suíno foi a *Heat Shock Protein (HSP) 70 kDa protein 1 like.*[30] Essa proteína ativa as funções de conformação e tráfico de proteínas, bem como na inibição da agregação e degradação proteica.[31] A presença dessa proteína no espermatozoide de suínos[1,32] e no oviduto de mamíferos sugere uma relação na manutenção da viabilidade espermática e na fertilização.[33] Além disso, estudos *in vitro* demonstraram que ela ativa a motilidade espermática, ligando-se à superfície do espermatozoide e participando da migração espermática.[34] O potencial uso da HSP 70 como marcador molecular se dá pela alta abundância em espermatozoides de ejaculados com maior criotolerância. A fosforilação de serinas da HSP 70 pode interferir nos processos de ativação e inativação espermática, alterando assim as taxas metabólicas e o estresse oxidativo,[35] possivelmente protegendo o espermatozoide das alterações causadas pelo congelamento.

A importância do acrossoma na fertilização torna-o um local-chave para a identificação de proteínas que podem determinar o sucesso ou o fracasso da fecundação. Dentre as proteínas já identificadas no acrossomo suíno, destaca-se a *acrosin binding protein* (ACRBP), que participa da reação do acrossomo durante a fertilização.[32] Essa etapa é muito complexa e envolve a ativação do acrossomo, ligação e hidrólise da zona pelúcida.[2,36] As proteínas acrossomais interagem com a zona pelúcida e formam complexos proteicos de alto peso molecular cooperando com a penetração espermática.[3,37,38] Os níveis da ACRBP podem ser utilizados para o monitoramento da espermatogênese *in vivo* e *in vitro*, e também como marcador molecular espermático e para monitoramentos das funções reprodutivas em garanhões.[39] Em suínos, a análise da ACRBP e da *triosephosphosphate isomerase* após a colheita do sêmen pode predizer a congelabilidade, podendo ser usada como monitoramento visando otimizar a função reprodutiva.[40]

Outra proteína acrossomal, a *Zona pellucida binding protein* (ZPBP), é expressa nas espermátides, sendo também encontrada no acrossoma dos espermatozoides maduros, atuando na interação entre o espermatozoide e a zona pelúcida. A ZPBP é responsável pelas fases iniciais da reação do acrossoma, pela seleção de espermatozoides capacitados e pela prevenção da polispermia em camundongos,[41] reações muito importantes no processo de interação entre espermatozoide e oócito.[42]

A membrana plasmática é a interface celular com o meio externo, e proteínas de superfície desempenham importantes papéis na interação do gameta com o sistema reprodutor masculino (pré-ejaculação) e feminino. A *Leucine-rich repeat-containing protein* é uma proteína transmembrana associada com a via de sinalização da proteína G. Ela atua como moduladora do canal de potássio dependente de voltagem Slo3, que é crítico para a fertilidade.[43] Além disso, a perda dessa proteína afeta o Ksper e estabelece uma séria redução na fertilidade.[44] O Ksper é um canal de K^+ que altera a carga elétrica da membrana, controlando o potencial da membrana e suas interações.[45]

As *Proteins AMP kinase* (AMPK), localizadas no flagelo, estão associadas com a motilidade espermática, visto que uma inibição dessa proteína leva a uma potente inibição da motilidade do espermatozoide.[46] Essa proteína, juntamente com o cálcio, modula a via da sinalização, causando um decréscimo na motilidade espermática.[47] Em camundongos, a deleção desse gene resulta em infertilidade masculina, sugerindo assim que a motilidade é dependente dessa via.[48] A *AMP kinase* é expressa em espermatozoide suíno em altas concentrações sob condições fisiológicas, participando ativamente da regulação da motilidade, da manutenção da qualidade espermática ao longo do tempo e da manutenção da organização da membrana plasmática do espermatozoide suíno.[49,50] Além disso, a AMPK participa da regulação da função espermática, como a viabilidade, potencial de membrana mitocondrial, integridade da membrana acrossomal externa e fluidez da membrana plasmática. Essas considerações corroboram a importância biológica dessa proteína e de sua via biológica, bem como de ativador da AMPK, que, por atuar diretamente na via, pode alterar o nível metabólico e as taxas de fertilidade.[50]

A mitocôndria do espermatozoide é uma organela composta de proteínas responsáveis pelo metabolismo energético do gameta. A *priori*, as mitocôndrias espermáticas não diferem das mitocôndrias encontradas nas células em outros tecidos do organismo, contudo seu funcionamento é moldado para suprir o axonema de energia (ATP) necessária para a realização do batimento flagelar, garantindo a motilidade espermática para que a fertilização seja bem-sucedida. Estudos em homens inférteis demonstraram alterações significativas no proteoma mitocondrial envolvendo proteínas associadas ao ciclo do ácido tricarboxílico, fosforilação oxidativa mitocondrial e metabolismo de butanoatos, propanoatos e piruvatos.[51] Em suínos, demonstrou-se que a atividade das proteínas do complexo I são fundamentais para a produção de ATP pelo espermatozoide por meio da fosforilação oxidativa mitocondrial.[52] Outro ponto a observar é que as mitocôndrias são a principal fonte de espécies reativas de oxigênio produzidas pelo espermatozoide. Essas moléculas eletronicamente instáveis causam danos estruturais e funcionais a outras proteínas, sendo as demais proteínas mitocondriais alvos diretos. Em casos de desequilíbrio redox, resultando em estresse oxidativo, alterações nessas proteínas poderiam estar associadas a baixa qualidade espermática e à ocorrência de machos subférteis, porém mais estudos devem ser realizados para confirmar tal hipótese.

Além do estudo qualitativo e qualitativo do proteoma do espermatozoide suíno, a investigação sobre o efeito das modificações pós-traducionais também pode revelar novos marcadores. Nesse sentido, observou-se que a quantidade de substratos de proteína-quinase A, fosforilação de tirosina e acetilação global de proteínas está relacionada com a motilidade espermática, podendo ter efeito na resistência do espermatozoide a preservação a 17 °C.[53] Esses estudos mostram que não se deve limitar a presença ou ausência de determinadas proteínas, o que reforça a complexidade do tema.

Lipidômica

Como componentes fundamentais do organismo, os lipídios são moléculas estruturais e funcionais que desempenham importantes papéis biológicos, incluindo a formação de barreiras celulares e matrizes de membranas, além do armazenamento de energia e sinalização celular. Dada a diversificação de suas características estruturais e propriedades físico-químicas, os lipídios atuam em inúmeros processos celulares que são determinantes para o correto funcionamento tecidual.

A composição lipídica da membrana plasmática do espermatozoide suíno é singular, apresentando níveis menores de colesterol e glicolipídios em comparação com outras espécies.[54] Essa diferença é atribuída à perda dessas moléculas durante o trânsito epididimário.[55] Por outro lado, sua membrana espermática possui concentrações relativamente altas de plasmalogênios e outros lipídios ligados a éter e lipídios com cadeias poli-insaturadas alifáticas longas. Destaca-se ainda a relação molar colesterol/fosfolipídios de 0,12, sendo 70% dos lipídios compostos de fosfolipídios, colina e esteroides.[56] Essa composição tem grande impacto prático, pois favorece a transição dos lipídios da membrana para a fase de gel durante as curvas de resfriamento utilizados na preservação seminal. Essa alteração físico-química está diretamente associada à maior sensibilidade do espermatozoide suíno ao choque frio.

Com o aumento contínuo da capacidade analítica dos lipídios por meio do uso de cromatografias líquida, gasosa e espectrometria de massas, a lipidômica se desenvolveu significativamente nas últimas décadas. A lipidômica é o estudo quantitativo e qualitativo em larga escala do perfil de lipídios de amostras biológicas. Com abordagem semelhante ao comentado sobre proteômica, a lipidômica também lança mão de extensas análises de bioinformática para identificar as vias de sinalização e rotas metabólicas associadas aos lipídios analisados.[57] Dessa forma, é possível associar alterações na quantidade e no perfil de lipídios em amostras biológicas devido a condições patológicas, ações ambientais ou farmacológicas.

A aplicação da lipidômica na andrologia é recente, mas apresenta resultados promissores na medicina reprodutiva humana. Pacientes com oligoastenozoospermia apresentaram alterações na proporção de sulfato de colesterol e seminolipídio na membrana espermática,[58] e espermatozoides de pacientes inférteis com varicocele e leucospermia apresentam maiores níveis de F_2-isoprostano, um produto da oxidação do ácido araquidônico, considerado o mais confiável marcador de peroxidação lipídica *in vivo*.[59,60] Esses exemplos demonstram o potencial que a lipidômica apresenta para a identificação de novos biomarcadores que poderão ser aplicados futuramente na andrologia suína.

Os estudos de lipidômica no sêmen suíno ainda não são definitivos, porém já apontam possíveis candidatos a marcadores de fenótipos de interesse reprodutivo, como qualidade seminal e resistência à preservação. Quando comparado o perfil lipídico de espermatozoides de cachaços (varrões) classificados de acordo com a qualidade seminal, foi identificado que os ejaculados com baixa motilidade e viabilidade espermática apresentaram menores quantidades de lipídio total. Mais especificamente, a baixa motilidade espermática foi correlacionada com redução nas concentrações do ácido graxo poli-insaturado n-3 (n-3 PUFA).[61]

O lipidoma do plasma seminal também tem contribuído para melhor compreensão de como esse fluido pode participar da fisiologia espermática. Até o momento, são conhecidas 568 moléculas que compõem o lipidoma do plasma seminal suíno. Porém, apesar de sua complexidade, quando comparados os lipidomas entre cachaços com alta e baixa qualidade seminal ou com maior e menor resistência seminal à preservação a 17 °C por 144 horas, não foram identificadas diferenças entre os grupos avaliados.[62] A lipidômica do sêmen suíno é uma área em franca exploração, podendo contribuir significativamente no futuro com informações valiosas para aplicação no aperfeiçoamento de protocolos de criopreservação seminal, além de permitir maior compreensão dos efeitos da nutrição na qualidade das membranas espermáticas.

Metabolômica

A metabolômica é uma técnica que estuda pequenas moléculas (< 1.500 Da, denominadas metabólitos) pertencentes às diversas classes como carboidratos, lipídios, aminoácidos, ácidos orgânicos, ácidos nucleicos, vitaminas, polifenóis, alcaloides e outras espécies inorgânicas. Os metabólitos são os produtos finais ou intermediários de várias reações celulares, sendo a ciência ômica mais próxima ao fenótipo celular.[63] A metabolômica pode ser realizada de duas formas, sendo possível analisar o perfil de todos os metabólitos da amostra (metodologia *non-target*) ou o estudo de concentrações de metabólitos específicos (metodologia *target*).

O estudo da metabolômica do sêmen suíno ainda é muito restrito, ampliando as possibilidades de estudo desse tema. Jones e Bubb[64] investigaram os substratos endógenos para o metabolismo dos espermatozoides suínos por NMR e identificaram que os di ou triglicerídeos podem ser utilizados para a produção de glicerol; já os fosfolipídios de membrana como a acetilcarnitina e o glicerilfosfolipídio são utilizados para a produção de glicerol 3-fosfato.[64] Marin et al.[65] descreveram que o perfil metabólico dos espermatozoides suínos pode ser caracterizado por uma alta taxa glicolítica, mas com baixos níveis de glicose-6-fosfato.[65] Estudos de nosso laboratório (ainda não publicados) constataram que alguns metabólitos, como inosina, hypoxantina, creatina, ADP, niacinamida, spermina e 2-metilbutirilcarnitina, estão diretamente relacionados com o aumento da congelabilidade dos espermatozoides suínos durante o uso de *holding time* nos protocolos de criopreservação.

CONSIDERAÇÕES FINAIS

Características intrínsecas e extrínsecas da cadeia produtiva suína tornam o setor altamente permeável a novas tecnologias. Como consequência, a implantação de novos equipamentos, processos e análises tende a ocorrer mais rapidamente na suinocultura mundial. No Brasil não é diferente, e pode-se dar como exemplo a acelerada disseminação do uso da *Computer Assisted Sperm Analysis* (CASA) nas unidades de disseminação genética e centrais de produção de doses de sêmen. Diante dessa realidade, e da ininterrupta necessidade de aprimoramento de processos, redução de custos e aumento de competitividade, novamente a suinocultura tem condições de implementar as modernas técnicas de análise de sêmen na rotina de análise seminal e produção de doses inseminantes. Graças às pesquisas em proteômica, lipidômica e metabolômica, associadas a métodos mais sensíveis de análise estrutural e funcional dos espermatozoides, como a citometria de fluxo, futuramente poderemos selecionar ejaculados e reprodutores com base em biomarcadores, trazendo diversos benefícios para a cadeia produtiva suína.

REFERÊNCIAS

1. CBRA. Manual de exame andrológico. Colégio Brasileiro de Reprodução Animal; 2013.
2. Cunha ATM, Carvalho JO, Dode MAN. Techniques for sperm evaluation using fluorescent probes. Semina: Ciências Agrárias 2015;36(2):4365-76.
3. Torres MA, Diaz R, Boguen R, Martins SM, Ravagnani GM, Leal DF, et al. Novel flow cytometry analyses of boar sperm viability: can the addition of whole sperm-rich fraction seminal plasma to frozen-thawed boar sperm affect it? PLoS One 2016;11(8):e0160988.
4. Andrade AF, de Arruda RP, Celeghini EC, Nascimento J, Martins SM, Raphael CF, et al. Fluorescent stain method for the simultaneous determination of mitochondrial potential and integrity of plasma and acrosomal membranes in boar sperm. Reprod Domest Anim 2007;42(2):190-4.
5. McKinnon KM. Flow cytometry: an overview. Curr Protoc Immunol 2018;120:5.1.1-5.1.11.
6. Petrunkina AM, Waberski D, Bollwein H, Sieme H. Identifying non-sperm particles during flow cytometric physiological assessment: a simple approach. Theriogenology 2010;73(7):995-1000.
7. Torres MA, Monteiro MS, Passarelli MS, Papa FO, Dell'Aqua JA, Jr., Alvarenga MA, et al. The ideal holding time for boar semen is 24h at 17 degrees C prior to short-cryopreservation protocols. Cryobiology 2019; 86:58-64.
8. Gadella BM, Harrison RA. Capacitation induces cyclic adenosine 3',5'-monophosphate-dependent, but apoptosis-unrelated, exposure of aminophospholipids at the apical head plasma membrane of boar sperm cells. Biol Reprod 2002;67(1):340-50.
9. Gonzalez-Cadavid V, Martins JA, Moreno FB, Andrade TS, Santos AC, Monteiro-Moreira AC, et al. Seminal plasma proteins of adult boars and correlations with sperm parameters. Theriogenology 2014;82(5):697-707.
10. Perez-Patino C, Parrilla I, Barranco I, Vergara-Barberan M, Simo-Alfonso EF, Herrero-Martinez JM, et al. New in-depth analytical approach of the porcine seminal plasma proteome reveals potential fertility biomarkers. J Proteome Res 2018;17(3):1065-76.
11. Dostalova Z, Calvete JJ, Sanz L, Topfer-Petersen E. Quantitation of boar spermadhesins in accessory sex gland fluids and on the surface of epididymal, ejaculated and capacitated spermatozoa. Biochim Biophys Acta 1994;1200(1):48-54.
12. Calvete JJ, Mann K, Schafer W, Raida M, Sanz L, Topfer-Petersen E. Boar spermadhesin PSP-II: location of posttranslational modifications, heterodimer formation with PSP-I glycoforms and effect of dimerization on

the ligand-binding capabilities of the subunits. FEBS Lett 1995;365(2-3):179-82.
13. Assreuy AM, Alencar NM, Cavada BS, Rocha-Filho DR, Feitosa RF, Cunha FQ, et al. Porcine spermadhesin PSP-I/PSP-II stimulates macrophages to release a neutrophil chemotactic substance: modulation by mast cells. Biol Reprod 2003;68(5):1836-41.
14. Caballero I, Vazquez JM, Garcia EM, Roca J, Martinez EA, Calvete JJ, et al. Immunolocalization and possible functional role of PSP-I/PSP-II heterodimer in highly extended boar spermatozoa. J Androl 2006; 27(6):766-73.
15. Centurion F, Vazquez JM, Calvete JJ, Roca J, Sanz L, Parrilla I, et al. Influence of porcine spermadhesins on the susceptibility of boar spermatozoa to high dilution. Biol Reprod 2003;69(2):640-6.
16. Caballero I, Vazquez JM, Gil MA, Calvete JJ, Roca J, Sanz L, et al. Does seminal plasma PSP-I/PSP-II spermadhesin modulate the ability of boar spermatozoa to penetrate homologous oocytes in vitro? J Androl 2004;25(6):1004-12.
17. Caballero I, Vazquez JM, Garcia EM, Parrilla I, Roca J, Calvete JJ, et al. Major proteins of boar seminal plasma as a tool for biotechnological preservation of spermatozoa. Theriogenology 2008;70(8):1352-5.
18. Rodriguez-Martinez H, Saravia F, Wallgren M, Tienthai P, Johannisson A, Vazquez JM, et al. Boar spermatozoa in the oviduct. Theriogenology 2005;63(2):514-35.
19. De Lazari FL, Sontag ER, Schneider A, Moura AAA, Vasconcelos FR, Nagano CS, et al. Seminal plasma proteins and their relationship with sperm motility and morphology in boars. Andrologia 2019;51(4): e13222.
20. De Lazari FL, Sontag ER, Schneider A, Araripe Moura AA, Vasconcelos FR, Nagano CS, et al. Proteomic identification of boar seminal plasma proteins related to sperm resistance to cooling at 17 degrees C. Theriogenology 2020;147:135-45.
21. Dostalova Z, Calvete JJ, Topfer-Petersen E. Interaction of non-aggregated boar AWN-1 and AQN-3 with phospholipid matrices: a model for coating of spermadhesins to the sperm surface. Biol Chem Hoppe Seyler 1995;376(4):237-42.
22. Jonakova V, Manaskova P, Kraus M, Liberda J, Ticha M. Sperm surface proteins in mammalian fertilization. Mol Reprod Dev 2000;56(2 Suppl):275-7.
23. Jansen S, Ekhlasi-Hundrieser M, Topfer-Petersen E. Sperm adhesion molecules: structure and function. Cells Tissues Organs 2001;168(1-2):82-92.
24. Calvete JJ, Carrera E, Sanz L, Topfer-Petersen E. Boar spermadhesins AQN-1 and AQN-3: oligosaccharide and zona pellucida binding characteristics. Biol Chem 1996;377(7-8):521-7.
25. Ekhlasi-Hundrieser M, Sinowatz F, Greiser De Wilke I, Waberski D, Topfer-Petersen E. Expression of spermadhesin genes in porcine male and female reproductive tracts. Mol Reprod Dev 2002;61(1):32-41.
26. Menezes TA, Bustamante-Filho IC, Paschoal AFL, Dalberto PF, Bizarro CV, Bernardi ML, et al. Differential seminal plasma proteome signatures of boars with high and low resistance to hypothermic semen preservation at 5 degrees C. Andrology 2020;8(6):1907-22.
27. Valencia J, Gomez G, Lopez W, Mesa H, Henao FJ. Relationship between HSP90a, NPC2 and L-PGDS proteins to boar semen freezability. J Anim Sci Biotechnol 2017;8:21.
28. Okamura N, Tamba M, Liao HJ, Onoe S, Onoe S, Sugita Y, et al. Cloning of complementary DNA encoding a 135-kilodalton protein secreted from porcine corpus epididymis and its identification as an epididymis-specific alpha-mannosidase. Molecular Reproduction and Development 1995;42(1040-452X (Print)):141-8.
29. Lasserre A, Barrozo R, Tezón JG, Miranda PV, Vazquez-Levin MH. Human epididymal proteins and sperm function during fertilization: un update. Biological Research 2001;34(0716-9760 (Print)).
30. Weber A, Argenti LE, de Souza APB, Santi L, Beys-da-Silva WO, Yates JR, 3rd, et al. Ready for the journey: a comparative proteome profiling of porcine cauda epididymal fluid and spermatozoa. Cell Tissue Res 2020;379(2):389-405.
31. Daugaard M, Rohde M, Jaattela M. The heat shock protein 70 family: highly homologous proteins with overlapping and distinct functions. FEBS Lett 2007; 581(19):3702-10.
32. Belleannee C, Belghazi M, Labas V, Teixeira-Gomes AP, Gatti JL, Dacheux JL, et al. Purification and identification of sperm surface proteins and changes during epididymal maturation. Proteomics 2011;11(10): 1952-64.
33. Elliott RM, Lloyd RE, Fazeli A, Sostaric E, Georgiou AS, Satake N, et al. Effects of HSPA8, an evolutionarily conserved oviductal protein, on boar and bull spermatozoa. Reproduction 2009;137(2):191-203.
34. Hiyama G, Matsuzaki M, Mizushima S, Dohra H, Ikegami K, Yoshimura T, et al. Sperm activation by heat shock protein 70 supports the migration of sperm released from sperm storage tubules in Japanese quail (Coturnix japonica). Reproduction 2014;147(2):167-78.
35. Yeste M, Estrada E, Rivera Del Alamo MM, Bonet S, Rigau T, Rodriguez-Gil JE. The increase in phosphorylation levels of serine residues of protein HSP70 during holding time at 17 degrees C is concomitant with a higher cryotolerance of boar spermatozoa. PLoS One 2014;9(3):e90887.
36. Mao HT, Yang WX. Modes of acrosin functioning during fertilization. Gene 2013;526(2):75-9.
37. Kongmanas K, Kruevaisayawan H, Saewu A, Sugeng C, Fernandes J, Souda P, et al. Proteomic characterization of pig sperm anterior head plasma membrane reveals roles of acrosomal proteins in ZP3 binding. J Cell Physiol 2015;230(2):449-63.
38. Ferrer M, Rodriguez H, Zara L, Yu Y, Xu W, Oko R. MMP2 and acrosin are major proteinases associated

with the inner acrosomal membrane and may cooperate in sperm penetration of the zona pellucida during fertilization. Cell and Tissue Research 2012; 349(3):881-95.
39. Kim JT, Jung HJ, Song H, Yoon MJ. Acrosin-binding protein (ACRBP) in the testes of stallions. Anim Reprod Sci 2015;163:179-86.
40. Vilagran I, Castillo J, Bonet S, Sancho S, Yeste M, Estanyol JM, et al. Acrosin-binding protein (ACRBP) and triosephosphate isomerase (TPI) are good markers to predict boar sperm freezing capacity. Theriogenology 2013;80(5):443-50.
41. Lin YN, Roy A, Yan W, Burns KH, Matzuk MM. Loss of zona pellucida binding proteins in the acrosomal matrix disrupts acrosome biogenesis and sperm morphogenesis. Mol Cell Biol 2007;27(19):6794-805.
42. Primakoff P, Myles DG. Penetration, adhesion, and fusion in mammalian sperm-egg interaction. Science 2002;296(5576):2183-5.
43. Yang C, Zeng XH, Zhou Y, Xia XM, Lingle CJ. LRRC52 (leucine-rich-repeat-containing protein 52), a testis-specific auxiliary subunit of the alkalization-activated Slo3 channel. Proc Natl Acad Sci U S A 2011; 108(48): 19419-24.
44. Zeng XH, Yang C, Xia XM, Liu M, Lingle CJ. SLO3 auxiliary subunit LRRC52 controls gating of sperm KSPER currents and is critical for normal fertility. Proc Natl Acad Sci U S A 2015;112(8):2599-604.
45. Navarro B, Kirichok Y, Clapham DE. KSper, a pH-sensitive K+ current that controls sperm membrane potential. Proc Natl Acad Sci U S A 2007;104(18): 7688-92.
46. Amaral A, Paiva C, Attardo Parrinello C, Estanyol JM, Ballesca JL, Ramalho-Santos J, et al. Identification of proteins involved in human sperm motility using high-throughput differential proteomics. J Proteome Res 2014;13(12):5670-84.
47. Turner RM. Moving to the beat: a review of mammalian sperm motility regulation. Reprod Fertil Dev 2006;18(1-2):25-38.
48. Skalhegg BS, Huang Y, Su T, Idzerda RL, McKnight GS, Burton KA. Mutation of the Calpha subunit of PKA leads to growth retardation and sperm dysfunction. Mol Endocrinol 2002;16(3):630-9.
49. Martin-Hidalgo D, Hurtado de Llera A, Yeste M, Cruz Gil M, Bragado MJ, Garcia-Marin LJ. Adenosine monophosphate-activated kinase, AMPK, is involved in the maintenance of the quality of extended boar semen during long-term storage. Theriogenology 2013; 80(4): 285-94.
50. Hurtado de Llera A, Martin-Hidalgo D, Gil MC, Garcia-Marin LJ, Bragado MJ. AMPK up-activation reduces motility and regulates other functions of boar spermatozoa. Mol Hum Reprod 2015;21(1):31-45.
51. Barbagallo F, La Vignera S, Cannarella R, Aversa A, Calogero AE, Condorelli RA. Evaluation of sperm mitochondrial function: a key organelle for sperm motility. J Clin Med 2020;9(2).
52. Nesci S, Spinaci M, Galeati G, Nerozzi C, Pagliarani A, Algieri C, et al. Sperm function and mitochondrial activity: an insight on boar sperm metabolism. Theriogenology 2020;144:82-8.
53. Li P, Yang Q, Li S, Sun H, Liu H, Li B, et al. Candidates for reproductive biomarkers: protein phosphorylation and acetylation positively related to selected parameters of boar spermatozoa quality. Anim Reprod Sci 2018;197:67-80.
54. Komarek RJ, Pickett BW, Gibson EW, Jensen RG. Lipids of porcine spermatozoa, seminal plasma and gel. J Reprod Fertil 1965;9:131-6.
55. Evans RW, Setchell BP. Lipid changes in boar spermatozoa during epididymal maturation with some observations on the flow and composition of boar rete testis fluid. J Reprod Fertil 1979;57(1):189-96.
56. Parks JE, Lynch DV. Lipid composition and thermotropic phase behavior of boar, bull, stallion, and rooster sperm membranes. Cryobiology 1992;29(2):255-66.
57. Hu T, Zhang JL. Mass-spectrometry-based lipidomics. J Sep Sci 2018;41(1):351-72.
58. Lopalco P, Vitale R, Cho YS, Totaro P, Corcelli A, Lobasso S. Alteration of cholesterol sulfate/seminolipid ratio in semen lipid profile of men with oligoasthenozoospermia. Front Physiol 2019;10:1344.
59. Collodel G, Castellini C, Iacoponi F, Noto D, Signorini C. Cytosolic phospholipase A2 and F2 isoprostanes are involved in semen quality and human infertility-A study on leucocytospermia, varicocele and idiopathic infertility. Andrologia 2020;52(2):e13465.
60. Collodel G, Moretti E, Longini M, Pascarelli NA, Signorini C. Increased F2-isoprostane levels in semen and immunolocalization of the 8-Iso prostaglandin F2alpha in spermatozoa from infertile patients with varicocele. Oxid Med Cell Longev 2018;2018:7508014.
61. Am-in N, Kirkwood RN, Techakumphu M, Tantasuparuk W. Lipid profiles of sperm and seminal plasma from boars having normal or low sperm motility. Theriogenology 2011;75(5):897-903.
62. Hofner L, Luther AM, Palladini A, Frohlich T, Waberski D. Tolerance of stored boar spermatozoa to autologous seminal plasma: a proteomic and lipidomic approach. Int J Mol Sci 2020;21(18).
63. D'Occhio MJ, Baruselli PS, Campanile G. Metabolic health, the metabolome and reproduction in female cattle: a review. Italian Journal of Animal Science 2019;18(1):858-67.
64. Jones AR, Bubb WA. Substrates for endogenous metabolism by mature boar spermatozoa. J Reprod Fertil 2000;119(1):129-35.
65. Marin S, Chiang K, Bassilian S, Lee WN, Boros LG, Fernandez-Novell JM, et al. Metabolic strategy of boar spermatozoa revealed by a metabolomic characterization. FEBS Lett 2003;554(3):342-6.
66. Garner DL, Johnson LA. Viability assessment of mammalian sperm using SYBR-14 and propidium iodide. Biol Reprod. 1995;53(2):276-84.

CAPÍTULO 17

Métodos de armazenamento do ejaculado suíno

Ana Paula Pinoti Pavaneli
Ana Carolina Pedrosa
Ivan Bianchi
André Furugen Cesar de Andrade

INTRODUÇÃO

A inseminação artificial (IA) é atualmente a biotecnologia reprodutiva mais empregada na suinocultura, estando presente na maioria das granjas tecnificadas e exercendo notório impacto na produtividade e na eficácia dos sistemas de produção. Diferentemente do que acontece na monta natural, com o uso da IA um único ejaculado pode ser utilizado em muito mais fêmeas, o que viabiliza e otimiza o uso de machos reprodutores de alto valor genético, além de permitir uma rápida propagação de suas características desejáveis, entre outras vantagens.

A IA em suínos pode ser utilizada convencionalmente por meio de doses de sêmen refrigerada ou mesmo em algumas situações específicas com sêmen congelado. Isso permite não apenas o melhor uso do material genético na própria granja onde foi colhido como também seu transporte e disseminação para outros sítios de produção. Esse é o caso das doses inseminantes produzidas e comercializadas pelas centrais de IA (CIA) ou unidades de difusão genética (UDG), também conhecidas como centrais externas, ou mesmo da importação e exportação de material genético criopreservado pelas empresas de genética, prática que dispensa a presença de machos reprodutores, tornando muito mais fácil o compartilhamento de genética avançada. Diferentes métodos de armazenamento estão descritos para o ejaculado suíno, e é sobre eles que trata este capítulo, buscando mostrar quais são suas vantagens, limitações e aplicabilidade para a suinocultura.

A TEMPERATURA E O ESPERMATOZOIDE SUÍNO

O cuidado com a temperatura durante a colheita, manipulação, processamento e armazenamento do ejaculado é algo que requer extrema atenção quando se trabalha com espermatozoides de machos suínos. A membrana plasmática dos espermatozoides de suínos é composta por baixa proporção de colesterol e alta proporção de proteínas em relação aos fosfolipídios presentes.[1] Isso a torna mais vulnerável a sofrer alterações em seu arranjo estrutural com a queda de temperatura, especialmente abaixo de 15 °C, o que muitas vezes resulta em lesões irreversíveis à célula e incompatíveis com sua funcionalidade.

Dentre as possibilidades de preservar o ejaculado suíno têm-se a refrigeração, a congelação e a liofilização, cada qual com metodologias adequadas a fim de preservar a estrutura morfológica e funcional da célula.

REFRIGERAÇÃO

No Brasil as IA em suínos são realizadas praticamente em sua totalidade com o uso de sêmen refrigerado em seu estado líquido. A praticidade no preparo das doses inseminantes, bem como em seu armazenamento a temperaturas de 15 a 18 °C, é um ponto a favor do método. No entanto, o principal fator associado a sua grande incorporação dentro do sistema produtivo são as excelentes taxas reprodutivas alcançadas em decorrência de seu uso: > 90% de taxa de parto e > 12 leitões nascidos vivos.[2]

Apesar das vantagens, é preciso pontuar que o método apresenta algumas limitações, especialmente em relação ao curto período de armazenamento das doses inseminantes (entre 3-7 dias, principalmente), que leva a uma limitação de sua distribuição geográfica. O armazenamento de doses inseminantes sob temperatura de refrigeração entre 15 e 18 °C possibilita a redução do metabolismo celular. No entanto, apesar do uso de diluidores que fornecem os substratos necessários à sobrevida espermática durante esse período, impactos negativos sobre a funcionalidade e a capacidade fertilizante dessas células podem estar presentes ao longo dos dias de armazenamento, ainda que não detectáveis pelas análises convencionais empregadas na avaliação do sêmen.[3] Alternativas de diluentes têm surgido com a possibilidade de refrigeração a 5 °C com o objetivo de minimizar a contaminação e a proliferação bacteriana, diminuindo o uso de antibióticos, bem como prolongando a vida útil das doses inseminantes devido ao menor metabolismo celular.

Preparo das doses inseminantes

A manipulação do ejaculado para esse tipo de armazenamento é relativamente simples e perfeitamente executável por uma equipe bem treinada e com a infraestrutura adequada. Após realizado o procedimento de colheita, o ejaculado deve ser analisado quanto às características macroscópicas e microscópicas, a fim de atestar sua qualidade e uso para o preparo das doses (ver capítulo 15, "Análises convencionais do sêmen suíno").

Estando o ejaculado analisado e aprovado quanto à qualidade, é hora de calcular o número de doses que poderão ser produzidas, bem como o volume de diluidor necessário. O número de doses será determinado pelo tipo de IA no qual serão utilizadas:

- IA intracervical: 3 bilhões de espermatozoides, 80 a 100 mL.
- IA pós-cervical ou intrauterina: 1,5 bilhão de espermatozoides, 40 a 50 mL.

Nas centrais modernas de manipulação de sêmen os procedimentos são realizados de forma automatizada pelos sistemas de análise computadorizada (CASA). Todavia, podem existir situações, especialmente nas centrais internas, que utilizam as doses inseminantes na própria granja, em que muitas vezes não há disponibilidade de equipamentos automatizados, e com isso os procedimentos podem ser realizados manualmente. Um exemplo de cálculo para a elaboração das doses está demonstrado na Figura 1.

O próximo passo é diluir o ejaculado e envasar as doses inseminantes. Diferentes diluidores estão disponíveis, sendo classificados de acordo com a capacidade de manter a qualidade da dose. Assim, têm-se diluentes de curta (até 3 dias), média (4-5 dias) ou longa duração (7-12 dias). As principais funções dos diluidores são expandir o volume inicial do ejaculado, proporcionar ambiente com pH e osmolaridade adequados, além de fornecer nutrientes para a célula espermática, bem como aditivos tais como antibióticos, antioxidantes e protetores de membrana.

Volume do ejaculado = 200 mL
Concentração espermática = 300 x 106/mL
Motilidade espermática = 90%

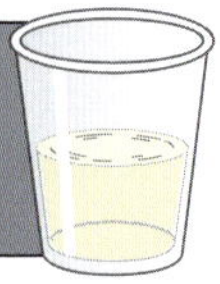

1. Multiplicar a concentração espermática pelo volume do ejaculado e encontrar o número total de espermatozoides presente:

$(300 \times 10^6) \times 200$ mL = **60×10^9 espermatozoides totais**

2. Multiplicar o valor encontrado pela motilidade espermática e encontrar o número total de espermatozoides móveis no ejaculado:

$(60 \times 10^9) \times 0,9$ = **54×10^9 espermatozoides móveis totais**

3. Dividir o valor encontrado pela concentração da dose inseminante que desejamos produzir e assim encontrar quantas unidades desta poderão ser produzidas a partir do ejaculado:

$54 \times 10^9/3 \times 10^9$ = **18 doses**

4. Calcular o volume de diluidor necessário para o preparo das 18 doses:

18 doses de 100 mL, volume final = 1.800 mL

Se 200 mL é sêmen, **1.600 mL será diluidor**!

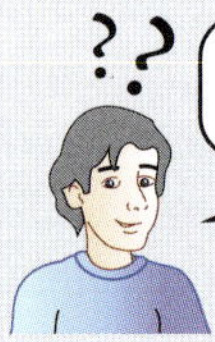

Não desejo produzir todas as 18 doses, como proceder?

É simples! Se são necessárias apenas **10 doses**, por exemplo, uma regra de três lhe fornecerá os volumes necessários de sêmen e diluidor para o preparo das doses. **Veja:**

18 doses = **1.600 mL diluidor**

10 doses = **889 mL diluidor**

1.000 mL – diluidor: **111 mL é sêmen**!

FIGURA 1 Exemplo de realização dos cálculos para a diluição do ejaculado e preparo de doses inseminantes. Concentração e volume das doses iguais a 3×10^9 espermatozoides e 100 mL, respectivamente.

Fonte: acervo dos autores.

Existe uma vasta bibliografia relacionada à composição de diluentes para o sêmen suíno. Os diluidores comerciais, especialmente os de média e longa duração, têm suas composições normalmente não informadas por motivos de interesse comercial, mas no geral esses produtos contêm ingredientes com fontes de energia para o metabolismo celular (glicose, frutose), agentes protetores contra o choque frio (albumina sérica bovina), controladores de pH (bicarbonato, Tris [tris(hidroximetil)aminometano], Hepes [ácido 4-(2-hidroxietil)-1-piperazinoetanossulfônico]) e pressão osmótica (KCl, NaCl), além de antibióticos para prevenir o crescimento bacteriano.

Após a diluição do ejaculado é importante que uma alíquota seja analisada quanto aos parâmetros de qualidade. Na sequência, o envase pode ser realizado de forma automatizada ou manual, de acordo com a infraestrutura disponível na unidade. Concluída essa etapa, as doses permanecem em temperatura de 20 a 24 °C por aproximadamente 90 minutos visando à diminuição gradual da temperatura, e só depois são refrigeradas a 15 a 18 °C. Uma vez armazenadas, o período máximo para uso varia de acordo com o diluidor utilizado e suas recomendações.

Transporte e recebimento de doses

Em um cenário no qual há uma central especializada que colhe e processa o ejaculado para a comercialização de doses, é preciso pensar na logística de transporte da dose inseminante até a granja de destino em que será utilizada. A oscilação de temperatura pode ser muito prejudicial ao espermatozoide suíno, e é por esse motivo que o transporte da dose inseminante é feito em carros preparados (com sistema de refrigeração – 15 a 17 °C) de modo a assegurar a temperatura ótima de conservação durante todo o percurso. No destino, os cuidados devem ser mantidos quanto ao acondicionamento da dose até o momento de seu uso na IA.

Doses armazenadas refrigeradas devem ser homogeneizadas durante a estocagem?

Por muito tempo foi aceita e amplamente utilizada na suinocultura a prática de homogeneização diária das doses durante seu armazenamento. A justificativa era a de que espermatozoides sedimentados estariam em contato reduzido com as propriedades do diluidor. No entanto, estudos têm demonstrado que a realização dessa manobra implica a queda da motilidade total e progressiva.[4]

Armazenamento de doses inseminantes a 5 °C

Em resposta à crescente preocupação mundial com a resistência bacteriana, em virtude do uso indiscriminado de antimicrobianos, pesquisas têm sido realizadas buscando minimizar a proliferação bacteriana no sêmen refrigerado suíno como alternativa ao uso de antibióticos nos diluidores. Resultados promissores foram obtidos preservando as doses inseminantes a 5 °C, sem evidenciar comprometimento da qualidade e fertilidade das doses armazenadas.[5] Portanto, o uso de diluidores que possibilitam a preservação do ejaculado a 5 °C deve ser cada vez mais frequente.

CRIOPRESERVAÇÃO

Apesar de conhecidas as vantagens da criopreservação no que diz respeito ao armazenamento do sêmen por longos períodos e às oportunidades que surgem em decorrência dessa biotecnologia, seu emprego ainda hoje corresponde a menos de 1% das IA realizadas na suinocultura. A aplicabilidade do uso de sêmen congelado em suínos está concentrada nas granjas-núcleo, especialmente devido à importação de doses para produção de material genético, além da criopreservação para formação de bancos de germoplasma.

A limitação do uso de sêmen suíno criopreservado em uma escala maior no sistema de produção, como acontece, por exemplo, em bovinos, deve-se especialmente aos índices reprodutivos, com diminuição da ordem de 20% a 30% na taxa de prenhez e parição e 2 a 3 leitões nascidos a menos, quando comparado ao uso de sêmen refrigerado.[6] As razões para isso estão relacionadas à integridade e funcionalidade de importantes estruturas espermáticas, como membrana plasmática, membrana acrossomal, DNA e mitocôndrias, que podem ser muito afetadas pelo processo de criopreservação (crioinjúrias),[7] o que por sua vez está relacionado à perda de viabilidade e de potencial fertilizante de grande parte das células pós-descongelação (Figura 2).

Além disso, normalmente, quando do uso de sêmen criopreservado, é utilizado o dobro do número de células espermáticas tradicionalmente usadas na IA com sêmen refrigerado. O futuro do uso de sêmen suíno criopreservado depende da melhoria dos processos relacionados às metodologias de congelamento, uso de crioprotetores alternativos, bem como de associar seu uso à IA pós-cervical ou mesmo à IA com uma única dose em tempo fixo (IATF).[8]

Diferentes formas de criopreservar

A criopreservação de espermatozoides suínos pode ocorrer de forma lenta ou rápida, também conhecida como vitrificação. A grande diferença entre os processos diz respeito ao tempo necessário para diminuir a

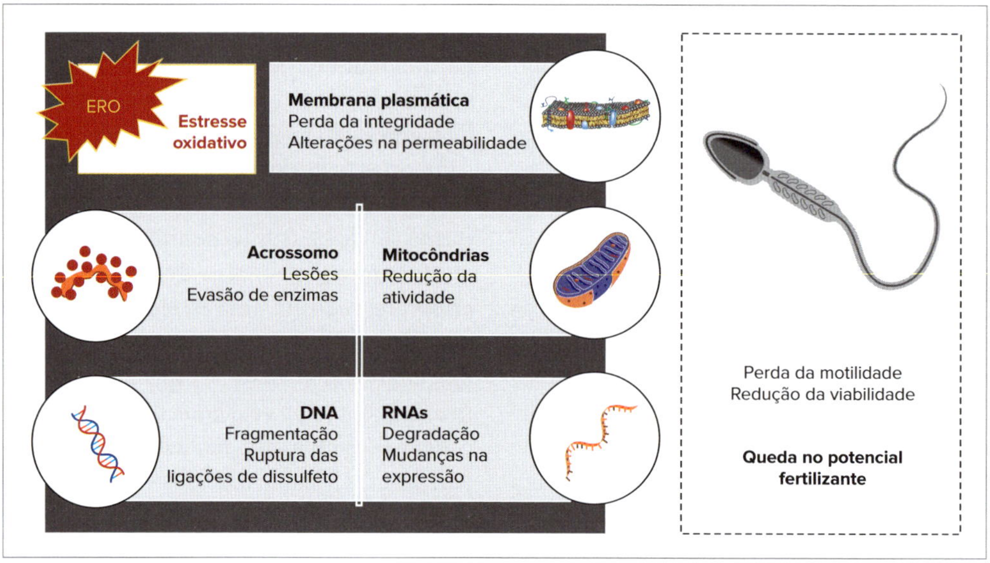

FIGURA 2 Principais injúrias espermáticas em decorrência do processo de criopreservação.
DNA: ácido desoxirribonucleico; ERO: espécies reativas de oxigênio; RNA: ácido ribonucleico.
Fonte: acervo dos autores.

temperatura do meio diluidor e à forma como esse evento acontece. Assim, tem-se:

- Queda gradual e controlada, mantendo o equilíbrio entre a formação de cristais de gelo e o aumento na concentração de solutos no meio intracelular.
- Queda ultrarrápida, método pelo qual os meios intra e extracelular atingem o estado vítreo sem a formação de cristais de gelo.

Apesar de oferecer maior praticidade e rapidez no processo de criopreservação, a vitrificação exige alta concentração de crioprotetores no meio, o que pode exercer um efeito osmótico prejudicial ou mesmo toxicidade para a célula espermática. Na espécie suína, mesmo que sob protocolos melhorados, espermatozoides vitrificados parecem aplicáveis apenas para a técnica de injeção espermática intracitoplasmática (ICSI), visto que a integridade e a condensação de seu DNA permanecem mantidas.[9] Assim, a forma de criopreservação apresentada a seguir será a lenta, devido ao maior número de estudos, bem como à possibilidade do uso nos sistemas de produção, mesmo que ainda de modo restrito.

Efeito do indivíduo e do ejaculado

Apesar de as crioinjúrias inevitavelmente estarem presentes quando se fala em criopreservação na espécie suína, sabe-se que a porcentagem de células lesadas pós-descongelamento é bastante variável entre os machos, bem como entre os ejaculados de um mesmo animal. Essa diferença é definida como criotolerância ou congelabilidade, termo utilizado para referenciar a capacidade de a célula espermática resistir aos desafios da criopreservação.

Nesse âmbito, pesquisas têm sido realizadas na busca por biomarcadores no ejaculado que permitam predizer quem são os melhores indivíduos em relação à criotolerância, bem como quais ejaculados estão mais propensos ao sucesso pós-criopreservação.[7]

Qual fração do ejaculado é utilizada para criopreservar?

O ejaculado suíno apresenta frações distintas passíveis de serem identificadas e separadas no momento da colheita, sendo elas:

- Pré-espermática.
- Fração rica em espermatozoides.
- Pós-espermática.
- Gelatinosa.

Enquanto para o preparo das doses refrigeradas ainda é comum a colheita das frações espermática e pós-espermática, para a criopreservação normalmente se utiliza apenas a fração rica ou ainda uma porção específica dela, a *sperm-peak portion*. Essa porção compreende aproximadamente os 10 primeiros jatos da fração rica total, consideradas as células mais resistentes à criopreservação.[10] No entanto, quando se utiliza apenas essa pequena porção do ejaculado, despreza-se um elevado número de espermatozoides com ótima qualidade se comparados àqueles da fração pobre,[11] conduta que vai no sentido contrário ao do melhor aproveitamento de reprodutores dentro do sistema e que deve ser ponderada antes de sua utilização.

Efeito do plasma seminal na criopreservação

A centrifugação do sêmen a fim de separar os espermatozoides do plasma seminal é uma etapa frequente nos protocolos de criopreservação de sêmen suíno, cujo objetivo é aumentar a concentração espermática para o envase das palhetas. No entanto, essa abrupta perda de contato entre a célula espermática e o plasma seminal que é incorporado no momento da ejaculação tem se mostrado prejudicial à qualidade dos gametas pós-descongelamento. Por esse motivo, uma etapa tem sido cada vez mais empregada nas metodologias de criopreservação: o *holding time* ou "tempo de espera", período no qual as células espermáticas permanecem junto ao plasma seminal, bem como um diluidor de refrigeração por 24 horas entre 15 e 18 °C, antes da centrifugação.[12] Autores sugerem que importantes interações ocorrem durante essa etapa, especialmente com a transferência de proteínas e fatores do plasma seminal para os gametas, aumentando sua criotolerância.

Diluidores de criopreservação e metodologias *one and two steps*

Realizada a etapa de *holding time*, é hora de centrifugar o ejaculado refrigerado e diluir os espermatozoides em meios específicos para o método de criopreservação, os quais podem conter classes distintas de crioprotetores: os penetrantes ou intracelulares, capazes de atravessar a membrana plasmática (glicerol, metilformamida, acetamida, etilenoglicol e outros),[13] e os não penetrantes ou extracelulares (proteínas encontradas no leite, gema do ovo, dextranas e outros), além de monossacarídeos, dissacarídeos, controladores de pH, antibióticos, entre outros aditivos.

A adição dos crioprotetores pode ocorrer de duas formas, seguindo as metodologias de uma etapa (*one step*) ou duas (*two steps*). No *one step*, um único meio diluidor contendo ambas as classes de crioprotetores é adicionado logo após a centrifugação e permanece presente durante as etapas de refrigeração (15-18 °C até 5 °C) e de congelação (5 °C até −120 °C). Já no *two steps*, crioprotetores não penetrantes e penetrantes são adicionados em momentos distintos, previamente à etapa de refrigeração e momentos antes da congelação, respectivamente.

Na metodologia *two steps* normalmente há outra etapa: o "tempo de equilíbrio", em torno de 2 horas, período em que os espermatozoides devem permanecer a 5 °C antes da etapa de congelação.[14] O objetivo do tempo de equilíbrio é proporcionar melhor interação entre os espermatozoides e os crioprotetores não penetrantes presentes no meio a fim de que seja estabelecido um balanço osmótico entre os meios intra e extracelulares, preparando melhor as células para a congelação.

Quando comparados os protocolos, a realização em uma única etapa certamente traz mais praticidade, rapidez e menor custo ao sistema de produção. No entanto, a presença de crioprotetores penetrantes durante a curva de refrigeração pode exercer toxicidade sobre as células e assim resultar em menor viabilidade após o congelamento.

Envase, armazenamento e descongelamento das doses

Independentemente do método de criopreservação escolhido, as doses podem ser envasadas devidamente identificadas em palhetas finas (0,25 mL), médias (0,5 mL), maxipalhetas (5 mL) ou ainda em *flatpacks* (até 5 mL). A concentração espermática utilizada pode variar de 50 milhões até mais de 1 bilhão de espermatozoides/mL, de acordo com a metodologia utilizada. A congelação pode ser realizada de forma manual ou então automatizada, com o uso de equipamentos cujas etapas de refrigeração e congelação são programadas.

Uma vez alcançada a temperatura de −120 °C, as palhetas serão transferidas e armazenadas em nitrogênio líquido a −196 °C até o momento da utilização em programas de IA. Para o descongelamento as palhetas devem ser imersas em banho-maria a 37 °C pelo tempo de 30 segundos, seguido de diluição em meio apropriado (os mesmos diluidores utilizados para refrigeração do sêmen) para compor as doses inseminantes.

Incorporação de aditivos ao meio de criopreservação e descongelamento

Conhecidos os efeitos deletérios da criopreservação sobre as células espermáticas, a adição de plasma seminal, antioxidantes, ciclodextrinas carreadas com colesterol e outros agentes, tanto ao meio de criopreservação como ao de descongelamento, tem sido estudada por diferentes grupos de pesquisa na espécie suína.[7] O objetivo dessas inclusões é proporcionar proteção e dar condições favoráveis para que os espermatozoides possam passar pelo processo de criopreservação e serem restabelecidos no descongelamento com o mínimo de crioinjúrias.

LIOFILIZAÇÃO

Um terceiro método para o armazenamento do ejaculado é a liofilização, forma alternativa pela qual as células são criodesidratadas e armazenadas a 4 °C (anos) ou 24 °C (meses). Apesar dos benefícios que a técnica traz nos quesitos praticidade e facilidade no armazenamento e transporte, as injúrias celulares causadas durante o processo ainda precisam ser minimizadas para sua aplicabilidade comercial na espécie suína, embora já seja possível seu uso em outras biotécnicas, tais como a ICSI.[15]

CONSIDERAÇÕES FINAIS

A IA é uma biotecnologia consolidada no sistema de produção de suínos, contribuindo para a eficiência reprodutiva e o melhoramento genético dos plantéis. Até o momento é realizada majoritariamente com o uso de sêmen refrigerado, embora outras possibilidades possam ser exploradas com o uso de sêmen criopreservado para fins específicos, tais como na importação e exportação de material genético, em protocolos de IATF e na formação de bancos de germoplasma, ou mesmo com espermatozoides liofilizados para uso na ICSI.

Estudos acerca de como aumentar a vida útil das doses refrigeradas, bem como a eficiência das metodologias de congelação, continuam sendo indispensáveis. Nesse progresso, é certo que a evolução das técnicas de IA, focadas na deposição dos espermatozoides cada vez mais próximo ao local de fertilização, na redução do número de doses nos protocolos de IA e no menor número de espermatozoides nas doses inseminantes, aliado a um bom controle do intervalo estro-ovulação nas fêmeas, atuará como importante agente facilitador.

REFERÊNCIAS

1. Parks JE, Lynch D V. Lipid composition and thermotropic phase behavior of boar, bull, stallion, and rooster sperm membranes. Cryobiology 1992;29(2):255-66.
2. Rodríguez-Gil JE, Estrada E. Artificial insemination in boar reproduction. In: Bonet S, Casas I, Holt W V, Yeste M (eds.). Boar reproduction: fundamentals and new biotechnological trends. Berlin, Heidelberg: Springer Berlin Heidelberg; 2013. p.589-607.
3. Henning H, Petrunkina AM, Harrison RAP, Waberski D. Bivalent response to long-term storage in liquid-preserved boar semen: a flow cytometric analysis. Cytom Part A 2012;81A(7):576-87.
4. Schulze M, Rüdiger K, Waberski D. Rotation of boar semen doses during storage affects sperm quality. Reprod Domest Anim 2015;50(4):684-7.
5. Waberski D, Luther AM, Grünther B, Jäkel H, Henning H, Vogel C, et al. Sperm function in vitro and fertility after antibiotic-free, hypothermic storage of liquid preserved boar semen. Sci Rep 2019;9(1):1-10.
6. Knox R V. The fertility of frozen boar sperm when used for artificial insemination. Reprod Domest Anim 2015;50:90-7.
7. Yeste M. Sperm cryopreservation update: cryodamage, markers, and factors affecting the sperm freezability in pigs. Theriogenology 2016;85(1):47-64.
8. Andrade AFC, Pedrosa AC, Passarelli M da S, Martins SMMK. Protocolos e possibilidades de criopreservação de sêmen suíno. Rev Bras Reprod Anim 2019;43(2):89-96.
9. Arraztoa CC, Miragaya MH, Chaves MG, Trasorras VL, Gambarotta MC, Neild DM. Porcine sperm vitrification II: spheres method. Andrologia 2017;49(8):1-8.
10. Saravia F, Wallgren M, Rodríguez-Martínez H. Freezing of boar semen can be simplified by handling a specific portion of the ejaculate with a shorter procedure and miniflatpack packaging. Anim Reprod Sci 2010;117(3-4):279-87.
11. García EM, Calvete JJ, Sanz L, Roca J, Martínez EA, Vázquez JM. Distinct effects of boar seminal plasma fractions exhibiting different protein profiles on the functionality of highly diluted boar spermatozoa. Reprod Domest Anim 2009;44(2):200-5.
12. Torres MA, Monteiro MS, Passarelli MS, Papa FO, Dell'Aqua JA, Alvarenga MA, et al. The ideal holding time for boar semen is 24 h at 17 °C prior to short-cryopreservation protocols. Cryobiology 2019;86(2018 Nov):58-64.
13. Bianchi I, Calderam K, Maschio ÉF, Madeira EM, da Rosa Ulguim R, Corcini CD, et al. Evaluation of amides and centrifugation temperature in boar semen cryopreservation. Theriogenology 2008;69(5):632-8.
14. Passarelli MS, Pinoti Pavanelli AP, Mouro Ravagnani G, Pasini Martins M, Pedrosa AC, Martins SMMK, et al. Effects of different equilibration times at 5 °C on boar sperm cryotolerance. Anim Reprod Sci 2020;219:106547.
15. Kwon IK, Park KE, Niwa K. Activation, pronuclear formation, and development in vitro of pig oocytes following intracytoplasmic injection of freeze-dried spermatozoa. Biol Reprod 2004;71(5):1430-6.

CAPÍTULO 18

Central de coleta e distribuição de sêmen suíno

Diego Vilela Alkmin

INTRODUÇÃO

A plena adoção da inseminação artificial (IA) em suínos é facilmente compreendida quando as múltiplas vantagens que essa técnica oferece aos produtores são consideradas. A grande ascensão da IA dentro da suinocultura tecnificada foi a responsável pelo surgimento das centrais de inseminação artificial (CIA) especializadas, unidades de produção dedicadas exclusivamente ao manejo reprodutivo dos machos, visando a produção de doses inseminantes sob exigentes padrões de qualidade.

Por outro lado, é inegável que a evolução do uso da IA como técnica de rotina na suinocultura não teria sido possível sem o estabelecimento dessas unidades de produção exclusivamente dedicadas à coleta e ao processamento do sêmen suíno. O surgimento das centrais especializadas apresentou duas características muito relevantes.[1] A primeira foi a desobrigação dos produtores da especializada e tediosa tarefa de e processar o sêmen a fim de obter as doses inseminantes. Esse é um ponto importante, pois muitos não estavam preparados para assumir essa responsabilidade, e, consequentemente, os resultados da IA eram variáveis, dependendo de sua experiência. A segunda característica foi a maior oferta de material genético, ou seja, os produtores puderam realizar o melhoramento genético mais rapidamente por meio da introdução de novas linhagens genéticas, com acesso ao sêmen de reprodutores excepcionais.

Assim, a tendência global no uso de doses de sêmen via CIA especializadas é uma resposta do mercado, que está sempre em busca de novas tecnologias que possam contribuir para a evolução do sistema de produção de suínos. No Brasil, as CIA, como normalmente são conhecidas, também podem apresentar diferentes denominações dependendo da empresa ou região, por exemplo, unidade de difusão genética (UDG), unidade de disseminação de genes (UDG), central de difusão genética (CDG), unidade produtora de sêmen (UPS), entre outras. Independentemente da denominação utilizada, essas unidades são consideradas centrais de produção de sêmen especializadas, e há um objetivo em comum entre todas: produzir doses de sêmen de alta qualidade e potencial fecundante, oriundas de reprodutores do mais alto valor genético.

De maneira geral, são doses de sêmen produzidas por unidades especializadas, que alojam os reprodutores do topo da pirâmide genética e que dispõem de tecnologia avançada, produzindo as doses sob rígidos controles de qualidade e biosseguridade. Esses fatores figuram como principais vantagens quando o sistema é comparado à produção das doses dentro da própria granja.

Entretanto, esse modelo só se tornou viável e se estabilizou de modo definitivo no mercado devido ao contínuo processo de profissionalização a que as CIA têm sido submetidas nos últimos anos. Adicionalmente, há uma série de exigências e particularidades quanto ao sistema de produção, estrutura e ambiência que se tornam imprescindíveis para o êxito do modelo, e elas serão discutidas ao longo do capítulo.

REQUISITOS PARA AS CENTRAIS ESPECIALIZADAS

Estrutura

Embora existam diferenças entre projetos, considerando o tamanho da unidade, o nível de investimento, as necessidades etc., de modo geral as centrais especializadas de coleta e distribuição de sêmen suíno apresentam as seguintes estruturas principais (Figura 1):

- Barreiras sanitárias: as barreiras podem ser simples ou duplas, localizadas junto às respectivas cercas de isolamento. Devem contar com escritório, vestiários com banhos, sanitários e câmaras para desinfecção de materiais (fumigador).
- Laboratório: pode ter ou não comunicação direta com o galpão dos reprodutores. Deve estar dotado de todos os equipamentos e tecnologia necessários para a produção das doses. O laboratório deve ser projetado e planejado pensando sempre no fluxo de produção: recebimento do ejaculado, análise, diluição, envase e descanso das doses.
- Galpão dos reprodutores: é o local de alojamento dos reprodutores; os machos devem estar alojados de individualmente, com acesso a seu próprio comedouro e bebedouro. No galpão deve haver uma área destinada para a coleta dos ejaculados, com sistema de contenção dos reprodutores para que a coleta seja realizada de forma segura para o animal e operador. Geralmente se utiliza um modelo de fosso de coleta, facilitando o manejo e a rotina

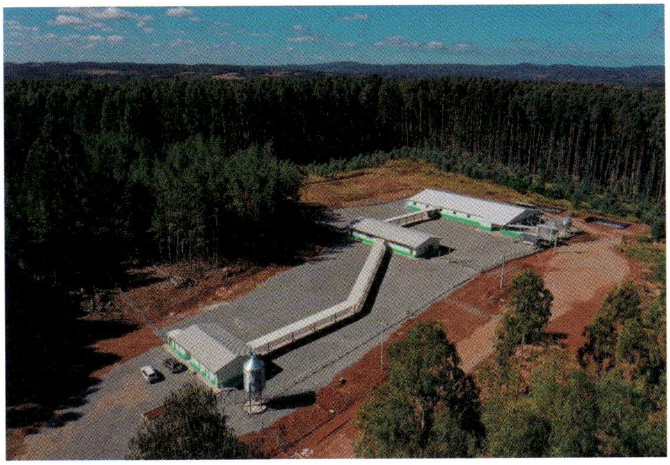

FIGURA 1 Exemplo de estrutura de uma central de coleta: barreiras sanitárias 1 e 2 (com laboratório) e galpão dos reprodutores. UDG Campos Novos/SC.

Fonte: acervo do autor.

de trabalho, principalmente nos dias de grande número de machos coletados.

- Quarentenário: é de extrema importância que uma central tenha um quarentenário, especialmente CIA multigenéticas, que recebem animais de diferentes origens. O quarentenário permite submeter ao período de quarentena os novos machos adquiridos, realizando os exames necessários e o acompanhamento clínico, antes da introdução na central.
- Sala de expedição: é necessário que a central tenha um local seguro para armazenar as doses produzidas até o momento da expedição. Na sala de expedição deve haver conservadoras de sêmen ou mesmo câmaras frias para a correta conservação das doses. Adicionalmente, esse local necessita ser de fácil acesso aos motoristas sem que produza qualquer risco sanitário à central. Normalmente a sala de expedição é projetada para estar junto à primeira barreira sanitária, com acesso direto e exclusivo aos motoristas.

Modelos de alojamento

Todos os reprodutores do plantel devem estar alojados de modo individual, podendo ser em baias ou gaiolas. O modelo de alojamento em gaiolas tem a vantagem do maior aproveitamento da área construída (maior número de machos em um mesmo espaço), além de reduzir as distâncias percorridas pelos reprodutores até a área de coleta, facilitando dessa forma a rotina de produção. Considerando que em uma CIA especializada a taxa de substituição dos reprodutores é alta, pode-se considerar que não há a presença de machos de idade avançada e, consequentemente, de grande tamanho que limite seu alojamento em gaiolas de maneira segura, o que significa que o alojamento de reprodutores suínos em gaiolas é eficiente para a central. Entretanto, a tendência ao alojamento em baias individuais é cada vez maior devido à preocupação com o bem-estar animal. Na Europa, todas as CIA já devem seguir a normativa europeia, sendo aceito somente o alojamento em baias.

Embora no Brasil até então não existisse uma normativa específica, recentemente o Ministério da Agricultura, Pecuária e Abastecimento (Mapa) publicou a Instrução Normativa (IN) n. 113, de 16 de dezembro de 2020, na qual estabelece as boas práticas de manejo e bem-estar animal (BEA) nas granjas de suínos e criação comercial. De acordo com a normativa, novas construções deverão ser projetadas para que machos adultos sejam alojados em baias, de modo que a área útil mínima destinada a cada animal deva ser igual ou superior a 6 m^2. As unidades que utilizam gaiolas para o alojamento dos reprodutores terão prazo até 1º de janeiro de 2045 para adaptar suas instalações para baias.

Biosseguridade

A biosseguridade de uma CIA não consiste apenas no conjunto de procedimentos visando reduzir a entrada e transmissão de patógenos na unidade, mas também em medidas com o objetivo de evitar a transmissão de tais enfermidades às granjas comerciais por meio das doses de sêmen. Assim, as medidas de biosseguridade são essenciais para manter a estabilidade sanitária da central e minimizar a difusão de patógenos via sêmen.

Um dos primeiros aspectos a levar em consideração e talvez um dos fatores mais importantes de um programa de biosseguridade é o local escolhido para implantação da CIA. Esse é um fator fundamental, já que é uma decisão definitiva. Quanto mais isolado, menor a probabilidade de trânsito de pessoas externas e de tráfego de veículos, especialmente caminhões de transporte de animais. Adicionalmente, é desejável que a unidade seja estabelecida em locais onde existem barreiras naturais, que atuam como elementos protetores. Nesse sentido, é importante o isolamento da central, realizado com cercas e cinturão verde, a fim de delimitar a área interna da unidade, impedindo o acesso de pessoas e animais estranhos à exploração (Figura 2).

O plano de biosseguridade de uma CIA deve contemplar um conjunto de medidas externas e internas, destinadas a impedir a entrada, multiplicação e disseminação de doenças nos rebanhos.[2] Assim, as centrais de coleta e distribuição de sêmen suíno devem conter, como premissas básicas:

- Cerca de isolamento: barreira física para impedir o acesso de outros animais, veículos e pessoas sem passar por procedimentos de biosseguridade. O ideal é que seja dupla, com mureta de alvenaria em sua base e tela de altura mínima de 1,5 m.
- Barreira sanitária: deve estar localizada junto à cerca de isolamento, sendo desejável que tenha vestiários, banhos e trocas de roupa obrigatórios. O acesso das pessoas deve ser permitido unicamente pelo vestiário.
- Arco de desinfecção: sistema de desinfecção para todos os veículos que acessam a área da central, incluindo os veículos de transporte de sêmen.
- Vazio sanitário: as visitas às centrais de produção de sêmen devem ser limitadas e só ocorrer quando realmente indispensável. Recomenda-se um vazio sanitário mínimo de 48 a 72 horas. Tratando-se de estrangeiros ou brasileiros que tenham visitado granjas no exterior, recomenda-se um vazio sanitário de no mínimo 5 dias.
- Controle de vetores/pragas: é indispensável que a CIA tenha um programa de prevenção de roedores, insetos e pássaros em todas as instalações.

Ambiência

Diferentes fatores podem afetar negativamente, tanto de maneira quantitativa como qualitativa, os parâmetros seminais. A am-

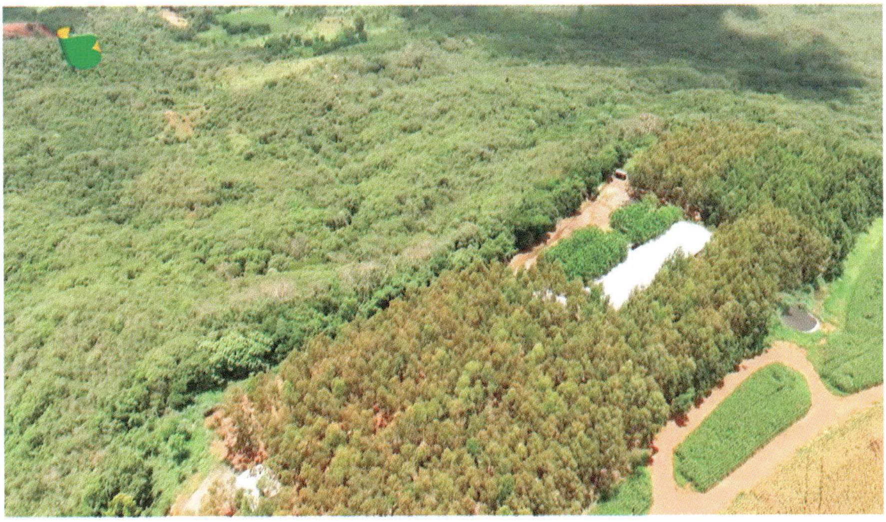

FIGURA 2 Isolamento da central de coleta utilizando cinturão verde como medida de biosseguridade. UDG São Zeferino (DanBred Brasil).

Fonte: acervo do autor.

biência e o bem-estar dos reprodutores são fatores de grande relevância, e têm influência direta no desempenho reprodutivo dos animais. Além de fornecer condições apropriadas de instalações e nutrição, o bem-estar dos reprodutores é altamente dependente das condições ambientais, havendo um claro efeito da temperatura e da umidade sobre a produção seminal e a qualidade espermática, o que reflete na fertilidade dos reprodutores.[3]

Os efeitos negativos produzidos pela exposição a temperaturas ambientes elevadas já foram amplamente demonstrados.[4-6] O controle ambiental utilizando a climatização artificial tem se mostrado muito eficiente em reduzir as temperaturas no interior das instalações e em minimizar o estresse térmico sofrido pelos reprodutores. Para superar os problemas de temperatura, as CIA devem sempre ser equipadas com sistemas de refrigeração,[7,8] garantindo a ambiência adequada e o bem-estar dos reprodutores.

Certificações

Para que uma central de e distribuição de sêmen suíno possa operar, há uma série de requisitos e exigências legais a serem cumpridos perante o Mapa. Embora possam ocorrer alterações na legislação (considerando a data de publicação desta obra), atualmente são necessários dois certificados para que uma central esteja autorizada a produzir e comercializar doses de sêmen, ambos expedidos pelo Mapa e/ou por órgãos fiscalizadores estaduais.

Primeiramente, com base na IN n. 19, de 15 de fevereiro de 2002, há normas a serem cumpridas para a "certificação de granjas de reprodutores suídeos", de modo que a comercialização de material genético somente é permitida se procedente de "granjas de reprodutores suídeos certificadas" (GRSC). Além da obrigatoriedade do certificado de GRSC, para que uma central seja autorizada a comercializar doses a diferentes produtores é imprescindível que esteja certificada pelo Mapa cumprindo os requisitos para o registro de centro de coleta e processamento de sêmen de suíno (CCPS), de acordo com a IN n. 6, de 6 de março de 2008.

Dessa forma, as centrais de IA são controladas sanitariamente pelas autoridades, de acordo com a legislação, duas vezes por ano. Tais procedimentos, somados ao compromisso e à preocupação da própria CIA com a segurança da dose produzida a ser entregue aos produtores, são garantias de que os riscos sanitários são minimizados ao adquirir doses de sêmen de centrais especializadas.

VANTAGENS DAS CENTRAIS ESPECIALIZADAS

Potencial genético

A atualização genética do plantel com a utilização de sêmen via centrais especializadas advém da utilização de reprodutores de alto potencial genético, classificados sob rigoroso processo de seleção pelas empresas de melhoramento genético.[9]

Outro ponto importante é o fato de que o plantel de reprodutores utilizado nas UDG é constantemente atualizado, com alta taxa de reposição, superando, geralmente, os 100% ao ano. Essa é uma grande vantagem para os produtores, pois a cada substituição o potencial genético médio dos reprodutores é superior ao da geração anterior, garantindo ao suinocultor a aquisição de doses de sêmen de reprodutores com índices genéticos muito superiores quando comparados a reprodutores de centrais de inseminação artificial próprias, onde a aquisição dos melhores reprodutores nem sempre é possível, além de que geralmente não trabalham com taxas de reposição tão altas quanto as CIA especializadas.

Qualidade das doses

Uma das principais metas de uma CIA especializada é produzir doses de sêmen de máxima qualidade, permitindo que os clientes tenham os melhores resultados reprodutivos possíveis na granja. Nesse sentido, deve-se sempre levar em consideração que uma central produz doses para um grande número de fêmeas. Qualquer falha não detectada com suficiente antecedência terá um grande impacto negativo na produtividade da própria central, assim como nas granjas.

Nas CIA especializadas, os avanços tecnológicos melhoraram a eficiência e a precisão durante a produção, de modo que, atualmente, a automação nos registros das informações, na coleta do sêmen, no processo de diluição e no envase das doses é amplamente utilizada.[10]

No geral, a motilidade e a morfologia espermáticas são os índices de qualidade mais frequentemente utilizados na análise do sêmen, e, do ponto de vista prático, são os parâmetros considerados para a decisão de aprovação ou rejeição de ejaculados para uso na IA na rotina de uma central de coleta (ver capítulo 15, "Análises convencionais do sêmen suíno"). Embora as diferentes ferramentas para análise espermática estejam discutidas em seu respectivo capítulo, é importante ressaltar que o uso de novas tecnologias permitiu maior padronização dos procedimentos de trabalho, reduzindo os riscos de falhas e garantindo maior confiabilidade quanto à qualidade das doses produzidas.

Adicionalmente, todas as CIA especializadas utilizam técnicas de controle, monitoramento e principalmente prevenção da contaminação, adotando programas de higiene de acordo com cada necessidade. Há ainda a utilização de protocolos de controle de qualidade quanto à capacidade de manutenção da longevidade das doses produzidas, promovendo maior segurança e garantia durante o processo.

Os rígidos controles empregados durante o processo de coleta e processamento do ejaculado, aliados às diferentes tecnologias para produção das doses, garantem, de modo geral, uma dose inseminante de melhor qualidade quando comparada àquelas produzidas em centrais da própria granja, onde não há um processo tão rigoroso para a produção e onde não se justifica financeiramente o mesmo nível de investimento em tecnologias para análise e produção das doses.

Segurança sanitária

Com a adoção cada vez mais frequente da estratégia de aquisição de doses de sêmen comerciais em vez da produção interna, as CIA têm grande responsabilidade sobre a segurança sanitária das granjas que irão receber o sêmen. A possibilidade de veiculação de agentes patogênicos por meio das doses para um grande número de fêmeas é real, com potencial para produzir graves prejuízos econômicos,[11] por isso deve receber especial atenção.

Ao mesmo tempo, as centrais especializadas se tornaram um importante aliado na prevenção da disseminação de patógenos na suinocultura em virtude da adoção de protocolos de biossegurança extremamente rígidos e ao assegurar que os machos alojados nas unidades estejam livres de doenças, por meio do monitoramento da saúde realizado periodicamente.[12]

Dessa forma, a saúde geral dos animais presentes nas granjas foi beneficiada pela separação das CIA para um local externo, de modo que muitas unidades de produção foram capazes de operar no mais alto *status* sanitário.

Tipos de centrais

As doses seminais utilizadas para a IA podem proceder de reprodutores alojados na própria granja, ou seja, centrais internas, ou de uma CIA externa, dedicada exclusivamente ao alojamento de machos, onde se realiza a coleta do ejaculado e a produção das doses para sua posterior expedição até as granjas de matrizes.

O modelo de CIA interno está cada vez mais em desuso, considerando todas as desvantagens discutidas durante o capítulo, mas ainda pode ser um modelo viável para produtores de grande porte, junto aos quais poderia ser justificável o investimento em estrutura, tecnologia e mão de obra. Contudo, vale lembrar que a estratégia de manter machos dentro da própria granja continua sendo um fator de risco do ponto de vista sanitário pela frequente entrada de novos machos, especialmente quando se considera uma taxa de reposição adequada.

Atualmente, o modelo mais utilizado mundialmente e que apresenta as maiores vantagens é o de central de coleta externo, ou seja, unidades independentes e especializadas na produção das doses. Essas centrais podem ser multigenéticas ou pertencentes às próprias empresas de melhoramento genético do mercado. No Brasil, a preferência pela aquisição de doses de CIA especializadas tem se mostrado de forma linear nos últimos anos. Na busca por maior eficiência na produção, os produtores têm cada vez mais reconhecido as vantagens da utilização de doses produzidas em tais modelos de centrais, tanto pela maior qualidade da dose quanto pelo material genético nela contido.

Em um modelo ainda não utilizado no Brasil, algumas empresas localizadas em países da Europa optam por estabelecer várias unidades de alojamento dos reprodutores contendo somente área de coleta. Nesse molde, os machos são coletados simultaneamente nas diferentes unidades, onde os ejaculados são pré-diluídos e enviados imediatamente a um laboratório central, maior e mais bem equipado, que recebe os ejaculados recém-coletados para que então sejam processados e as doses, posteriormente, distribuídas aos clientes.

FLUXO DE PRODUÇÃO DE UMA CENTRAL

Logística de pedidos e durabilidade das doses

Embora exista rotatividade de uma pequena porcentagem da carteira de clientes de uma central, ou seja, a entrada de novos clientes em substituição a outros que deixam de adquirir doses de sêmen por diferentes motivos, de modo geral as centrais que trabalham na capacidade máxima programam a produção diária das doses com base nos pedidos fixos de alguns clientes que optam por definir uma quantidade determinada de doses por entrega ou por pedidos com quantidade variável, informados semanalmente, realizados por clientes que preferem adequar a quantidade de doses ao número exato de fêmeas desmamadas na semana.

É importante destacar que o ritmo de coletas de ejaculados e de produção de doses não é o mesmo para todos os dias da semana. O fluxo de produção diário de uma central está correlacionado com os manejos de desmame mais comumente utilizados pelas granjas, de modo que há dias de grande produção, que concentram a maior parte dos pedidos e, consequentemente, os dias de inseminação nas granjas, e dias com menor produção de doses ou mesmo ausência de produção.

Com relação à logística de produção e entrega, embora haja particularidades e preferências de cada central, normalmente as doses são produzidas e expedidas no mesmo dia ou no máximo no dia seguinte, por exemplo, doses produzidas no período da tarde são expedidas na manhã seguinte. Com o processo de tecnificação, melhorias do processo de produção e evolução dos diluentes utilizados para preparação das doses, atualmente a frequência de recebimento das doses mais comumente empregada pelas granjas comerciais é de 2 vezes na semana.

Atualmente, há segurança e confiabilidade em se realizar as inseminações utilizando doses refrigeradas e conservadas por alguns dias, não havendo mais a necessidade de utilização de doses produzidas no mesmo dia ou doses de 24 horas, o que era realizado normalmente pelas granjas com produção própria de doses. Pode-se afirmar que todas as centrais especializadas somente utilizam diluentes de alto padrão e produzidos sob os mais rígidos controles de qualidade, classificados como diluentes de longa duração.[13-15] Hoje, cerca de 90% das doses comerciais (dados pessoais do autor) são produzidas utilizando diluentes de longa duração, sendo indicadas para uso em até 5 dias após a produção. Entretanto, já é possível atingir resultados reprodutivos similares utilizando doses preparadas com diluentes de "extralonga" duração, com entrega única na semana, manejo este já empregado em uma pequena porcentagem dos produtores.

Manejo dos reprodutores

Embora a alta taxa de reposição dos machos seja uma das principais vantagens genéticas das CIA especializadas, ao mesmo tempo ela se torna um desafio do ponto de vista da gestão e planejamento de produção para as centrais. O primeiro desafio está relacionado ao maior tempo consumido no treinamento de machos jovens para saltar no manequim e na adaptação aos sistemas de coleta semiautomáticos utilizados na grande maioria das centrais. Não menos adverso é o fato de que geralmente os reprodutores suínos entram nas centrais sem exame andrológico prévio, pelo fato de serem introduzidos muito jovens no plantel. Assim, além do tempo dispensado ao treinamento, existe ainda a pendência da aprovação do ejaculado de acordo com os parâmetros espermáticos mínimos aceitáveis por cada central, o que em certas ocasiões infelizmente não acontece, sendo necessário descartar um macho antes mesmo de iniciar sua vida reprodutiva.

Nesse cenário, considerando os machos que obtêm sucesso no treinamento para a coleta e que são aprovados quanto à qualidade espermática, a alta frequência de entrada de machos jovens ainda impõe um desafio quanto ao potencial de produção médio de doses da central. Devido à estratégia genética de trabalhar com alta taxa de reposição, esses mesmos reprodutores são substituídos no máximo entre 18 e 24 meses de idade, ou seja, quando estão atingindo o pico de produção espermática precisam ser descartados e substituídos por um macho de valor genético superior, mas que, invariavelmente, apresentará produção espermática média inferior à do reprodutor eliminado. O ciclo de reposição dos reprodutores exige uma gestão assertiva do técnico responsável, para que não ocorram falhas na programação de coletas e/ou a produção de doses insuficientes para suprir toda a demanda de pedidos.

CONSIDERAÇÕES FINAIS

O modelo de difusão genética via doses de sêmen só se tornou viável e se estabilizou de forma definitiva no mercado devido ao contínuo processo de profissionalização a que as CIA têm sido submetidas nos últimos anos, oferecendo doses produzidas com ótima biosseguridade e garantindo os melhores resultados reprodutivos nos programas de IA.

Contudo, a suinocultura é uma atividade que tem passado por uma grande profissionalização, e como consequência o mercado se tornou cada vez mais exigente com seus fornecedores. Nesse sentido, é importante considerar que as centrais de inseminação especializadas se tornaram importantes fornecedores dentro dos sistemas de produção, e, nessa condição, é imprescindível que apresentem controles de qualidade e modelos de serviço muito superiores aos que eram exigidos décadas atrás. Assim, exige-se um padrão mínimo nas CIA especializadas com o objetivo de reduzir o quanto possível qualquer tipo de falha, evitando prejuízo para o ciclo de produção das granjas. Para alcançar esse ambicioso objetivo, as centrais estão sempre em busca de novas tecnologias, controles internos de produção, estrutura e segurança sanitárias.

A utilização de doses de sêmen via centrais especializadas é uma tendência mundial, altamente difundida entre os principais países produtores de carne suína. As CIA especializadas evoluíram de forma surpreendente nos últimos anos e não há a menor dúvida de que continuarão a evoluir, o que aumenta sua importância para a indústria suína no Brasil e no mundo. A difusão genética via doses de sêmen torna possível que qualquer produtor esteja sempre em linha com o progresso obtido pelas empresas de melhoramento genético, garantindo o máximo potencial genético em seus animais.

REFERÊNCIAS

1. Rodríguez-Gil JE, Estrada E. Artificial insemination in boar reproduction. In: Bonet S, Casas I, Holt W V, Yeste M (eds.). Boar reproduction: fundamentals and new biotechnological trends. Berlin, Heidelberg: Springer Berlin Heidelberg; 2013. p.589-607.
2. Morés N. Critérios mínimos de biosseguridade externa nas granjas que produzem suínos para abate. Câmara Setorial. 2017. p.24. Disponível em: https://www.gov.br/agricultura/pt-br/assuntos/camaras-setoriais-tematicas/documentos/camaras-setoriais/aves-e-suinos/2017/31a-reuniao-ordinaria/app_criteriosminimos_biosseguridade_31ro_aves-suinos.pdf.
3. Parrish JJ, Willenburg KL, Gibbs KM, Yagoda KB, Krautkramer MM, Loether TM, et al. Scrotal insulation and sperm production in the boar. Mol Reprod Dev 2017;84(9):969-78.
4. Flowers WL. Factors affecting the efficient production of boar sperm. Reprod Domest Anim 2015;50:25-30.
5. Zasiadczyk L, Fraser L, Kordan W, Wasilewska K. Individual and seasonal variations in the quality of fractionated boar ejaculates. Theriogenology 2015;83(8): 1287-303.
6. Fraser L, Strzeżek J, Filipowicz K, Mogielnicka-Brzozowska M, Zasiadczyk L. Age and seasonal-dependent variations in the biochemical composition of boar semen. Theriogenology 2016;86(3):806-16.
7. Kunavongkrit A, Suriyasomboon A, Lundeheim N, Heard TW, Einarsson S. Management and sperm production of boars under differing environmental conditions. Theriogenology 2005;63(2 SPEC. ISS.):657-67.
8. Knox R, Levis D, Safranski T, Singleton W. An update on North American boar stud practices. Theriogenology 2008;70(8):1202-8.
9. Robinson JAB, Buhr MM. Impact of genetic selection on management of boar replacement. Theriogenology 2005;63(2 SPEC. ISS.):668-78.
10. Knox R V. Artificial insemination in pigs today. Theriogenology 2016;85(1):83-93.
11. Bianchi I, Schaaf S, Corrêa ÉK, Perondi A, Jr TL, Dechamps JC, et al. Importância do uso da inseminação artificial na prevenção da veiculação de patógenos através do sêmen suíno. Rev Bras Reprod Anim 2007;30:72-7.
12. Maes D, Van Soom A, Appeltant R, Arsenakis I, Nauwynck H. Porcine semen as a vector for transmission of viral pathogens. Theriogenology 2016;85(1):27-38.
13. Gadea J. Review: semen extenders used in the artificial insemination of swine. Spanish J Agric Res 2003;1(2):17.
14. Karageorgiou MA, Tsousis G, Boscos CM, Tzika ED, Tassis PD, Tsakmakidis IA. A comparative study of boar semen extenders with different proposed preservation times and their effect on semen quality and fertility. Acta Vet Brno 2016;85(1):23-31.
15. Pezo F, Romero F, Zambrano F, Sánchez RS. Preservation of boar semen: an update. Reprod Domest Anim 2019;54(3):423-34.

CAPÍTULO 19

Inseminação artificial em suínos

Marina da Silva Passarelli
Simone Maria Massami Kitamura Martins
André Furugen Cesar de Andrade

INTRODUÇÃO

A implantação da inseminação artificial (IA) no manejo reprodutivo de suínos permitiu a difusão de características desejáveis nos rebanhos, especialmente aquelas melhoradas geneticamente ao longo dos anos, como o rendimento de carcaça, o ganho médio de peso diário e a conversão alimentar.[1] Este capítulo discorrerá sobre as duas metodologias utilizadas amplamente nas granjas comerciais brasileiras e informar como e em qual momento o técnico responsável deve realizar a IA em porcas e marrãs (Figura 1).

PROTOCOLO DE INSEMINAÇÃO ARTIFICIAL

O protocolo de IA aplicado em suínos deve respeitar a viabilidade dos gametas no sistema reprodutor da fêmea e o momento da ovulação. O sêmen é depositado na cérvix, no corpo do útero ou no corno uterino, dependendo da técnica de inseminação a ser utilizada. Os espermatozoides, se provenientes de uma dose inseminante de qualidade, podem permanecer viáveis no ambiente reprodutivo feminino por até 24 horas.[2]

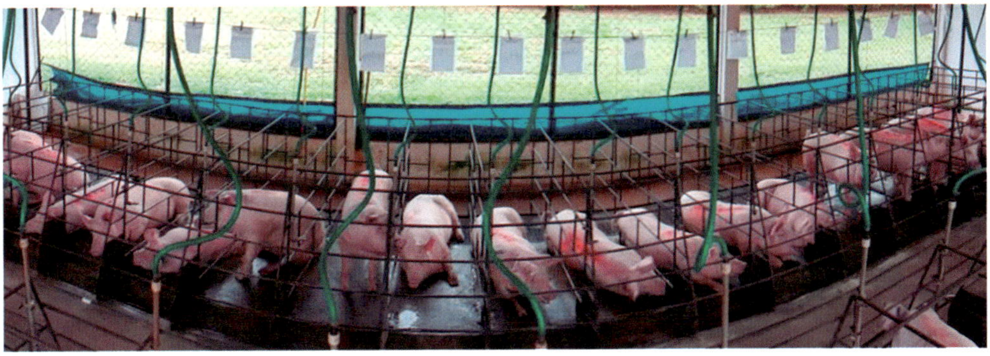

FIGURA 1 Marrãs em idade reprodutiva, alojadas em unidade de gestação.
Fonte: Laboratório de Andrologia e Tecnologia de Embriões Suínos (LATES, FMVZ-USP).

Estima-se que a ovulação na fêmea suína ocorra quando transcorridos dois terços do estro ou cio. Assim, para tentar otimizar o encontro entre os gametas, o espermatozoide e o oócito, repetidas inseminações devem ser realizadas em intervalos predeterminados, de modo que no reservatório espermático sejam encontrados espermatozoides viáveis antes da ovulação.[3,4]

Dois tipos de protocolos podem ser observados nas granjas brasileiras, de acordo com a categoria da fêmea. O primeiro tipo destina-se à marrã, na qual são realizadas inseminações com intervalo de no máximo 16 horas, sendo a primeira IA no momento em que o estro é detectado. Esse protocolo é específico para essa categoria, uma vez que o ciclo estral da marrã tende a ter curta duração e a maioria das fêmeas pode ovular durante as primeiras 24 horas.[5,6]

O segundo tipo é realizado em porcas, a partir do primeiro parto (fêmeas primíparas). As inseminações podem ser iniciadas 12 horas após a detecção do estro e devem ser repetidas a cada 24 horas. O protocolo de IA para porcas pode ser criado levando em consideração o intervalo desmame-estro do ciclo anterior, pois sabe-se que há uma correlação negativa entre o intervalo desmame-estro e a duração do estro: quanto maior o intervalo desmame-estro, menor será a duração do estro subsequente. Normalmente cada fêmea recebe entre 2 e 3 doses inseminantes, mas isso depende da logística aplicada nas diferentes granjas.[5]

TIPOS DE INSEMINAÇÃO ARTIFICIAL

Existem dois tipos de IA no sistema intensivo de produção de suínos: a *intracervical* e a *intrauterina*. As pipetas usadas na inseminação são um tipo de cateter, geralmente descartável, com uma extremidade flexível que coapta na cérvix da fêmea. As pipetas devem ser introduzidas pela vulva e vagina e realizam o transporte da dose inseminante para o interior da cérvix, corpo do útero ou corno uterino.[7]

As pipetas destinadas à inseminação artificial intracervical podem ter dois formatos: em espiral, também conhecida como tipo Melrose (ponta espiral), e em esponja (Figura 2). A pipeta com a ponta em espuma tem uma variação para marrãs, com tamanho menor da esponja. A pipeta do tipo Melrose também pode ser usada em marrãs. A principal diferença entre a pipeta intracervical e a intrauterina é que a última tem um cateter acoplado que passa por dentro da pipeta (Figura 3), fazendo com que a dose inseminante seja depositada no corpo uterino.

Ambas as técnicas serão detalhadas nos tópicos seguintes.

Inseminação artificial intracervical

A técnica de inseminação artificial intracervical é o método comumente utilizado nos sistemas intensivos de produção. A dose inseminante recém-preparada ou refrigerada (15-18 °C) ainda é a forma comumente utilizada nos protocolos de IA.[1] A técnica de inseminação artificial intracervical deve ser realizada da seguinte maneira:

- Limpeza da vulva da fêmea: a fêmea pode estar com a vulva e a região perineal suja, por isso, antes de introduzir a pipeta, essa região deve ser limpa. Essa etapa é importante para evitar que a pipeta atue como um carreador de qualquer tipo de microrganismo que pode levar contaminação, principalmente ao útero. A limpeza pode ser feita com água, durante a própria limpeza do galpão, ou com o auxílio de papel-toalha para a remoção do excesso de

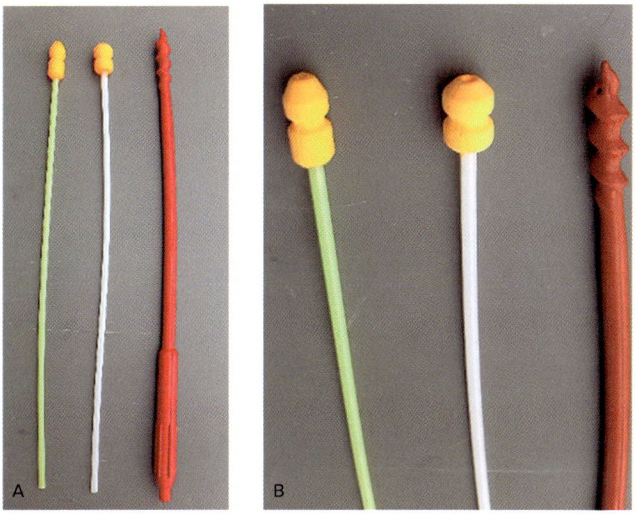

FIGURA 2 Diferentes modelos de pipetas utilizadas para a técnica de inseminação artificial intracervical em suínos. A: visão geral das pipetas da direita para a esquerda, as duas primeiras pipetas com uma espuma na ponta e a terceira, do tipo Melrose, respectivamente. B: Detalhe da ponta da pipeta de inseminação.

Fonte: Laboratório de Andrologia e Tecnologia de Embriões Suínos (LATES, FMVZ-USP).

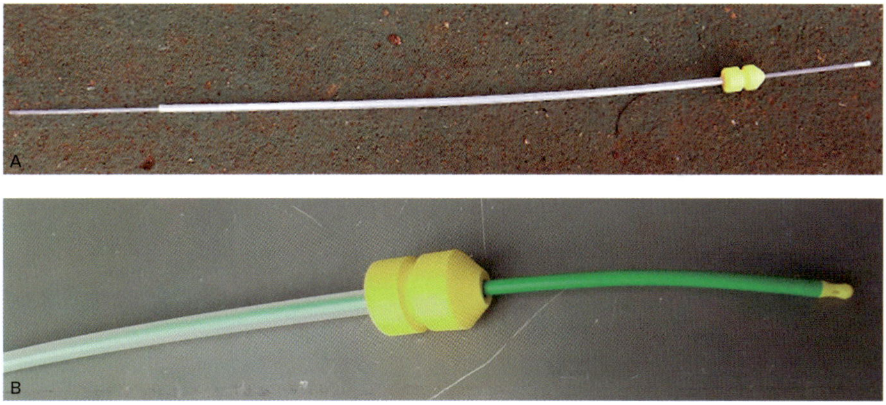

FIGURA 3 Pipetas para inseminação artificial intrauterina, com ponta de espuma e cateter.

Fonte: Laboratório de Andrologia e Tecnologia de Embriões Suínos (LATES, FMVZ-USP).

sujidades. Se houver uso de água, é importante secar bem a região antes de iniciar o processo (Figura 4).

- Introdução da pipeta: as pipetas do tipo ponta com espuma devem ser introduzidas pela vulva, no sentido dorsocranial (respeitando a angulação > 45°), até transpor o início da cérvix, que pode ser notada com o aparecimento de uma ligeira resistência ao tracionar a pipeta no sentido craniocaudal. A angulação de aproximadamente 45° é necessária para desviar do meato urinário, evitando assim possíveis acidentes (Figura 4). A parte da esponja da pipeta não deve ser manipulada ou ter contato com nenhuma parte do corpo do animal ou da instalação até o momento da inseminação. Se a pipeta for do tipo Melrose, o inseminador deve introduzi-la no sentido dorsocranial (respeitando a angulação > 45°) e rotacionar a pipeta no sentido anti-horário (à esquerda) até sentir uma ligeira resistência, que significa que a pipeta está presa na cérvix da fêmea (Figura 4).

- Dose inseminante: após a confirmação de que a pipeta está na cérvix, sua parte final deve ser rotacionada para cima e a dose inseminante, acoplada (Figura 4). A presença do rufião no momento da inseminação estimula a contração da cérvix e do miométrio uterino, o que facilita a transferência da dose, da bisnaga ou *blister* para a cérvix da fêmea. Uma leve pressão pode ser exercida na bisnaga durante a inseminação, mas deve-se ficar atento ao refluxo. O refluxo da dose inseminante pode acontecer quando o inseminador pressiona demais a bisnaga ou quando a pipeta não está corretamente posicionada na cérvix. Caso isso aconteça, verificar se a pipeta está devidamente posicionada no interior da cérvix e prestar atenção à pressão que está sendo exercida na bisnaga. O tempo de realização das inseminações geralmente é de 5 a 7 minutos, mas algumas fêmeas podem necessitar de um intervalo maior; caso isso não seja respeitado, aumento na taxa de retorno regular ao estro e prejuízos no tamanho de leitegada podem ser observados. Grandes volumes de refluxo, e qualquer anormalidade durante a inseminação, devem ser anotados na ficha da fêmea (Figura 4).

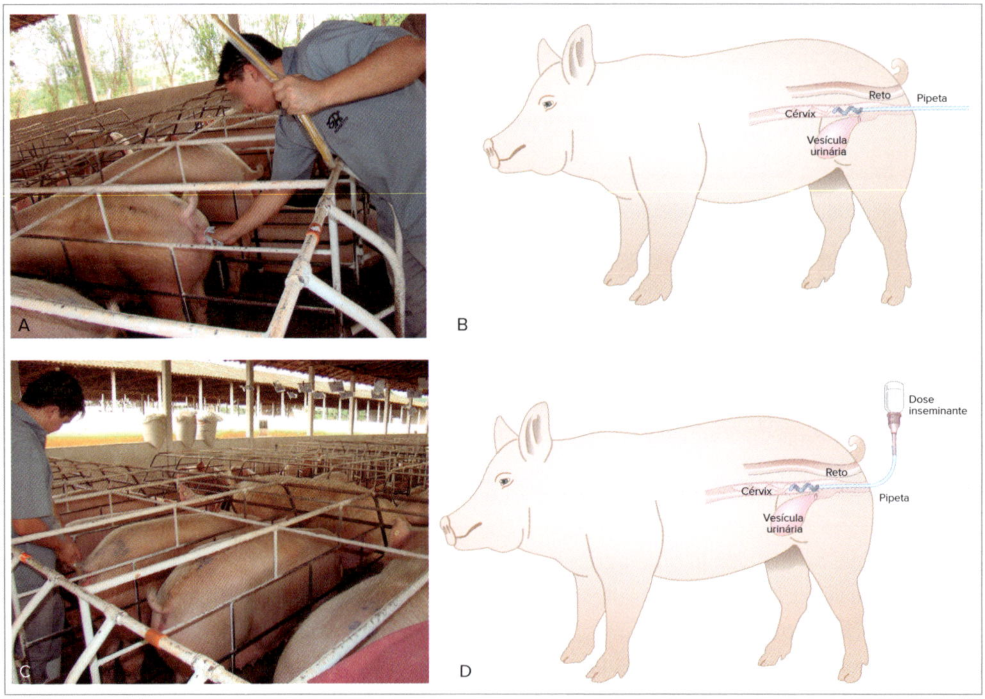

FIGURA 4 Técnica de inseminação artificial intracervical. A: limpeza da vulva. B: introdução da pipeta. C e D: dose inseminante acoplada à pipeta.

Fonte: Laboratório de Andrologia e Tecnologia de Embriões Suínos (LATES, FMVZ-USP) e Simone Maria Massami Kitamura Martins (2021) – criado usando o BioRender.

- Retirada da pipeta: após o esvaziamento da bisnaga, a pipeta pode ser removida. No caso da pipeta do tipo ponta de espuma, o inseminador deve puxar delicadamente a pipeta; no caso da pipeta do tipo Melrose, deve girá-la no sentido horário (à direita) até parar de sentir resistência, e depois puxá-la delicadamente e removê-la por completo.

A inseminação artificial pode ser totalmente realizada por uma pessoa, conforme mencionado, com o inseminador realizando todas as etapas, ou parcialmente (com o auxílio de bolsas) (Figura 5). Neste último caso, o inseminador coloca uma bolsa na região dorsal da fêmea (exercendo pressão), introduz a pipeta e acopla a dose inseminante (bisnaga). A bolsa tem um encaixe para fixar a pipeta e a dose inseminante. Este último método é aplicado em sistemas compostos por grandes plantéis de matrizes, devido à otimização da mão de obra, sendo possível inseminar maior número de fêmeas simultaneamente. Após realizar o procedimento mencionado em todas as fêmeas pertencentes ao lote de inseminação, o inseminador deve retornar à primeira fêmea e, se a inseminação estiver finalizada, ou seja, se a bisnaga estiver vazia, iniciar a retirada da pipeta e da bolsa.

Inseminação artificial intrauterina

A inseminação artificial intrauterina, por sua vez, consiste em uma modificação da inseminação intracervical cujo objetivo principal é depositar a dose inseminante no corpo uterino. Por conta disso, um número reduzido de espermatozoides na dose inseminante pode ser utilizado.[8] Essa redução permite que maior número de doses inseminantes seja produzido, otimizando a atuação de reprodutores de elevado valor genético na produção de suínos.[9] Outro ponto importante e favorável a essa técnica é a baixa ocorrência de refluxos durante o processo.[7,10] A técnica pode ser realizada em todas as categorias de fêmeas, contudo se sabe que nas marrãs algumas dificuldades podem ser ob-

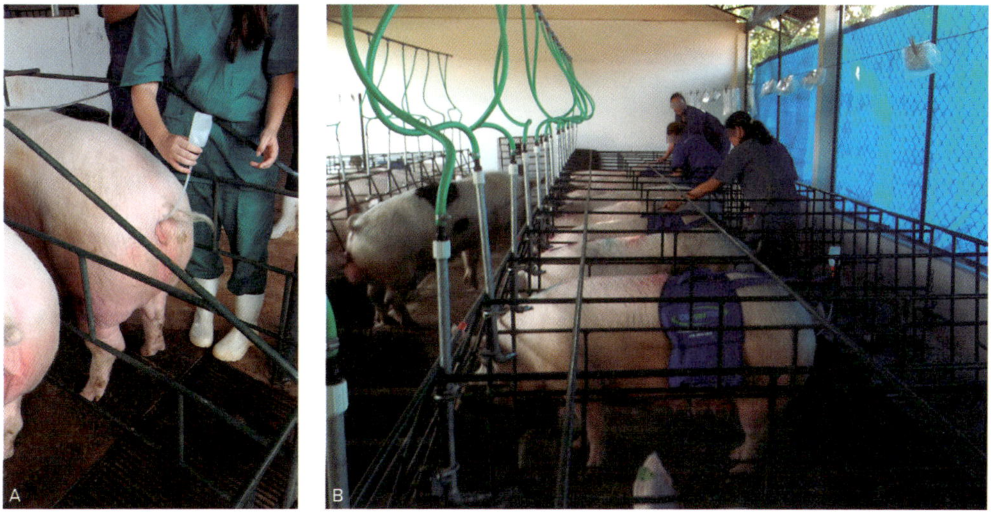

FIGURA 5 Inseminação artificial intracervical. A: inseminação artificial com uma pessoa realizando a técnica. B: inseminação artificial com o auxílio de bolsas.
Fonte: Laboratório de Andrologia e Tecnologia de Embriões Suínos (LATES, FMVZ-USP).

servadas, uma vez que essa categoria tem o sistema reprodutor menos desenvolvido.[11]

Apesar de se tratar de uma técnica de fácil execução, pode ser considerada invasiva devido ao direcionamento do cateter ao útero, sendo necessário grande cautela e bom senso durante sua execução. Quaisquer falhas podem transformar uma técnica vantajosa em um prejuízo econômico considerável.

A realização é semelhante à da IA intracervical, com a diferença de que, no encaixe da pipeta na cérvix, também de forma estéril (sem contato com qualquer extremidade do animal), um cateter é acondicionado nesta e direcionado cega e cuidadosamente ao corpo uterino. Ao sentir uma resistência, pode-se iniciar a infusão da dose inseminante. Nessa situação não deve haver a presença do rufião, uma vez que as contrações uterinas e cervicais não serão necessárias, devido à deposição direta do ejaculado no local desejado. A presença do rufião, inclusive, aumenta a dificuldade de inserção do cateter, podendo provocar lesões durante o procedimento.

CONSIDERAÇÕES FINAIS

A inseminação artificial pode ser considerada a biotecnologia mais bem disseminada na produção da espécie suína. De maneira geral, pode-se considerar que 100% das granjas comerciais tecnificadas se beneficiam ao utilizar dessa técnica. Na atualidade existem trabalhos tentando diminuir ainda mais o número de espermatozoides na dose inseminante. Para tanto, outros tipos de cateteres e formas de IA (p. ex., IA cirúrgica associada ao uso de sêmen sexado criopreservado) estão em desenvolvimento.

Com o advento do sêmen sexado na suinocultura, poderá em breve haver mudanças e novas propostas para melhorar ainda mais essa biotecnologia, que com certeza foi uma das responsáveis pelos significativos avanços na produtividade da cadeia suinícola.

REFERÊNCIAS

1. Knox RV. Artificial insemination in pigs today. Theriogenology 2016;85(1):83-93.
2. Andrade AFC, Ravagnani GM, Pavaneli APP, Martins SMMK. Protocolos de inseminação artificial em tempo fixo em leitoas. Rev Bras Reprod Anim 2019;43(2): 97-104.
3. Soede NM, Kemp B. Expression of oestrus and time of ovulation in pigs. J Reprod Fertil Suppl 1997;52:91-103.
4. Kemp B, Soede NM. Consequences of variation in interval from insemination to ovulation on fertilization in pigs. J Reprod Fertil Suppl 1997;52:79-89.
5. Bortolozzo FP, Wentz I. Inseminação artificial na suinocultura. Suinocultura em ação 2005;2:49.
6. Bennemann PE, Diehl GN, Milbradt E, Vidor RM, Fries HCC, Wentz I, et al. Artificial insemination of gilts with 1.5 billion sperms stored in different periods associated with different pre-ovulatory intervals. Reprod Domest Anim 2005;40(6):507-10.
7. Bortolozzo FP, Menegat MB, Mellagi APG, Bernardi ML, Wentz I. New artificial insemination technologies for swine. Reprod Domest Anim 2015;50:80-4.
8. Bennemann PE, Milbradt E, Diehl GN, Weber D, Schimidt ACT, Bernardi ML, et al. Reproductive performance of sows submitted to intrauterine insemination. Anim Reprod 2004;1(1):106-10.
9. Bennemann PE, Koller FL, Bernardi ML, Wentz I, Bortolozzo FP. Desempenho reprodutivo de fêmeas suínas submetidas à inseminação artificial intrauterina ou à tradicional. Ciên Rur 2005;35(6):1735-9.
10. Hernández-Caravaca I, Izquierdo-Rico MJ, Matás C, Carvajal JA, Vieira L, Abril D, et al. Reproductive performance and backflow study in cervical and post-cervical artificial insemination in sows. Anim Reprod Sci 2012;136(1–2):14-22.
11. Pavaneli APP, Passarelli M da S, de Freitas FV, Ravagnani GM, Torres MA, Martins SMMK, et al. Removal of seminal plasma prior to liquid storage of boar spermatozoa: a practice that can improve their fertilizing ability. Theriogenology 2019;125:79-86.

CAPÍTULO 20

Inseminação artificial em suínos: pré-requisitos, peso, idade, estros, GPD

Paulo Eduardo Bennemann

INTRODUÇÃO

Na suinocultura tecnificada é comum trabalhar-se com taxas de reposição de 45% a 55%, sendo assim, as leitoas assumem um ponto importante no sistema de produção já que são responsáveis por 15% a 20% das fêmeas no grupo de cobertura.[1] Da mesma forma, por serem uma categoria que permanece no plantel por um longo período antes da primeira inseminação artificial (IA), as leitoas acabam agregando muitos dias não produtivos, representando alto custo inicial.[2] Além de todos esses desafios, as leitoas ainda merecem um manejo especializado até o desencadeamento da puberdade e a primeira IA, pois se elas não forem mais bem preparadas desde a fase inicial de sua vida reprodutiva irão apresentam um tamanho de leitegada reduzido no primeiro parto e alguns estudos demonstram que leitoas de menor produção no primeiro parto tendem a ter leitegadas menores durante toda a vida reprodutiva,[3] ou seja, erros que ocorrerem na fase inicial de preparação de leitoas não serão corrigidos ao longo dos demais partos. Dessa forma, surge o questionamento sobre qual deve ser a melhor idade à primeira IA, que peso a leitoa deve possuir e em que estro (1º, 2º ou 3º) a leitoa deve ser inseminada.

A recomendação da primeira cobertura varia de acordo com as características genéticas, sendo observado principalmente o peso, a idade e o estro. A maioria das orientações técnicas sugere que a leitoa seja inseminada a partir do 2º estro, principalmente em razão do fato de o estro puberal apresentar alta variabilidade na duração e no número médio de ovulações,[4] o que comprometeria o tamanho da leitegada. Alguns autores afirmam que leitoas cobertas no primeiro estro são menos prolíficas que aquelas cobertas com mais de um estro (2º ou 3º estro), isso ocorre, principalmente, por causa de uma menor taxa de ovulação no primeiro estro[5-8] e, possivelmente, uma redução de até 20% na sobrevivência embrionária se comparada a leitoas inseminadas no terceiro estro.[9,10] Uma hipótese para tal queda de produtividade seria maior liberação de oócitos com anormalidades no primeiro estro, o que provocaria deficiência no desenvolvimento embrionário e, além disso, o ambiente uterino de leitoas inseminadas no 1º estro poderia ainda não estar adequado para o desenvolvimento dos embriões.[10]

Infelizmente não existe consenso para todas as genéticas, porém todos concordam que leitoas inseminadas com peso inferior a 130 kg são animais que irão apresentar desempenho reprodutivo reduzido. Sendo assim, a regra básica para a primeira IA seria: 2º ou 3º estro, idade média de 200 a 210 dias, peso entre 135 e 160 kg e ganho de peso diário na vida de 600 a 770 g/dia.[1] Atualmente o peso das leitoas assumiu maior importância que a idade propriamente dita, uma vez que cada vez mais o potencial de alto ganho de peso tem sido uma realidade. Vários estudos demonstram que o peso corporal mínimo da leitoa após o primeiro parto deve ser de 175 a 180 kg para que não ocorra um catabolismo intenso durante a primeira lactação, o que ocasionaria uma queda no desempenho reprodutivo subsequente.[11] Com isso, a leitoa deve apresentar peso médio mínimo de 135 a 140 kg na cobertura e obter um ganho de peso de 35 a 40 kg durante a gestação.[12] Esses seriam os pré-requisitos básicos para a obtenção do sucesso no desempenho reprodutivo das leitoas e das futuras matrizes.

PROTOCOLOS DE INSEMINAÇÃO ARTIFICIAL EM SUÍNOS

A inseminação artificial é uma técnica amplamente difundida na suinocultura moderna tecnificada, e a estratégia de utilizar 3 ou, eventualmente, até 4 inseminações por matriz, em um intervalo de 8 a 16 horas após a detecção do estro, é uma prática comum em muitos dos programas de IA. O uso de múltiplas inseminações por estro em cada fêmea é decorrente da grande variabilidade da duração do estro, momento da ovulação e viabilidade dos oócitos e espermatozoides no sistema reprodutor da fêmea.[13]

Apesar de as pesquisas relacionadas às práticas de IA em suínos terem evoluído nos últimos anos, ainda é possível encontrar-se a recomendação da utilização de doses inseminantes, contendo 3 bilhões de espermatozoides, ou seja, 9 bilhões de espermatozoides/matriz inseminada/estro, o que, de certa forma, limita o número de doses inseminantes produzidas por reprodutor a 20 a 25 doses por colheita.[14] Da mesma forma, novos estudos têm demonstrado que é possível a redução do número de espermatozoides inseminados/fêmea/ano, seja através da redução da concentração espermática, número de inseminações por estro ou até mesmo pela modificação da técnica de IA, por meio da inseminação intrauterina ou também chamada de inseminação pós-cervical. No entanto, reduzir o número de espermatozoides infundidos na fêmea somente pensando em economia de células espermáticas não faz sentido. Todos os esforços de pesquisa nessa área são voltados à otimização de reprodutores de alto valor genético por causa do maior rendimento de doses inseminantes por ejaculado e, consequentemente, a IA de um número maior de matrizes (disseminação de genes de alto valor genético).

Momento e frequência para realizar a inseminação artificial

O intervalo tido como ótimo para realização da IA, em multíparas, é de até 24 horas antes da ovulação, pois, após esse período, existe comprometimento na taxa de parto e no tamanho de leitegada.[15-17] No entanto, esse intervalo pode ser estendido até 28 horas antes da ovulação e até 4 horas após a ovulação.[18] Infelizmente, não existe um meio seguro e comercialmente aplicável de predizer o momento exato da ovulação, o que impossibilita a realização de uma única IA por matriz sem a manipulação do momento da inseminação. Como regra, a ovulação ocorre, em média, 39 horas após o início do estro em pluríparas[19,20] e 30 horas em nulíparas.[19-22] Segundo os mesmos autores, 80,9% das nulíparas e 93,5% das multíparas ovularam entre 24 e 60 horas após o início do estro.[19-22] Das nulíparas, 12,8%[21] a 20,6%[22] tiveram ovulação em um intervalo inferior a 24 horas e somente 5,7%[23] a 7,7%[20] das multíparas apresentaram o mesmo comportamento, demonstrando a diferença entre as categorias. Dessa forma, o diagnóstico de estro é o ponto de partida para qualquer estratégia de IA, sendo um dos principais pontos críticos para o sucesso reprodutivo. Nos últimos anos, têm sido desenvolvidas estratégias de protocolos hormonais para o desenvolvimento da inseminação artificial em tempo fixo, mas, apesar dos avanços promissores, essa tecnologia ainda não é realidade nos sistemas de produção.

Intervalo entre inseminações

Em grande parte dos sistemas de produção de suínos, a regra dos protocolos de IA utilizados ainda rege a utilização de uma primeira dose inseminante no turno seguinte ao da detecção de estro, e as demais doses com intervalos de 8 a 16 horas, ou seja, duas inseminações diárias. No entanto, vários autores têm demonstrado que existe uma grande oportunidade na alteração de protocolos de inseminação, seja visando a redução da utilização do número de espermatozoides/fêmea/estro, seja visando até mesmo a otimização da mão de obra disponível na granja, uma vez que o trabalho da prática de inseminação seria redirecionado para outra atividade.

De acordo com os resultados dos trabalhos realizados em multíparas,[17,18] é possível concluir que com uma IA realizada ao dia (intervalo pré-ovulatório de, no máximo, 24 horas) há uma chance de obter resultados semelhantes ao de inseminações com intervalos de 8 a 16 horas (duas inseminações diárias). Dessa forma, sob condições práticas, foi conduzido um experimento no qual foram utilizados diferentes intervalos entre as inseminações em duas propriedades.[24] A primeira IA foi realizada no turno seguinte ao início do estro e as IA subsequentes com 12 horas de intervalo (duas IA ao dia) para um grupo e 24 horas de intervalo (uma IA ao dia) para o outro. O desempenho reprodutivo das matrizes (Tabela 1) em relação a taxas de retorno ao estro e de parto, bem como o número de leitões nascidos não diferiu nos dois grupos, nas duas propriedades ($P > 0,05$). Esses dados são semelhantes aos encontrados em outros estudos quando as IA foram conduzidas uma ou duas vezes ao dia[25] (Tabela 2).

Em um experimento delineado para avaliar o efeito de um protocolo de inseminação de duas doses por matriz sobre a composição da leitegada, os autores demonstraram, por meio de um teste de paternidade dos leitões, que tanto a primeira como a segunda dose inseminante contribuíram, conjuntamente, para a formação das leitegadas.[25] Nesse

TABELA 1 Número de inseminações por estro, taxa de retorno (TR), taxa de parto ajustada (TPa) e número de leitões nascidos totais (NT) em pluríparas inseminadas uma e duas vezes ao dia em duas granjas

	TRAT	n	n. IA/estro	TR (%)	TPa (%)	NT
Granja 1	1 IA/dia	239	2,00 ± 0,50[a]	6,69	92,92	11,31 ± 3,01
	2 IA/dia	244	3,30 ± 0,90[b]	4,92	94,78	11,25 ± 2,95
Granja 2	1 IA/dia	357	2,16 ± 0,45[a]	9,52	87,75	11,53 ± 2,91
	2 IA/dia	361	3,08 ± 0,56[b]	62,09	91,98	11,34 ± 2,90

Letras diferentes na coluna diferem para $p < 0,05$.
Fonte: adaptada de Bortolozzo et al.[24]

TABELA 2 Parâmetros reprodutivos de porcas inseminadas em diferentes protocolos de inseminação artificial (IA)

TRAT	Tempo IA (h)	n	TP (%)	NT
1 IA/dia	12/36	180	92,22	13,18 ± 3,31
2 IA/dia	12/24/36	177	93,79	13,69 ± 3,44

NT: nascidos totais; TP: taxa de parto; TRAT: tratamento.
Fonte: adaptada de Silveira et al.[25]

experimento, 85% das porcas tiveram a maior parte (51%-100%) dos leitões provenientes da segunda IA, mas 15% das porcas tiveram a maioria ou a totalidade dos leitões filhos da primeira inseminação. Com essas informações é possível confirmar que as células espermáticas estão viáveis no sistema reprodutor da fêmea por até 24 horas e que protocolos de IA de duas doses (intervalos de 24 horas) são seguros, pois contemplam porcas que possuem uma ovulação precoce ou problemas de diagnóstico de estro tardio.

Em nulíparas, os estudos do momento ótimo para a realização da inseminação têm apresentado resultados conflitantes. Alguns autores observaram que o intervalo ótimo entre IA e ovulação foi de 12 horas[26] e outros[22] demonstram que, quando a inseminação era realizada em um intervalo de até 24 horas antes da ovulação, a taxa de prenhez e o número de embriões não era afetado. Experimentos robustos, com um número representativo de leitoas inseminadas em diferentes intervalos pré-ovulatórios não observaram diferença na taxa de prenhez e no número de embriões quando as inseminações foram realizadas até 30 horas antes da ovulação.[27] Já em outro, quando uma população espermática foi depositada no sistema reprodutor de uma leitoa por um período superior a 16 horas antes da ovulação houve queda no desempenho reprodutivo.[28] Nesse sentido, para se entender qual seria o melhor momento da IA foi conduzido um experimento em que leitoas foram inseminadas duas vezes ao dia, em intervalos de 12 horas ou uma vez ao dia em intervalos de 24 horas, e as leitoas submetidas a IA com 24 horas de intervalo não apresentaram diferença na taxa de retorno ao estro e na taxa de parto ajustada, no entanto, tiveram redução na taxa de parto e no tamanho da leitegada.[28] Da mesma forma, outros autores inseminando leitoas uma única vez com doses inseminantes contendo 1,5 $\times 10^9$ espermatozoides demonstraram que a taxa de prenhez não foi afetada pelo intervalo entre a inseminação e o momento da ovulação quando as doses inseminantes foram utilizadas em até 48 horas (Tabela 3), porém, quando existe maior envelhecimento espermático, esse comportamento não se mantém.[29]

Em razão da variabilidade dos resultados obtidos em vários experimentos que analisaram o intervalo entre a inseminação e a ovulação em nulíparas, não é possível definir exatamente qual seria o intervalo ótimo para a inseminação. Entretanto, alguns autores citam que podem ocorrer maiores taxas de falhas reprodutivas se esse intervalo for superior a 24 horas. Isso significa que ao pensar em aumentar o intervalo entre as IA deve-se estar ciente de que os riscos de perdas no desempenho reprodutivo também aumentam. Cabe salientar que, no dia a dia, para recomendar o intervalo de 24 horas entre as inseminações, é imprescindível que seja realizado um diagnóstico de estro efetivo e que uma dose inseminante de boa qualidade seja empregada.

TABELA 3 Taxa de prenhez (TPr), número de corpos lúteos (CL), número de embriões totais (ET) e sobrevivência embrionária (SE) em leitoas inseminadas em diferentes intervalos entre a inseminação e a ovulação (AIOV)

Tempo de armazenamento (h)	AIOV (h)	TPr (n/n)	n	CL	ET	SE (%)
0-48	0-12	93,4 (57/61)[a]	55	17,6 ± 2,6	14,1 ± 3,2[a]	78,6 ± 17,5[a]
	13-23	91,9 (34/37)[a]	33	18,0 ± 3,4	14,2 ± 4,8[a]	75,1 ± 20,9[a]
	24-30	85,7 (18/21)[a]	18	17,1 ± 2,5	13,2 ± 3,9[a]	71,9 ± 21,0[a]
96-120	0-12	78,3 (47/60)[b]	43	17,5 ± 2,6	13,2 ± 4,4[a]	73,3 ± 23,7[a]
	13-23	73,1 (19/26)[b]	13	16,1 ± 1,7	14,3 ± 4,7[a]	76,1 ± 26,0[a]
	24-30	30,8 (4/13)[c]	4	15,7 ± 2,5	6,5 ± 2,1[b]	31,9 ± 13,2[b]

Letras diferentes na coluna ($p < 0,05$).
Fonte: adaptada de Bennemann et al.[27]

Redução do número de espermatozoides: técnicas de inseminação

Atualmente, na maioria das centrais de IA, preparam-se doses inseminantes contendo três bilhões de espermatozoides destinados à IA tradicional. No entanto, vários trabalhos têm demonstrado que esse número pode ser reduzido sem prejuízo aos índices reprodutivos. Vários autores conduziram experimentos em que a IA foi realizada com doses de sêmen contendo um, três e seis bilhões de espermatozoides e avaliaram a taxa de fecundação em fêmeas multíparas. Quando as IA foram realizadas até 24 horas antes da ovulação, o número de espermatozoides não influenciou a taxa de fecundação.[30] Com o mesmo objetivo, leitoas foram inseminadas com doses contendo 1,5 bilhão de espermatozoides, e foram observadas taxas de prenhez superiores a 90% e mais de 14 embriões totais.[27]

Com o intuito de reduzir a concentração espermática e avaliar o desempenho reprodutivo, foi avaliado um novo modelo de cateter descartável de IA tradicional (IAT) em leitoas e não houve diferença nas taxas de prenhez, parto e tamanho da leitegada quando foram utilizadas doses inseminantes contendo um ou dois bilhões de espermatozoides.[30]

Existem indícios de que o número de espermatozoides contidos na dose inseminante pode ser reduzido a valores inferiores aos atuais três bilhões. No entanto, para que essa redução possa ser aplicada, é necessário que pontos críticos como a qualidade da dose inseminante, a IA propriamente dita e as perdas espermáticas no momento da IA estejam controladas.

Inseminação artificial intrauterina ou pós-cervical

A inseminação artificial intrauterina (IAU), ou também denominada pós-cervical (IAPC), é uma técnica que permite, de forma estratégica, multiplicar em, pelo menos, cinco vezes o número de doses produzidas por ejaculado, uma vez que há redução no número de espermatozoides e no volume total da dose inseminante. Esse fato foi observado em uma situação de granja comercial em que foi conduzida uma comparação de desempenho reprodutivo de matrizes com a técnica de IAU e IAT, ambas com doses inseminantes, contendo 1, 2 e 3 bilhões de espermatozoides.[27] Os autores demonstraram que é possível alcançar resultados semelhantes empregando um bilhão de espermatozoides por dose na IAU em comparação a 2 e 3 bilhões de espermatozoides na IAT.

Em teste de validação a campo, outros autores[31] compararam o emprego da IAT com três bilhões de espermatozoides em 90 mL com a IAU com 1,5 bilhão de espermatozoides em 60 mL. Os autores não observaram diferença entre os dois tratamentos.

Os resultados obtidos por vários autores permitem concluir que índices satisfatórios de desempenho reprodutivo podem ser obtidos na IAU com o emprego de 1,0 a 1,5 bilhão de espermatozoides por dose inseminante (Tabela 4).

Buscando informações a respeito do número mínimo de espermatozoides por dose inseminante, alguns autores[32,33] conduziram um experimento de IAU utilizando 500 milhões de espermatozoides em 20 mL, frente a IAT com três bilhões de espermatozoides em 90 mL. A taxa de parição não diferiu entre os tratamentos, porém os resultados mostraram que o emprego da IAU em larga escala com doses de 500 milhões de espermatozoides pode comprometer o tamanho da leitegada. Talvez esse fato tenha ocorrido por causa do risco de maiores perdas espermáticas no momento da inseminação ou até mesmo por uma distribuição dos espermatozoides no sistema reprodutor feminino. No entanto, a redução do número de espermatozoides por dose inseminante se tornou uma realidade na maioria dos sistemas de produção e tem sido consagrada por ótimos resultados reprodutivos. A Tabela 5 apresenta uma simulação do que representa a utilização da técnica de IAU em comparação com a IAT em uma granja comercial.

Quando se pensa na alteração de protocolo de IA ou na redução da concentração espermática em doses inseminantes, situações de manejos que antes eram consideradas corriqueiras passam a ser de fundamental importância para que não se tenha prejuízos

TABELA 4 Desempenho reprodutivo de fêmeas inseminadas por meio da técnica de inseminação intrauterina

TRAT	SPTZ ($\times 10^9$)	Vol (mL)	TPr (%)	TP (%)	NT/ET	Autor
IAU	3,0	90	–	94,4	11,76	Warnick et al.[8]
IAT	1,5	60	–	94,9	11,50	
IAU	1,0	80	–	86,9	12,10	Silveira et al.[25]
IAT	3,0	80	–	92,5	12,30	
IAU	0,5	20	–	92,7	11,30	Edwards[3]
IAT	3,0	20	–	95,1	12,10	
IAU	1,0	20	84,7	–	13,30	Soede et al.[16]
	0,5	20	85,5	–	14,30	
IAU	1,0	60	82,1	–	15,90	Tummaruk[4]
	2,0	60	96,5	–	14,90	
IAU	1,0	25	93,4	90,6	12,40	Archibong[10]
	1,0	25	96,2	95,1	12,70	

ET: embriões totais; IAT: inseminação tradicional; IAU: inseminação intrauterina; NT: leitões nascidos totais; SPTZ: espermatozoides; TP: taxa de parto; TPr: taxa de prenhez; TRAT: tratamento; Vol: volume.
Fonte: adaptada de Marquetti et al.[29]

TABELA 5 Comparativo entre o número de espermatozoides totais utilizados por matriz por ano no protocolo atual de inseminação (duas inseminações por dia) e protocolo alternativo de inseminação artificial (uma inseminação por dia)

Item avaliado	Protocolo atual nas granjas	Protocolo alternativo	Diferença
N. IA/estro	3,2	2,2	–1,0
N. estros/fêmea/ano	2,6	2,6	–
N. doses/fêmea/ano	8,3	5,7	–2,6
SPTZ/fêmea/ano (DI 3 bi)	24,9	17,1 bi	–7,8
SPTZ/fêmea/ano (DI 2 bi)	16,6	11,4 bi	–5,2
SPTZ/fêmea/ano (DI 1 bi IAU)	8,3	5,7 bi	–2,6

Bi: bilhão; DI: dose inseminante; IAU: inseminação intrauterina; SPTZ: espermatozoides.

referentes ao baixo desempenho reprodutivo. Ao definir o momento e a frequência ideal de realização da IA, deve-se partir do princípio de que o diagnóstico do estro é realizado corretamente, seja ele realizado 1 ou 2 vezes ao dia, e que a dose inseminante empregada tenha qualidade garantida. Em multíparas e leitoas, atendendo essas premissas, é possível realizar as IA com intervalos de 24 horas, sendo a primeira realizada no turno subsequente à detecção do estro ou até mesmo no momento da detecção do estro, otimizando dessa forma o manejo reprodutivo.

Os resultados de desempenho reprodutivo obtidos com a inseminação intrauterina mostram que essa biotécnica possui aplicação prática, sendo uma realidade nas granjas atualmente e uma ferramenta importante. O fato de permitir a redução do número de espermatozoides, pelo menos para um bilhão por dose, implica aumento de 200% na produção de doses inseminantes por macho. Por isso, ao empregar a inseminação intrauterina, deve-se estar atento às mudanças implícitas no emprego da tecnologia, pois, por meio de um ejaculado, passarão a serem produzidas 70 a 90 doses, e falhas em sua produção podem ter impacto proporcionalmente maior quando comparadas à inseminação tradicional.

Perdas espermáticas por refluxo e seu impacto na taxa de prenhez e no tamanho da leitegada

O refluxo de sêmen é um mecanismo fisiológico durante as primeiras horas após a IA, no entanto, a ocorrência desse refluxo no momento da IA é um fator de risco para o prejuízo no desempenho reprodutivo. O refluxo ocorre com certa frequência antes e após a IA, e suas causas ainda são pouco conhecidas,[34] podendo ser decorrente da falta de habilidade do inseminador ou de erros na aplicação da técnica de inseminação propriamente dita. Alguns autores[35] observaram que perdas superiores a 5% do número de espermatozoides no momento da IA tradicional afetaram negativamente a taxa de fecundação quando foi utilizada uma dose inseminante com 1 bilhão de espermatozoides, mas esse efeito não foi observado quando uma maior concentração de espermatozoides foi utilizada (3 bilhões de espermatozoides), demonstrando que o refluxo de sêmen é um ponto crítico em inseminações em que se utiliza um baixo número de espermatozoides. Assim, a atenção para as perdas espermáticas que ocorrem durante a aplicação da técnica de IA é fundamental quando se busca um bom desempenho reprodutivo da fêmea.

O volume do refluxo e o percentual de espermatozoides perdidos pelo refluxo é bastante variado, sendo preconizado que o mesmo não ocorra no momento da IA. Alguns trabalhos relatam que o percentual médio de perda de volume espermático no momento da IA variou de 20% a 51%. Da mesma forma, outro estudo avaliando o percentual de refluxo espermático durante 30 até 150 minutos após o término da IA demonstrou que a média de volume colhido ao final de 150 minutos foi de 70% (17%-120%) do volume infundido e 25% (3%-48%) do número de espermatozoides infundidos.[35] Isso demonstra que aproximadamente 1/3 dos espermatozoides infundidos é eliminado por refluxo em até 2 horas após a IAT, e essas perdas de sêmen, se ocorridas durante a IA, podem interferir no transporte dos espermatozoides para a tuba uterina e diminuir o número de células disponíveis para a fecundação.[35,36]

Alguns autores sugeriram que a técnica de IA aplicada (IAT ou IAUT) possa interferir na ocorrência ou na quantidade de refluxo espermático. A hipótese dessa observação é de que a deposição dos espermatozoides no terço inicial/médio do útero facilitaria a progressão rápida dos espermatozoides em direção ao reservatório espermático, permitindo maior retenção de células no sistema reprodutor, mesmo com grande volume de refluxo. Outra hipótese é que a presença do cateter no corpo ou no corno uterino poderia induzir maior liberação de hormônios que estimulam a contratilidade uterina, permitindo um transporte espermático mais eficiente.[37] No entanto, é importante salientar que o refluxo espermático independe da técnica de inseminação artificial aplicada, sendo observado que o percentual de volume refluído até duas horas após a IA foi maior nas fêmeas inseminadas pela técnica de deposição intrauterina (75,4 ± 24,9) dos espermatozoides (inseminação pós-cervical ou intrauterina) quando comparado às fêmeas da inseminação artificial tradicional (62,7 ± 24,7). No entanto, no percentual de células espermáticas presentes nos refluxos (22,7 ± 14,2 e 23,0 ± 14,2, respectivamente), não foi observada diferença.[38] Esses dados reforçam a hipótese de que o refluxo espermático é uma condição fisiológica no momento posterior à inseminação artificial, porém, não deve ocorrer durante a aplicação da técnica.

REFERÊNCIAS

1. Agroceres PIC. Guia de Manejo de Fêmeas. 2019. Disponível em: http://www.agroceres.com.br/. Acesso em: fev. 2021.
2. Lucia Junior T. Lifetime productivity of female swine; 1997. 99f. Thesis – College of Veterinary Medicine, Department of Clinical and Population Sciences, University of Minnesota. Minnesota; 1997.
3. Edwards S. Management of gilts, primiparous sows, multiparous sows and boars. In: XVIII Simposium Anaporc (Lleida, Espanha); 1997. p.73-85.
4. Tummaruk P, Lundeheim N, Einarsson S, Dalim A. Effect of birth litter size, birth parity number, growth rate, back fat thickness and age at first mating of gilts on their reproductive performance as sows. Anim Reprod Sci 2001;66(3-4):225-37.
5. Ashworth CJ, Pickard AR. Embryo survival and prolificacy. In: Progress in Pig Science (Notthingam, UK); 1998. p.303-26.
6. Robertson GL, Grummer RH, Casida LE, Chapman AB. Age at puberty and related phenomena in outbred Chester White and Poland China gilts. J Anim Sc 1951;10(3):647-56.
7. Van der Lende T, Shoenmaker GJN. Relationship between ovulation rate and litter size before and after day 35 of pregnancy in gilts and sows: an analysis of published data. Livestock Production Science 1990;26:217-29.
8. Warnick AC, Wiggins EL, Casida LE, Grummer RH, Chapman AB. Variation in puberty phenomena in inbred gilts. J Anim Sci 1951;10:479-93.
9. Archibong AE, England DC, Stormshak F. Factors contributing to early embryonic mortality in gilts bred at first estrus. J Anim Sci 1987;64:474-8.
10. Archibong AE, Maurer RR, England DC, Stormshak F. Influence of sexual maturity of donor on in vivo survival of transferred porcine embryos. Biology of Reproduction 1992;47:1026-30.
11. Quesnel H, Pasquier A, Mounier AM, Louveau I, Prunier A. Influence of feed restriction in primiparous

lactating sows on body condition and metabolic parameters. Reprod Nutr Dev 1998;38:261-74.
12. Foxcroft GR, Patterson J, Beltranena E. Improving the efficiency of replacement gilt management. In: Anais do 2º Congresso Latino-Americano de Suinocultura (Foz do Iguaçu, Brasil); 2004. p.23-30.
13. Soede NM, Kemp B. Expression of oestrus and timing of ovulation in pigs. J Reprod Fertil 1997;52:91-103.
14. Martinez EA, Vazquez JM, Roca J, Cuello C, Gil MA, Parrilla I et al. An update on reproductive technologies with potential short-term application in pig production. Reprod Domest Anim 2005;40:300-9.
15. Kemp B, Soede NM. Consequences of variation in interval from insemination to ovulation on fertilization in pigs. J Reprod Fertil 1997;52(Suppl 5):79-89.
16. Soede NM, Wetzels CCH, Zondag W, Hazeleger W, Kemp B. Effect of a second insemination after ovulation on fertilization rate and accessory sperm count in sows. J Reprod Fertil 1995;105:135-40.
17. Soede NM, Wetzels CCH, Zondag W, Koning MAI, Kemp B. Effect of time of insemination relative to ovulation, as determined by ultrasonography, on fertilization rate and accessory sperm count in sows. J Reprod Fertil 1995;104:99-106.
18. Nissen AK, Soede NM, Hyttel P, Schmidt M, D'hoore L. The influence of time of insemination relative to time of ovulation on farrowing frequency and litter size in sows, as investigated by ultrasonography. Theriogenology 1997;47:1571-82.
19. Castagna CD, Bortolozzo FP, Wentz I. Estratégias de inseminação artificial na suinocultura moderna. In: Anais do 10º Congresso Brasileiro de Veterinários Especialistas em Suínos (Porto Alegre, Brasil); 2001. p.143-50.
20. Dias CP, Marchetti AN, Pozzobon MC, Bortolozzo FP, Wentz I, Borchardt Neto G. Desempenho reprodutivo de fêmeas suínas inseminadas no metaestro. In: Anais do 9º Congresso Brasileiro de Veterinários Especialistas em Suínos (Belo Horizonte, Brasil); 1999. p.357-8.
21. Martini RL, Wentz I, Bortolozzo FP, Heck A, Stahlberg R, Uemoto DA et al. Infusões uterinas de plasma seminal no início do estro e sua influência na eficiência reprodutiva de leitoas. In: Anais do 8º Congresso Brasileiro de Veterinários Especialistas em Suínos (Foz do Iguaçu, Brasil); 1997. p.317-8.
22. Uemoto DA. Comportamento estral e desempenho reprodutivo de leitoas submetidas à inseminação artificial em diferentes períodos pré-ovulatórios; 1999. 96f. Dissertação (Mestrado em Ciências Veterinárias do Programa de Pós-graduação em Ciências Veterinárias) – Universidade Federal do Rio Grande do Sul, Porto Alegre; 1999.
23. Heck A, Bortolozzo FP, Wentz I, Martini RL, Stahlberg R, Guidoni AL et al. Determinação do momento da ovulação em porcas de granjas comerciais via diagnóstico ultrassonográfico transcutâneo. In: Anais do 8º Congresso Brasileiro de Veterinários Especialistas em Suínos (Foz do Iguaçu, Brasil); 1997. p.333-4.
24. Bortolozzo FP, Bennemann PE, Wentz I, Bernardi ML. Técnica, momento e frequência de realização da inseminação artificial em suínos. In: Bortolozzo FP, Wentz I (eds.). Suinocultura em ação: inseminação artificial na suinocultura tecnificada. Porto Alegre: Pallotti; 2005. p.127-57.
25. Silveira PRS, Zanella EL, Flores PRS, Coldebela A. Eficiência de protocolos de inseminação artificial de porcas com duas versus três doses durante o mesmo estro. In: Anais do 12º Congresso Brasileiro de Veterinários Especialistas em Suínos (Fortaleza, Brasil); 2005. p.297-8.
26. Waberski D, Weitze KF, Gleumes T, Schwarz M, Willmen T, Petzoldt R. Effect of time of insemination relative to ovulation on fertility with liquid and frozen boar semen. Theriogenology 1994;42:831-40.
27. Bennemann PE, Diehl GN, Milbradt E, Vidor RM, Fries HCC, Wentz I et al. Artificial Insemination of gilts with 1,5 billion sperms stored in different periods associated with different pre-ovulatory intervals. Reprod Domest Anim 2005;40: 507-10.
28. Bortolozzo FP, Uemoto DA, Bennemann PE, Pozzobon MC, Castagna CD, Peixoto CH et al. Influence of time of insemination relative to ovulation and frequency of insemination on gilt fertility. Theriogenology 2005;64:1956-62.
29. Marquetti AN, Bortolozzo FP, Wentz I, Borchardt Neto G. Efeito da utilização de 2, 3 e 4 bilhões de espermatozoides na dose inseminante sobre a taxa de retorno ao estro, taxa de parto e tamanho das leitegadas de fêmeas suínas. ARS Veterinária 2001;17:107-12.
30. Steverink DW, Soede NM, Bouwman EG, Kemp B. Influence of insemination-ovulation interval and sperm cell dose on fertilization in sows. J Reprod Fertil 1997;111:165-71.
31. Watson PF, Behan JR. Intrauterine insemination of sows with reduced sperm numbers: results of a commercially based field trial. Theriogenology 2002;57:1683-93.
32. Dallanora D, Mezalira A, Katzer LH, Bernardi ML, Bortolozzo FP, Wentz I. Desempenho reprodutivo de fêmeas suínas inseminadas pela técnica intrauterina ou tradicional. Pesquisa Agropecuária Brasileira 2004;39:815-9.
33. Bennemann PE, Koller FL, Bernardi ML, Wentz I, Bortolozzo FP. Efeito da inseminação artificial intrauterina com 500 milhões de espermatozoides na taxa de prenhez e tamanho da leitegada em fêmeas suínas. In: Anais do 12º Congresso Brasileiro de Veterinários Especialistas em Suínos (Fortaleza, Brasil); 2005. p.269-70.
34. Levis DG, Burroughs S, Williams S. Use of intrauterine insemination of pigs: pros, cons and economics. Ohio Pork Industry Center, 2002. Disponível em:

https://digitalcommons.unl.edu/cgi/viewcontent.cgi?article=1630&context=animalscifacpub. Acesso em: fev. 2021.
35. Steverink DWB, Soede NM, Kemp B. Influence of insemination to ovulation interval and sperm cell dosage on fertilization in sows. Anim Reprod Sci 1998; 54:109-19.
36. Viring S, Einarsson S. Sperm distribution within the genital tract of naturally inseminated gilts. Nord Vet Med 1981;33:145-9.
37. Martinez EA, Vazquez JM, Roca J, Lucas X, Gil MA, Parrilla I et al. Minimum number of spermatozoa required for normal fertility after deep intrauterine insemination in non-sedated sows. Reproduction 2002;123:163-70.
38. Dallanora D, Mezalira A, Katzer LH et al. Volume e número de espermatozoides no refluxo de fêmeas suínas após inseminação intrauterina. In: Congresso da Associação Brasileira de Veterinários Especialistas em Suínos, XI, 2003, Anais. Goiânia; 2003. p.215-6.

CAPÍTULO **21**

Inseminação artificial em tempo fixo em suínos

Diogo Luiz Fontana
Thais Schwarz Gaggini

INTRODUÇÃO

A inseminação artificial (IA) é uma tecnologia bastante difundida, sendo utilizada há algumas décadas na produção tecnificada de suínos. Os primeiros registros do início de trabalho com IA são da metade da década de 1920 até os anos de 1940, evoluindo durante as décadas seguintes. A partir de 1980 é estimado que 50% a 75% dos rebanhos comerciais em vários países europeus passaram a utilizá-la, porém a difusão global dessa técnica ocorreu somente a partir dos anos 2000.

Estima-se que atualmente, no Brasil, a IA seja utilizada em mais de 90% das coberturas, demandando uma produção anual de 9,5 milhões de doses inseminantes.[1] O uso da IA trouxe diversos benefícios para os sistemas de produção, incluindo a possibilidade de realizar avaliação seminal pré-cobertura; aumento da biosseguridade e redução do risco sanitário[2,3] devido à implantação de unidades de disseminação de genes (UDG), também chamadas centrais de IA e unidades de processamento de sêmen; maior cuidado higiênico nas coberturas; ganhos genéticos devido à utilização de machos geneticamente superiores; maior eficiência produtiva e de mão de obra, com a qualificação da equipe técnica, e consequente melhoria nos índices produtivos das granjas.[4]

Inicialmente, a técnica utilizada pelas granjas foi a IA tradicional (IAT), também denominada IA intracervical (IAIC). Essa denominação se deve ao local de deposição das doses inseminantes, que ocorre na cérvix da fêmea. Com essa técnica são realizadas de 2 a 4 inseminações por estro, com doses inseminantes contendo de 2,5 a 3 bilhões de espermatozoides, em um volume entre 80 e 100 mL cada[5,6] (mais detalhes no capítulo 19, "Inseminação artificial em suínos"). Para a realização da IAT, é indicada a presença de um macho em frente às fêmeas, o que contribui para o transporte espermático passivo, devido ao aumento das contrações uterinas. Caso o responsável pela inseminação exerça pressão sobre a dose, há um risco maior de refluxo do sêmen, o que pode impactar no desempenho reprodutivo da matriz.

Atualmente, no Brasil, a IAT ainda é bastante utilizada para inseminações de leitoas e fêmeas em que há dificuldade na realização de outras técnicas de IA. No entanto, a busca pela evolução em aspectos produtivos levou a modificações da IA contemplando técnicas que focam principalmente diferentes locais de deposição de espermatozoides e diminuição na quantidade de inseminações por estro.

A IA pós-cervical (IAPC), também denominada IA intrauterina (IAIU), foi desenvolvida visando à inseminação diretamente no corpo do útero. Para a realização da IAPC, utiliza-se um cateter acoplado a uma pipeta de inseminação, que permite que a deposição da dose seja mais profunda do que na IAT. Com isso, as doses inseminantes utilizadas na IAPC podem possuir menor número de espermatozoides (variando entre 1 e 2 bilhões de células) e menor quantidade de diluente para sua preparação (cada dose tem volume variando entre 40 e 60 mL). Além da otimização na produção das doses, maior disseminação de genes de alto valor genético, a IAPC trouxe benefícios relacionados à mão de obra, sendo uma técnica mais ágil quando comparada à IAT.

Apesar de existir variação quanto à indicação de manejo, muitas granjas realizam a IAPC sem o estímulo do macho no momento da IA, o que proporciona maior sucesso na transposição da cérvix pelo cateter de inseminação, uma vez que a contração cervical desencadeada pelo estímulo do macho é reduzida. E com essa técnica se torna possível exercer pressão sobre a dose inseminante, fazendo com que, em poucos segundos, todo o sêmen seja depositado no útero e diminuindo consideravelmente o volume de refluxo de sêmen.

Há ainda a técnica de IA intrauterina profunda (IAIUP), na qual a deposição da dose ocorre profundamente na porção caudal dos cornos uterinos. Esta última permite uma redução ainda maior da quantidade de espermatozoides por dose, e está relacionada com outras inovações, como o uso de sêmen congelado ou sexado, porém a utilização prática dessa técnica em granjas comerciais ainda é limitada.

Outra técnica que contribui para a evolução nesse segmento da produção é a IA em tempo fixo (IATF), que apresenta manejo semelhante a IAT ou IAPC, porém tem como objetivo a utilização de uma única dose inseminante por estro. Tanto na técnica tradicional quanto na pós-cervical, não se sabe ao certo o momento da ovulação da matriz, e são necessárias diversas IA (entre 2 a 4) por estro, de forma que alguma dessas ocorra, no mínimo, 24 horas antes da ovulação acontecer.[6,7] No caso da IATF, uma única IA torna-se possível por meio da aplicação de protocolos hormonais que acarretam a indução da ovulação em determinado momento conhecido. Dessa forma, uma única IA é suficiente para ocasionar a fertilização dos oócitos, fato que contribui para o aperfeiçoamento do melhoramento genético nas granjas, devido à redução do número de doses inseminantes necessárias por estro e otimização do uso de reprodutores geneticamente superiores nas UDG.

PROTOCOLOS E RESULTADOS

A IATF em suínos pode ser dividida em protocolos que preconizam a detecção de estro e em outros em que não se realiza a detecção de estro anteriormente à inseminação. Em ambos os protocolos, a IA é realizada posteriormente à aplicação de fármacos indutores da ovulação em um momento fixo predefinido. Basicamente, a indução da ovulação na IATF deve ser realizada com hormônios que tenham atividade similar à do hormônio luteinizante (LH), como é o caso da gonadotrofina coriônica humana (hCG – *human chorionic gonadotropin*) e do hormônio luteinizante suíno (pLH – *porcine luteinizing hormone*), na dose de 5 mg, ou, ainda, por meio de análogos do hormônio liberador de gonadotrofinas (GnRH – *gonadotropin-releasing hormone*).[8]

Dependendo da origem do GnRH, ele é dividido em duas categorias: GnRH natural e os GnRH sintéticos, também denominados análogos de GnRH. Os GnRH sintéticos são chamados de superanálogos, com exceção da gonadorelina, que é produzida a partir do GnRH natural. Além de possuir meia-vida maior, alguns superanálogos podem ser até 20 vezes mais eficientes do que a gonadorelina.[9] A triptorelina e a buserelina são os principais análogos de GnRH utilizados nos protocolos de IATF. O protocolo não é a única diferença entre esses hormônios, sendo que a via de aplicação e a apresentação desses produtos também podem ser diferentes. A triptorelina é um gel aplicado intravaginalmente (IV) na dose de 200 microgramas (μg), e a buserelina tem a apresentação líquida sendo aplicada pela via intramuscular (IM) na dose de 10 μg. As variações de acordo com os protocolos adotados são relacionadas com os fármacos utilizados para a indução da ovulação e quanto ao momento de sua aplicação. Alguns protocolos apresentam a combinação, ou associação, de mais de um hormônio. O Quadro 1 apresenta os principais fármacos e seus protocolos mais utilizados para realização da IATF em multíparas.

Durante os estudos de implementação da IATF, alguns protocolos podem ser modificados e adaptados buscando obter melhores resultados. As alterações necessárias são dependentes de diversos fatores, em destaque para a categoria de fêmeas. Fêmeas jovens como primíparas, especialmente leitoas, podem não apresentar resultados similares aos das fêmeas multíparas quando utilizado o mesmo protocolo de IATF. A administração oral de 20 mg diários de progestágenos como o altrenogest, por 18 dias consecutivos, é recomendada para leitoas antes da aplicação de hormônios indutores da ovulação, pois esse tratamento com altrenogest induz o início do estro das leitoas entre 5 e 7 dias após o término do fornecimento. Da mesma forma, a aplicação de uma dose de 400 unidades internacionais (UI) de eCG associado a 200 UI de hCG, ou somente eCG na dose de 600 UI, no desmame de primíparas ou até mesmo de multíparas, pode ser uma alternativa para melhorar desempenho reprodutivo dessas fêmeas durante a realização de protocolo de IATF.

BUSERELINA

O agonista de GnRH mais utilizado na medicina veterinária é a buserelina, apresentando um efeito positivo na sincronização da ovulação em multíparas e nulíparas.[8] O Quadro 2 corrobora com a citação desses autores e mostra que a utilização desse hormônio é capaz de induzir a ovulação, mas que apresenta diferentes resultados conforme o momento de aplicação. A ovulação ocorre antecipadamente em fêmeas tratadas com buserelina quando comparadas com fêmeas não tratadas, na maioria dos protocolos utilizados.

QUADRO 1 Principais fármacos, dose, momento de aplicação e realização da inseminação artificial para fêmeas multíparas

Fármacos		Protocolo – Aplicação/dose	Protocolo – Inseminação artificial – dose única
pLH		Detecção do estro/5 mg	24 horas após a aplicação hormonal
Análogos de GnRH	Triptorelina	96 horas após o desmame/200 μg	24 horas após a aplicação hormonal
	Buserelina	86 ± 3 horas após o desmame/10 μg	30-33 horas após a aplicação hormonal

GnRH: hormônio liberador de gonadotrofinas; pLH: hormônio luteinizante suíno.

Utilizando o protocolo de aplicação da dose de 10 µg de buserelina 86 ± 3 horas após o desmame em fêmeas multíparas, e uma única IA 30 a 33 horas após a aplicação hormonal, não houve diferença estatística na taxa de parto e tamanho da leitegada, comparadas com fêmeas que não receberam buserelina[12] (Quadro 3). O mesmo quadro mostra resultados de trabalhos[11] com um protocolo semelhante ao do outro grupo,[12] e não se observou comprometimento dos resultados reprodutivos ao comparar fêmeas multíparas inseminadas artificialmente da forma pós-cervical durante o estro uma única vez após a aplicação de buserelina, com fêmeas multíparas também em estro inseminadas múltiplas vezes e que não foram tratadas com buserelina. Há dois pontos importantes para ressaltar nesta pesquisa:[11] o grupo trabalhou com um terceiro grupo de tratamento, aplicando 600 unidades internacionais (UI) de eCG no momento do desmame associado à aplicação de 10 µg buserelina 86 a 89 horas após o desmame. Esse grupo apresentou menor tempo de ovulação após a aplicação de buserelina, quando comparado com o grupo que somente recebeu buserelina (44,5 ± 1,74 e 48,2 ± 1,73 horas, respectivamente), e essa antecipação da ovulação pode ser a explicação para o resultado da taxa de parto de 80,9%, considerada baixa (110 fêmeas paridas de 136 inseminadas), uma vez que o momento da

QUADRO 2 Momento da ovulação em fêmeas multíparas manejadas com estímulo e detecção do estro, após a aplicação da buserelina em diferentes momentos após o desmame, comparado com a não aplicação

Dose	Fêmeas (n)	Momento da aplicação (horas após o desmame)	Momento da ovulação (horas após o desmame)	Autor
10 µg	15	94	142 ± 1,9	Martinat-Botté et al.[10]
NA	16	NA	156 ± 6,9	
10 µg	15	104	148 ± 3,6	
NA	15	NA	144 ± 3,3	
10 µg	165	86-89	135,9 ± 1,57	Baroncello et al.[11]
NA	165	NA	141,5 ± 1,58	

µg: microgramas; NA: não aplicável.

QUADRO 3 Resultados reprodutivos em fêmeas multíparas manejadas com estímulo e detecção do estro, utilizando a buserelina para realização de IATF, comparadas com a não aplicação do hormônio

Autor	Protocolo de IATF		Variáveis	
Driancourt et al.[12]	Hormonal	IA	Taxa de parto ajustada (%) (n paridas/n inseminadas)	Nascidos totais (n)
	10 µg buserelina 86 ± 3 horas após o desmame	30-33 horas após a buserelina	87[a] (166/192)	13,6 ± 3,8[a]
	NA		84,5[a] (169/200)	13,7 ± 3,2[a]
Baroncello et al.[11]	10 µg buserelina 86-89 horas após o desmame	30-33 horas após a buserelina	90,5[b] (124/137)	12,9 ± 0,27[d]
	NA		95,7[b] (134/140)	13,4 ± 0,26[d,e]

µg: microgramas; IA: inseminação artificial; IATF: inseminação artificial em tempo fixo; NA: não aplicável.

deposição do sêmen via inseminação artificial era predeterminado e fixo. Outro ponto é que, ao analisar os resultados reprodutivos de todas as fêmeas tratadas e inseminadas independentemente da fase do ciclo estral, ou seja, fêmeas em estro e anestro no momento da IA, as fêmeas que receberam somente buserelina apresentam uma taxa de parto ajustada inferior às fêmeas do grupo controle, sendo 83,9% no grupo buserelina (125 fêmeas paridas de 149 inseminadas) e 95,7% (134 fêmeas paridas de 140 inseminadas) no grupo controle.

Ao trabalhar com um protocolo de aplicação da dose de 10 μg de buserelina mais precoce, 75 horas após o desmame, e, consequentemente, uma única inseminação artificial pós-cervical também mais precoce, 30 horas após a aplicação hormonal,[13] não se encontrou diferença estatística entre o grupo de fêmeas multíparas tratadas com 10 μg de buserelina, inseminadas uma única vez e comparadas com o grupo controle de fêmeas multíparas não tratadas hormonalmente e inseminadas múltiplas vezes (2,6 frequência média de IA). Os índices de fertilidade avaliados foram a taxa de prenhez, avaliada por ultrassonografia aos 24 dias de gestação, e leitões nascidos totais (Quadro 4). Embora o coeficiente de variação do peso dentro da mesma leitegada ($p > 0,05$) não tenha sido diferente independentemente do tratamento, as variáveis de peso ao nascer ($p < 0,001$) e de peso ao final da fase de creche ($p < 0,010$) foram superiores no grupo de leitões de fêmeas tratadas (Quadro 4).

TRIPTORELINA

Conforme citado anteriormente, ao contrário de outros agonistas de GnRH, a triptorelina é administrada por via intravaginal, na dose de 200 μg, 96 horas após o desmame. Esse processo desencadeará um pico de LH, causando a indução da ovulação 40 a 48 horas após. Como não é necessária uma aplicação intramuscular, há um apelo para contribuição de melhores práticas de bem-estar animal e menos estresse para as fêmeas tratadas. A IA deve ser realizada de forma única e aproximadamente 24 horas após a aplicação da triptorelina, independentemente de haver ou não sinais de estro. Com isso a necessidade de um macho para estímulo e detecção do estro após o desmame é eliminada, e a mão de obra que seria utilizada nesse manejo pode ser realocada para outra tarefa.

Buscando avaliar o efeito do macho utilizado para estimular o desenvolvimento

QUADRO 4 Resultados produtivos comparativos entre o grupo buserelina (10 μg de buserelina 75 horas após o desmame, e uma única inseminação artificial 30 horas após a aplicação hormonal) e grupo controle (múltiplas inseminações artificiais e sem aplicação hormonal)

	Grupo buserelina	Grupo controle	p
Fertilidade (%)	93,2	93,6	0,9
Nascidos totais (n)	18,93	17,75	0,233
Inseminações artificiais (n)	1	2,6	< 0,05
Peso ao nascer (kg)	1,365	1,332	< 0,001
Peso na saída de creche (kg)	12,424	11,530	< 0,010

Fertilidade = taxa de prenhez aos 24 dias de gestação confirmada por ultrassonografia.
Fonte: adaptado de Baselga et al.[13]

folicular e o estro em fêmeas após o desmame,[14] comparou-se em dois experimentos o mesmo protocolo de IATF com a utilização da triptorelina em associação ou não ao uso do macho para estimular as fêmeas após o desmame. Os protocolos de IATF foram semelhantes em ambos os experimentos (200 μg 96 horas após o desmame), e uma única inseminação artificial pós-cervical 24 horas após a aplicação hormonal, mas com diferente número de fêmeas e período de exposição diária ao macho, sendo de 3 minutos para um grupo de 7 fêmeas, ou sem exposição ao macho para um grupo de 8 fêmeas no experimento 1. No experimento 2, foram utilizadas mais fêmeas e um tempo menor de contato com o macho, apenas 1,5 minuto (121 fêmeas) ou nenhuma exposição (123 fêmeas). As matrizes desse segundo experimento também foram agrupadas e avaliadas conforme a ordem de parto para o tamanho dos folículos em dois momentos: na aplicação da triptorelina e na IAPC. Os resultados do experimento 2 demonstraram que a exposição ao macho não teve efeito na taxa de parição ajustada (84,4% *vs.* 77,4%) ou no número de leitões nascidos totais (13,2 *vs.* 12,5) para fêmeas do grupo com exposição e fêmeas sem exposição, respectivamente. No entanto, o manejo exposição ao macho aumentou a proporção de fêmeas ovulando dentro de 48 horas após a administração de triptorelina (77,7% *vs.* 67,5%, P = 0,05) e apresentou tendência (P = 0,10) a aumentar a proporção de fêmeas inseminadas 24 horas antes da ovulação (70,3% *vs.* 61%), intervalo considerado ideal para a deposição do sêmen por meio da inseminação artificial. Os resultados da avaliação por ordem de parto mostraram que a exposição diária ao macho após o desmame teve efeito positivo no desenvolvimento folicular e, consequentemente, na indução da ovulação, o que proporcionou a realização da inseminação artificial no momento ideal (24 horas antes da ovulação), principalmente para as fêmeas primíparas.

Em um estudo comparando diferentes momentos de inseminação e diferentes concentrações de doses inseminantes, induziu-se a ovulação com uma dose de 200 μg de triptorelina aplicada intravaginalmente em fêmeas 96 horas após o desmame, e avaliaram-se os efeitos de uma única PCAI com 22, 26 ou 30 horas após a indução hormonal com DI contendo 1,5 ou 2,5 bilhões de espermatozoides.[15] Os resultados observados foram que a taxa de prenhez não foi afetada pelo número de espermatozoides (P = 0,09), mas foi influenciada (P < 0,01) pelo momento da realização da IA. Da mesma forma, a taxa de parto também tendeu a ser influenciada pelo número de espermatozoides (P = 0,06) e pelo momento da IA (P = 0,10). Além do protocolo de IA, outras variáveis, como ordem de parto, expressão do estro e momento da ovulação, também influenciaram as taxas de prenhez e parto (P < 0,05). O número de leitões nascidos totais e o número de leitões nascidos vivos foram significativamente menores ao se analisar o número de espermatozoides presentes nas DI (P ≤ 0,05), com o tamanho das leitegadas, sendo maior nas DI de 2,5 em comparação com 1,5 bilhão de espermatozoides. Contudo, esse índice não foi afetado (P > 0,10) pelo momento da realização da IA.

Em outra pesquisa, com o objetivo de avaliar a possibilidade de maior otimização do uso de machos,[16] reduziu-se o número de espermatozoides usados em um protocolo de IATF, comparando as técnicas de IAPC e a IA intrauterina profunda (IUP) em fêmeas desmamadas. Diferentes diluições de espermatozoides foram utilizadas para as duas técnicas de IA, 1.200 × 10^6 espermatozoides apenas para IAPC, 600, 300 ou 150 × 10^6 espermatozoides para IAPC e IAIUP, e 75 × 10^6 espermatozoides para IAIUP. Do terceiro ao quinto dia após o desmame as fêmeas foram expostas aos machos uma vez ao dia, e, nesse período de início de estímulo com o macho até a ovulação, foram realizadas ultrassonografias com intervalos de 8 horas para determinar os tamanhos dos folículos e momento da ovulação. O protocolo hormonal utilizado foi 200 μg de triptorelina aplicada 80 horas após o desmame, sendo um grupo com associação de 600 UI de eCG no desmame (n = 272) e outro sem aplicação do eCG (n = 262), e uma única IA 26 horas após a aplicação da triptorelina. As fêmeas foram abatidas 27 dias após a IA para avaliação da taxa de prenhez, o número de embriões e sua relação com as medidas do folículo e o intervalo da inseminação com a ovulação. Não foram observadas diferenças ($P > 0,05$) na ocorrência de estro até 5 dias após o desmame (93%), ou no tamanho dos folículos (6,1 mm) nas fêmeas que receberam apenas triptorelina, mas o intervalo desmame-estro (3,8 *vs.* 4 dias) foi ligeiramente reduzido ($P < 0,01$), assim como o intervalo AI-ovulação (15,9 *vs.* 17 horas, $P < 0,05$) para as fêmeas do grupo que recebeu eCG e fêmeas do grupo sem utilização eCG, respectivamente. Não houve efeito ($P > 0,05$) do tratamento com associação da triptorelina com o eCG na taxa de prenhez (78,6%), número de corpos lúteos (21,7) ou número de embriões viáveis (12,2). Assim como também não houve efeito do número de espermatozoides ou local da deposição da dose inseminante e nenhuma interação ($P > 0,05$) na taxa de prenhez (intervalo: 80,9%-70,5%). Mas, quando a IA ocorreu após a ovulação, ou seja, fora do momento considerado ideal para a deposição da dose inseminante, a taxa de prenhez foi reduzida ($P < 0,02$). Outro fator que demonstrou efeito negativo foi a redução do número de espermatozoides, já que o maior número de embriões viáveis foi observado em fêmeas inseminadas com doses inseminantes de 1.200 e 600×10^6 espermatozoides, valor intermediário para DI com 300 a 150×10^6 espermatozoides e o menor número em DI com 75×10^6 espermatozoides.

pLH

O protocolo mais indicado para o pLH é sua administração sem associação, no momento da detecção do estro, ou combinado com outro hormônio no momento do desmame, geralmente o eCG, para sincronizar a ovulação em fêmeas suínas. Mas as buscas por outras alternativas de uso desse hormônio avançaram, e estudos com protocolos diferentes mostram que outras opções de utilização do pLH devem ser consideradas.

Foram comparados os resultados de leitoas sem nenhum tratamento hormonal e inseminadas no momento 24 e 48 horas após o início do estro (grupo controle), com leitoas que receberam pLH em diferentes doses e vias de administração no momento da detecção do estro (5 mL intramuscular – IM; e 2,5 mL submucosa vulvar – SV), manejo este realizado com intervalo de 8 horas e de igual forma para todos os grupos, e foram inseminadas uma única vez 16 horas após o início do estro.[17] Observou-se que mais fêmeas tratadas com pLH ovularam até 24 horas após o início do estro que as fêmeas do grupo controle (25,5%), e que também houve diferença entre os grupos tratados, 47,1% ($p < 0,05$) das fêmeas que receberam o hormônio via submucosa vulvar e 31,4% ($p > 0,05$) das fêmeas tratadas intramuscularmente. Nesse mesmo estudo, os autores não encontraram diferença na taxa de parto ajustada entre os grupos, sendo 85,4% (41/48), 93,9% (46/49) e 92% (46/50), para os grupos controle, SV e IM, respectivamente. No entanto, o número de leitões nascidos totais foi menor nas leitoas do grupo SV ($12,3 \pm 0,4^b$; $p < 0,05$) do que em marrãs controle ($14,1 \pm 0,4^a$), enquanto esse mesmo índice foi similar aos outros dois tratamentos (13,3 ± $0,4^{ab}$) em marrãs do grupo IM.

Comparou-se o protocolo de IA padrão de uma granja (primeira inseminação realizada no início do estro e repetida a cada 24 horas – grupo controle) com dois protocolos de IATF, sendo um com as fêmeas recebendo 5 mg de pLH no início do estro e inseminadas uma única vez 24 horas depois, e outro com fêmeas com o mesmo protocolo hormonal, mas com a realização de duas inseminações artificiais, realizadas no início do estro e 24 horas depois.[18] Não foi encontrada diferença no perfil ovulatório (P > 0,05) entre os grupos de fêmeas tratadas com pLH e fêmeas do grupo controle, mas foi observada diferença (P < 0,05) na taxa de prenhez entre os grupos que utilizaram pLH, sendo o grupo controle semelhante aos dois tratamentos de IATF. Embora o total de leitões nascidos não tenha sido afetado (P = 0,4), a relação de leitões nascidos totais por dose inseminante foi diferente (P < 0.0001) entre os tratamentos.

Ao comparar três grupos de fêmeas multíparas inseminadas com diferentes protocolos, sendo dois protocolos de IA sem aplicação hormonal, com um grupo seguindo o protocolo já utilizado pela granja (primeira IA no momento da detecção do estro e as IA seguintes a cada 24 horas), o outro grupo recebeu uma única IA 24 horas após o início do estro, sendo esse protocolo de uma única IA realizado também no grupo que recebeu a aplicação de 2,5 mg pLH pela SV no momento do estro.[19] Não foi observada diferença entre os tratamentos ao analisarem de forma geral os índices de taxa de parto ajustada e leitões nascidos totais. Porém, ao detalhar as análises dos resultados, foi concluído que fêmeas com refluxo de sêmen durante a inseminação e fêmeas inseminadas fora do intervalo considerado ideal em relação à ovulação (24 horas antes da ovulação) apresentaram redução na taxa de leitões nascidos totais (P < 0,01) em comparação com os outros grupos.

CONSIDERAÇÕES FINAIS

A prática da IATF na medicina veterinária não é algo novo, inclusive na suinocultura. Porém, a técnica é pouco utilizada na rotina das granjas por vários motivos, seja por falta de conhecimento de protocolos ou confiança nos resultados por parte dos suinocultores, ou até mesmo por falta de incentivo do mercado de forma geral, seja de instituições de pesquisa ou empresas fornecedoras de insumos para o mercado suinícola, como farmacêuticas e genéticas, entre outras.

Foi revisado e mostrado no decorrer do capítulo que há protocolos capazes de induzir, antecipar e sincronizar a ovulação das fêmeas suínas, possibilitando a realização de uma única inseminação, em determinado período de tempo, com a obtenção de resultados satisfatórios. Porém, alguns fatores são essenciais para que os resultados obtidos sejam aceitáveis e fiquem dentro dos parâmetros esperados da reprodução suína, como realizar a inseminação durante o intervalo considerado ideal em relação à ovulação (24 horas antes da ovulação), e que tanto a dose inseminante quanto o processo de inseminação devem ser de ótima qualidade, considerando que será realizada uma única inseminação.

No entanto, vale ressaltar que a IATF tem condição de ser utilizada de forma rotineira na granja, desde que seja utilizado um protocolo e processos que sejam capazes de resultar em bons índices reprodutivos, principalmente na taxa de parto e o número de leitões nascidos, e que essa técnica pode ser considerada em situações especiais, como em planos de contingência na ocasião da necessidade de utilizar menor número de doses de sêmen, ou até mesmo em uma situação de redução de mão de obra. Contudo, mais estudos na área e o surgimento de novos hormônios e protocolos poderão potencializar a técnica no futuro.

REFERÊNCIAS

1. Bennemann PE, Machado SA, Girardini LK, Sonálio K, Tonin AA. Bacterial contaminants and antimicrobial susceptibility profile of Boar semen in Southern Brazil studs. Revista MVZ Córdoba 2018;23(2):6637-48.
2. Wentz I, Bortolozzo FP. Inseminação artificial em suínos. In: Suinocultura intensiva: produção, manejo e saúde do rebanho. 2.ed. Concórdia; 1998.
3. Colenbrander B, Feitsma H, Grooten HJ. Optimizing semen production for artificial insemination in swine. Journal of Reproduction and Fertility Supplement 193;48:207-15.
4. Knox RV. Artificial insemination in pigs today. Theriogenology 2016;85:83-93.
5. Martinez EA, Vazquez JM, Roca J, Lucas X, Gil MA, Parrilla I, et al. Successful non-surgical deep intrauterine insemination with small numbers of spermatozoa in sows. Reproduction 2001;122:289-96.
6. Bortolozzo, FP, Goldberg AMG, Wentz I. Até onde é possível reduzir o número de espermatozoides empregados na inseminação artificial intracervical em suínos sem comprometer a fertilidade? Acta Scientiae Veterinariae 2008;36(Suppl 1):17-26.
7. Soede NM, Wetzels CCH, Zondag W, de Koning MAI, Kemp B. Effects of time of insemination relative to ovulation, as determined by ultrasonography, on fertilization rate and accessory sperm count in sows. Journal of Reproduction and Fertility 1995;104:99-106.
8. Fries HCC, Mellagi APG, Bernardi ML, Wentz I, Bortolozzo FP. Inseminação artificial em momento fixo em suínos. Acta Scientiae Veterinariae 2010;8(Suppl 1):s83-s104.
9. Zapletal D, Pavlik A. The effect of lecirelin (GnRH) dosage on the reproductive performance of nulliparous and lactating rabbit does. Animal Reproduction Science 2008;104:306-15.
10. Martinat-Botté F, Venturi E, Guillouet P, Driancourt MA, Terqui M. Induction and synchronization of ovulations of nulliparous and multiparous sows with an injection of gonadotropin-releasing hormone agonist (receptal). Theriogenology 2010;73:332-42.
11. Baroncello E, Bernardi ML, Kummer AD, Wentz I, Bortolozzo FP. Fixed-time post-cervical artificial insemination in weaned sows following buserelin use combined with/without eCG. Reproduction in Domestic Animals 2017;52:76-82.
12. Driancourt MA, Cox P, Rubion S, Harnois-Milon G, Kemp, B, Soede NM. Induction of an LH surge and ovulation by buserelin (as receptal) allows breeding of weaned sows with a single fixed-time insemination. Theriogenology 2013;80:391-9.
13. Baselga C, Sanz S, Falceto MV, Tejedor T, Mitjana O, Sanjoaquín L, et al. Fixed time insemination effect on the characteristics of hyperprolific sow progeny. In: Proceedings of 10th European Symposium of Porcine Health Management (ESPHM); 2018, p.395.
14. Ulguim RR, Bortolozzo FP, Wentz I, Johnston M, Webel SK, Arend L, et al. Ovulation and fertility responses for sows receiving once daily boar exposure after weaning and OvuGel® followed by a single fixed time post cervical artificial insemination. Theriogenology 2018;105:27-33.
15. Knox RV, Esparza-Harris KC, Johnston M, Webel SK. Effect of numbers of sperm and timing of a single, post-cervical insemination on the fertility of weaned sows treated with OvuGel®. Theriogenology 2017; 92:197-203.
16. Belstra BA, Willenburg KL, Gómez-López DH, Knox RV, Stewart KR. Effects of the number of sperm and site of uterine semen deposition on conception rate and the number of embryos in weaned sows receiving a single fixed-time insemination. Journal of Animal Science 2020;98(9):skaa260.
17. Ulguim RR, Fontana DL, Rampi JZ, Bernardi ML, Wentz I, Bortolozzo FP. Use of porcine luteinizing hormone at oestrous onset in a protocol for fixed-time artificial insemination in gilts. Reproduction in Domestic Animals 2014;49:756-60.
18. Fontana DL, Ulguim RR, Sbardella PE, Bernardi ML, Wentz I, Bortolozzo FP. Fixed-time post-cervical artificial insemination in sows receiving porcine luteinising hormone at oestrus onset. Animal Reproduction Science 2014;144:109-14.
19. Ulguim RR, Fontana DL, Bernardi, ML, Wentz I, Bortolozzo FP. Single fixed-time artificial insemination in gilts and weaned sows using pLH at estrus onset administered through vulvar submucosal route. Theriogenology 2016;86:1072-80.

SEÇÃO II

REPRODUÇÃO DE AVES

COORDENADORA DA SEÇÃO

Eneiva Carla Carvalho Celeghini

CAPÍTULO 22

Morfofisiologia da reprodução nas fêmeas

Eneiva Carla Carvalho Celeghini
Ricardo José Garcia Pereira
Gabriel de Miranda Teodoro Soares
Ricardo de Albuquerque

INTRODUÇÃO

Existem aproximadamente 11 mil espécies de aves reconhecidas no mundo,[1] das quais uma parte considerável é constituída por espécies selvagens. Poucas aves são domesticadas ou exploradas comercialmente, tanto para a produção de carne, ovos e outros subprodutos quanto para a criação como animais de estimação ou ornamentais. Nesse contexto, dada a sua importância econômica, as aves de produção como galinhas, perus e codornas vêm servindo de base para a geração do conhecimento reprodutivo nessa classe, havendo uma menor ênfase para outras espécies. Consequentemente, com o advento de tecnologia ligada à nutrição, ao manejo, à sanidade, à reprodução e à incubação de ovos, reduziu-se o intervalo entre gerações, permitindo uma rápida seleção genética das aves destinadas às produções de carne e ovos.

Visto que aves são animais vertebrados ovíparos, sua reprodução envolve eventos característicos e muito diferentes daqueles familiarmente conhecidos nos mamíferos. Assim, este capítulo visa caracterizar os aspectos reprodutivos das fêmeas, incluindo propriedades anatômicas e eventos fisiológicos para a produção de descendentes nessas espécies. A reprodução das fêmeas de aves baseia-se na produção de ovos e fundamenta-se no fato de que todo o desenvolvimento embrionário até o nascimento ocorre externamente ao organismo materno, ou seja, a perpetuação das diferentes espécies depende sobremaneira da higidez do ovo. Assim, o conhecimento de sua estrutura é de suma importância para a compreensão do funcionamento do aparelho reprodutivo das fêmeas.

CARACTERÍSTICAS DO OVO

O ovo é uma estrutura complexa (Figura 1), que contém todos os componentes orgânicos e inorgânicos necessários para o desenvolvimento do embrião até a eclosão e nascimento do pintinho.[2] O ovo provê ao embrião nutrição, proteção mecânica e imunológica, além de permitir a respiração e a excreção. Três estruturas básicas formam o ovo das aves: a gema (constituindo 31%-35% do ovo em espécies domésticas); o albúmen (correspondendo a 52%-59%); e a casca e suas membranas (representando os 9%-14% remanescentes).[3,4]

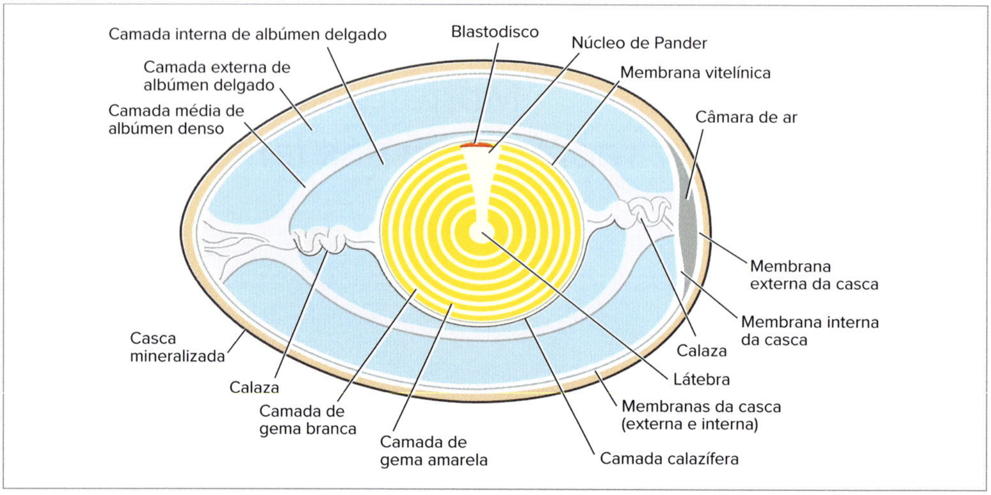

FIGURA 1 Diagrama esquemático de uma secção transversa do ovo, sendo possível visualizar suas diferentes estruturas. Gema: látebra, núcleo de Pander, blastodisco, camadas de gema amarela e gema branca e membrana vitelínica. Albúmen: camada calazífera, camada interna de albúmen delgado, camada média de albúmen denso, camada externa de albúmen delgado e calazas. Casca: membrana interna da casca, membrana externa da casca, câmara de ar e casca mineralizada.

Fonte: acervo dos autores.

Gema

A gema ou oócito contém o pronúcleo feminino, além de nutrientes e imunoglobulinas indispensáveis para o desenvolvimento do embrião e a proteção imunológica, respectivamente. Como ilustrado na Figura 1, a gema é formada por camadas concêntricas de gema. Alguns autores sugerem que essas camadas são compostas de faixas largas de gema amarela produzidas durante o dia e intercaladas por faixas finas de gema branca produzidas durante a noite.[5] Todavia, esse padrão não é observado em galinhas alimentadas com uma dieta uniforme *ad libitum*, indicando que esse desenho possivelmente reflete situações nas quais essas aves ingeriram alimentos com diferentes pigmentações ou períodos de jejum.[5] Análises dos folículos ovarianos pequenos e ricos em gema branca tem revelado que esta possui mais água e lipoproteínas do que a gema amarela.

A maior parte da gema é uma mistura heterogênea de proteínas, lipídios, pigmentos e uma variedade de substâncias orgânicas e inorgânicas que fornecem nutrientes para a embriogênese, sendo composta de aproximadamente 48% de água, 33% de lipídios, 17% de proteínas, 0,2% de carboidratos livres e 1% de elementos inorgânicos. A gema também contém imunoglobulinas G, que conferem imunidade materna ao embrião. Ela está envolvida por um revestimento acelular formado por duas membranas.[6,7] No ovário, as células da granulosa depositam a membrana perivitelínica interna (MPI) sobre a membrana do oócito durante o desenvolvimento folicular. Essa estrutura composta de glicoproteínas é considerada análoga à zona pelúcida em mamíferos, e durante o processo de fertilização induz a reação acrossomal e é penetrada pelos espermatozoides. Posteriormente, no oviduto, após a passagem pelo infundíbulo o oócito é recoberto pela membrana perivitelínica externa (MPE), que impede qualquer penetração adicional da MPI, inibindo assim a fertilização.[6,8]

O disco germinativo ou blastodisco é uma região circular onde estão localizados os cromossomos maternos, uma área visível macroscopicamente sobre a superfície da gema como uma pequena mancha branca sobre seu conteúdo amarelo (Figura 2A). O blastodisco flutua sobre uma coluna de gema branca, denominada núcleo de Pander, que termina no centro do oócito em uma esfera conhecida como latebra (Figura 1). Após a fertilização, o blastodisco se torna visualmente maior e passa a ser denominado blastoderma (Figura 2B). Sua região é ocupada pelo embrião, que começa seu desenvolvimento durante o trânsito no oviduto. Para melhor diferenciação entre blastodisco e blastoderma, comparar as imagens A e B da Figura 2.

Albúmen

O albúmen ou clara envolve a gema e a posiciona no centro do ovo; dessa forma, se o ovo estiver fertilizado, ele serve como uma capa para a proteção do embrião em desenvolvimento, prevenindo-o da dessecação. O albúmen ainda é responsável pelo fornecimento de água, proteínas, vitaminas e minerais para o embrião durante os estágios mais avançados de desenvolvimento, tanto quanto pela prevenção da invasão de microrganismos na gema. Na Figura 1 está ilustrado como o albúmen é dividido em regiões bem estabelecidas: camada calazífera, calazas, camada interna de albúmen delgado, camada média de albúmen denso (camada fibrosa) e camada externa de albúmen delgado. A camada calazífera está recobrindo a gema e se une às calazas, que estão ligadas às extremidades do ovo. Estas contêm uma proteína semelhante à mucina, que gira repentinamente durante a passagem no trato reprodutivo, provocando uma rotação do ovo. Essas estruturas são formadas por albúmen denso, semelhante à fibra, e são responsáveis pelo ancoramento da gema no centro do ovo. A porcentagem de água no albúmen varia de 86,4% a 88,8%, enquanto a porcentagem de sólidos varia de 11,2% a 13,6%. As camadas de albúmen delgado, tanto interna quanto externa, são os principais reservatórios de água para o embrião.

Análises proteômicas revelaram que na composição do albúmen há 148 proteínas.[1,9] Essas proteínas possuem funções específicas,

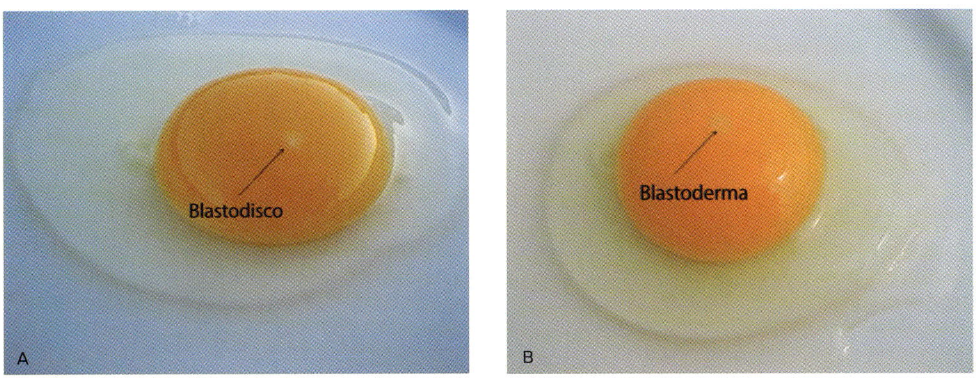

FIGURA 2 Ovos de galinha. A: foto de um ovo infértil de galinha, evidenciando-se o blastodisco, região circular mais clara sobre a gema (seta). B: foto de um ovo fértil de galinha, logo após a postura, evidenciando-se o blastoderma, região circular mais clara sobre a gema (seta).

Fonte: acervo dos autores.

com propriedades bactericidas, enzimáticas e inibidoras de enzimas (Tabela 1); muitas delas são exclusivas das galinhas de postura. As proteínas principais do albúmen são: ovalbumina (≈ 54%), ovotransferrina (conalbumina, ≈ 13%), ovomucoide (≈ 11%), ovoglobulina G2 (≈ 4%), ovoglobulina G3 (≈ 4%), lisozima (≈ 3,5%) e α e β ovomucina (1,5% a 3,0%). Outras proteínas em menor concentração incluem ovoinibidor, ovoglicoproteína, ovoflavoproteína, ovomacroglobulinas, avidina, cistaína e outras. Algumas das funções dessas proteínas estão apresentadas na Tabela 1.

Casca

A casca do ovo é a porção rígida limitante do crescimento do embrião. Ela funciona como proteção física, suporte para manter os componentes internos heterogêneos, permite as trocas gasosas entre o embrião e o ambiente, age como uma barreira contra a invasão microbiana e a perda de água, além de fornecer o cálcio necessário para o desenvolvimento embrionário. É composta pelas membranas interna e externa da casca, pela casca mineralizada e pela cutícula (Figura 1). As membranas da casca são constituídas por proteínas fibrosas e estão justapostas em todo o ovo, com exceção da região referente à extremidade mais larga do ovo, onde elas se separam para formar a câmara de ar. A membrana da casca interna está em contato direto com o albúmen. As fibras da membrana mais externa da casca servem como matriz orgânica da casca mineralizada, sendo o local de depósito dos cristais de carbonato de cál-

TABELA 1 Principais proteínas do albúmen, sua proporção e função

Proteína	Proporção do albúmen (%)	Função
Ovalbumina	54	Fonte de aminoácidos para o embrião em desenvolvimento, inibição enzimática e ligação de ferro, manganês, zinco, cobre e outros metais
Ovotransferrina	13	Ligação de íons metálicos, quelante de ferro e prevenção do crescimento bacteriano
Ovomucoide	11	Inibição de protease (principalmente tripsina) e modulação da degradação enzimática do albúmen durante o desenvolvimento embrionário
Ovoglobulina G2	4	Agente espumante
Ovoglobulina G3	4	Agente espumante
Lisozima	3,5	Lise da parede celular de bactérias Gram-negativas
α e β ovomucina	1,5-3	Bloqueio da invasão de microrganismos e inibição da hemaglutinação viral
Ovoinibidor	1,5	Inibição de protease da serina
Ovoglicoproteína	1	Sialoproteína
Ovoflavoproteína	0,8	Ligação de riboflavina
Ovomacroglobulina	0,5	Inibição de protease e antigênico forte
Avidina	0,05	Ligação de biotina, diminuição da concentração de biotina e inibição do crescimento bacteriano
Cistaína	0,05	Inibição de tioprotease
Outras proteínas	4,2	Variada

Fonte: adaptada de Etches[3] e Johnson.[10]

cio. As membranas também funcionam como uma barreira contra a entrada rápida de bactérias, permitindo a ação das propriedades bactericidas do albúmen de forma mais eficiente. A casca mineralizada é composta de cristais de carbonato de cálcio, que contêm aproximadamente 2% de matéria orgânica e traços de magnésio e fósforo. Numa grande área da casca, os cristais de carbonato de cálcio são agrupados firmemente e formam poros, por onde ocorrem as trocas gasosas.

A superfície mais externa do ovo é coberta por uma cutícula fina composta de proteínas, polissacarídeos e lipídios. Ela é formada 30 minutos antes da oviposição, sendo permeável à passagem de líquidos quando dentro do trato reprodutivo, mas seca imediatamente após a postura para se tornar uma barreira contra a contaminação bacteriana e a perda de água.

MORFOFISIOLOGIA DO APARELHO REPRODUTIVO DAS FÊMEAS

Para a fêmea aviária produzir o ovo, ela precisa orquestrar um conjunto de mecanismos envolvendo vários sistemas e a produção de inúmeras substâncias. Nesse sentido, é importante salientar que os mecanismos fisiológicos que abrangem a produção de ovos e a perpetuação da espécie são influenciados por fatores genéticos, ambientais, sanitários e nutricionais. Desse modo, apesar de as diferentes espécies aviárias apresentarem características morfológicas e funcionais comuns, algumas variações no que diz respeito ao tamanho, formato e cronologia dos eventos são observadas entre as classes. O aparelho reprodutivo feminino de aves adultas é formado apenas por ovário e oviduto esquerdos, como ilustrado no esquema e na foto da Figura 3A e B, respectivamente. O ovário é responsável pela produção do gameta feminino, o oócito, e pela produção hormonal, enquanto o oviduto provê o local para a captação e a fertilização do oócito, além de ser responsável pela formação do albúmen e da casca do ovo e pela oviposição.

Ovário

O ovário das aves está localizado dentro da cavidade corporal (Figura 4A e B), caudalmente ao pulmão esquerdo, ventralmente à aorta e à veia cava caudal, cranialmente ao rim e próximo às duas glândulas adrenais. Apresenta uma região medular e uma região cortical. A região medular consiste em tecido conjuntivo, vasos sanguíneos, nervos e músculos lisos, enquanto o córtex contém os folículos de variados tamanhos, contendo as oogônias, que originam os oócitos. O ovário está aderido pelo ligamento mesovariano à extremidade cranial do rim esquerdo e recebe suprimento sanguíneo da artéria ovariana, que se ramifica para irrigá-lo. Todas as veias ovarianas se unem em duas veias principais, anterior e posterior, que conduzem o sangue venoso à veia cava caudal. O ovário é bem inervado, recebe fibras adrenérgicas e colinérgicas e grande número de neurônios está presente dentro da camada da teca dos folículos maduros.[10] O tamanho do ovário tem grande variação entre as diferentes espécies de aves e dentro das espécies de acordo com a raça e o período de atividade sexual. Durante a atividade sexual, o ovário das aves aumenta muito e apresenta-se semelhante a um cacho de uva, o que se deve à presença de numerosos folículos arredondados e de tamanhos variados projetados sobre sua superfície (Figura 5). Outra característica que varia enormemente entre espécies é o número de folículos recrutados por estação reprodutiva, no caso de aves selvagens sazonais, com espécies recrutando até 12 folículos (p. ex., faisões, gansos, patos, entre outros) enquanto outras recrutam apenas 1 ou 2

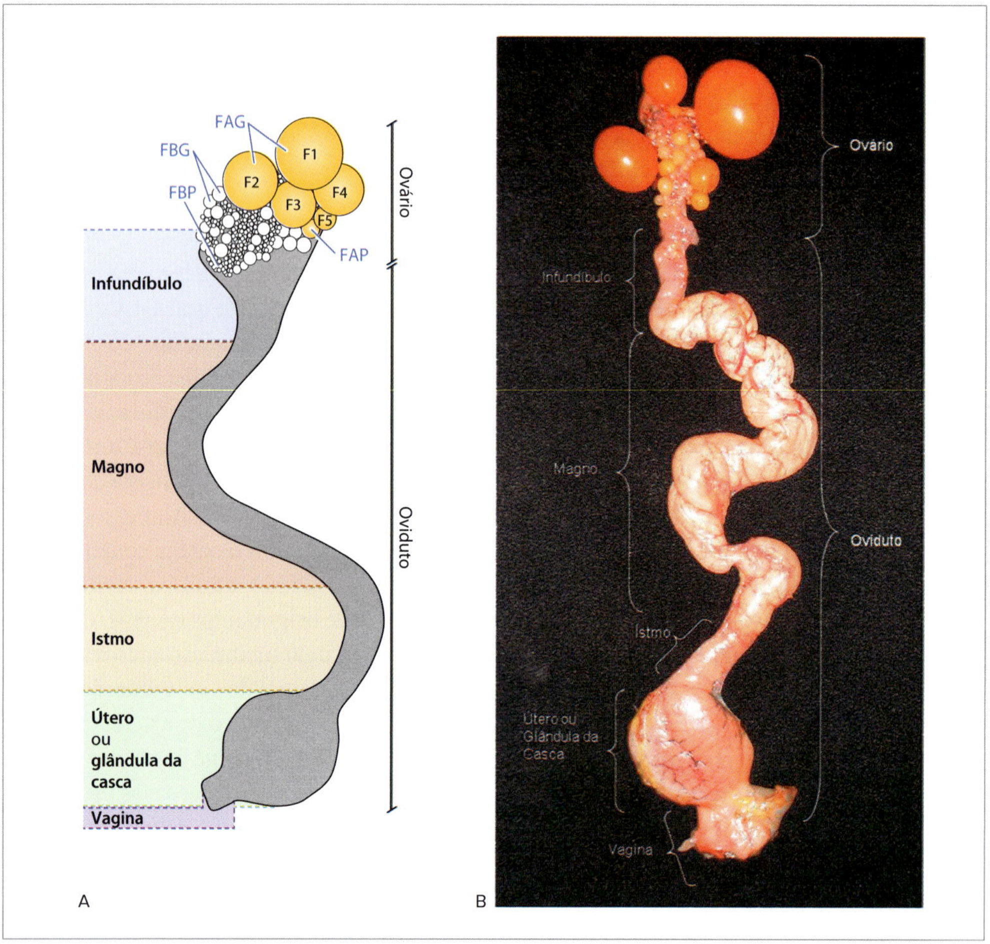

FIGURA 3 Aparelho reprodutor feminino das aves. A: diagrama esquemático do aparelho reprodutivo feminino das aves. Ovário contendo folículos em diferentes estágios de desenvolvimento: folículos primordiais (microscópicos), folículos brancos pequenos (FBP), folículos brancos grandes (FBG), folículos amarelos pequenos (FAP) e folículos amarelos grandes (ou hierárquicos) (F1 a F5). Oviduto contendo a divisão em infundíbulo, magno, istmo, útero (ou glândula da casca) e vagina. B: foto do aparelho reprodutivo dissecado de uma galinha em fase de produção. Ovário contendo folículos em diferentes estágios de desenvolvimento. Oviduto com sua divisão em infundíbulo, magno, istmo, útero (ou glândula da casca) e vagina.

Fonte: acervo dos autores.

folículos (águias, pinguins de grande porte, albatrozes etc.).

Desenvolvimento folicular

Com o desenvolvimento do ovário durante a vida embrionária, o número de oócitos aumenta muito. Nas galinhas esse número vai de 28 mil no 9º dia para 680 mil no 17º dia de desenvolvimento, caindo subsequentemente para 480 mil na eclosão, quando a oogênese é finalizada. O ovário da ave imatura consiste em uma massa de pequenos oócitos, dos quais pelo menos 2 mil são visíveis a olho nu. O ovário das fêmeas adultas apresenta folículos em diferentes estágios de desenvolvimento: milhares de folículos pri-

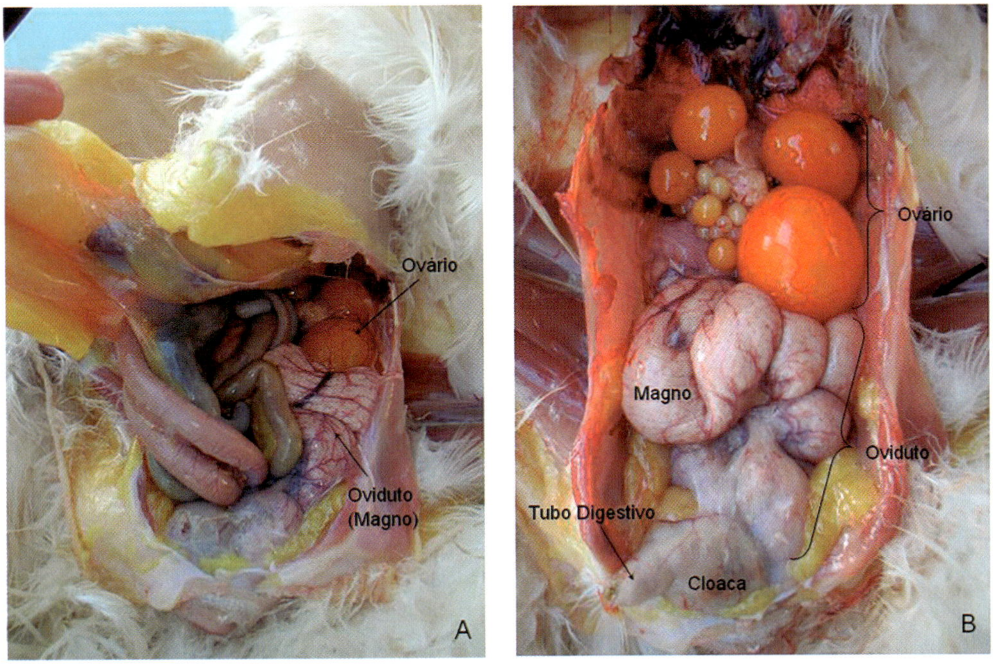

FIGURA 4 Foto do aparelho reprodutivo feminino *in situ* de uma galinha em fase de produção. A: vista ventral da região abdominal, com a retirada do tecido adiposo abdominal, notando a disposição do trato reprodutivo e sua relação com o aparelho digestivo. B: vista ventral da região abdominal, sem o aparelho digestivo, destacando a disposição e a proporção do aparelho reprodutivo.

Fonte: acervo dos autores.

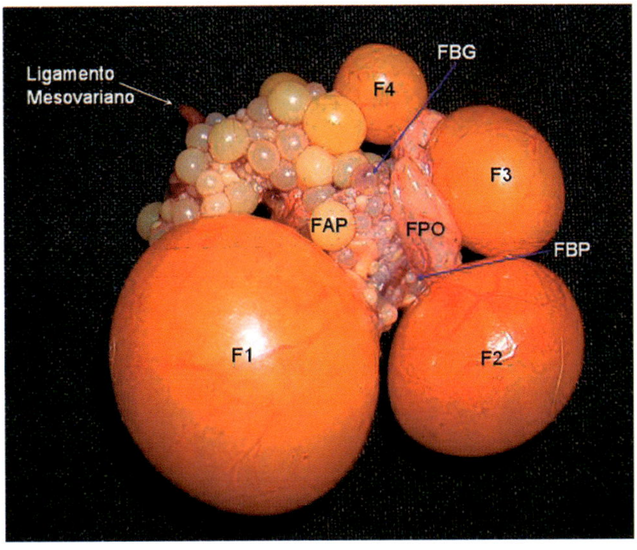

FIGURA 5 Foto do ovário de uma galinha em produção, apresentando folículos em diferentes estágios de desenvolvimento: folículos brancos pequenos (FBP), folículos brancos grandes (FBG), folículos amarelos pequenos (FAP), folículos hieráquicos (F1 a F4) e parede do folículo pós-ovulatório (FPO).

Fonte: acervo dos autores.

mordiais, vistos apenas microscopicamente, numerosos folículos brancos pequenos (< 1 mm nas galinhas), folículos brancos grandes (2 a 4 mm nas galinhas), folículos amarelos pequenos (5 a 10 mm nas galinhas, nos quais foi iniciada a deposição de gema amarela), 5 a 9 folículos amarelos grandes (também chamados de folículos hierárquicos), além de várias saculações, que são as paredes dos folículos pós-ovulatórios em processo de regressão (Figuras 3 e 5). Cabe frisar que aves não possuem corpo lúteo como os mamíferos, ou seja, não apresentam o processo de luteinização das paredes dos folículos pós-ovulatórios. Como visualizado no esquema da Figura 3 e na foto do ovário da galinha da Figura 5, os folículos amarelos grandes são arranjados segundo uma hierarquia de tamanho, sendo denominados F1, F2, F3, F4, F5 ou mais, dos quais o F1 é o maior folículo e o próximo a ovular, e por essa razão são também chamados de folículos pré-hierárquicos. Com sua ovulação, a hierarquia se altera: aquele que era o F2 se tornará F1 e ovulará um dia depois, e assim por diante. Vários folículos primordiais são recrutados e iniciam seu desenvolvimento até a formação dos folículos amarelos pequenos; contudo, a partir daí a maioria sofre atresia e regride; somente alguns são selecionados e entram na hierarquia folicular e ovulam.[11]

Em galinhas poedeiras de alta produção, os folículos amarelos pequenos entram na hierarquia folicular ao atingirem aproximadamente 8 mm de diâmetro. Essa seleção ocorre em intervalos de 25 a 27 horas, quando o folículo selecionado continua a crescer e ovula 5 a 7 dias mais tarde.[12] As peruas apresentam taxa mais lenta de crescimento folicular, de 9 a 10 dias para o desenvolvimento dos folículos de 8 mm de diâmetro até a ovulação. Assim, botam em uma taxa mais baixa do que as galinhas de linhagens leves ou pesadas (isto é, aves para produção de ovos e carne, respectivamente).[13]

Folículos pré-ovulatórios ou hierárquicos

O folículo pré-ovulatório ou hierárquico consiste no oócito e sua parede formada por várias camadas (Figura 6): membrana plasmática do oócito (ou membrana vitelínica), membrana perivitelínica interna, camada da granulosa, membrana basal, camadas da teca interna e externa e epitélio superficial. A zona radiata é uma região estreita situada entre o oócito e a membrana perivitelínica interna, formada por circunvoluções da membrana plasmática e pelos processos granulosos das células da granulosa.

O folículo pré-ovulatório é altamente vascularizado, com exceção da região do estigma, que é o ponto de ruptura durante a ovulação e é desprovida de veias e artérias. As artérias principais do pedúnculo dão o suporte para o crescimento folicular rápido, ramificam-se em arteríolas, atravessam a teca e formam capilares arteriolares na lâmina basal. A granulosa é uma camada celular simples, com espaços intercelulares e junções para facilitar o transporte de gema durante o desenvolvimento do folículo. A membrana basal, que separa as camadas da granulosa e da teca, consiste em colágeno, glicoproteínas, fibronectina e outros componentes, depositados pelas camadas da granulosa e teca adjacentes, cujas produção e secreção são reguladas por uma variedade de hormônios e gonadotrofinas.[14] A camada da teca contém vários tipos celulares diferentes, células fosfatase alcalina positiva, adjacentes à membrana basal; fibroblastos, responsáveis pela estrutura de suporte; células contendo β-actina, responsáveis pela contração do folículo para a expulsão do oócito na ovulação; além de fibras nervosas, que podem estar envolvidas na manutenção

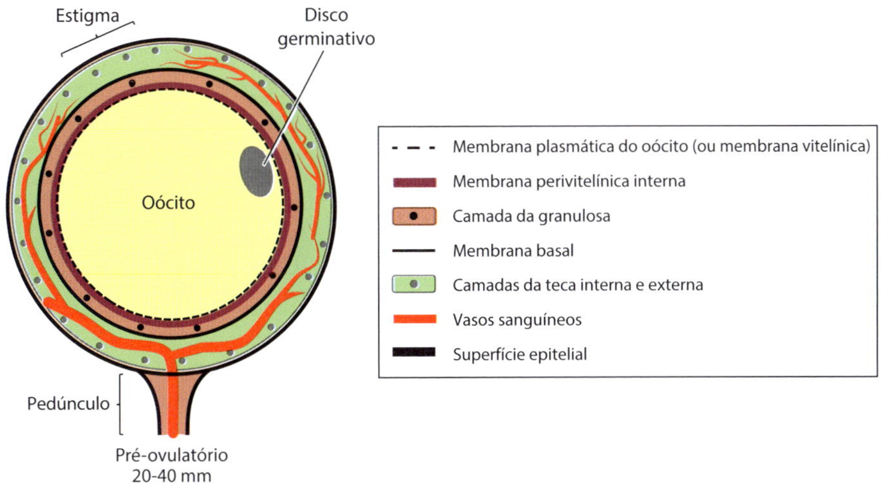

FIGURA 6 Diagrama esquemático do folículo pré-ovulatório, contendo o oócito (ou gema) no centro e a parede folicular com suas camadas: membrana plasmática do oócito (ou membrana vitelínica), membrana perivitelínica interna, camada da granulosa, membrana basal, camadas da teca interna e externa e epitélio superficial. Todo o folículo fica ligado ao ovário pelo pedúnculo. A região do estigma da parede folicular é mais fina e desprovida de vasos sanguíneos, pois é o local onde ocorre a ruptura para a liberação do oócito durante a ovulação.

Fonte: acervo dos autores.

da hierarquia folicular. É uma camada altamente vascularizada, cujos vasos transportam os precursores da gema produzidos no fígado. O contato com a membrana basal facilita sua deposição dentro do folículo.

A maior parte dos precursores da gema, como proteínas e fosfolipídios, tem origem no fígado, sendo sua produção regulada pelo estrógeno. Aproximadamente 65% da porção sólida da gema está na forma de lipoproteínas de baixa densidade (VLDL), partículas com diâmetro de 27 a 35 nm, que contêm 12% de proteínas e 88% de lipídios. A síntese hepática dos lipídios e proteínas para formar as partículas de VLDL aumenta 14 vezes em resposta à estimulação pelo estrógeno. O estrógeno também estimula o fígado a produzir a vitelogenina, proteína precursora da gema, que é transportada por via sanguínea do fígado para o ovário, onde é clivada e provê duas fosfoproteínas da gema, fosvitina e lipovitelina. Em torno de 10% da porção sólida da gema é oriunda de proteínas plasmáticas. Os precursores da gema são transportados do fígado ao ovário, onde são depositados nos folículos em crescimento. As inclusões da vitelogenina e das partículas de VLDL pelo oócito são mediadas por receptores específicos localizados na superfície da membrana vitelínica. O soro sanguíneo lipêmico característico das aves em postura é decorrente do transporte de grandes quantidades de fosfolipídios durante o desenvolvimento folicular.[1,3]

Folículos pós-ovulatórios

As paredes dos folículos pós-ovulatórios contêm as camadas da granulosa e da teca, que permanecem após a ovulação. Têm capacidade esteroidogênica e de síntese de prostaglandina durante um intervalo de 24 a 72 horas após a ovulação. Esses folículos são metabolicamente ativos, todavia sua atividade enzimática vai diminuindo progressivamente durante alguns dias após a ovulação (6 a 10 dias nas galinhas) e sua estrutura regride, em parte por um processo apoptótico. Esses folículos podem influenciar no comportamento de ninho das aves e podem regular a oviposição. Novamente reforçamos que não há nas aves a formação de uma estrutura análoga ao corpo lúteo dos mamíferos.

Folículos pré-hierárquicos

Os folículos pré-hierárquicos incluem os primordiais, brancos pequenos, brancos grandes e amarelos pequenos, que ainda não foram selecionados para a hierarquia folicular. Apesar de a maioria dos folículos pré-hierárquicos sofrer atresia e não chegar até a ovulação, sua presença no ovário é de extrema importância na produção de hormônios esteroides. As células da camada da granulosa são cuboides e em maior número de camadas do que aquelas do folículo hierárquico, que com o crescimento vão se tornando mais espaçadas e mais achatadas.

Folículos atrésicos

A atresia folicular ocorre sob condições fisiológicas normais nos folículos pré-hierárquicos, que iniciaram seu crescimento, mas falharam em atingir o estágio de diferenciação completo até a ovulação. Esporadicamente, a atresia pode ocorrer em folículos hierárquicos, quando a fêmea muda seu comportamento de postura para incubar os ovos e com o início da muda, podendo ainda ser induzida pela aplicação de gonadotrofina coriônica equina (eCG), por hipofisectomia ou pela destruição da região do disco germinativo. O processo de atresia folicular ocorre via apoptose. A alta taxa de atresia de folículos pré-hierárquicos está correlacionada com a suscetibilidade das células da camada da granulosa a sofrer apoptose; em contraste, as células da granulosa de folículos hierárquicos são inerentemente resistentes à apoptose.

Funções endócrinas do ovário

No início da maturidade sexual, a produção de estrógeno e andrógenos pelos folículos ovarianos pequenos estimula a deposição de cálcio no osso medular, o desenvolvimento da plumagem específica das fêmeas, a produção dos precursores da gema pelo fígado, o desenvolvimento do trato reprodutivo e o desenvolvimento de outras características sexuais secundárias, como crista, esporas, enfraquecimento e dilatação do osso pubiano e deposição de pigmentos no bico, nas pernas e ao redor da abertura da cloaca.

As células da teca interna produzem andrógenos e pouca quantidade de progesterona,[15] enquanto as células da teca externa, que possuem aromatase, convertem os andrógenos em estrógenos. As células da granulosa são responsáveis pela produção principalmente de progesterona[15] e de pequena quantidade de andrógenos, prostaglandinas, inibinas e ativinas.

A camada da teca dos folículos pequenos, que ainda não começou a sequestrar gema, é o local de síntese de progestágenos, andrógenos e estrógenos; nesse estágio as células da granulosa ainda não contribuem com a esteroidogênese. A via biossintética que conduz a produção de andrógeno e estrógeno envolve progesterona ou 17α-hidroxipregnenolona e, ambos os hormônios podem ser produzidos ou são utilizados pelas células da teca esteroidogênica de folículos pequenos. Com o início da apreensão da gema, a produção de estrógeno declina e muito pouco ou nada de estrógeno é produzido pelo folículo durante a ovulação.

Ao entrar na hierarquia folicular, a produção de andrógeno aumenta e, quando chega à posição F3 da hierarquia, o folículo alcança a produção máxima. Após 16 horas da entrada do folículo na posição F1, a produção de andrógeno é finalizada. Como a produção de estrógeno e andrógeno diminui durante o recrutamento de gema para os folículos hierárquicos, a produção de progesterona pelas células da granulosa aumenta. À ovulação, as células da granulosa do folículo F1 alcançam sua capacidade máxima de produção de progesterona. Essas mudanças na produção de esteroides são resultantes tanto da remoção do efeito inibitório da camada da teca (por andrógenos e estrógenos) sobre a produção de progesterona pela camada granulosa, quanto da mudança na responsividade às gonadotrofinas da camada da granulosa, que se torna mais responsiva ao hormônio luteinizante (LH) com o folículo F1 próximo da ovulação.

As prostaglandinas, produzidas pelas células da granulosa dos folículos maiores, estão envolvidas na ovulação, estimulação da contração uterina e oviposição. As prostaglandinas E1 e E2 medeiam a ruptura enzimática do estigma, pois ambas aumentam a atividade do ativador de plasminogêneo folicular; em contrapartida, a prostaglandina F2α, que é produzida pelo folículo F1 no momento da ovulação, juntamente com prostaglandina E2, acetilcolina e ocitocina, aumentam a contração da musculatura lisa do tecido conjuntivo da parede folicular, auxiliando a ruptura do estigma. A prostaglandina F2α e a arginina vasotocina estimulam a contratilidade uterina (ou da glândula da casca), enquanto as prostaglandinas da série E (prostaglandinas E1 e E2) suprimem a motilidade espontânea e diminuem a pressão intraluminal, relaxando a vagina, o que resulta na oviposição.

A inibina e a ativina são hormônios proteicos, também produzidos pelas células da granulosa de folículos grandes, com efeitos biológicos opostos. A inibina age sobre a hipófise, inibindo a liberação do hormônio folículo-estimulante (FSH) em aves. Ambos, inibina e ativina, têm efeitos locais, afetando a esteroidogênese, a proliferação e a diferenciação celular. A folistatina, uma proteína ligadora da ativina, é expressa em maior abundância em folículos amarelos pequenos.

Outros hormônios peptídeos produzidos no ovário que podem também estar envolvidos no controle da função ovariana nas aves incluem os fatores de crescimento, tais como os fatores de crescimento semelhantes à insulina I e II (IGF-I e II), o fator de crescimento epidermal (EGF) e fatores de crescimento transformadores α e β (TGFα e β).

Oviduto

O oviduto das aves em postura é uma estrutura tubular convoluta localizada caudalmente ao ovário, relacionando-se dorsalmente com a região ventral dos rins e ventralmente com os intestinos (Figura 4A e B). Seu comprimento varia muito entre as diferentes espécies de aves. Pode ser dividido em 5 regiões morfo e funcionalmente distintas (Figura 3A e B; Figura 7A a D): infundíbulo; magno; istmo; útero; glândula da casca; e vagina. O término da formação do ovo ocorre no oviduto, sendo sua passagem similar em todas as espécies de aves; contudo, o tempo que o ovo gasta em cada porção do oviduto, assim como o intervalo entre posturas, varia entre as espécies. Por exemplo, em aves domésticas (galinhas, codornas, peruas e patas) o intervalo entre posturas sucessivas oscila entre 24 e 28 horas, período que está diretamente vinculado ao tempo em que o ovo percorre o oviduto.[16] Já em aves selvagens, esse intervalo pode ser de 24 horas em muitos passarinhos, 40 a 48 horas para pombos, psitacídeos, pequenos rapinantes, avestruzes, quero-queros, entre outros, e de até 4 a 5 dias para condores andinos ou 7 a 10 dias para kiwis.[17] Porém, no caso de espécies com intervalos superiores a 2 a 3 dias, não há dados em literatura que confirmem se essa demora resulta de tempo mais longo de formação do ovo no oviduto, de atrasos na ovulação ou ambas as circunstâncias.[16]

Infundíbulo

O infundíbulo é a região mais próxima ao ovário, em forma de funil, com a porção mais larga fimbriada, responsável pela captação do oócito logo após a ovulação (Figura 3A e B). A mucosa é delgada e apresenta pregas longitudinais levemente oblíquas e baixas (Figura 7A). A porção mais estreita, glandular, conhecida como região calazífera, forma a camada perivitelínica mais externa do ovo e contribui para a formação da calaza. A região calazífera possui alguns túbulos de armazenamento espermático (também chamados glândulas hospedeiras de espermatozoides) e é o local onde ocorre a fertilização do oócito (Figura 8).

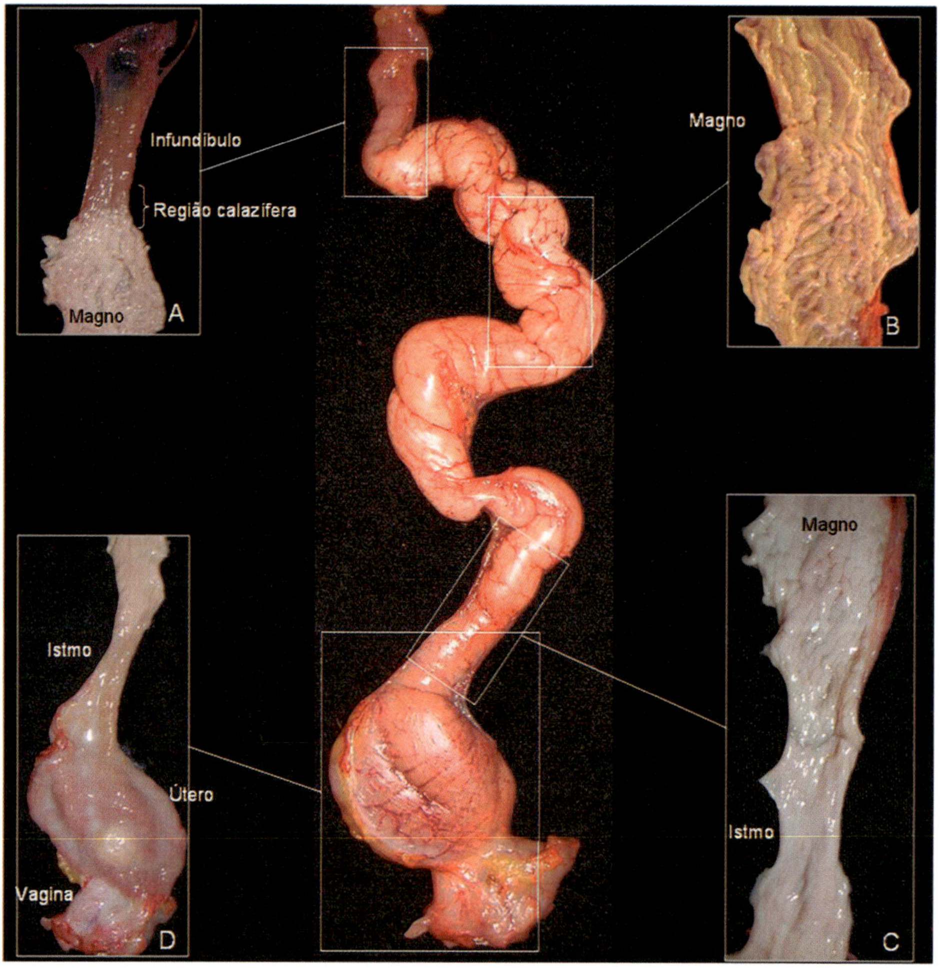

FIGURA 7 Foto do oviduto de uma galinha em fase de produção (no centro). A: mucosa da porção do infundíbulo e sua transição com o magno. B: mucosa do magno, destacando suas pregas. C: mucosa da região de transição do magno com o istmo; notar a diferença na altura das pregas internas. D: mucosa das regiões do istmo, útero (ou glândula da casca) e vagina.

Fonte: acervo dos autores.

Magno

O magno é a região mais longa do oviduto (Figura 3A e B), responsável pela secreção do albúmen. É distinguível do infundíbulo e do istmo por apresentar a parede mais espessa devido à presença de numerosas glândulas tubulares dentro das pregas longitudinais da mucosa (Figura 7 B e C). A maioria das proteínas que compreende o albúmen é produzida na mucosa do oviduto. O estrógeno estimula as células epiteliais tronco para desenvolverem três tipos de células morfologicamente diferentes: células da glândula tubular; células ciliadas; e células globosas. As células das glândulas tubulares são responsáveis por produzir em torno de 80% do albúmen, sob estímulo de estrógeno, produzem continuamente ovalbumina, lisozima, ovotransferrina (conalbumina) e ovomucoide, as quais são armazenadas em grânulos e liberadas com a passagem do ovo. As células globosas, depois de expostas à progesterona e ao estrógeno, sintetizam a proteína avidina,[18] podendo também ser responsáveis pela produção de ovomucina. Pequena quantidade de cálcio é secretada no magno. Como poder ser observado na Figura 7B, a mucosa do magno é caracterizada por grandes pregas helicoidais ao longo de todo seu comprimento, que juntas provocam a rotação da gema sobre seu próprio eixo (similar a uma bala no cano de um revólver). Tais giros fazem com que as fibras de proteína presentes no albúmen à frente e atrás da gema se retorçam

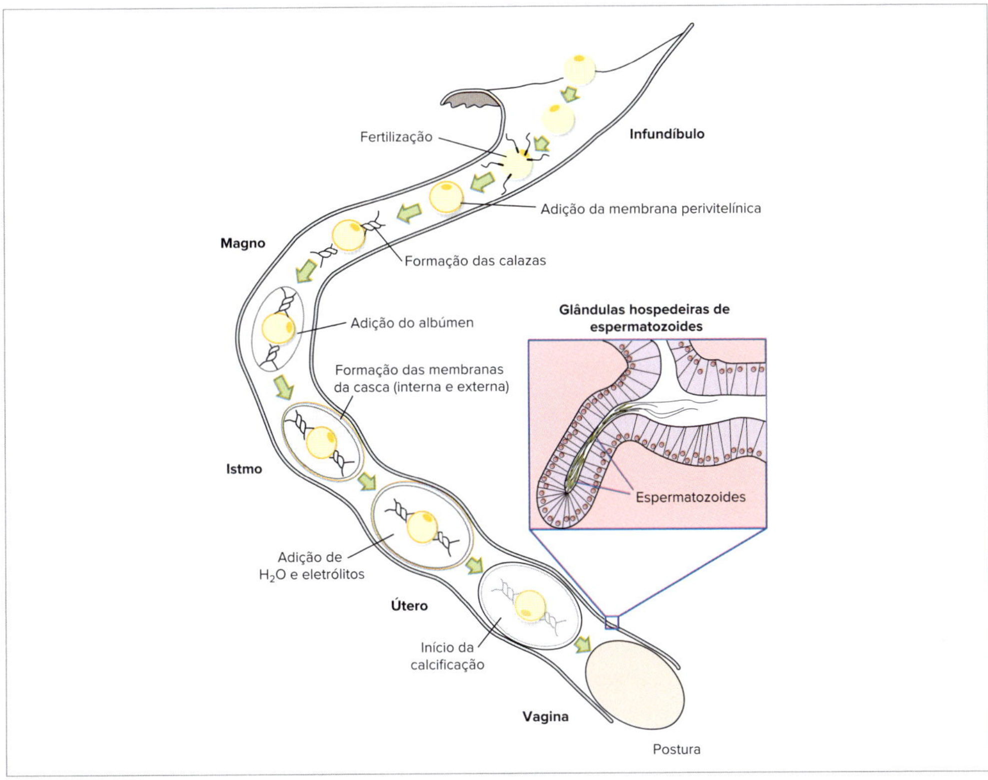

FIGURA 8 Representação esquemática das diferentes partes do oviduto de aves com suas respectivas funções no que se refere à formação do ovo e a questões reprodutivas (p. ex., fertilização e armazenamento de espermatozoides, quadro anexo ao oviduto).

Fonte: acervo dos autores.

criando duas estruturas encaracoladas chamadas de calazas ou chalazas, cuja função é manter a gema e o embrião sempre centralizados dentro do ovo.[9]

Istmo

O istmo é a porção mais curta do oviduto (Figura 3A e B), responsável pela formação das membranas interna e externa da casca. É identificado por apresentar a camada muscular mais espessa e mucosa com pregas luminais menos volumosas do que aquelas do magno (Figura 7C e D). As células das glândulas tubulares secretam o núcleo das fibras para formar as membranas da casca, e as células epiteliais secretam a capa que as cobre. Não há diferenças entre as células que secretam as fibras mais densas da membrana da casca mais externa e as fibras mais finas da membrana da casca mais interna. A forma típica do ovo é designada pelas membranas, que são aplicadas frouxamente sobre o ovo, que tem aproximadamente 50% de sua massa final, servindo de matriz para a deposição de cristais de carbonato de cálcio para formar a casca mineralizada.[3,12] No entanto, ao sair do istmo o ovo ainda não apresenta sua forma elíptica característica, parecendo-se com uma ameixa seca, pois necessitará receber água e eletrólitos no útero para adquirir um formato mais liso.

Útero ou glândula da casca

O útero, também chamado glândula da casca, é uma porção expandida, curta e em forma de bolsa (Figura 3A e B), caracterizada por uma camada muscular longitudinal e outra circular bem desenvolvida (Figura 7D), contendo glândulas tubulares e epitélio com vários tipos de células secretórias ciliadas e não ciliadas. Na região de união com o istmo, apresenta uma musculatura mais espessa, formando uma estrutura semelhante a um esfíncter, à qual tem sido atribuída a origem do líquido absorvido pelo ovo durante as primeiras horas, que resulta em um aumento de duas vezes na massa do albúmen. Juntamente com essa substância aquosa ocorre a troca de vários eletrólitos, incluindo Na^+, K^+ e Cl^-. Essa substância ainda contém anidrase carbônica, fosfatase ácida com atividade de esterase, bicarbonato e uma variedade de íons. Esse líquido absorvido pelo ovo logo após a sua entrada no útero resulta no que chamamos de albúmen fino. A região superior do útero é responsável pela organização das fibras, que são produzidas e depositadas no istmo para a formação dos centros mamilares, que ancoram os cristais de carbonato de cálcio sobre a membrana da casca.

Nessa porção do oviduto, o ovo permanece a maior parte do tempo necessário para sua formação, e o principal processo que ocorre é a calcificação. A calcificação dentro do útero está associada com estímulos iniciados pela ovulação ou por fatores neuroendócrinos que controlam e coordenam ambas, ovulação e secreção de cálcio. Provavelmente a calcificação se inicia no istmo, onde são formados os centros mamilares. Após um período inicial do ovo no útero, ocorre redução da absorção de líquido pelo ovo, concomitantemente com o aumento da taxa de calcificação. O acréscimo de cristais de cálcio no útero mantém uma taxa de mineralização constante e mais alta (aproximadamente 300 mg de cálcio/hora) do que no istmo.

Para a formação da casca do ovo, é possível que o transporte do cálcio para dentro do útero seja realizado pelas células ciliadas e/ou não ciliadas do epitélio uterino e que as células das glândulas tubulares sejam responsáveis pela produção de anidrase carbônica, que é a enzima-chave na produção de CO_3^{-2} para a formação da casca.

O oviduto não é capaz de armazenar todo o cálcio necessário para a formação da casca, por isso uma parte do cálcio fica na circulação sanguínea, proveniente do cálcio da dieta, e a outra parte é armazenada na forma de osso medular, presente no preenchimento interno dos ossos longos (tais como fêmur e úmero) de aves sexualmente maduras.

As aves de alta produção de ovos necessitam de maiores requerimentos de cálcio para conseguir manter suas necessidades, por isso elas possuem adaptações fisiológicas marcantes que facilitam a absorção, deposição e armazenamento de Ca^{2+} da alimentação, na qual utilizam CO_2 sanguíneo para sintetizar o íon carbonato na casca do ovo. É importante notar que apenas aproximadamente 20% do cálcio sanguíneo está disponível para ser removido para o oviduto com a passagem do ovo. Dessa forma, é necessário armazenar temporariamente o cálcio da dieta nos ossos quando a demanda é baixa, sendo mobilizado quando preciso para a formação da casca. O cálcio é armazenado como fosfato de cálcio no osso medular. O aumento na secreção de estrógeno, à maturidade sexual, estimula os osteoblastos a formar osso medular. Com o controle da ovulação pelo fotoperíodo, a deposição de cálcio na casca ocorre primeiramente durante o período escuro, quando há menor consumo de alimentação e água.

Durante o processo de calcificação da casca do ovo, o decréscimo de íons de cálcio sanguíneo estimula a mobilização do fosfato de cálcio do osso medular, por ação dos osteoclastos. A demanda de cálcio também é provida por mudanças na passagem do alimento pelo trato gastrointestinal para coordenar a disponibilidade de cálcio com a demanda para a calcificação.

A liberação do cálcio ósseo e sua absorção no trato gastrointestinal são maximizadas pela influência do metabólito biologicamente ativo da vitamina D, a 1,25-di-hidroxicolecalciferol. A vitamina D3 da dieta é convertida para 25-hidroxicolecalciferol no fígado e hidroxilada pela segunda vez no rim para produzir 1,25-di-hidroxicolecalciferol, que estimula a atividade osteoclástica no osso e a absorção de cálcio no intestino. A diminuição da concentração de íons de cálcio no sangue estimula as glândulas paratireoides a liberar paratormônio (PTH). O aumento da concentração sérica de PTH conduz ao aumento do cálcio sanguíneo, diretamente por estimular a atividade dos osteoclastos nos ossos medulares e indiretamente por aumentar a conversão de 25-hidroxicolecalciferol para 1,25-di-hidroxicolecalciferol. A calbindina-D28k é uma proteína intracelular que se liga ao cálcio e desempenha uma importante função no transporte de cálcio no intestino e na glândula da casca. A produção dessa proteína no intestino é regulada por 1,25-di-hidroxicolecalciferol, enquanto sua síntese na glândula da casca é estimulada pela presença de um ovo.[19] Durante a formação da casca, a deposição de cálcio está associada com a diminuição da concentração plasmática de cálcio e com o aumento na concentração de 1,25-di-hidroxicolecalciferol para mobilizar reservas ósseas de cálcio. Quando a demanda de cálcio pelo útero diminui, a concentração de cálcio sanguíneo aumenta e a concentração de PTH diminui, reduzindo a atividade dos osteoclastos.

Durante a permanência no útero, ocorre a rotação do ovo em torno do eixo polar, que conduz ao término da formação das calazas, cujo início se deu no infundíbulo, e a estratificação do albúmen. No útero ainda ocorre a pigmentação e a formação da cutícula. Os pigmentos são produzidos pelas células ciliadas e não ciliadas que revestem o epitélio uterino, consistem em derivados de porfirina (protoporfirina e biliverdina) do metabolismo de hemoglobina e são depositados por via das células ciliadas durante as últimas horas na glândula da casca. A cutícula é depositada pelas células não ciliadas após a completa formação da casca, justamente antes da oviposição, ainda no útero.[20] No final de sua permanência no útero, o ovo é forçadamente expelido pelas contrações da musculatura lisa que rodeia a mucosa.

Vagina

A vagina é um tubo muscular estreito, curvo, em forma de "S" e curto (Figura 3A e B). A camada muscular é bem desenvolvida e a mucosa possui pregas luminais baixas e estreitas (Figura 7D). A vagina é separada do útero pelo esfíncter uterovaginal (análogo à cérvix de mamíferos) e termina na cloaca.

A vagina serve como passagem para o ovo do útero para a cloaca durante a oviposição, quando a expulsão do ovo ocorre pela contração da camada muscular. A oviposição é controlada por mecanismos hormonais e neurais, que conduzem a contração vigorosa do músculo do útero e o relaxamento do esfíncter uterovaginal. A oviposição é regulada pelas prostaglandinas ovarianas e pela arginina vasotocina (AVT), um hormônio neuro-hipofisário. O folículo F1 e o folículo pós-ovulatório são os responsáveis pela secreção da prostaglandina F2α, que inicia a contração uterina, onde ambos os receptores de AVT e prostaglandinas são encontrados. A galanina, um peptídeo amplamente encontrado no sistema nervoso e em vários órgãos nos mamíferos, provoca a oviposição em codornas e pode agir como um neurotransmissor ou neuromodulador no útero. A passagem do ovo pela vagina, acompanhada pela distensão da parede vaginal, conduz ao reflexo de postura, que é caracterizado por uma mudança na respiração, na posição e na contração dos músculos abdominais da fêmea.

Além disso, a junção uterovaginal desempenha funções importantes na seleção, transporte e armazenamento dos espermatozoides, pois possui estruturas tubulares responsáveis por alojar os espermatozoides – chamadas de glândulas hospedeiras de espermatozoides.[21,22] Nessa região, a mucosa não possui glândulas secretórias, mas apresenta numerosas células ciliadas, não secretórias, e células não ciliadas, que secretam ácido mucopolissacarídeo. Logo após a entrada no trato reprodutivo feminino os espermatozoides são alojados nas glândulas hospedeiras, sendo liberados em pulsos; todavia, o mecanismo pelo qual ocorre essa liberação ainda não é bem esclarecido: pode ocorrer por estímulo da passagem do ovo pelo esfíncter durante a oviposição, sendo a descarga espermática regulada por mecanismos autônomos em cada túbulo de armazenagem espermática independentemente. Os espermatozoides se mantêm imóveis durante sua permanência nos túbulos, retomando a motilidade por estímulos durante a sua liberação.

INTERAÇÕES NEUROENDÓCRINAS DA REPRODUÇÃO DAS FÊMEAS

A reprodução nas aves é gerenciada por mecanismos neuroendócrinos bem distintos daqueles de mamíferos e que estão diretamente integrados a fatores ambientais, tais como disponibilidade de alimentos, temperatura e estímulos sociais. A reprodução na maioria das aves é sazonal, e influenciada principalmente pelo fotoperíodo. A influência exercida pelos fatores ambientais é muito variada entre as espécies de aves. O manejo adotado para aves de produção comercial, por exemplo, promove um ambiente propício à reprodução de acordo com as necessidades de produção, suspendendo totalmente os efeitos ambientais naturais externos sobre a neuroendocrinologia aviária.

O hipotálamo desempenha uma função central na regulação da função ovariana, principalmente pela secreção dos hormônios liberador e inibidor de gonadotrofinas (GnRH e GnIH, respectivamente), que regula a secreção de gonadotrofinas, hormônio luteinizante (LH) e hormônio folículo-estimulante (FSH) da hipófise anterior.[23] O aumento na secreção noturna do hormônio melatonina estimula a secreção de GnIH, que por sua vez exerce um efeito inibitório na secreção de GnRH.[23] Entretanto, a elevação no tempo de luz nas 24 horas do dia reduz a liberação do GnIH, suspendendo assim a sua inibição sobre o GnRH. Além disso, a exposição a dias longos também desencadeia por estimulação direta um aumento acentuado na secreção de GnRH.[23] A conexão entre o hipotálamo e a hipófise, para transportar o GnRH secretado, ocorre pelo sistema porta-hipotalâmico.[24] Duas formas de GnRH foram identificadas em aves: GnRH-I e GnRH-II, que parecem estar envolvidos na liberação de gonadotrofinas da hipófise anterior. Foram notadas correlações positivas significativas entre ambos, GnRH-I e GnRH-II, e a produção de ovos em galinhas de postura (White Leghorn).[25]

Ambos, LH e FSH, produzidos e secretados pela hipófise anterior no sistema circulatório, atuam no ovário e regulam o crescimento folicular e a manutenção dos folículos maiores na hierarquia. O LH é o mais ativo na estimulação da esteroidogênese nos folículos hierárquicos e não hierárquicos, além de ser responsável por iniciar a ovulação nas aves.

De forma geral, as interações neuroendócrinas que ocorrem nas aves durante a ovulação e a formação do ovo podem ser resumidas no esquema da Figura 9. O hipotálamo, após a maturação sexual e estímulos do fotoperíodo, secreta GnRH-I e GnRH-II, que, ao entrarem na circulação do sistema porta-hipotalâmico, são carreados à hipófise anterior ou adeno-hipófise, estimulando a liberação de gonadotrofinas, LH e FSH. O LH e o FSH, por sua vez, exercem ações sobre o ovário, promovendo o crescimento dos folículos e a ovulação, além de estimular a esteroidogênese folicular. A progesterona, produzida em maiores quantidades pelas células da granulosa dos folículos hierárquicos ou pré-ovulatórios, é responsável pelo *feedback* positivo sobre o hipotálamo e a hipófise, estimulando a produção de GnRH e gonadotrofinas, por conseguinte; ainda participa dos processos de ovulação e estimula a produção de albúmen pelo oviduto, sobretudo pelo magno. O estrógeno, produzido principalmente pelas células da teca dos folículos pré-hierárquicos, é responsável por estimular o fígado na produção de precursores da gema, estimular a secreção de albúmen pelo oviduto e pela liberação de carbonato de cálcio dos ossos medulares, que, juntamente com o cálcio da dieta, forma a porção mineralizada da casca do ovo. As prostaglandinas produzidas no folículo pós-ovulatório e na mucosa uterina, principalmente a prostaglandina F2α, são responsáveis pela contratilidade da parede folicular para a expulsão do oócito, culminando com a ovulação. A prostaglandina F2α é responsável também pela contratilidade uterina, juntamente com a AVT, produzida na hipófise posterior ou neuro-hipófise, para promover a oviposição.

Ciclo ovulatório

O ciclo ovulatório das aves é definido como o intervalo entre duas ovulações, caracterizado pelo crescimento folicular e por mudanças hormonais que culminam com a ovulação. Distintas dos mamíferos, as aves apresentam somente a fase folicular, pois não há a formação de uma estrutura análoga ao corpo lúteo, visto que não existe gestação. A duração do ciclo ovulatório varia entre as espécies de aves. As galinhas apresentam um ciclo ovulatório em torno de 25 a 27 horas, enquanto os avestruzes apresentam intervalos de 48 horas entre as ovulações.

A ovulação é regulada pela onda pré-ovulatória de LH e pela presença simultânea

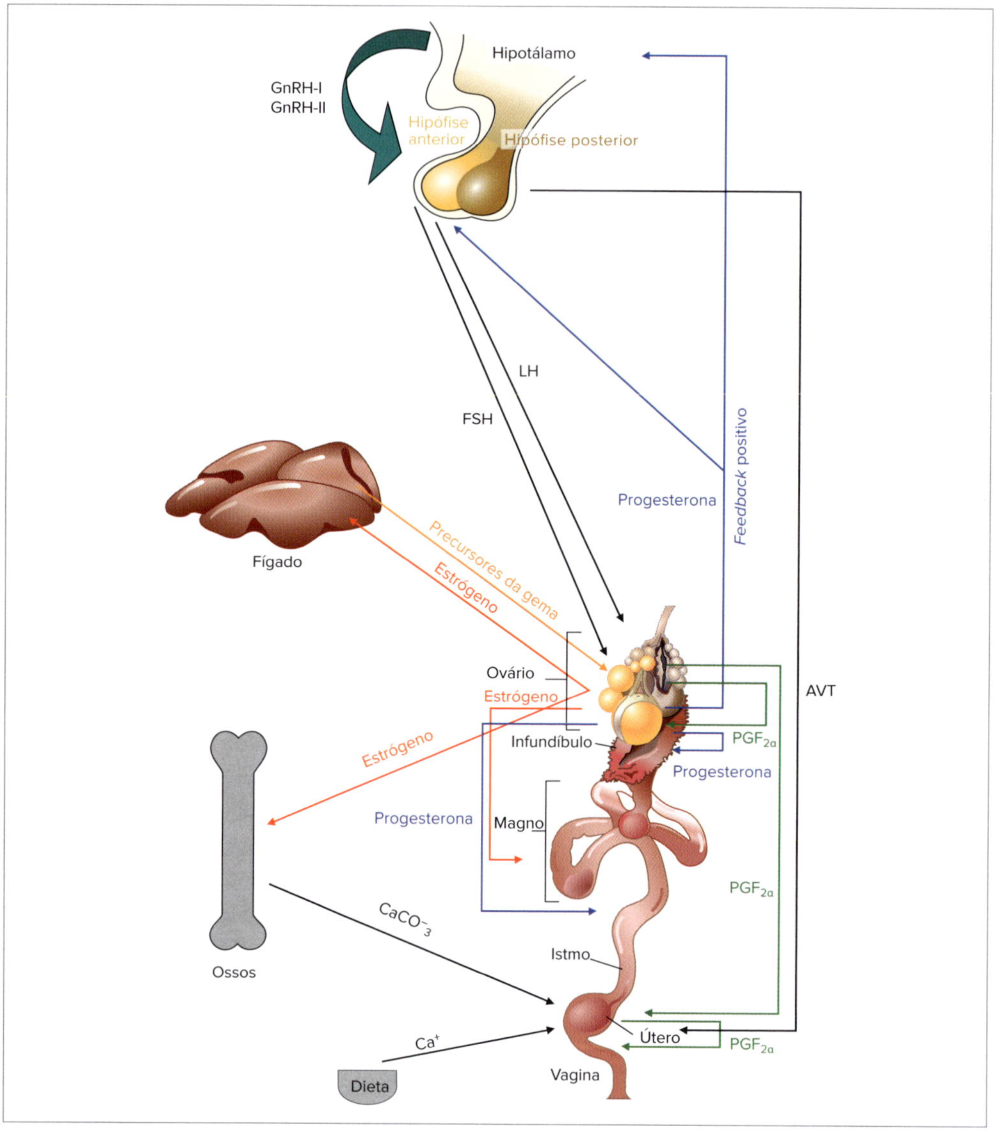

FIGURA 9 Resumo esquemático do controle neuroendócrino da reprodução das aves fêmeas. O hipotálamo secreta GnRH-I e GnRH-II, que estimulam a hipófise anterior a liberar LH e FSH. LH e FSH atuam sobre o ovário, promovendo o crescimento folicular, esteroidogênese e ovulação. As células da granulosa dos folículos pré-ovulatórios produzem progesterona, que por sua vez é responsável pelo *feedback* positivo sobre hipotálamo e hipófise (estimulando a produção de GnRH e gonadotrofinas), auxilia na ovulação e estimula a produção de albúmen pelo oviduto. As células da teca dos folículos pré-hierárquicos produzem estrógeno, responsável por estimular o fígado na produção de precursores da gema, por estimular a secreção de albúmen pelo oviduto e pela liberação de carbonato de cálcio dos ossos medulares, que juntamente com o cálcio da dieta forma a porção mineralizada da casca do ovo. A prostaglandina F2α produzida no folículo pós-ovulatório e na mucosa uterina é responsável pela contratilidade da parede folicular durante a ovulação e a contratilidade uterina, juntamente com a AVT (produzida na hipófise posterior) na oviposição.

AVT: arginina vasotocina; FSH: hormônio folículo-estimulante; GnRH: hormônio liberador de gonadotrofinas; LH: hormônio luteinizante.

Fonte: acervo dos autores.

de um folículo maduro. A onda pré-ovulatória de LH é regulada por um ritmo circadiano, que restringe a onda para um período de luz, chamado período aberto, correspondente a 8 horas durante as 24 horas do dia. O período aberto é controlado pelo início da escuridão, dentro de um ciclo de luz e escuro. Esse evento resulta em oviposições mais tardias a cada ciclo ovulatório, de forma que, após uma sequência de ovulações seguidas de oviposições, a onda de LH não ocorre durante o período aberto e não há oviposição em um dia, chamado de dia de pausa. A ave retomará seu ritmo neuroendócrino, ovulará inicialmente no período aberto e botará o próximo ovo no dia seguinte bem cedo.

Comportamento de incubação

O comportamento de incubação ou choco ocorre sob condições de criação natural e eventualmente em granjas comerciais e corresponde à incubação de uma ninhada de ovos após a postura de vários ovos e implica a parada da oviposição pela fêmea. Entretanto, em granjas comerciais esse comportamento tem sido eliminado.

O comportamento de incubação é resultante de uma série de eventos neuroendócrinos que conduzem ao aumento drástico na secreção de prolactina pela hipófise. Concentrações altas de prolactina circulantes causam regressão do ovário e parada na postura. Uma sequência de estímulos hormonais e ambientais é necessária para iniciar o comportamento de incubação. O aumento nas secreções de estrógeno e progesterona, que ocorre com o início da produção de ovos, também pode agir para preparar a fêmea para a incubação. A progesterona induz a atividade de ninho, enquanto o estrógeno estimula a síntese de peptídeo intestinal vasoativo (VIP), que é o hormônio liberador, produzido pelo hipotálamo, que estimula a secreção de prolactina nas aves. O aninhamento resulta do contato da região cutânea do peito da fêmea com o ninho e os ovos, que estimula os nervos cutâneos sensoriais, enviando impulsos para o cérebro. Esses impulsos provocam aumento da secreção de prolactina, resultando na persistência do comportamento de aninhar. Nesse período, a ave pode ainda apresentar alta taxa de postura. Os eventos hormonais iniciam a atresia folicular, e o contínuo aninhamento resulta em regressão rápida e completa do ovário. O aumento gradativo nas concentrações de prolactina circulante é acompanhado por um declínio nas concentrações basais circulantes de progesterona, durante o tempo em que a frequência do aninhamento aumenta.

As mudanças bruscas na hipófise, durante o início do comportamento de incubação, contribuem para manter a secreção de prolactina alta. Os lactotróficos, células da hipófise que produzem prolactina, são limitados ao lobo cranial da hipófise anterior na fêmea em postura, enquanto os somatotróficos, células que produzem hormônio do crescimento, são encontrados em maior quantidade no lobo caudal. Com o aumento do comportamento de aninhamento, os lactotróficos se tornam mais numerosos, ocupando primeiro a região ventral do lobo caudal e subsequentemente a entrada da hipófise, exceto na região dorsocaudal. Simultaneamente, os somatotróficos desaparecem rapidamente dessas áreas e se localizam na região dorsocaudal. O mecanismo dessa mudança na citologia hipofisária não é claro, mas há indícios da existência de mamossomatotróficos, células que contêm tanto prolactina como hormônio do crescimento. Essas células podem ser intermediárias na conversão da função celular da produção de hormônio do crescimento para a produção de prolactina, e, certamente, a abundância de mamossomatotróficos. A mudança citológica da hipófise é prontamente reversível, desde que se remova a fêmea em incubação do ninho, o que resulta no desaparecimento de lactotróficos e no ressurgimento de somatotróficos dentro de 5 dias.

As concentrações de prolactina circulantes permanecem elevadas até a eclosão dos ovos, quando o comportamento de incubação cessa e a fêmea exibe comportamento materno. Essa mudança comportamental é acompanhada por um declínio nas concentrações de prolactina circulantes, estimulada pelo contato com os filhotes. Estímulos visuais e auditivos sozinhos não são suficientes para finalizar o comportamento de incubação.

Esse comportamento tem sido eliminado consideravelmente nas galinhas de postura e reduzido nas galinhas de corte, mas permanece um problema substancial nos lotes reprodutivos de perus. Como o estímulo da hipófise pelo VIP é essencial para promover altas concentrações de prolactina e desencadear o comportamento de incubação, a imunização contra VIP é usada como uma ferramenta para abolir o comportamento de incubação em peruas. Contudo, em galinhas o comportamento de incubação é eliminado simplesmente por estratégias de manejo, no qual se evita o contato das fêmeas com os ovos e a manutenção de ninhos.

Na Tabela 2 estão apresentadas as características reprodutivas de algumas espécies de aves de interesse zootécnico.

FOTOPERIODISMO E FOTORREFRATARIEDADE

O ciclo reprodutivo, na maioria das aves, é fortemente controlado por mudanças sazonais, isto é, decorrentes de alterações do fotoperíodo. Essa característica, provavelmente, foi adquirida para restringir a estação de nascimentos aos períodos mais favoráveis do ano e garantir ótimas condições para a sobrevivência e o desenvolvimento de seus descendentes. Dessa forma, as ritmicidades circadiana e circanual afetam diretamente a reprodução nas aves.[26]

A influência da luz sobre a reprodução nas aves foi demonstrada pela primeira vez em 1921 por Rowan, que restabeleceu a reprodução de fringilídeos durante o inverno pela suplementação de luz artificial. A partir da resposta dessas aves ao fotoperíodo, uma série de estudos[27] foi realizada na tentativa de entender como ocorre a percepção dos

TABELA 2 Características reprodutivas das fêmeas nas diferentes espécies de aves

Espécie	Intervalo entre ovulações (horas)	Período de incubação (dias)	Maturidade sexual (semanas)	Peso do ovo (g)
Galinha (*Gallus gallus domesticus*)	25-27	21	20-28	58-65
Perua (*Meleagris gallopavo*)	–	28	28-32	85
Galinha-d'angola (*Numidia meleagris*)	–	27-28	40-48	40
Codorna (*Coturnix coturnix*)	–	15-16	6-8	10
Perdiz (*Rhynchotus rufescens*)	72	19-29	23-27	30-55
Pata (*Anas platyrhynchos*)	–	27-28	24-28	60-65
Gansa (*Anser anser*)	–	30-33	36-48	135-215
Ema (*Rhea americana*)	48	40-41	80-90	–
Avestruz (*Struthio camelus*)	48	42	100-135	1.000-2.000

sinais do fotoperíodo e como eles iniciam os eventos que culminam com a produção de ovos e de sêmen.

A luz é percebida por fotorreceptores presentes na retina, pineal e hipotálamo, e sua energia é convertida em sinais biológicos.[28] A informação óptica percebida é transmitida por neurônios ao cérebro. Para a transmissão desses sinais, os fotopigmentos (rodopsina, pinopsina, melanopsina, peropsina, entre outros), produzidos pela retina, pineal e hipotálamo, transformam energia óptica em neural por iniciar uma cascata de respostas intracelulares que culminam em impulso neural para o cérebro. Essa transformação de energia óptica em neural se inicia nas células sensoriais, que ao absorverem luz fotoisomerizam o 11-cis-retinaldeído para all-trans-retinaldeído. Essa conversão induz uma mudança conformacional nas moléculas de opsina e inicia uma cascata de fototransdução por meio da ativação de proteínas posteriores de sinalização.

No cérebro, os fotorreceptores hipotalâmicos, os principais responsáveis pelo desencadeamento dos efeitos da reprodução nas aves, também convertem energia óptica em impulso neural, ou seja, convertem a energia do fóton em um sinal químico traduzido na despolarização. A informação recebida pelos fotorreceptores hipotalâmicos estimula a produção de GnRH e sua secreção no sistema porta-hipotalâmico. A secreção de GnRH no sistema porta-hipotalâmico estimula a liberação de gonadotrofinas (FSH e LH) da hipófise anterior. As gonadotrofinas, por sua vez, modulam as funções ovarianas e testiculares, os quais controlam o comportamento reprodutivo e o desenvolvimento das características sexuais secundárias.

A resposta ao estímulo do fotoperíodo é rápida, com a cascata fisiológica iniciando-se durante o primeiro dia longo. O período em que a ave é sensível à luz é denominado fase fotossensitiva. Um esquema de luz estimulatório deve transmitir dois sinais para as aves. Primeiro, deve promover um sinal do amanhecer que permite à ave ajustar seu relógio circadiano no tempo zero. A fase fotossensitiva começa 11 horas após o tempo zero e termina aproximadamente 2 horas mais tarde. O segundo sinal é transmitido durante a fase fotossensitiva, quando a exposição de luz é registrada pelos fotorreceptores hipotalâmicos. A fase fotossensitiva deve coincidir com o período de iluminação para que haja aumento na secreção de GnRH para concentrações que suportem a reprodução. É importante destacar que a intensidade de luz deve ser pelo menos 10 vezes maior durante o período iluminado do dia para que a ave possa reconhecer as diferenças entre o claro e o escuro.

Nas granjas comerciais de produção de aves, o fotoperíodo é totalmente manipulado, com esquemas artificiais para o controle de luz ambiental, o que permite a produção de aves durante todo o ano. Todavia, em aves de reprodução sazonal, após um longo período sob dias longos a transdução de energia do fóton em um sinal neural começa a cair e, eventualmente, a ave não pode manter concentrações máximas de secreção de gonadotrofinas. A falha em manter a secreção de gonadotrofinas sob dias longos ou fotorrefratariedade é manifestada como uma redução gradativa na taxa de postura. Com o declínio na taxa de postura, a hipótese anterior se torna menos capaz de secretar gonadotrofinas em resposta à liberação de GnRH; ocasionalmente, a secreção de gonadotrofinas é reduzida para concentrações insuficientes para manter as funções ovarianas, e há regressão do ovário. De acordo com Sharp,[29] o mecanismo dessa regressão ovariana parece ocorrer por declínio na síntese ou secreção do hormônio liberador de LH (LHRH) pelo hipotálamo.

Fêmeas fotorrefratárias não podem ser fotoestimuladas novamente até que tenham sido expostas a um período de dias curtos. Em geral, a dissipação da fotorrefratariedade é acompanhada pela muda de penas, que combina exposição a dias curtos, involução do aparelho reprodutivo, perda e restabelecimento das penas e perda de peso corporal. Esse processo faz com que ocorra uma "reinicialização" do hipotálamo para receber e transmitir o sinal do fotoperíodo.

Ao nascimento, as aves são fotorrefratárias e adquirem fotossensitividade somente após a exposição a dias curtos. Na natureza, essa fotorrefratariedade é importante, pois previne a reprodução prematura durante o inverno, quando a sobrevivência dos jovens seria comprometida. Embora o início da atividade reprodutiva possa ser adiantado ou atrasado por esquemas de luz, a maturação sexual eventualmente ocorre na ausência de regime fotoestimulatório. O início espontâneo da atividade sexual parece ser consequência de mudanças no controle de *feedback* negativo dos hormônios esteroides sobre a liberação de gonadotrofinas. No macho, a quantidade de andrógeno necessária para reduzir a secreção de gonadotrofinas aumenta com o crescimento da ave, o que conduz ao aumento da concentração de LH com a proximidade da maturidade sexual. Na fêmea, a concentração de LH declina com o início da produção de ovos, pois os folículos ovarianos pequenos começam a produzir estrógeno, que promove um controle de *feedback* negativo sobre a secreção de gonadotrofinas.

Na avicultura comercial, as linhagens de aves tipo carne têm ciclos reprodutivos mais curtos e produzem menos ovos que galinhas poedeiras. As galinhas poedeiras botam acima de 300 ovos por ciclo, enquanto as galinhas pesadas botam em média cerca de 180 ovos e peruas uma média de 90 ovos em uma estação reprodutiva. Após a estação reprodutiva usual para cada tipo de ave, a produção de ovos se torna menos lucrativa e as fêmeas devem ser substituídas ou "recicladas". A reciclagem das fêmeas consiste em expô-las a um fotoperíodo curto por 10 a 12 semanas com restrição alimentar, o que promove a regressão do sistema reprodutivo e a "mudança" (substituição) das penas das aves, recompondo o sistema endócrino reprodutivo.

REFERÊNCIAS

1. eBird: An online database of bird distribution and abundance [web application]. eBird, Cornell Lab of Ornithology, Ithaca, New York; 2023. Disponível em: http://www.ebird.org; acessado em: 17.01.2023.
2. Vieira SL. Chicken embryo utilization of egg micronutrients. Brazilian Journal of Poultry Science 2007; 9(1):1-8.
3. Etches RJ. Reproduction in poultry. Wallingford: Cab International; 1996.
4. Nys Y, Guyot N. Egg formation and chemistry. In: Nys Y, Bain M, Van Immerseel F (eds.). Improving the safety and quality of eggs and egg products. Woodhead Publishing 2011. p.83-132.
5. Bellairs R, Osmond M. The hen's egg and its formation. In: Bellairs R, Osmond M (eds.). The atlas of chick development. Third Edit. Waltham: Academic Press; 2014. p. 1-6.
6. Stepinska U, Bakst MR. Fertilization. In: Jamieson BGM (ed.). Reproductive biology and phylogeny of birds, Part A: phylogeny, morphology, hormones, fertilization. 1st ed. Enfield: Science Publishers; 2007. p. 553-87.
7. Johnson AL. Reproduction in the female. In: Sturkie's avian physiology. Elsevier; 2015. p. 635-65. Disponível em: https://linkinghub.elsevier.com/retrieve/pii/B9780124071605000282.
8. Wishart GJ, Horrocks AJ. Fertilization in birds. In: Fertilization in protozoa and metazoan animals. Berlin, Heidelberg: Springer Berlin Heidelberg; 2000. p. 193-222. Disponível em: http://link.springer.com/10.1007/978-3-642-58301-8_5.
9. Mann K. The chicken egg white proteome. Proteomics 2007;7:3558-68.
10. Johnson AL. Reproduction in the female. In: Scanes CG. Sturkie's avian physiology. 6.ed. Amsterdam: Elsevier; 2015. p.635-65.
11. Johnson AL. Regulation of the follicle differentiation by gonadotropins and growth factors. Poultry Science 1993;72:867.

12. Froman DP, Kirby JD, Proudman JA. Reprodução em aves: macho e fêmea. In: Hafez ESE, Hafez B. Reprodução animal. 7.ed. São Paulo: Manole; 2004. p.237-57.
13. Hocking PM, Waddington D, Waalker MA. Changes in ovarian function of female turkeys photostimulated at 18, 24 or 30 weeks of age on fed ad libitum or restricted until point of lay. British Poultry Science 1992;33:639.
14. Conkright MD, Asem EK. Intracrine role of progesterone in FSH- and camp-induced fibronectin prodution and deposition by chicken granulose cells: influence of follicular development. Endocrinology 1995;136: 2641-51.
15. Johnson PA, Stoklosowa S, Bahr JM. Interaction of granulosa and theca layers in the control of progesterone secretion in the domestic hen. Biology of Reproduction 1987;37:1149.
16. Pereira RJG. Reprodução das aves. In: Cubas ZS, Silva JCR, Catão-Dias JL (eds.). Tratado de animais selvagens: medicina veterinária. São Paulo: Roca; 2014. p. 2235-69.
17. Devitt TJ, Pereira R, Jakkula L, Alexandrino J, Bardeleben C, Moritz C. Isolation and characterization of 15 polymorphic microsatellites in the Plethodontid salamander Ensatina eschscholtzii. Mol Ecol Resour 2009;9(3).
18. Tuohimaa P, Joensuu T, Isola J, Keinänen R, Kunnas T, Niemelä A, Pekki A, Wallén M, Ylikomi T, Kulomaa M. Development of progestin-specific response in the chicken oviduct. Int J Dev Biol 1989;33(1):125-34.
19. Ieda T, Saito N, Ono T, Shimada K. Effects of presence of an egg and calcium deposition in the shell gland on levels of messenger ribonucleic acid ofCaBP-D28k and of vitamin D3 receptor in the shell gland of the laying hen. General and Comparative Endocrinology 1995; 99:145.
20. Wilson PW, Suther CS, Bain MM, Icken W, Jones A, Quinlan-Pluck F, et al. Understanding avian egg cuticle formation in the oviduct: a study of its origin and deposition. Biology of Reproduction 2017; 97(1):39-49.
21. Bakst MR, Wishart G, Brillard JP. Oviductal sperm selection, transport, and storage in poultry. Poultry Science Review 1994;5(3):117-43.
22. Bezuidenhout AJ, Soley JT, Groenewald HB, Burger WP. Sperm-storage tubules in the vagina of the ostrich (Struthio camelus). Onderspoort Journal of Veterinary Research 1995;62(3):193-9.
23. Bédécarrats GY, Baxter M, Sparling B. An updated model to describe the neuroendocrine control of reproduction in chickens. Gen Comp Endocrinol. 2016 Feb;227:58-63. Disponível em: https://linkinghub.elsevier.com/retrieve/pii/S0016648015002671.
24. Elias MZJ, Bezuidenhout AJ, Groenewald HB. Macroscopic blood supply to the hypophysis and hypothalamus of the ostrich (Struthio camelus). Onderspoort Journal of Veterinary Research 1996;63(3):245-52.
25. Zhao J, Pan H, Liu Y, He Y, Shi H, Ge C. Interacting networks of the hypothalamic-pituitary-ovarian axis regulate layer hens performance. Genes 2023;14(1):141.
26. Gwinner E, Hau M. The pineal gland, circadian rhythms, and photoperiodism. In: Whittow GC. Sturkie's avian physiology. 5.ed. 2000. p.557-68.
27. Bajpai PK. The effect of photoperiodicity on semen characteristics of poultry. Poultry Science 1963;42(1): 462-5.
28. Surbhi, Kumar V. Avian photoreceptors and their role in the regulation of daily and seasonal physiology. Gen Comp Endocrinol 2015 Sep;220:13-22. Disponível em: https://linkinghub.elsevier.com/retrieve/pii/S0016648014002329.
29. Sharp PJ. Photoperiodic control of reproduction in the domestic hen. Poultry Science 1993;72:897.

CAPÍTULO **23**

Morfofisiologia da reprodução nos machos

Eneiva Carla Carvalho Celeghini
Ricardo José Garcia Pereira
Gabriel de Miranda Teodoro Soares
Ricardo de Albuquerque

INTRODUÇÃO

A função do macho é garantir a fertilidade dos ovos produzidos pelas fêmeas. Por conseguinte, o potencial de fertilidade do macho pode ser definido como a aptidão para produzir e ejacular espermatozoides capazes de fertilizar os ovos, o que inclui sucesso em todas as etapas do processo de fertilização: movimento espermático para alcançar as glândulas hospedeiras de espermatozoides e depois o local de fertilização, ligação e penetração na camada perivitelina, além da integridade do DNA para garantir o desenvolvimento embrionário. Para que essas etapas sejam concluídas, em um sistema de monta natural, o macho deve ainda apresentar adequadas condições físicas e de libido para a transmissão do sêmen para a cloaca da fêmea.[1,2]

O estudo das características morfológicas e funcionais do aparelho reprodutivo masculino das aves permite entender como as células espermáticas são formadas e liberadas para o aparelho reprodutivo feminino. Essa compreensão permite tomadas de decisão para melhorar a fertilidade das aves, bem como a aplicação de biotécnicas da reprodução, como a inseminação artificial.[3,4]

MORFOFISIOLOGIA DO APARELHO REPRODUTIVO DOS MACHOS

O aparelho reprodutivo masculino das aves localiza-se na região dorsal da cavidade celomática e é formado basicamente pelos testículos, epidídimos, ductos deferentes e órgão copulatório. O epidídimo é uma estrutura intimamente ligada ao testículo, sendo difícil discerni-lo dos testículos, tanto que muitas vezes não é descrito separadamente. Nenhuma estrutura análoga às glândulas sexuais acessórias de mamíferos é encontrada em aves à exceção da glândula proctodeal em codornas, que produz uma secreção semelhante a uma espuma que estimula a contratilidade vaginal e a abertura das glândulas hospedeiras (pelo fato de conter prostaglandina), além de fornecer glicose para os espermatozoides.[5]

Testículos

Os testículos das aves domésticas são órgãos pares ovalados ou reniformes (Figura 1A e B), responsáveis principalmente pela produção de hormônios esteroides e dos gametas masculinos, os espermatozoides. Têm localização intracavitária (Figura 1A), dispostos na posição anterior aos rins e aderidos à parede dorsal do corpo pelo mesórquio. Nessa localização, a espermatogênese ocorre à temperatura corporal (41 °C), o que diferencia as aves dos mamíferos, nos quais os testículos estão inseridos no escroto, fora da cavidade corporal, e a espermatogênese deve ocorrer a uma temperatura 4 a 6 °C abaixo da temperatura corporal.[6]

Na maioria das espécies os testículos têm uma coloração branco-amarelada, porém existem grupos de aves que fisiologicamente podem apresentar testículos acinzentados ou pretos (cacatuas, mainás, tucanos, entre outros).[7] Outra particularidade importante que diferencia as aves dos mamíferos em termos testiculares é sua notável capacidade de desenvolver e regredir de tamanho em virtude da fase reprodutiva. Galos de linhas comerciais pesadas, ao serem fotoestimulados com 18 semanas de idade, aumentam de 0,4 para 28 g, ao passo que alguns passarinhos com reprodução sazonal chegam a aumentar o volume dos testículos de 300 a 500 vezes no pico reprodutivo quando comparado à estação não reprodutiva.[7,8]

O parênquima testicular é composto basicamente por túbulos seminíferos e tecido intersticial sem a presença de septos, lóbulos ou mediastino, como nos mamíferos. A cápsula testicular em aves é bem mais fina do que em mamíferos, apesar de esse revestimento ser mais espesso em ratitas (emas, emus e avestruzes) do que em outras espécies aviárias.[6] Os túbulos seminíferos começam na periferia do testículo, como tubos cegos, e se anastomosam mais abundantemente do que os de mamíferos, formando uma rede de ductos interligados, disposta em espirais que se direcionam para a *rete testis*, onde por sua vez são continuados pelos ductos eferentes proximais e distais, antes de alcançar o ducto epididimário.[6,8]

A periferia dos túbulos seminíferos é alinhada com células de Sertoli, responsáveis pela sustentação e nutrição das células da linhagem espermática, e por espermatogônias, que constituem o primeiro estágio da espermatogênese. O tecido intersticial é constituído por vasos sanguíneos e linfáticos, nervos, células epiteliais peritubulares e células de Leydig.[6,8]

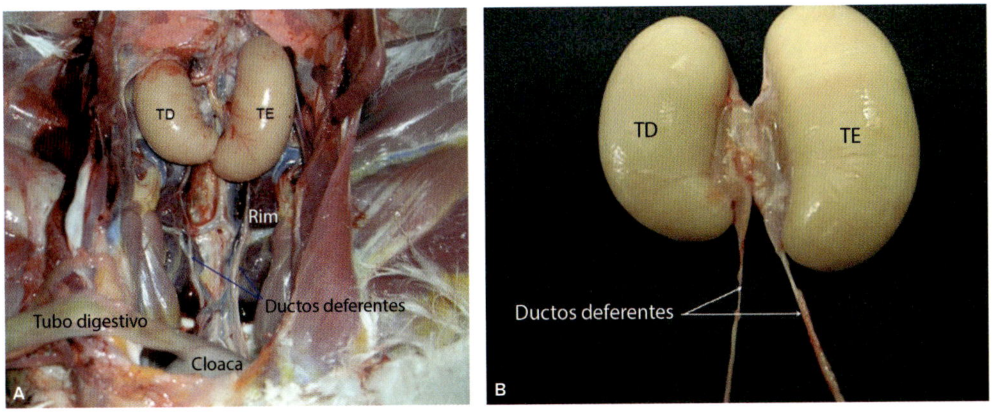

FIGURA 1 Aparelho reprodutor de um galo. A: foto do aparelho reprodutivo masculino *in situ* de um galo adulto, vista abdominal. Observam-se os testículos direito (TD) e esquerdo (TE) e os ductos deferentes direito e esquerdo dispostos paralelamente à linha média e desembocando na cloaca. B: foto dos testículos direito (TD) e esquerdo (TE) de um galo adulto, vista dorsal, notando as porções iniciais dos ductos deferentes.

Fonte: acervo dos autores.

Em geral, o testículo esquerdo nas aves tende a ser maior que o direito, circunstância que, segundo alguns autores, pode ser uma consequência da seleção evolutiva para assimetria no trato reprodutor feminino ou uma adaptação para o voo.[8,9] Além disso, o tamanho testicular é frequentemente maior em espécies aviárias que enfrentam maior grau de competição espermática.[8,9] Embora os testículos desempenhem um papel na produção de hormônios e espermatozoides, grande parte de seu parênquima é dedicado à segunda função.[9] Portanto, não é de estranhar que testículos maiores tenham a capacidade de produzir mais espermatozoides, e essa correlação entre peso testicular e produção espermática é amplamente conhecida e utilizada na indústria avícola durante a seleção e o manejo de machos reprodutores comerciais.[10-14]

Epidídimos

Em aves, os epidídimos são estruturas bem pequenas e fusiformes intimamente ligadas à borda medial dos testículos, não apresentando as mesmas subdivisões descritas em mamíferos (cabeça, corpo e cauda).[6,7] Devido a suas características histológicas, pesquisadores supõem que as principais funções dos epidídimos sejam o transporte espermático e a absorção de fluidos e de secreção proteica.[6] O epidídimo é formado por um conjunto de túbulos circundados por tecido conjuntivo, os ductos epididimários, que são a continuidade dos ductos eferentes do testículo e que terminam na porção proximal do ducto deferente, no hilo testicular.[6,8] Entretanto, é importante ressaltar que a anatomia comparativa do epidídimo nas aves revela uma variação considerável entre as espécies, podendo estar ausente em algumas delas ou até ser subdividida em porções principal e apêndice, como em avestruzes.[15]

Ductos deferentes

Os epidídimos desembocam nos ductos deferentes, que são considerados os principais órgãos de armazenamento de espermatozoides nas aves (em contraste com o observado em mamíferos, nos quais essa função é exercida pelos epidídimos).[6,7] Os ductos deferentes partem das extremidades caudais dos epidídimos finos e ligeiramente ondulados, correm paralelamente à linha média, aumentando gradativamente em diâmetro e tortuosidade, até alcançarem a cloaca, onde, em sua porção distal, grande parte dos espermatozoides fica estocada[6,7] (Figura 1).

É importante salientar que espécies selvagens de reprodução sazonal entrando em estação reprodutiva ou aves domésticas entrando em maturidade sexual aumentam sobremaneira o tamanho dos ductos deferentes, da mesma forma que os testículos.[7] Ao penetrarem a cloaca na região dorsal do urodeo, formam as papilas do ducto deferente ou papilas ejaculatórias, ventral ao óstio do ureter. Nos passeriformes, os ductos deferentes se enovelam densamente em sua porção caudal, formando uma estrutura conhecida por *glomus seminal*, externamente visualizada como uma protuberância cloacal na estação reprodutiva, e muito utilizada para a sexagem de aves dessa ordem.[6,7]

Órgão copulatório

Na maioria das aves não há um órgão que seja estruturalmente semelhante ao pênis em mamíferos, sendo o falo composto por dobras de tecido derivadas da parede ventral do proctodeo dos machos.[8] Nesse sentido, o falo das aves é análogo ao pênis dos mamíferos em virtude apenas de sua função, ou seja, transferir os espermatozoides ejaculados do macho para o trato reprodutivo feminino. Em grande parte das espécies aviárias o falo é pequeno e não introdutório, e a passagem dos gametas é realizada pela aposição cloacal entre machos e fêmeas por alguns segundos.[6,7] Estima-se que apenas 3% das aves apresentem um falo introdutório (também chamado de hemipênis), entre elas indivíduos das ordens Struthioformes (avestruzes), Reheiformes (emas), Casuariiformes (casuares e emus), Tinamiformes (macucos, inhambus, perdizes etc.), Anseriformes (marrecos, patos, gansos e cisnes) e família Cracidae (mutuns, jacus etc.).[7,8] O ingurgitamento do falo, equivalente a uma ereção em mamíferos, ocorre na fase de excitação sexual quando linfa proveniente dos corpos vasculares paracloacais migra para os corpos fálicos laterais e medial[6-8] (Figura 2). A ejaculação ocorre quando os músculos lisos que rodeiam a porção final dos ductos deferentes se contraem juntamente com o ingurgitamento e a exposição do falo durante a cópula.

ESPERMATOGÊNESE

A espermatogênese é o processo de proliferação, divisão e diferenciação celular que ocorre nas células germinativas dos túbulos seminíferos para a produção dos espermatozoides. Em geral, ela tem uma duração mais curta em aves quando comparada aos mamíferos. Isso ocorre devido ao menor número de divisões mitóticas durante a proliferação das espermatogônias, e o motivo para tanto parece estar relacionado ao trânsito mais rápido e menor sobrevivência dos espermatozoides nos ductos extragonadais.[16,17] A literatura aponta que a espermatogênese nas aves é quatro vezes mais rápida e produz quatro vezes mais espermatozoides por grama de testículo que em mamíferos.[16] Excluindo esse detalhe, a espermatogênese de aves, igual à dos mamíferos, é dividida em dois processos sequenciados: espermatocitogênese e espermiogênese.

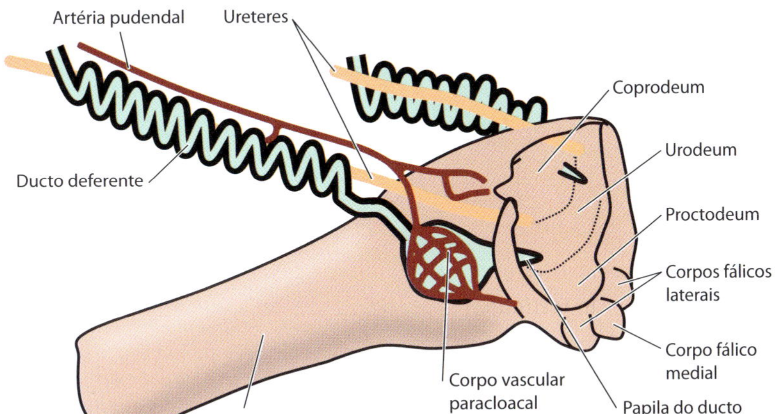

FIGURA 2 Esquema ilustrativo das estruturas relacionadas ao aparelho copulatório de aves domésticas (com falo não introdutório).
Fonte: Ricardo José Garcia Pereira.

A espermatocitogênese refere-se aos processos de divisão celular, mitose e meiose, que ocorrem a partir das espermatogônias até que se formem as espermátides; já a espermiogênese refere-se ao processo de transformação da espermátide em espermatozoide (Figura 3). O tempo requerido para a espermatogênese varia pouco entre as espécies aviárias estudadas até o momento, sendo de 11 dias em codornas, de 12 a 13 dias em galos e de 14 dias em patos e galinhas-d'angola.[18-21]

Como esquematizado na Figura 3, quatro tipos de espermatogônias estruturalmente diferentes são descritas nas aves: A_d, A_{p1}, A_{p2} e B. A espermatogônia A_d (A *dark*) corresponde à célula-tronco, que se divide por mitose e origina duas células filhas, A_d e A_{p1} (A *pale 1*), provendo, dessa forma, a reposição das células-tronco, além de fornecer células que passam por mitose para a formação dos gametas masculinos. A espermatogônia A_{p1} se divide e forma duas espermatogônias A_{p2} (A *pale 2*), que se dividem em duas espermatogônias B. Cada espermatogônia B se divide por mitose e origina dois espermatócitos primários, que iniciam a primeira meiose e se dividem para formar dois espermatócitos secundários. Por fim, cada espermatócito secundário origina duas espermátides pela finalização da segunda meiose. Assim, cada espermatogônia A_{p1} é responsável pela produção de 32 espermátides.[22,23]

Há 10 associações celulares no epitélio seminífero das codornas, e cada uma é designada como estágio do epitélio seminífero. Uma sequência completa dos estágios celu-

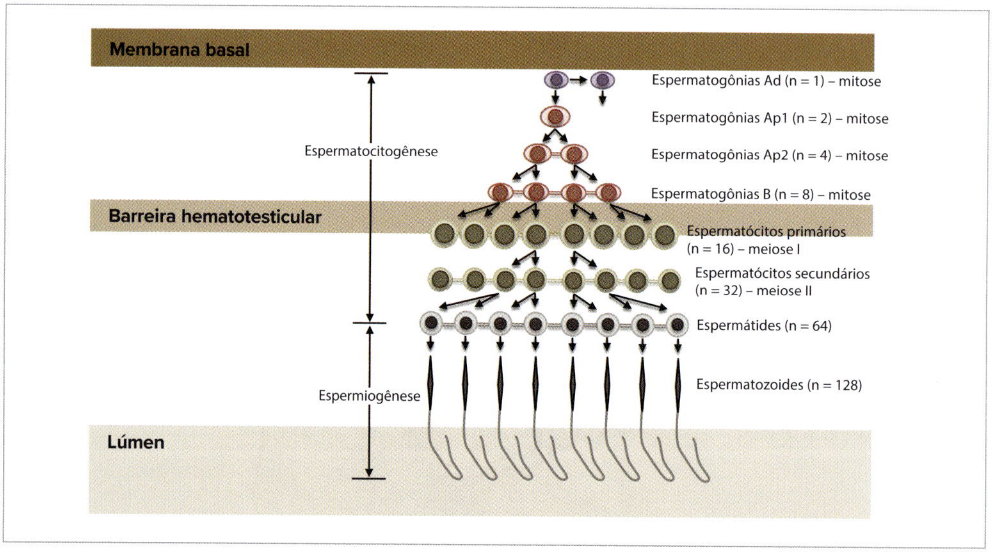

FIGURA 3 Esquema simplificado da espermatogênese nas aves, apresentando as células germinativas da linhagem espermática no túbulo seminífero com suas divisões e transformações até a formação do espermatozoide imaturo. Próximo à lâmina basal do túbulo seminífero estão localizadas as células germinativas menos diferenciadas. Conforme se diferenciam, vão se movendo em direção ao lúmen do túbulo seminífero, passando pela barreira hematotesticular. A barreira hematotesticular, formada pelas junções compactas entre as células de Sertoli, divide o epitélio seminífero nos compartimentos basal e adluminal. A espermatogênese é dividida em espermatocitogênese e espermiogênese. A espermatocitogênese corresponde ao processo de divisão celular por mitose dos diferentes tipos de espermatogônias e à divisão dos espematócitos primário e secundário por meiose até a formação da espermátide, enquanto a espermiogênese corresponde à transformação da espermátide em espermatozoide.
Fonte: acervo dos autores.

lares dentro do epitélio seminífero é conhecida como ciclo do epitélio seminífero, cuja duração varia de espécie para espécie. Nas codornas esse ciclo é estimado em 2,69 dias; nos galos estima-se em 3 a 4 dias. Para produzir 32 células espermáticas são necessários 4,75 ciclos do epitélio seminífero. No epitélio seminífero uma série completa dos estágios é arranjada de forma helicoidal ao longo do túbulo seminífero, sendo referida como onda espermatogênica. Cada estágio dura de 2,5 a 15,5 horas, e consequentemente a prevalência de cada estágio é proporcional a seu tempo de duração.[24,25]

A espermiogênese é a fase final da espermatogênese, correspondente ao processo de transformação da espermátide em espermatozoide, como resumido na Figura 4. O início da espermiogênese é caracterizado pela formação da vesícula acrossomal, a partir do complexo de Golgi, que apresenta, nessa fase, um formato esférico[26] (Figura 4A). Assim que surge a vesícula acrossomal, o núcleo vai se tornando excêntrico, movendo-se em favor da superfície celular, tendo em seu polo cranial a vesícula acrossomal, que por sua vez entra em contato com o envelope nuclear (Figura 4B).[27] Nesse momento, os centríolos distal e proximal se aproximam da região justanuclear na porção contrária à vesícula acrossomal, aumentando o contato do envelope nuclear com a vesícula acrossomal, que toma a forma elíptica e depois a forma de cúpula (Figura 4C).[26] O núcleo começa a se alongar, mostrando uma aparência irregular e rugosa, e a extremidade do acrossoma entra em contato com a membrana plasmática da espermátide. O acrossoma se alonga e se torna mais fino, apresentando a forma de "U" e tornando a membrana acrossomal completamente rodeada pela membrana plasmática.[26,28] Com o desenvolvimento, a cabeça se torna mais delgada com um acúmulo de pequenos grânulos densos, que vão se tornando coalescentes com a condensação da cromatina (Figura 4D).

Durante a formação da cabeça, um sistema altamente ordenado de microtúbulos citoplasmáticos ou manchetes é observado ao redor do núcleo em desenvolvimento.[28] A manchete da espermátide é uma organela transeunte composta de numerosos microtúbulos localizados próximo ao núcleo, que aparece imediatamente antes da condensação da cromatina. Inicialmente, vários microtúbulos circulares aparecem próximo ao núcleo; quando a espermátide assume um formato alongado na região do acrossoma, o número de microtúbulos aumenta e eles começam a formar grupos. Alguns microtúbulos são organizados próximos uns dos outros, de maneira regular; enquanto outros são distribuídos em várias direções, de maneira irregular. Os microtúbulos formam-se logo após a formação da vesícula acrossomal, rodeiam a superfície de todo o núcleo e se estendem até o centríolo distal na região posterior da espermátide, adquirindo um arranjo circular ordenado, designado manchete circular (Figura 4E). Logo após o núcleo completar seu alongamento, os microtúbulos da manchete circular são substituídos por uma nova formação de túbulos quase retos, dispostos paralelamente ao longo do eixo do núcleo, a manchete longitudinal.[26,29,30]

Quando a cromatina nuclear começa se condensar, durante um estágio mais tardio de maturação da espermátide, é observada a deposição de material eletrodenso muito próximo aos centríolos, na região do flagelo, que coincide com o aparecimento das bainhas mitocondrial e amorfa e com a liberação do flagelo do citoplasma.[29] As mitocôndrias dispersas no citoplasma rodeiam a base do complexo de filamento axial anterior ao anel e formam a bainha mitocondrial da peça intermediária.[26] Os centríolos tomam uma posição imediatamente caudal ao desenvolvi-

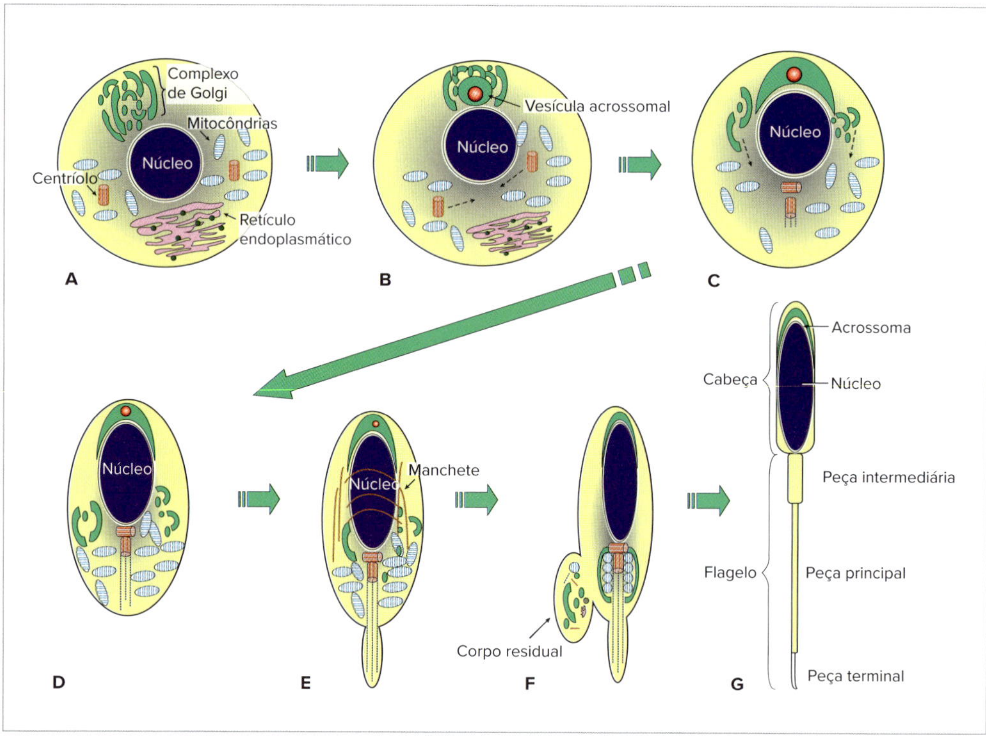

FIGURA 4 Desenho esquemático da espermiogênese nas aves, mostrando a transformação da espermátide em espermatozoide. A: espermátide redonda contendo complexo de Golgi bem desenvolvido, mitocôndrias, retículos endoplasmáticos e os dois centríolos. B: início da transformação da espermátide. O complexo de Golgi origina a vesícula acrossomal, o núcleo vai se tornando excêntrico e os centríolos começam a se deslocar. C: a vesícula acrossomal entra em contato com o envelope nuclear, toma a forma elíptica e em seguida a de cúpula. Os centríolos distal e proximal se aproximam da região justanuclear, na região oposta à vesícula acrossomal, iniciando a enucleação dos centríolos para a formação do axonema, enquanto mitocôndrias, lamelas de Golgi e retículo endoplasmático migram em direção aos centríolos. D: o núcleo começa a se alongar, torna-se irregular e rugoso, a extremidade do acrossoma entra em contato com a membrana plasmática da espermátide, o acrossoma se alonga e se torna mais fino, apresentando a forma de "U", e o axonema vai se alongando. E: observa-se um sistema altamente ordenado de microtúbulos citoplasmáticos ou manchete ao redor do núcleo em desenvolvimento, tornando o núcleo mais fino com acúmulo de pequenos grânulos densos, que se tornam coalescentes. Ocorre então a condensação da cromatina, e ao mesmo tempo o flagelo é formado. F: as manchetes são desintegradas, e o resquício de citoplasma e constituintes celulares formam o corpo residual, que será eliminado. As mitocôndrias se organizam para formar a região da peça intermediária e as lamelas de Golgi formam a membrana plasmática do flagelo e a bainha mitocondrial. G: após a formação, o espermatozoide das aves tem um formato alongado, podendo dividir-se em cabeça, contendo núcleo e acrossoma na porção apical, e flagelo, contendo a peça intermediária, a peça principal e a peça terminal.

Fonte: acervo dos autores.

mento da cabeça, o centríolo proximal é orientado transversalmente, ocupando uma concavidade na base da cabeça e o centríolo distal é orientado perpendicularmente ao longo do eixo do centríolo proximal.[28]

Quando as mitocôndrias migram da parte anterior da espermátide para a parte onde será formada a bainha mitocondrial, observa-se que a função da manchete desaparece e os microtúbulos se desintegram, podendo deixar apenas pequenas quantidades de material eletrodenso, que é degradado mais tarde com os remanescentes de protrusões citoplasmáticas (Figura 4F).[29]

Durante a condensação da cromatina e o alongamento nuclear, o citoplasma da espermátide vai se tornado cada vez mais denso e vai sendo liberado caudalmente ao núcleo da espermátide. Essa massa de citoplasma desprende-se da cabeça da espermátide para formar o corpo residual, fagocitado pela célula de Sertoli.[27] Enquanto isso, as espermátides são transportadas de dentro das criptas das células de Sertoli para o lúmen dos túbulos seminíferos, desprendendo-se nesse lúmen, em um processo denominado espermiação.

Após a formação, os espermatozoides (Figura 4G) em grande parte das aves têm um formato afilado e vermiforme, apresentando nas espécies domésticas largura entre 0,5 e 0,7 mcm e comprimento entre 75 e 90 mcm.[8] Todavia, em termos estruturais, esses espermatozoides não diferem daqueles observados nos mamíferos, pois são compostos de acrossoma, núcleo, peça intermediária e cauda. Ademais, aves da ordem Passeriformes produzem espermatozoides com extensões laterais da membrana plasmática dispostas de forma helicoidal (membrana helicoidal), que dependendo da espécie podem se estender da região do acrossoma até o final da peça intermediária.[7] Como consequência, espermatozoides de não passeriformes apresentam um movimento espermático ondulatório semelhante ao de mamíferos, enquanto os de aves passeriformes giram rapidamente ao longo do eixo longitudinal da espiral, como um saca-rolha.

Transporte espermático

Ao final da espermatogênese, os espermatozoides são liberados no lúmen do túbulo seminífero suspensos no líquido secretado pelas células de Sertoli, dotados de uma motilidade limitada.[31,32] Os espermatozoides são transportados através dos túbulos seminíferos em direção aos túbulos retos dos testículos, devido à pressão hidrostática do líquido dos túbulos seminíferos associada à contratilidade das células mioepiteliais.[8] O deslocamento dos espermatozoides pelos túbulos retos, ductos eferentes proximais e distais, ductos epididimários e ductos deferentes aparentemente depende de peristaltismo.[8]

Durante o percurso pelos ductos eferentes e epididimários, há absorção ativa dos fluidos produzidos pelos túbulos seminíferos (evidenciado por aumentos significativos nas concentrações espermáticas), secreção de proteínas, aminoácidos e eletrólitos e certo grau de maturação espermática (principalmente vinculada ao incremento da motilidade).[8,31] Contudo, cabe enfatizar que os espermatozoides das aves colhidos dos testículos são capazes de fecundar o oócito quando introduzidos no oviduto acima do esfíncter vaginal.[31]

Estudos demonstram que os espermatozoides de galos não passam por modificações morfológicas após a espermiação,[16] no entanto ainda não é bem estabelecido quais os mecanismos que promovem a melhora na motilidade dos espermatozoides durante essa maturação funcional nos ductos extragonadais.[32] Também não é comprovada a dependência da testosterona ou do estrógeno ou de ambos na maturação espermática extragonadal.[32] Cerca de 90% do sêmen produzido é armazenado nos ductos deferentes, principalmente nas porções mais próximas à cloaca. Porém, apesar de os espermatozoides nos ductos deferentes apresentarem total capacidade para se mover, eles permanecem imóveis ao longo de sua estocagem, possivelmente por mecanismos que envolvem temperatura, pH e composição bioquímica do plasma seminal.[32] Em galos, por exemplo, ficou comprovado que o movimento flagelar é temperatura-dependente, com a motilidade espermática inibida a 40 a 41 °C e estimulada com a queda da temperatura no momento da ejaculação.[33]

O sêmen das aves é caracterizado por apresentar baixo volume e alta concentração, sendo importante sua avaliação quanto à motilidade espermática e alterações morfológicas para tentar predizer sua capacidade fertilizante.[34-36] Mais detalhes sobre a avaliação das características seminais das aves estão descritos no capítulo 25 ("Biotecnologia do sêmen e inseminação artificial em aves").

NEUROENDOCRINOLOGIA REPRODUTIVA DO MACHO

Como visto anteriormente, os testículos das aves sofrem mudanças radicais de tamanho durante o processo de maturação sexual e, no caso das espécies de reprodução sazonal, também durante as diferentes estações do ano. A função testicular é modulada por uma série de fatores externos e regulada por vários hormônios que, juntos, possibilitam que as diferentes espécies aviárias se adaptem a biomas variados pelo mundo.[37] Sinais ambientais são captados pelos diferentes sistemas sensoriais das aves (fotorreceptores no cérebro, glândula pineal, entre outros) que, juntamente com sinais internos (estado nutricional, estresse etc.), modulam a secreção de neuropeptídeos no hipotálamo.[37,38] Ao serem liberadas no sistema porta-hipofisário, essas substâncias irão estimular ou inibir a síntese e a liberação de gonadotrofinas (LH e FSH) pela hipófise anterior, e por essa razão elas são chamadas de hormônios liberadores e inibidores de gonadotrofinas (GnRH e GnIH, respectivamente).[7,37,38]

Curiosamente em aves, pesquisadores identificaram dois tipos de hormônios liberadores de gonadotrofinas: o GnRH-I e o GnRH-II. Ao que tudo indica, o GnRH-I está diretamente envolvido na secreção de gonadotrofinas, ao passo que o GnRH-II parece estimular o comportamento sexual nas aves. Outra descoberta surpreendente na endocrinologia aviária foi a presença de um fator suplementar de controle hipotalâmico, o GnIH, que, sob a influência da melatonina, reduz a secreção de gonadotrofinas pela hipófise anterior.[38,39] Esse sistema melatonina-GnIH é extremamente importante para o controle endócrino-gonadal das aves, pois traduz as informações sobre o fotoperíodo (duração do dia em relação à noite em um período de 24 horas), e a compreensão desses mecanismos serve como base, por exemplo, dos programas de luz no controle reprodutivo em aves domésticas[8,37,38] (Figura 5).

Uma das gonadotrofinas, o hormônio luteinizante (LH), atua primariamente sobre o testículo endócrino, estimulando a produção de andrógenos (principalmente testosterona e androstenediona) pelas células de Leydig, ao mesmo tempo que o hormônio folículo-estimulante (FSH) age sinergicamente com os andrógenos sobre as células de Sertoli, promovendo a espermatogênese.[7,37] Além de fundamental para a espermatogênese, a secreção de andrógenos pelos testículos de machos adultos é responsável pelo desenvolvimento dos epidídimos, ductos deferentes, estruturas copulatórias, características sexuais secundárias, e pela expressão de comportamentos reprodutivos (p. ex., vocalização, territorialidade, corte, cópula etc.).

Importante lembrar que a testosterona também regula a liberação de LH por retroalimentação negativa, na qual altos níveis desse esteroide suprimem a secreção de GnRH e, consequentemente, de LH. Em contrapartida, as células de Sertoli produzem a inibina e a ativina, hormônios polipeptídicos que entram na circulação sistêmica e seletivamen-

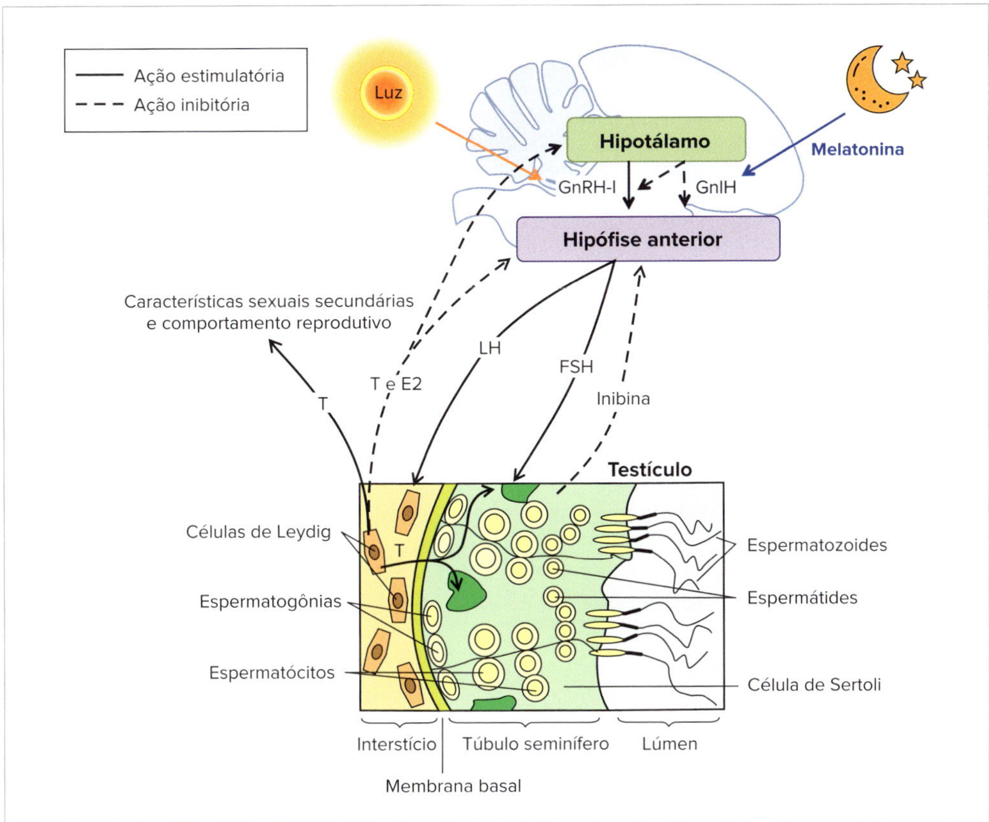

FIGURA 5 Eixo hipotalâmico-hipofisário-gonadal em machos de aves, mostrando os principais componentes da endocrinologia reprodutiva dos machos. Os mensageiros endócrinos (ou seja, hormônios, neurotransmissores, fatores etc.) estão representados em negrito.

E2: estrógeno; FSH: hormônio folículo-estimulante; GnIH: hormônio inibidor de gonadotrofinas; GnRH-I: hormônio liberador de gonadotrofinas; LH: hormônio luteinizante; T: testosterona.

Fonte: Ricardo José Garcia Pereira.

te suprimem ou estimulam a secreção de FSH pela hipófise anterior.[7,8,37]

Tanto quanto nas fêmeas, o início da atividade reprodutiva nos machos é afetado pelo fotoperíodo. Embora o início da atividade reprodutiva possa ser adiantado ou atrasado por esquemas de luz, a maturação sexual eventualmente ocorre na ausência de regime fotoestimulatório. O início espontâneo da atividade sexual parece ser consequência de mudanças no controle de *feedback* negativo dos hormônios esteroides sobre a liberação de gonadotrofinas. No macho, a quantidade de andrógeno necessária para reduzir a secreção de gonadotrofinas aumenta com o crescimento da ave, o que conduz ao aumento da concentração de LH com a proximidade da maturidade sexual. Contudo, é importante ressaltar que, no macho, a maturidade sexual precoce pode ser altamente vantajosa, particularmente quando os reprodutores são utilizados como doadores de sêmen em programas de inseminação artificial. Da mesma forma que nas fêmeas, o potencial fertilizante do sêmen dos machos também declina com a idade, sendo necessária sua substituição.[40]

REFERÊNCIAS

1. Amann R. Lessons for the poultry industry gleaned from experiences with other commodity species. Poult Sci 1999 Mar;78(3):419-27.
2. Donoghue A. Prospective approaches to avoid flock fertility problems: predictive assessment of sperm function traits in poultry. Poult Sci 1999 Mar;78(3):437-43.
3. Almeida J, Resende OA. História, evolução e perspectivas futuras da inseminação artificial em aves domésticas: revisão de literatura. Res Soc Dev 2023 May 25;12(5):e25112541780.
4. Almeida J, Resende OA. Inseminação artificial em aves não domésticas: uma revisão. Res Soc Dev 2023 Jul 21;12(7):e10712742588.
5. Sasanami T, Izumi S, Sakurai N, Hirata T, Mizushima S, Matsuzaki M, et al. A unique mechanism of successful fertilization in a domestic bird. Sci Rep 2015;5:1-7.
6. Aire TA. Anatomy of the testis and male reproductive tract. In: Jamieson BMG (ed.). Reproductive biology and phylogeny of birds, part A: Phylogeny, morphology, hormones, fertilization. New Hampshire: Science Publishers; 2007. p.37-113.
7. Pereira RJG. Reprodução das aves. In: Cubas ZS, Silva JCR, Catão-Dias JL (eds). Tratado de animais selvagens: medicina veterinária. 2.ed. São Paulo: Roca; 2014. p.2235-69.
8. Vizcarra J, Alan R, Kirby J. Reproduction in male birds. In: Sturkie's Avian Physiology. Elsevier; 2015. p.667-93.
9. Briskie JV, Montgomerie R. Testis size, sperm size and competition. In: Jamieson BGM (ed.). Reproductive biology and phylogeny of birds, part A: Phylogeny, morphology, hormones, fertilization. Volume 6A of Series: Reproductive biology and phylogeny. New Hampshire: Science Publishers; 2007. p.513-51.
10. McGary S, Estevez I, Bakst MR, Pollock DL. Phenotypic traits as reliable indicators of fertility in male broiler breeders. Poult Sci 2002;81(1):102-11.
11. McGary S, Estevez I, Bakst M. Potential relationships between physical traits and male broiler breeder fertility. Poult Sci 2003 Feb;82(2):328-37.
12. Moyle JR, Yoho DE, Whipple SM, Donoghue AM, Bramwell RK. Sperm production and testicular development of broiler breeder males reared on shortened growth cycles. J Appl Poult Res 2012 Mar;21(1):88-94.
13. Sarabia Fragoso J, Pizarro Díaz M, Abad Moreno JC, Casanovas Infesta P, Rodriguez-Bertos A, Barger K. Relationships between fertility and some parameters in male broiler breeders (body and testicular weight, histology and immunohistochemistry of testes, spermatogenesis and hormonal levels). Reprod Domest Anim 2013;48(2):345-52.
14. Wilson JL, Krista LM, McDaniel GR, Sutton CD. Correlation of broiler breeder male semen production and testes morphology. Poult Sci 1988 Apr;67(4):660-8.
15. Budras K-D, Meier U. The epididymis and its development in ratite birds (ostrich, emu, rhea). Anat Embryol (Berl) 1981 Aug;162(3):281-99.
16. Jones RC, Lin M. Spermatogenesis in birds. Oxf Rev Reprod Biol 1993;15:233-64.
17. Aire TA. Spermatogenesis and testicular cycles. In: Jamieson BGM (ed.). Reproductive biology and phylogeny of birds, part A: Phylogeny, morphology, hormones, fertilization. New Hampshire: Science Publishers; 2007. p.279-347.
18. Amir d, Braun-Eilon B, Schindler H. Passage and disappearance of labelled spermatozoa in the genital tract of the male Japanese quail in segregation or cohabitation. Ann Biol Anim Biochim Biophys 1973;13(3):321-8.
19. Clulow J, Jones RC. Production, transport, maturation, storage and survival of spermatozoa in the male Japanese quail, Coturnix coturnix. Reproduction 1982 Mar 1;64(2):259-66.
20. Marchand CR. Etude par autoradiographie et marquage à la thymidine tritiée de la durée de la spermatogénèse du canard de barbarie (Cairina moschata L.). CR Soc Biol 1977;171:927-31.
21. Noirault J, Brillard J-P, Bakst MR. Spermatogenesis in the turkey (Meleagris gallopavo): quantitative approach in immature and adult males subjected to various photoperiods. Theriogenology 2006 Mar;65(4):845-59.
22. Lin M, Jones RC. Renewal and proliferation of spermatogonia during spermatogenesis in Japanese quail, Coturnix coturnix japonica. Cell Tissue Res 1992; 267:591-601.
23. Thruston RJ, Korn N. Spermiogenesis in commercial poultry species: anatomy and control. Poultry Sci 2000;79:1650-68.
24. Lin M, Jones RC. Spatial arrangement of the stages of the cycle of the seminiferous epitelium in the Japanese quail, Coturnix coturnix japonica. J Reprod Fertil 1990;90:361-7.
25. Lin M, Jones RC, Blackshaw AW. The cycle of the seminiferous epitelium in the Japanese quail (Coturnix coturnix japonica) and estimation of its duration. J Reprod Fertil 1990;88:481-90.
26. Okamura F, Nishiyama H. The early development of the tail and the transformation of the shape of the nucleus of the spermatid of the domestic fowl, Gallus gallus. Cell Tissue Res 1976 Jun;169(3).
27. Sprando RL, Russell LD. Spermiogenesis in the red-ear turtle (Pseudemys scripta) and the domestic fowl (Gallus domesticus): a study of cytoplasmic events including cell volume changes and cytoplasmic elimination. J Morphol 1988 Oct 6;198(1):95-118.
28. Tingari MD. Observations on the fine structure of spermatozoa in the testis and excurrent ducts of the male fowl, Gallus domesticus. Reproduction 1973 Aug 1;34(2):255-65.
29. Maretta M. Formation and role of the manchette microtubules in the poultry spermatids. Acta Vet Brno 1995;64(1):23-9.

30. Soley JT. Nuclear morphogenesis and the role of the manchette during spermiogenesis in the ostrich (Struthio camelus). J Anat 1997 Jun 19;190(4):563-76.
31. Wishart GJ, Horrocks AJ. Fertilization in birds. In: Fertilization in Protozoa and Metazoan animals. Berlin, Heidelberg: Springer Berlin Heidelberg; 2000. p.193-222.
32. Matsuzaki M, Sasanami T. Sperm motility regulation in male and female bird genital tracts. J Poult Sci 2022;59(1):0200105.
33. Ashizawa K, Sano R. Effects of temperature on the immobilization and the initiation of motility of spermatozoa in the male reproductive tract of the domestic fowl, gallus domesticus. Comp Biochem Physiol Part A Physiol 1990 Jan;96(2):297-301.
34. Rui BR, Angrimani DSR, Losano JDA, Bicudo L de C, Nichi M, Pereira RJG. Validation of simple and cost-effective stains to assess acrosomal status, DNA damage and mitochondrial activity in rooster spermatozoa. Anim Reprod Sci 2017 Dec;187:133-40.
35. Wolc A, White IM, Olori VE, Hill WG. Inheritance of fertility in broiler chickens. Genet Sel Evol 2009 Dec 29;41(1):47.
36. Parker HM, McDaniel CD. Selection of young broiler breeders for semen quality improves hatchability in an industry field trial. J Appl Poult Res 2002;11(3):250-9.
37. Deviche P, Hurley LL, Fokidis HB. Avian testicular structure, function, and regulation. In: Hormones and reproduction of vertebrates. Elsevier; 2011. p.27-70.
38. Bédécarrats GY, Baxter M, Sparling B. An updated model to describe the neuroendocrine control of reproduction in chickens. Gen Comp Endocrinol 2016 Feb;227:58-63.
39. Tsutsui K, Bentley GE, Bedecarrats G, Osugi T, Ubuka T, Kriegsfeld LJ. Gonadotropin-inhibitory hormone (GnIH) and its control of central and peripheral reproductive function. Front Neuroendocrinol 2010; 31(3):284-95.
40. Celeghini ECC, Albuquerque R, Arruda RP, Lima CG. Avaliação das características seminais de galos selecionados para a reprodução pelo desenvolvimento da crista. Braz J Vet Res Anim Sci 2001;38(4):177-83.

CAPÍTULO **24**

Fertilização e desenvolvimento reprodutivo em aves

Ricardo José Garcia Pereira
Eneiva Carla Carvalho Celeghini
Gabriel de Miranda Teodoro Soares
Ricardo de Albuquerque

INTRODUÇÃO

A fertilização, processo em que o pronúcleo masculino se une ao pronúcleo feminino para formar um zigoto, é fundamental para o sucesso reprodutivo. Por essa razão, características relacionadas à fertilidade são objeto de intensa seleção em programas de melhoramento genético de aves domésticas visando minimizar custos com a produção de ovos não embrionados. Falhas na fertilização representam um desperdício de investimento em gametas para qualquer grupo taxonômico, mas esse gasto é ainda maior se considerarmos fêmeas que produzem ovos megalécitos (isto é, com grande quantidade de vitelo), como no caso de aves, répteis e peixes.[1] No entanto, aves têm uma enorme vantagem em relação aos mamíferos pela facilidade em coletar e examinar os ovos quanto a sua fertilidade, apesar das dificuldades em certos casos para diferenciar entre infertilidade e mortalidade embrionária em estágios bem iniciais.

Outro ponto favorável no tocante à fertilidade, mortalidade embrionária e desenvolvimento reprodutivo inicial em aves é a riqueza de conhecimentos provenientes da avicultura industrial, pois problemas de fertilidade e eclosão são ainda frequentes em linhagens comerciais modernas, embora em termos percentuais bem reduzidos quando comparadas a aves selvagens.

Desse modo, o intuito com este capítulo é abordar aspectos que afetam mais diretamente a fertilização e o desenvolvimento reprodutivo de aves, enfatizando principalmente as particularidades desse grupo em relação aos mamíferos, subclasse de vertebrados mais difundido tanto no ensino quanto na pesquisa da biologia reprodutiva.

FERTILIZAÇÃO

Diferentemente dos mamíferos, os espermatozoides oriundos dos testículos de aves podem ser móveis *in vitro* e têm a capacidade de fertilizar *in vivo*.[2,3] Porém, a motilidade desses espermatozoides testiculares é bem limitada, elevando-se após a passagem pelos epidídimos e atingindo seu máximo nos ductos deferentes.[2,4] Em galos e patos domésticos, os espermatozoides, quando mantidos próximo à temperatura corpórea (40 a 41 °C), permanecem imóveis, recuperando sua motilidade em temperaturas abaixo dos 35 °C.[2,5] Essa inibição da motilidade dependente de temperatura foi apenas parcialmente observada em perus, mas não foi comprovada em codornas e abetardas.[6]

Durante a cópula, machos de aves inseminam as fêmeas com um número de espermatozoides muito superior ao necessário para fertilizar os oócitos, uma estratégia para aumentar suas chances de sucesso em face da competição espermática. Na maioria das espécies poligâmicas, os ejaculados são caracterizados por altas concentrações espermáticas (acima de 4 bilhões/mL), elevada motilidade e velocidade dos espermatozoides e baixa taxa de anormalidades morfológicas, enquanto espécies monogâmicas comumente apresentam diversas irregularidades de tamanho e forma celular e alta incidência de espermatócitos e espermátides em seus ejaculados.[7]

Grande parte dos espermatozoides inseminados é expelida ou destruída durante seu percurso pelo trato reprodutor feminino por uma série de "filtros" anatômicos e fisiológicos, sendo a vagina o primeiro deles. Estima-se que apenas 1% a 2% dos espermatozoides consigam alcançar as glândulas hospedeiras de espermatozoides presentes na junção uterovaginal (Figura 1), revelando um intenso processo de seleção nesse trajeto.[2] Uma vez dentro das glândulas hospedeiras, esses espermatozoides viáveis permanecem imóveis e estocados por 7 a 15 dias em galinhas e por até 70 dias em peruas, sendo a maior capacidade de estocagem em peruas ligada ao maior número total de glândulas hospedeiras.[8,9]

Após a postura de cada ovo, os espermatozoides são expelidos por contrações dessas glândulas hospedeiras, aparentemente induzidas pelos picos de progesterona relacionados à ovulação, assegurando uma sincronia entre essa liberação e o ciclo ovulatório.[1,4] O avanço dos espermatozoides pelo útero, istmo e magno é passivo e independente da motilidade espermática (ou seja, acontece devido aos movimentos antiperistálticos do oviduto), visto que espermatozoides mortos inseminados após a junção uterovaginal alcançam o infundíbulo em proporções semelhantes àquelas observadas com espermatozoides vivos.[1]

Diversas evidências também apontam que, diferentemente dos mamíferos, os espermatozoides de aves não necessitam de capacitação prévia, dado que são aptos a fertilizar os oócitos *in vitro* sem nenhum contato prévio com secreções do oviduto ou meios de capacitação.[10] Ao chegar ao infundíbulo inferior, os espermatozoides se alojam em invaginações da mucosa do epitélio, também conhecidas como glândulas hospedeiras secundárias (Figura 1), as quais abrigam um número bem reduzido de espermatozoides e por um curto espaço de tempo.

A fertilização nas aves ocorre no infundíbulo cerca de 15 minutos após a ovulação.[2,10] Nesse momento o oócito é apenas circundado pela membrana perivitelínica interna (MPI), uma malha de fibras glicoproteicas capaz de induzir a reação acrossomal e que permite a penetração de vários espermatozoides no oócito (poliespermia), preferencialmente sobre a região do disco germinativo[1,2] (Figura 1).

Ao contrário do que acontece em mamíferos (nos quais a poliespermia é letal para o embrião), essa entrada de muitos espermatozoides no oócito aviário é conhecida como "poliespermia fisiológica" e é fundamental para o desenvolvimento embrionário em aves.[11] Os furos decorrentes dessa hidrólise da MPI pelas enzimas acrossomais podem ser visualizados ao microscópio, e sua contagem é frequentemente utilizada para quantificar a fertilidade em aves domésticas.[12] Todavia, a fim de evitar uma penetração excessiva de espermatozoides na MPI (o que configuraria uma poliespermia patológica), ao progredir para a parte distal do infundíbulo e proximal do magno o oócito é revestido pela membrana perivitelínica externa (MPE), que os espermatozoides não conse-

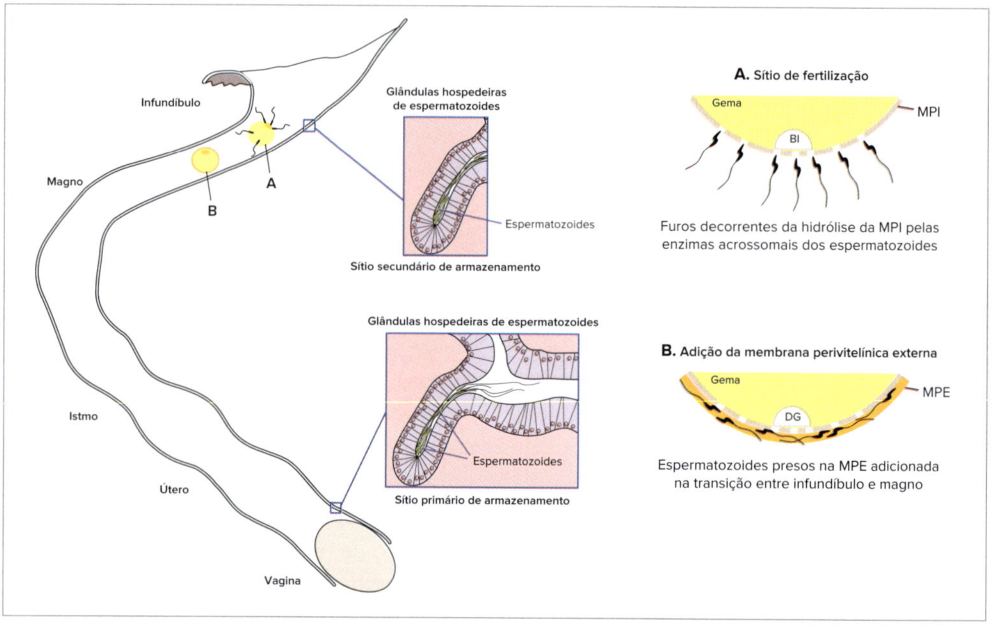

FIGURA 1 Desenho representativo do oviduto aviário enfatizando os sítios de armazenamento de espermatozoides e os locais de fertilização e adição da membrana perivitelínica externa.
BI: blastodisco; DG: disco germinativo; MPE: membrana perivitelínica externa; MPI: membrana perivitelínica interna.
Fonte: acervo dos autores.

guem perfurar, ficando presos entre suas fibras[10] (Figura 1).

Os espermatozoides que penetraram a MPI sobre o disco germinativo são incorporados ao ooplasma e formam diversos pronúcleos masculinos, entretanto apenas o pronúcleo masculino localizado mais ao centro do disco germinativo se funde ao pronúcleo feminino durante a singamia (aproximadamente 3 a 5 horas após a ovulação).[1,10,13] Os espermatozoides excedentes são necessários para a completa ativação oocitária, uma vez que algumas de suas substâncias (como fosfolipase C-zeta, aconitato hidratase e citrato sintetase) parecem desencadear oscilação de cálcio, essenciais para a progressão dos ciclos celulares durante a embriogênese inicial.[14] Os pronúcleos supranumerários que não realizaram a singamia gradualmente se dispersam para a periferia do disco germinativo e são posteriormente degradados por DNases.[1,13,15]

DESENVOLVIMENTO EMBRIONÁRIO NO OVIDUTO

Em galinhas, os ovos fertilizados levam em média 3 horas no magno para a incorporação do albúmen, 1,5 hora no istmo para a deposição das membranas de casa e 20 horas no útero para a formação da casca (Figura 2). Assim, o zigoto inicia suas primeiras divisões celulares próximo à chegada do ovo ao útero, de modo que, no momento da oviposição, o embrião já apresenta de 30 mil a 60 mil células.[16]

Esse desenvolvimento embrionário em galinhas, que começa dentro do útero e continua após a ovipostura durante a incubação, é categorizado em estágios segundo dois sistemas bem estabelecidos na literatura: a classificação Eyal-Giladi e Kochav (EGK – referente ao desenvolvimento embrionário intrauterino) e a classificação de Hamburger

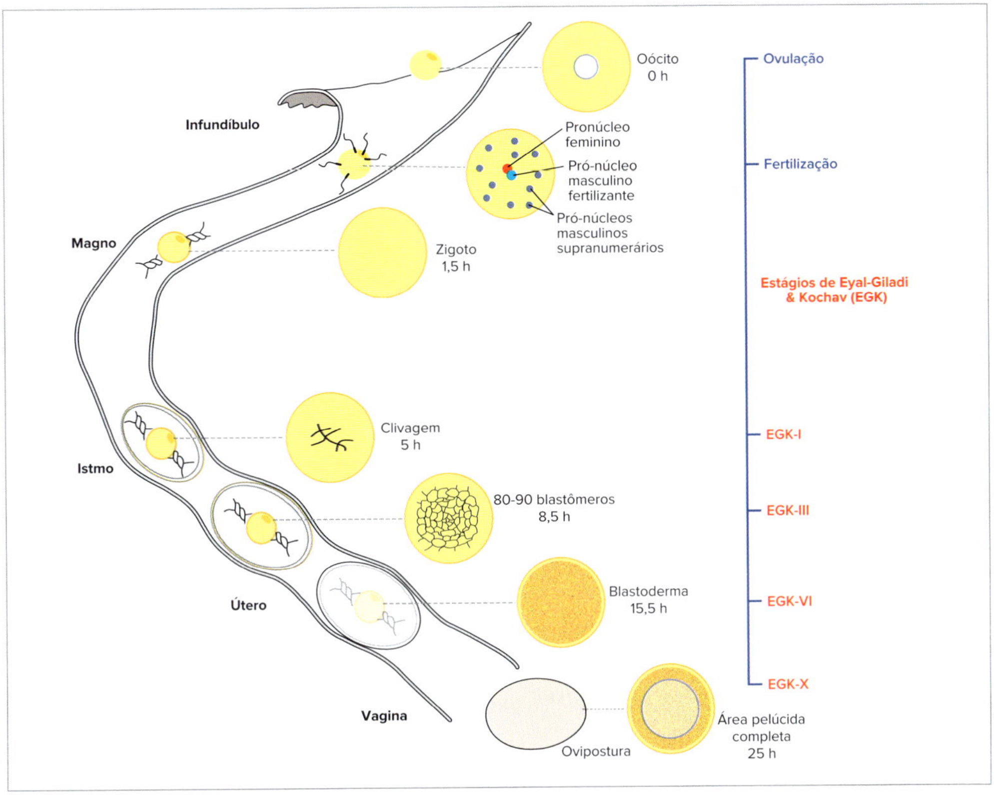

FIGURA 2 Desenvolvimento embrionário inicial dentro do oviduto de galinhas domésticas. Após a penetração dos espermatozoides durante a fertilização, há a formação de vários pronúcleos masculinos. Porém, apenas um realizará a singamia com o pronúcleo feminino, ao passo que os demais se tornarão pronúcleos supranumerários. Diferentes estágios do desenvolvimento encontram-se com o tempo estimado de permanência no oviduto. Em vermelho estão descritos os estágios de desenvolvimento intrauterino segundo Eyal-Giladi & Kochav.[18]

Fonte: acervo dos autores.

e Hamilton (HH – referente ao desenvolvimento embrionário pós-postura). O critério de EGK define o desenvolvimento embrionário desde o estágio de clivagem inicial (EGK-I) até a etapa de formação completa das áreas opaca e pelúcida do embrião (EGK-X), enquanto o critério de HH padroniza os estágios de desenvolvimento embrionário dos dias 0 até 9 de incubação.[16,17] Ambos os sistemas de classificação embrionária foram e continuam sendo de extrema importância na pesquisa e ensino nas áreas de embriologia e reprodução de aves.

DETERMINAÇÃO E DIFERENCIAÇÃO SEXUAL

O sexo nas aves, assim como em mamíferos, é determinado por genes específicos presentes nos cromossomos sexuais. Todavia, diferentemente dos cromossomos sexuais XY/XX em mamíferos, as aves exibem os cromossomos sexuais ZZ/ZW, em que os machos são homogaméticos (ZZ) e as fêmeas são heterogaméticas (ZW), ou seja, o sexo dos filhotes nas aves é sempre definido pelo gameta feminino.[19] O cromossomo Z carrega o gene DMRT1 (do inglês, *Double-sex and Mab-3 Related Transcription Factor #1*), responsável pela determinação sexual em aves. Segundo os pesquisadores, a maior dosagem e expressão do gene DMRT1 em machos (ZZ) desencadeia o desenvolvimento de testículos, ao passo que sua menor dosagem e expressão em fêmeas (ZW) resulta no desenvolvimento de ovários[8,20] (Figura 3).

Após o estabelecimento do sexo genético, as cristas gonadais em galinhas começam a se formar a partir dos mesonefros no terceiro dia de incubação.[19] Concomitantemente, as células germinativas primordiais (precursoras das espermatogônias e oogônias) provenientes da região da crescente germinativa do epiblasto migram pela corrente sanguínea para colonizar os cordões sexuais (Figura 4). Tais eventos culminam em gônadas embrionárias que aos 3,5 dias de incubação são morfologicamente idênticas em ambos os sexos, sendo consideradas indiferenciadas ou bipotenciais.[19]

O processo de diferenciação gonadal inicia-se ao redor do quinto dia de incubação em galinhas, quando o gene DMRT1 dispara uma reação em cadeia (envolvendo genes como Foxl2, Rspo1, Sox9, aromatase, entre outros) que estabelecem a capacidade do embrião de converter andrógenos em estrógenos e sintetizar o hormônio antimülleriano (AMH) (Figura 3). Desse modo, a maior concentração do gene DMRT1 em machos resulta em altos níveis de AMH e baixos níveis de estrógenos, induzindo o desenvolvimento de testículos, enquanto sua menor concentração gera um ambiente hormonal inverso, que estimula o desenvolvimento ovariano.[8,19]

Outro detalhe importante no processo de diferenciação gonadal em aves acontece em embriões femininos após 7 dias de incubação, quando se inicia um desenvolvimento assi-

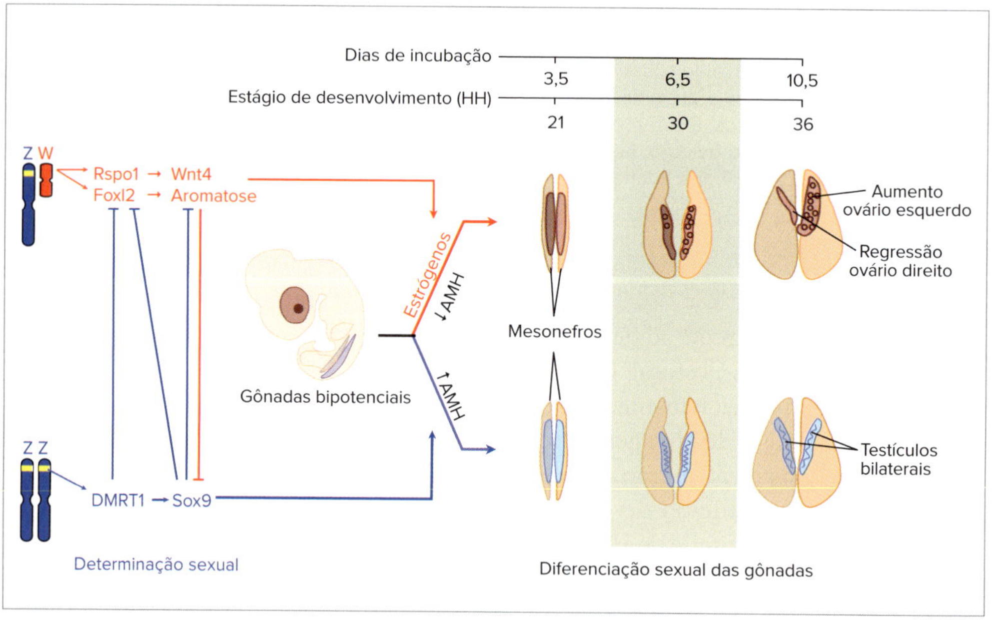

FIGURA 3 Determinação e diferenciação sexual em aves com detalhamento dos fatores moleculares (DMRT1, Sox9, Foxl2, Rspo1, Wnt4) e não moleculares (aromatase, hormônio antimülleriano – AMH, estrógenos) envolvidos nesses processos.

HH: estágios de desenvolvimento durante a incubação segundo Hamburger & Hamilton.[21]

Fonte: acervo dos autores.

métrico dos ovários com a involução gradual do ovário direito em relação ao esquerdo. Essa regressão persiste ao longo do desenvolvimento embrionário de muitas espécies, e explica por que em grande parte das aves apenas o ovário e o oviduto esquerdos permanecem funcionais.[19] Aos 10 dias de incubação, as gônadas de ambos os sexos já se encontram completamente diferenciadas, podendo ser identificadas macroscopicamente, contudo durante todo o desenvolvimento embrionário não há nenhuma característica externa que identifique o sexo do pintinho.

MATURIDADE SEXUAL

O desenvolvimento do sistema reprodutivo continua após a eclosão até a chegada da maturidade sexual, e a idade na qual as aves atingem essa maturidade é muito variável entre as espécies. De modo geral, grande parte das espécies de aves que se reproduzem sazonalmente alcança a maturidade sexual com 12 meses de idade, na primavera seguinte ao seu nascimento, sendo que apenas uma pequena fração de espécies é fisiologicamente capaz de se reproduzir no mesmo ano em que eclodem (p. ex., codornas, galinhas e pombos).[19] Todavia, em muitas ordens de aves existem espécies que não se reproduzem antes dos 2 anos de idade, como certas aves marinhas (albatrozes, gaivotas e pinguins), gansos, cisnes, grous, cegonhas, rapinantes, psitacídeos e ratitas, e em alguns casos extremos a puberdade só é alcançada após os 5 a 10 anos de idade, como em águias, condores

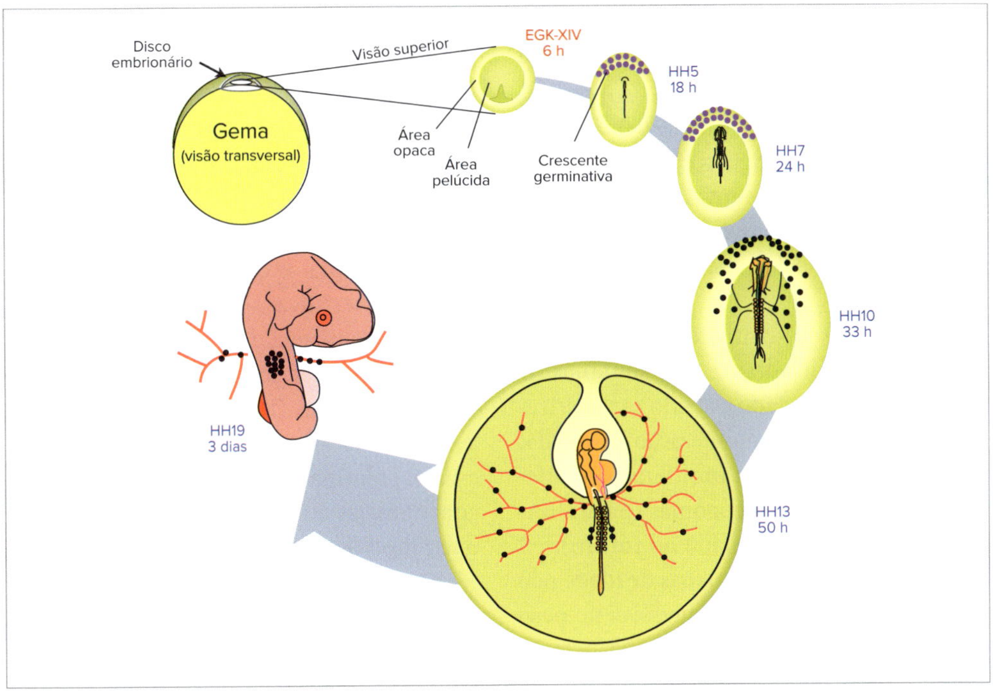

FIGURA 4 Colonização das cristas gonadais em aves pelas células germinativas primordiais (CGP, pontos pretos e roxos). Legendas em vermelho (EGK) e em azul (HH) representam, respectivamente, os estágios de desenvolvimento embrionário segundo Eyal-Giladi & Kochav[18] e Hamburger & Hamilton.[21] Horas e dias representam tempo de incubação em embriões de galinha.

Fonte: acervo dos autores.

e grandes albatrozes.[22] Essa maturidade tardia está intimamente relacionada à longevidade dos adultos e a sua capacidade de reproduzir por muitos anos, produzindo poucos filhotes por vez com um grande investimento parental por indivíduo. Tal circunstância contrasta com a maioria das aves, que evoluiu para tempos de vida mais curtos e ninhadas maiores.[22]

Conforme mencionado anteriormente, algumas aves domésticas são capazes de alcançar a maturidade sexual com menos de 1 ano de idade. Via de regra, codornas japonesas atingem a puberdade entre 5 e 6 semanas de vida, ao passo que galinhas e peruas levam entre 18 e 22 e 22 e 30 semanas de vida, respectivamente.[23-25] Entretanto, cabe salientar que nessas espécies a idade na qual a maturidade sexual é alcançada varia enormemente dependendo da linhagem (p. ex., linhas de postura *versus* linhas pesadas), manejo nutricional, programa de luz, entre outros fatores. Segundo a literatura, o peso do ovário de uma galinha doméstica salta de 0,03 g do dia do nascimento para 6,55 g com 20 semanas de idade, e posteriormente para 38 g após a postura do primeiro ovo devido principalmente ao acúmulo de gema em 4 a 6 folículos hierárquicos.[26]

Em galos, o crescimento e o desenvolvimento testicular entre 2 e 15 semanas de idade são bem limitados, sendo caracterizados inicialmente pela proliferação das células de Sertoli e depois pela proliferação e diferenciação das espermatogônias (passo fundamental para a fertilidade no futuro).[27,28] Desse modo, até as 10 semanas de idade não se observa uma elevação expressiva no peso testicular, mas sim no número de espermatogônias. Após as 15 semanas de idade, o peso testicular aumenta significativamente, e com 28 a 30 semanas tanto o peso testicular quanto o volume seminal atingem seu pico.[27,28]

Tais informações evidenciam a relevância dos cuidados nutricionais e com programas de luz durante o período de recria (entre 4 e 20 semanas de idade) na rotina de aves reprodutoras comerciais, dadas suas repercussões na *performance* reprodutiva de lotes mantidos em matrizeiros, avozeiros e bisavozeiros (início e persistência da produção de ovos, fertilidade, eclosão etc.).

DESENVOLVIMENTO DAS CARACTERÍSTICAS SEXUAIS SECUNDÁRIAS

O dimorfismo sexual é muito presente nas aves, sendo mais evidente em certos grupos, como faisões, anatídeos e passeriformes. Essas diferenças entre machos e fêmeas são usualmente observadas na plumagem e na coloração, mas podem se estender ao tamanho, forma, estrutura e desenvolvimento de alguns ornamentos (cristas, barbelas, carúnculas, esporas etc.).[29] Os machos são geralmente maiores que as fêmeas, apesar de o dimorfismo de tamanho reverso (fêmeas maiores que os machos) ser bem conhecido entre aves de rapina e jaçanãs. Tradicionalmente, acredita-se que a formação de todas essas características sexuais secundárias seja uma consequência do processo de diferenciação sexual, que se inicia com a diferenciação das gônadas (induzida pela expressão genética ligada aos cromossomos sexuais Z e W) e culmina na secreção dos hormônios gonadais, que tem efeitos significativos sobre o fenótipo de diversos órgãos.[30]

Todavia, estudos recentes sugerem que células nas aves têm uma identidade sexual autônoma, ou seja, o fenótipo sexual é diretamente determinado pelos cromossomos sexuais contidos nas células individualmente em diferentes tecidos.[20,31] Esses achados lançam dúvida sobre as aves seguirem o modelo clássico de desenvolvimento sexual que ocorre em mamíferos, no qual o fenótipo sexual de um indivíduo depende exclusivamente das gônadas e seus hormônios. Evidências disso provêm de pesquisas envolvendo aves ginandromórficas, isto é, aves que têm em um lado o fenótipo de machos e em outro de fêmeas (apesar do fato de ambos os lados serem expostos ao mesmo ambiente hormonal), além de trabalhos envolvendo aves transgênicas *knockout* para o gene DMRT1.[20,32] Dessa forma, é possível que as características sexuais secundárias em aves sejam primeiramente estabelecidas pela carga genética de cada célula do indivíduo, mas posteriormente reforçadas ou amplificadas pelos hormônios gonadais ao longo do desenvolvimento embrionário, puberdade e fase reprodutiva.

Apesar dessas descobertas sobre o aparecimento das características sexuais secundárias em aves, o papel dos andrógenos e estrógenos no incremento tanto desses atributos quanto do comportamento reprodutivo é amplamente reconhecido.[33] De acordo com a literatura, a testosterona desempenha várias funções em aves, incluindo efeitos anabólicos na musculatura, acentuação das características sexuais secundárias, promoção e manutenção das espermatogênese e estimulação de comportamentos sexuais tais como canto, territorialidade, corte, cópula e defesa de parceiro.[33] Tomando por base esses múltiplos efeitos da testosterona, vários profissionais engajados com manejo de reprodutores na indústria avícola utilizam características fenotípicas (como tamanho e cor de crista e barbela, coloração das pernas e cera, conformação, entre outros) para predizer a fertilidade de machos.[34,35] Em contrapartida, pesquisas revelam que o estradiol em machos de aves está envolvido mais especificamente com comportamentos da corte direcionados às fêmeas e de cunho sexual.[36]

Na ausência de andrógenos e estrógenos gonadais, tanto machos quanto fêmeas castrados produzem plumagem parecida com aquela de um macho. A suplementação ou altos níveis de estrógenos leva à formação de uma plumagem apagada e sem muitas cores, característica das fêmeas em espécies com dicromatismo.[37]

REFERÊNCIAS

1. Assersohn K, Brekke P, Hemmings N. Physiological factors influencing female fertility in birds. R Soc Open Sci 2021 Jul 28;8(7):202274.
2. Wishart GJ, Horrocks AJ. Fertilization in birds. In: Fertilization in Protozoa and Metazoan animals. Berlin, Heidelberg: Springer Berlin Heidelberg; 2000. p.193-222.
3. Howarth B. Fertilizing ability of cock spermatozoa from the testis epididymis and vas deferens following intramagnal insemination. Biol Reprod 1983 Apr 1;28(3):586-90.
4. Matsuzaki M, Sasanami T. Sperm Motility regulation in male and female bird genital tracts. J Poult Sci 2022;59(1):0200105.
5. Ashizawa K, Sano R. Effects of temperature on the immobilization and the initiation of motility of spermatozoa in the male reproductive tract of the domestic fowl, gallus domesticus. Comp Biochem Physiol Part A Physiol 1990 Jan;96(2):297-301.
6. Wishart GJ, Wilson YI. Temperature-dependent inhibition of motility in spermatozoa from different avian species. Anim Reprod Sci 1999 Dec;57(3-4):229-35.
7. Santiago-Moreno J, Blesbois E. Functional aspects of seminal plasma in bird reproduction. Int J Mol Sci 2020 Aug 7;21(16):5664.
8. Johnson AL. Reproduction in the female. In: Sturkie's avian physiology. Elsevier; 2015. p.635-65.
9. Bakst MR, Donoghue AM, Yoho DE, Moyle JR, Whipple SM, Camp MJ, et al. Comparisons of sperm storage tubule distribution and number in 4 strains of mature broiler breeders and in turkey hens before and after the onset of photostimulation. Poult Sci 2010 May;89(5):986-92.
10. Stepinska U, Bakst MR. Fertilization. In: Jamieson BGM (ed.). Reproductive biology and phylogeny of birds, part A: Phylogeny, morphology, hormones, fertilization. Enfield: Science Publishers; 2007. p.553-87.
11. Hemmings N, Birkhead TR. Polyspermy in birds: sperm numbers and embryo survival. Proc R Soc B Biol Sci 2015 Nov 7;282(1818):20151682.
12. Bramwell RK, Marks HL, Howarth B. Quantitative determination of spermatozoa penetration of the pe-

rivitelline layer of the hen's ovum as assessed on oviposited eggs. Poult Sci 1995 Nov;74(11):1875-83.
13. Olszanska B, Stepinska U. Molecular aspects of avian oogenesis and fertilisation. Int J Dev Biol 2008;52(2-3):187-94.
14. Hemmings N, Birkhead TR. Polyspermy in birds: sperm numbers and embryo survival. Proc R Soc B Biol Sci 2015;282(1818).
15. Krawczyk A, Jaworska-Adamu J. Oocyte-sperm interactions in the fertilization of birds. Med Weter 2019;75(01):6181-2019.
16. Bellairs R, Osmond M. Atlas of chick development. 3.ed. 2014.
17. Sheng G. Day-1 chick development. Dev Dyn 2014;243(3):357-67.
18. Eyal-Giladi H, Kochav S. From cleavage to primitive streak formation: a complementary normal table and a new look at the first stages of the development of the chick. I. General morphology. Dev Biol 1976 Apr;49(2):321-37.
19. Pereira RJG. Reprodução das aves. In: Cubas ZS, Silva JCR, Catão-Dias JL (eds.). Tratado de animais selvagens: medicina veterinária. 2.ed. São Paulo: Roca; 2014. p.2235-69.
20. Ioannidis J, Taylor G, Zhao D, Liu L, Idoko-Akoh A, Gong D, et al. Primary sex determination in birds depends on DMRT1 dosage, but gonadal sex does not determine adult secondary sex characteristics. Proc Natl Acad Sci USA 2021;118(10):1-10.
21. Hamburger V, Hamilton HL. A series of normal stages in the development of the chick embryo. 1951. Dev Dyn 1992 Dec;195(4):231-72.
22. Follett BK. The physiology of puberty in seasonally breeding birds. In: Follicle stimulating hormone. New York: Springer New York; 1992. p.54-65.
23. Leeson S, Summers JD (eds.). Broiler breeder production. Guelph: Nottingham University Press; 2009.
24. Narinc D, Karaman E, Aksoy T, Firat MZ. Investigation of nonlinear models to describe long-term egg production in Japanese quail. Poult Sci 2013 Jun;92(6):1676-82.
25. Siopes TD. Initiation of egg production by turkey breeder hens: sexual maturation and age at lighting. Poult Sci 2010 Jul;89(7):1490-6.
26. Abdul-Rahman II, Jeffcoate I, Obese FY. Age-related changes in the gross anatomy of the reproductive organs, and associated steroid hormone profiles in male and female guinea fowls (Numida meleagris). Vet Anim Sci 2018 Dec;6:41-9.
27. Du X, Qin F, Amevor FK, Zhu Q, Shu G, Li D, et al. Rearing system influences the testicular development, semen quality and spermatogenic cell apoptosis of layer roosters. Poult Sci 2021 Aug;100(8):101158.
28. Sarabia Fragoso J, Pizarro Díaz M, Abad Moreno JC, Casanovas Infesta P, Rodriguez-Bertos A, Barger K. Relationships between fertility and some parameters in male broiler breeders (body and testicular weight, histology and immunohistochemistry of testes, spermatogenesis and hormonal levels). Reprod Domest Anim 2013;48(2):345-52.
29. Owens IPF, Short R V. Hormonal basis of sexual dimorphism in birds: implications for new theories of sexual selection. Trends Ecol Evol 1995 Jan;10(1):44-7.
30. Arnold AP, Itoh Y. Factors causing sex differences in birds. Avian Biol Res 2011 Jul 1;4(2):44-51.
31. Zhao D, McBride D, Nandi S, McQueen HA, McGrew MJ, Hocking PM, et al. Somatic sex identity is cell autonomous in the chicken. Nature 2010 Mar;464 (7286):237-42.
32. Clinton M, Zhao D. Avian sex determination: a chicken and egg conundrum. Sex Dev 2023;17(2-3):120-33.
33. Ramenofsky M. Hormones in migration and reproductive cycles of birds. In: Hormones and reproduction of vertebrates. Elsevier; 2011. p.205-37.
34. McGary S, Estevez I, Bakst MR, Pollock DL. Phenotypic traits as reliable indicators of fertility in male broiler breeders. Poult Sci 2002;81(1):102-11.
35. McGary S, Estevez I, Bakst M. Potential relationships between physical traits and male broiler breeder fertility. Poult Sci 2003 Feb;82(2):328-37.
36. Riters LV, Alger SJ. Hormonal regulation of avian courtship and mating behaviors. In: Hormones and reproduction of vertebrates. Elsevier; 2011. p.153-80.
37. Kimball RT. Hormomal control of avian coloration. In: Hill GE, McGraw K (eds.). Bird coloration. Havard University Press; 2006. p.431-68.

CAPÍTULO 25

Biotecnologia do sêmen e inseminação artificial em aves

Ricardo José Garcia Pereira
Eneiva Carla Carvalho Celeghini
Gabriel de Miranda Teodoro Soares
Ricardo de Albuquerque

INTRODUÇÃO

De maneira geral, a inseminação artificial (IA) é uma ferramenta empregada na reprodução animal para acelerar o melhoramento genético, promover a disseminação de germoplasma, maximizar o potencial reprodutivo de machos, reduzir riscos de transmissão de doenças e aplicar outras biotécnicas (p. ex., criopreservação do sêmen, transgenia e outras). Em aves, a IA tem sido utilizada predominantemente na avicultura industrial para incremento da fertilidade, mas sua aplicação na reprodução de espécies selvagens também se intensificou nas últimas décadas por razões tanto comerciais quanto conservacionistas.[1-4]

Atualmente a IA é aplicada em 100% das matrizes, avós e bisavós comerciais de perus devido à intensa seleção genética para a obtenção de animais pesados e com maior desenvolvimento de peito, que culminou na geração de machos reprodutores ineficientes para a realização de montas naturais.[5,6] Já em reprodutores de frango de corte e galinhas poedeiras, apesar de ser eventualmente empregada em linhas puras, bisavós e avós, a IA não foi integrada na mesma dimensão devido à habilidade dos machos em copular naturalmente com um maior número de fêmeas.[2,5] Sob o ponto de vista econômico, a IA proporciona aumento de até 10 vezes no número de fêmeas inseminadas por macho de peru, diferença essa não observada em galos domésticos (acréscimo de até 2,5 vezes) pelo motivo mencionado anteriormente.

Independentemente da espécie, a IA envolve basicamente dois procedimentos, a colheita de sêmen dos machos e sua introdução no trato reprodutivo das fêmeas. Todavia, dependendo do propósito da IA, nível técnico dos responsáveis, local (p. ex., granja comercial, centro de pesquisa, criador etc.) e orçamento disponível, passos adicionais como diluição, estocagem e avaliação dos ejaculados podem ou não ser incorporados à rotina.[2,5] Outro ponto igualmente importante durante a implementação de um programa de IA refere-se às particularidades anatômicas e fisiológicas da espécie de interesse, visto que elas podem comprometer a eficiência tanto da colheita de sêmen quanto da inseminação. Por exemplo, patos e gansos domésticos possuem hemipênis (ou seja, um falo introdutório), e por esse motivo a colheita de sêmen e a eversão cloacal durante a IA não são tão simples como em galinhas e perus.[1,6] Machos de codorna liberam baixos volumes de ejaculado e produzem uma secreção semelhante a uma espuma de suas glândulas proctodeais, situação que dificulta a colheita dos ejaculados.[6]

Adicionalmente, em aves selvagens, fatores como a alta propensão ao estresse e à sazonalidade reprodutiva interferem sobremaneira na eficiência e no período de realização da colheita de sêmen e IA.[1] Algumas dessas dificuldades fazem com que a IA não seja economicamente atrativa em determinadas espécies domésticas, e, por essa razão, essa biotécnica não é amplamente aplicada em suas respectivas cadeias produtivas. Porém, no caso de aves selvagens ameaçadas, mesmo enfrentando alguns empecilhos a IA tem grande aplicabilidade por contornar diversos problemas reprodutivos, tais como incompatibilidade entre casais, deficiências físicas que impossibilitam a cópula, problemas comportamentais (p. ex., agressividade acentuada, *imprint* sexual e falta de libido), baixa qualidade seminal, assincronia reprodutiva entre machos e fêmeas, distância geográfica entre parceiros e utilização de material genético de machos valiosos que já morreram (via amostras seminais criopreservadas).[1,2]

Assim, neste capítulo serão discutidos aspectos básicos referentes a colheita, manipulação, avaliação e conservação de sêmen de aves, descrevendo-se de forma sucinta alguns pontos relevantes para a correta realização da IA nessa classe de vertebrados.

COLHEITA DO SÊMEN DE AVES

Conforme referido anteriormente, alguns fatores ligados à espécie devem ser ponderados para a escolha da metodologia de colheita de sêmen, entre eles: tamanho da ave, presença ou não de hemipênis, tempo disponível para condicionamento, nível de estresse da espécie em face do manejo e tipo de criação da ave.[1,5,6] Isso porque, para lograr um programa bem-sucedido de IA, é preciso primeiro obter amostras seminais de boa qualidade, ou seja, ejaculados com bom volume e concentração espermática, ambas características que variam imensamente de espécie para espécie, e sobretudo desprovidos de contaminação por urina ou fezes. Para tanto, quatro métodos encontram-se disponíveis para a colheita de sêmen em aves: coleta cooperativa, massagem digital, cloaca artificial e eletroejaculação.[1,2,6] Cabe ressaltar que na maioria dos casos, independentemente da técnica empregada, é indicado que certos cuidados pré-colheita sejam tomados para mitigar os riscos de contaminação dos ejaculados com sujidades, urina e fezes e para facilitar a visualização da cloaca durante a colheita, por exemplo, remoção das penas da região pericloacal (procedimento chamado de toalete cloacal – Figura 1), jejum hídrico e alimentar de 12 horas antes das colheitas e condicionamento preliminar dos machos previamente às colheitas reais.[1,7]

A colheita cooperativa só pode ser utilizada com machos criados na mão (conheci-

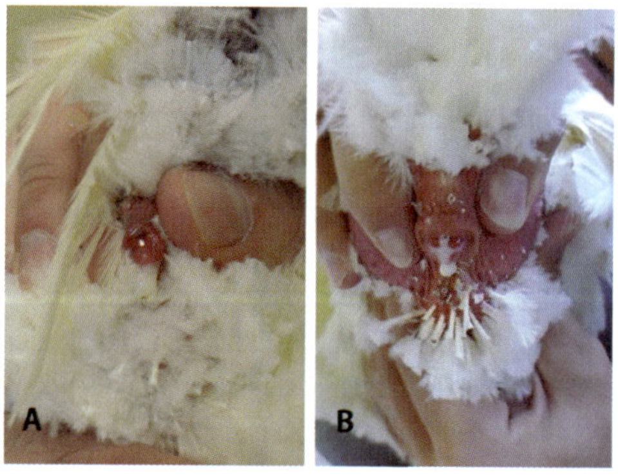

FIGURA 1 Procedimento de toalete cloacal realizada em galo reprodutor de linhagem leve. A: fotografia da região pericloaca previamente ao corte de penas e remoção de plumas (ressaltando a dificuldade na visualização da cloaca, possibilidade de contaminação por sujidades, urina ou fezes secas presas nas penas e a perda de parte do ejaculado para as penas). B: fotografia da mesma região após a toalete, evidenciando a facilidade na visualização da cloaca e a redução dos riscos de contaminação ou perda do ejaculado para as penas.
Fonte: Ricardo José Garcia Pereira e Gabriel Augusto Novaes.

dos como "imprintados", adequação do termo em inglês *imprinted*), que, por manterem uma estreita relação com seres humanos, passam a reconhecê-los como parceiros sexuais. Nessa abordagem, as aves ejaculam espontaneamente em chapéus, manequins, luvas, casacos ou poleiros em face de estímulos comportamentais feitos por humanos tais como vocalização, alimentação e transferência de material para o ninho.[1] Embora essa técnica traga vantagens significativas (ausência de contenção, estresse reduzido e amostras seminais sem contaminação urofecal), sua aplicabilidade é limitada àquelas aves submetidas ao *imprint* a humanos demandando grande mão de obra dentro e fora da estação reprodutiva.

A segunda técnica, de massagem digital,[8] é até hoje a mais empregada em aves domésticas e selvagens devido a sua praticidade e rapidez na colheita de sêmen de machos sexualmente ativos não criados na mão. O método consiste basicamente na contenção do animal sobre uma superfície de suporte ou sobre o colo, imobilizando suas pernas e asas para impedir uma agitação excessiva e, consequentemente, lesões à ave ou ao manipulador (Figura 2). Em seguida, um segundo técnico estimula o abdome e o ventre por meio de uma massagem rítmica em direção à porção caudal do corpo da ave. Na maioria dos casos essa massagem manual resulta em um reflexo ejaculatório, constituído pela elevação da cauda e estímulo cloacal (ou intu-

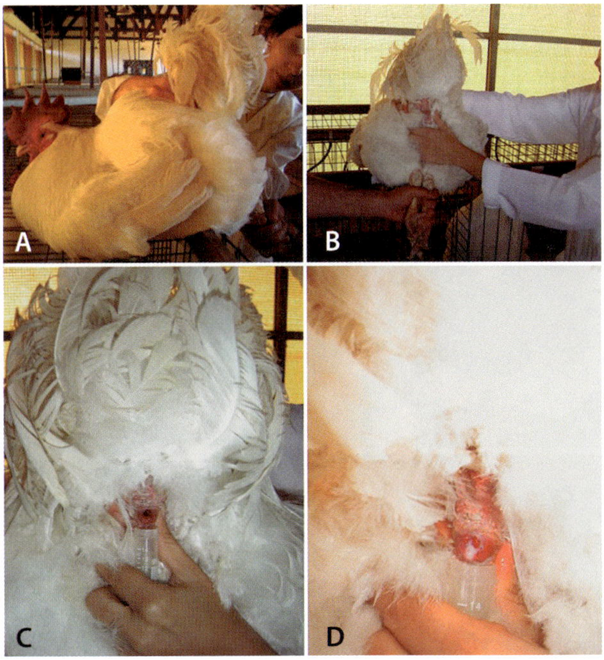

FIGURA 2 Fotografias exemplificando a colheita de sêmen por meio da técnica de massagem digital em galo reprodutor de linhagem pesada. A (vista lateral) e B (vista caudal): contenção da ave para colheita de sêmen com o peito apoiado sobre uma gaiola, pernas imobilizadas e subsequente massagem das regiões lombossacra e ventral. C: compressão digital das laterais da cloaca (procedimento também chamado de "ordenha") para liberação do sêmen pelas porções finais dos ductos deferentes (observar o intumescimento do falo durante o processo ejaculatório). D: detalhe da amostra seminal escorrendo pelo falo intumescido para o tubo de coleta graduado.

Fonte: Eneiva Carla Carvalho Celeghini.

mescimento do falo); porém a colheita só é completada quando o indicador e o polegar de uma das mãos executam uma leve pressão nas laterais da cloaca (denominada "ordenha" do sêmen). Adaptações da técnica de massagem digital em espécies domésticas que possuem hemipênis (como patos e gansos), codornas que produzem espuma pela glândula proctodeal, ou espécies selvagens encontram-se disponíveis em literatura.[1,9-15]

Outra opção para colheita de sêmen, que pode ser apenas aplicada em espécies aviárias que apresentam hemipênis, é a cloaca artificial.[16] Desenvolvido inicialmente para *emus* (*Dromaius novaehollandiae*) e replicado do método da vagina artificial de mamíferos domésticos, nesse procedimento o coletador aguarda a monta do macho na fêmea para desviar e introduzir seu hemipênis dentro de tubo plástico revestido de membranas de borracha e conectado a um frasco coletor. É importante salientar que a execução dessa manobra depende de machos previamente condicionados à presença humana no momento da cópula, caso contrário a ave pode recusar a manipulação ou até mesmo atacar o técnico envolvido. Essa metodologia pode também ser realizada sem a presença de fêmeas, quando machos criados na mão apresentam comportamento sexual perante humanos.[16] Por se tratar de uma forma de colheita cooperativa, as mesmas vantagens e desvantagens relatadas anteriormente podem também ser atribuídas a cloaca artificial. Há também a possibilidade de colheita de sêmen via eletroejaculação, especialmente em espécies selvagens, mas devido aos altos índices de contaminação do sêmen por urina ou fezes essa abordagem não é tão frequentemente empregada em aves como em mamíferos[1,6,11,12] (Figura 3). Todavia, adequações recentes da técnica com a diminuição das correntes elétricas e a abolição de contenção química tornaram-na menos impactante e mais eficiente com resultados promissores em diversas ordens de aves.[17-19]

A frequência de colheita ideal para garantir uma boa produção espermática depende

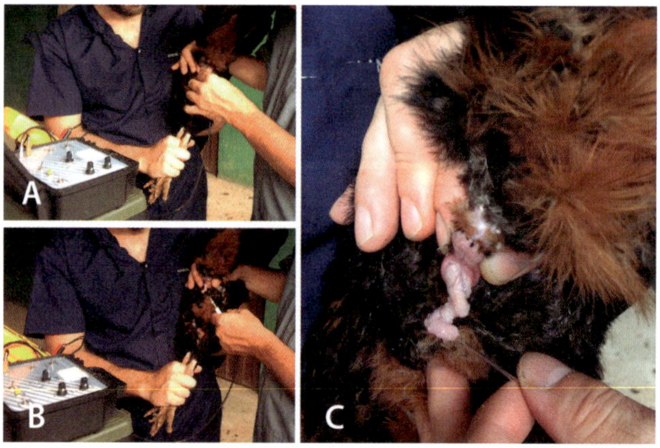

FIGURA 3 Fotografias exemplificando a colheita de sêmen por meio da técnica de eletroejaculação em macho de mutum-de-alagoas (*Pauxi mitu*). A: contenção da ave e execução dos estímulos elétricos com a probe inserida na cloaca levemente voltada para cima. B: ao término das séries de estímulos elétricos e com o hemipênis já exteriorizado, inicia-se a fase de compressão digital das laterais da cloaca para expulsão do sêmen ("ordenha"). C: detalhe da colheita do sêmen com o auxílio de um tubo capilar na ponta do hemipênis (observar a presença de pequena quantidade de sêmen transparente na ponta do capilar).

Fonte: Ricardo José Garcia Pereira.

da espécie em questão. Em aves domésticas comerciais, tais como galos e perus, as colheitas são geralmente realizadas de 1 até 3 vezes por semana, sempre respeitando um intervalo mínimo de 48 horas entre colheitas a fim de evitar reduções significativas na concentração espermática.[7,20] Já no caso de aves selvagens, a frequência das colheitas varia em virtude principalmente do tipo de colheita e do nível de estresse da espécie e/ou indivíduo ao longo da manipulação, podendo ser 1 a 2 vezes por semana até 1 vez a cada 15 a 20 dias.[11-13]

Outra diferença importante entre aves domésticas e selvagens é que, devido à baixa variabilidade genética entre machos do mesmo lote e por razões logísticas, os ejaculados de vários galos ou perus (10 a 15 indivíduos conforme cada empresa) são agrupados em *pools* seminais para posterior diluição e inseminação.[20] Apesar de esse artifício poder ser eventualmente empregado em aves selvagens, em espécies raras ou ameaçadas de extinção a genética do indivíduo é em muitos casos essencial para manutenção da variabilidade genética da população, e assim a formação de *pools* seminais não é recomendada.[11,12]

Logo após a colheita, é importante lembrar que os espermatozoides aviários vão progressivamente perdendo a viabilidade e a capacidade fecundante, em função de três fatores básicos: temperatura, tempo de estocagem e diluição. Por essa razão, preconiza-se que as amostras seminais (tanto no caso de *pools* quanto individuais) que não forem imediatamente usadas sejam diluídas em uma solução isotônica com pH neutro dentro de 30 minutos após a colheita.[6,20-22] Além disso, quanto maior for o tempo de estocagem, menor deve ser a temperatura de armazenamento (evitando a congelação), pois a diminuição da temperatura reduz o metabolismo celular e, por conseguinte, a produção de espécies reativas de oxigênio.[21-23] Desse modo, sugere-se a redução da temperatura do sêmen fresco de 41 para 20 °C em casos de armazenamento por menos de 1 hora, e uma redução até 4 a 5 °C para períodos de estocagem por tempos mais longos.[21,23]

AVALIAÇÃO DAS CARACTERÍSTICAS SEMINAIS EM AVES

Para garantir alta taxa de fertilidade de ovos, o sêmen deve apresentar um conjunto de características tais como volume, concentração, motilidade, vigor e morfologia espermática dentro da normalidade para a espécie, já que o potencial fertilizante dos machos é dependente da qualidade do sêmen, da libido e da capacidade de executar a cópula. Na avicultura industrial, sistemas de monta natural utilizam um macho para a cobertura de várias fêmeas (8 a 12, dependendo da linhagem), por isso as características seminais de cada indivíduo podem ter um imenso impacto sobre a fertilidade do lote.

Em um programa de inseminação artificial, a avaliação do sêmen é necessária para informar sobre a qualidade de cada ejaculado, possibilitando o descarte dos machos que apresentam frequentemente sêmen de baixa qualidade. Essa avaliação ainda permite a otimização do ejaculado, fornecendo dados sobre a concentração espermática e o volume seminal, tornando possível determinar a diluição ideal para inseminar o maior número possível de fêmeas. Na rotina, técnicos utilizam a avaliação macroscópica no momento da colheita para estabelecer a qualidade do sêmen, uma vez que em galos e perus os ejaculados de boa qualidade geralmente se apresentam brancos e extremamente viscosos. Contudo, existem situações em que uma avaliação mais apurada envolvendo não apenas as características macroscópicas como também as microscópicas são necessárias, tais como:

- Período do condicionamento dos machos (para separar bons e maus doadores de sêmen).
- Início do período de produção e IA (para melhor estimar o número médio de fêmeas inseminadas por macho ou *pool* seminal e estipular a diluição).
- Ocasiões de queda da fertilidade no incubatório (para definir se há um problema no lote, erros de manejo ou falhas na execução da IA).

Vale também salientar que a capacidade fertilizante nas aves é multifatorial, envolvendo questões como espécie, linhagem, nutrição, idade, manejo, programa de luz, ambiência, sanidade, conformação da carcaça, entre outros.[24-29] Assim, durante a análise do sêmen deve-se proceder de maneira integral, levando em consideração todos esses elementos para só então definir um diagnóstico e terapêutica. Outro ponto relevante é diferenciar quando a diminuição da fertilidade em um lote/indivíduo é resultado de uma disfunção testicular, da falta de libido ou de obstáculos que impossibilitem os machos de completarem a cópula (p. ex., pododermatites, baixa relação macho-fêmea, fêmeas ariscas etc.). Dessa forma, a avaliação seminal constitui um importante aliado nesse processo de exclusão das causas de subfertilidade, uma vez que ela é baseada nas características físicas do sêmen e nas características funcionais e morfológicas dos espermatozoides. Paralelamente, em aves podemos lançar mão de técnicas de avaliação da capacidade fecundante dos machos, que não envolvem diretamente a análise do sêmen ou dos espermatozoides, entre elas a ovoscopia, o embriodiagnóstico (ambas muito empregadas na rotina de incubatórios), a contagem dos furos dos espermatozoides na membrana perivitelínica interna e a contagem dos espermatozoides retidos entre as membranas perivitelínicas interna e externa.[20]

Características físicas do sêmen

Como mencionado anteriormente, na rotina de um programa de IA em aves domésticas a avaliação macroscópica do sêmen durante a colheita é habitual e leva em consideração principalmente volume, cor, aspecto e contaminação por urina ou fezes. Similarmente ao realizado em mamíferos, a coloração é classificada pela inspeção visual das amostras, sendo branco perolado o padrão para galos e perus em plena atividade reprodutiva. Existem algumas linhagens de perus reprodutores que podem apresentar uma coloração levemente amarelada que está aparentemente associada a baixa qualidade seminal na espécie.[30,31] Outras espécies, como patos, gansos e codornas também podem apresentar ejaculados levemente amarelados, mas sem relação aparente com a diminuição da qualidade. Aves selvagens muitas vezes apresentam sêmen transparente a translúcido em virtude das baixas concentrações espermáticas quando comparadas às aves domésticas.[12] A observação de grumos brancos denota a contaminação por urina, ao passo que colorações mais escuras sinalizam uma provável contaminação por fezes.[1] Não é incomum observar ejaculados com coloração levemente rosada ou avermelhada devido a contaminação por sangue, uma circunstância ocasionada geralmente pela pressão excessiva das laterais da cloaca e do falo no momento da ordenha do sêmen. No que se refere ao aspecto, pode-se categorizar o sêmen como aquoso, leitoso e viscoso, condições semelhantes às dos mamíferos e que estão atreladas à concentração espermática. Eventualmente, fitas medidoras são utilizadas para estabelecer o pH das amostras, sobretudo em suspeitas de contaminação excessiva por urina (o que abaixa o pH por causa da presença de ácido úrico). Todavia, conforme citado anteriormente, há situações em que são necessárias avaliações mais detalhadas de outras características seminais e espermáticas.

Volume seminal

O volume seminal pode ser mensurado pela utilização de um tubo graduado, pipetadores de volume variável ou capilares graduados (no caso de aves selvagens).[1] Como observado na Tabela 1, o volume seminal médio varia entre as espécies de aves apesar de em grande parte delas ser inferior a 1 mL. Variações interespecíficas no volume também ocorrem em consequência da linhagem, nutrição, idade, manejo e outros fatores.[25,27-29,32] A intensidade da pressão digital nas laterais da cloaca e no falo, bem como o número de repetições de massagem e ordenha, podem também influenciar o volume seminal a ser colhido.

Concentração espermática

Conforme já citado, a concentração espermática pode ser superficialmente estimada pela observação direta e subjetiva da coloração e viscosidade do ejaculado no momento da colheita. Porém, existem diferentes métodos para a verificação mais precisa dessa característica, sendo os principais:

TABELA 1 Volumes seminais e concentração espermática de algumas espécies de aves

Grupo	Espécie	Volume (mL)	Concentração espermática ($\times 10^9$ espermatozoides/mL)	Referência
Aves domésticas	Galo	0,1-1	1-4	Surai, Wishart[25], Etches[33]
	Peru	0,1-0,4	5-14	Surai, Wishart[25], Etches[33]
	Codorna	0,005-0,02	1,5-2,5	Surai, Wishart[25]
	Galinha-d'angola	0,01-0,2	2,1-8,8	Surai, Wishart[25], Etches[33]
	Pato	0,05-0,7	1,5-8	Surai, Wishart[25]
	Ganso	0,1-1,3	0,3-1,15	Surai, Wishart[25]
	Pombo doméstico	0,01-0,02	0,5-0,6	Owen[34]
Aves selvagens	Avestruz	0,1-1,5	4,21± 0,27	Rybnik et al.[63]
	Ema	0,5-1	1-6,8	Góes et al.[14]
	Periquito-australiano	0,003-0,01	9,5-11,3	Joyner[35]
	Papagaio (*Amazona* sp.)	0,002-0,018	0,008-0,2	Lierz et al.[17]
	Araras (diversas sp.)	0,003-0,019	0,027-0,15	Lierz et al.[17], Frediani et al.[19]
	Falcão quiri-quiri	0,004-0,02	0,002-0,11	Bird, Laguë[36]
	Falcão-peregrino	0,02-0,2	0,027-0,081	Parks, Heck, Hardaswick[37]
	Suindara	0,0006-0,001	0,022-0,040	Frediani et al.[19]
	Urubu-rei	0,013-0,113	0,0006-0,028	Frediani et al.[19]
	Araçari-banana	0,003-0,017	0,030-0,084	Frediani et al.[19]
	Cisne-coscoroba	0,021-0,632	0,0005-0,020	Frediani et al.[19]
	Abetarda	0,01-0,3	0,0003-4	Jalme, Gaucher, Paillat[38]

- Contagem direta dos espermatozoides em câmara de Neubauer.
- Espermatócrito.
- Fotometria.
- Citometria de fluxo.
- Sistemas computadorizados para análise de sêmen.[5,20,39]

Todas essas técnicas apresentam vantagens e desvantagens, então a decisão de qual delas melhor se aplica aos objetivos e condições deve se pautar no nível de precisão requerido, praticidade, volume de amostras, custo dos equipamentos e análises e necessidade de deslocamento. Por exemplo, embora extremamente precisos e robustos, os métodos de citometria de fluxo e análise computadorizada de sêmen (CASA) são geralmente equipamentos de alto custo, não projetados para condições de campo (*i.e.*, transporte frequente para localidades remotas, fumigação, poeira etc.), requerem mão de obra especializada e apresentam elevado custo de manutenção. Por conseguinte, ambos são comumente encontrados em centros de pesquisa e universidades para realização de estudos relacionadas a manipulação e congelação de sêmen.

Já a contagem direta em câmara de Neubauer é uma técnica simples, barata e precisa, pois os espermatozoides são visualizados e contados sob microscopia. Entretanto, por ser um método laborioso e demorado, ele não é recomendado para a rotina de granjas de aves domésticas pelo número de amostras a serem analisadas em um curto intervalo de tempo, sendo mais aplicado em pesquisas ou avaliações envolvendo aves selvagens. Na avicultura industrial, as técnicas mais populares são a fotometria e o espermatócrito, que estimam indiretamente a concentração espermática por meio da correlação entre densidade ótica ou volume de células concentradas, respectivamente, e a contagem direta de espermatozoides pela câmara de Neubauer.[5,20] Ambos os métodos são rápidos, práticos, baratos e de fácil transporte, mas requerem a padronização dos equipamentos e cuidados com a contaminação das amostras com sangue, urina ou fezes, pois esses contaminantes podem induzir a superestimação da concentração espermática.

Movimento espermático

Os espermatozoides precisam atravessar as barreiras do trato reprodutivo feminino para primeiro alcançar as glândulas hospedeiras de espermatozoides e depois o sítio de fertilização (consultar o capítulo 24, "Fertilização e desenvolvimento reprodutivo em aves", para mais detalhes), e por essa razão indicadores de motilidade espermática são amplamente usados por pesquisadores e geneticistas para avaliar o potencial fertilizante de reprodutores de aves domésticas.[40] De maneira semelhante aos mamíferos, três parâmetros são usualmente considerados durante a avaliação do movimento espermático em aves: motilidade total (movimentos aleatórios), motilidade progressiva ou progressividade (movimentos para a frente), e vigor espermático. Esses parâmetros podem ser determinados subjetivamente à temperatura ambiente usando um microscópio óptico, objetivamente por meio de sistemas automatizados de análise de sêmen (CASA, como o *Sperm Quality Analyser*®, entre outros), ou indiretamente por testes de mobilidade espermática em que se avalia a habilidade dos espermatozoides em se moverem progressivamente em uma solução viscosa a 41 °C (p. ex., em meio Accudenz®).[5,20,40]

No método subjetivo, o mais utilizado a campo devido a sua praticidade e custo, a motilidade total e progressiva, bem como o vigor são avaliados logo após a colheita com uma gota de sêmen (alíquota diluída 1:20 – 1:40 para galos domésticos) entre lâmina e lamínula sob microscopia óptica (aumento de 100 ×). Um detalhe importante é que, diferentemente do praticado em mamíferos, não há a necessidade nas aves de manter os materiais que entrarão em contato com o sêmen preaquecidos a 37 °C (p. ex., tubos, lâminas, lamínulas, ponteiras etc.), nem exigência de utilizar uma platina aquecedora no microscópio, pois os espermatozoides das aves apresentam maior resistência às oscilações térmicas que os de mamíferos. Feito isso, a motilidade é estimada pela percentagem total de espermatozoides móveis, porcentagem de espermatozoides com motilidade progressiva (que se movem em linha reta) e o vigor pela qualidade do movimento progressivo retilíneo das células móveis (escores de 1 a 5). Para estimar esses valores percentuais e escores é crucial avaliar pelo menos 10 campos diferentes, e devido à subjetividade dessas avaliações sua repetibilidade é baseada na prática do avaliador.

Morfologia dos espermatozoides

A correta conformação das diferentes estruturas espermáticas é fundamental para que os espermatozoides desempenhem suas funções, desde a movimentação pelo trato reprodutivo feminino até a penetração da membrana perivitelínica interna e consequente fertilização. Apesar de não ser rotineiramente empregada em granjas de aves domésticas reprodutoras, a análise da morfologia espermática pode em certos casos auxiliar no diagnóstico de subfertilidades, além de ser imprescindível em pesquisas reprodutivas envolvendo tanto aves domésticas quanto selvagens. A identificação de alterações morfológicas nos espermatozoides de aves pode ser realizada por meio de esfregaços espermáticos corados ou pela técnica da câmara úmida. A leitura dos esfregaços corados pode ser realizada sob microscopia óptica comum, porém cuidados devem ser tomados a fim de evitar a ocorrência de artefatos de técnica (p. ex., lesão das células em decorrência da passagem da lâmina sob pressão por cima da gota de sêmen). Desse modo, muitos profissionais consideram a técnica da câmara úmida mais fidedigna. Para a técnica da câmara úmida o sêmen é diluído e fixado em formol salino tamponado em temperatura ambiente, e a análise de 100 a 200 células realizada sob microscopia de contraste de fase ou de contraste de interferência diferencial (aumento de 1.000 ×).

Os espermatozoides das aves são cilíndricos e divididos em cabeça, peça intermediária e cauda (Figura 4). A cabeça é constituída pelo núcleo, que tem a forma afilada, e em sua porção apical encontra-se o acrossomo, uma organela pequena responsável pela lise e penetração na região do blastodisco. Dada essa morfologia diferenciada de cabeça, a observação de defeitos de cabeça em aves não é tão simples como em mamíferos, além de alguns defeitos não serem comuns aos dois grupos (p. ex., cabeça enrolada ou dobrada nas aves). A peça intermediária possui mitocôndrias dispostas de forma helicoidal, as quais são responsáveis pela produção de ATP para energia celular. Em galos e perus, a peça intermediária contém em média 30 mitocôndrias, mas em alguns casos extremos, como em codornas, essa estrutura pode ser extremamente longa e conter até 3 mil mitocôndrias.

Outra curiosidade relativa à peça intermediária é que a gota citoplasmática, anormalidade frequente em mamíferos, não é descrita em espermatozoides de aves, muito embora uma protrusão citoplasmática em uma localização correspondente àquela da gota já tenha sido observada em células colhidas dos ductos deferentes (mas estruturalmente limitada pela membrana plasmática que engloba o citoplasma destituído de alguma organela). A cauda é longa e tem a função de promover motilidade ao espermatozoide. Vale também lembrar que nos passeriformes (*i.e.*, pássaros e aves canoras) os espermatozoides têm extensões laterais da membrana plasmática dispostas de forma helicoidal (bainha helicoidal) que podem se estender da região do acrossoma até a peça intermediária.[1]

De maneira geral, as alterações morfológicas dos espermatozoides de aves são divididas de forma simples em defeitos de cabeça, peça intermediária e cauda, e, em alguns estudos, pesquisadores incluem defeitos de acrossoma (devido à grande dificuldade em observar detalhes dessa organela em aumento de 1.000 ×). A Figura 5 exemplifica alguns defeitos morfológicos observados em espermatozoides de galos domésticos.

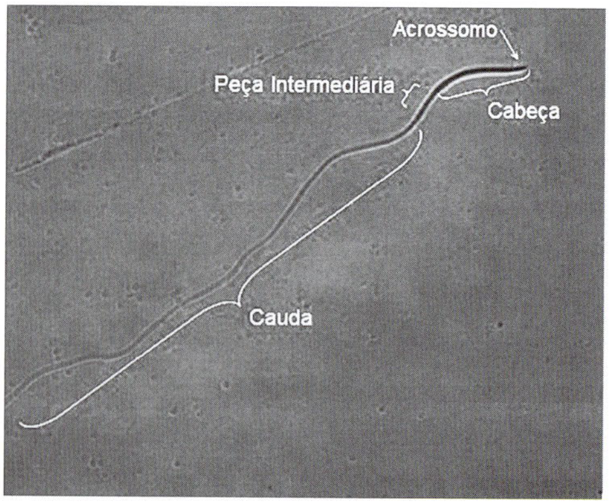

FIGURA 4 Foto de um espermatozoide de galo sob microscopia de contraste de fase (aumento de 1.000 ×). Identificam-se as regiões da cabeça, peça intermediária e cauda. Acrossomo, na ponta da seta, localizado na porção apical da cabeça.
Fonte: Eneiva Carla Carvalho Celeghini.

Membranas espermáticas e atividade mitocondrial

A membrana plasmática dos espermatozoides é responsável pela formação de uma barreira de separação entre os meios intra e extracelulares, importante para o equilíbrio osmótico e a manutenção da homeostase celular. A ruptura ou lesão dessa estrutura causa desequilíbrio celular, provocando a perda da homeostase, e consequentemente leva à

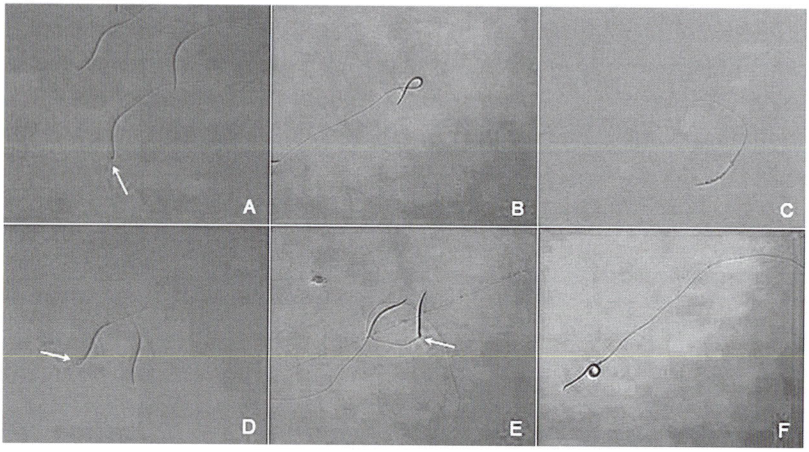

FIGURA 5 Fotomicografias de espermatozoides de galos domésticos com alterações morfológicas em microscopia de contraste de fase (aumento de 1.000 ×). A: espermatozoide com acrossomo intumescido (seta). B: espermatozoide com a cabeça levemente dobrada. C: espermatozoide com a cromatina descondensada. D: espermatozoide com cauda fortemente dobrada (seta). E: espermatozoide com peça intermediária dobrada (seta). F: espermatozoide com peça intermediária enrolada e teratológica.
Fonte: Eneiva Carla Carvalho Celeghini.

morte celular. Assim, avaliações da integridade da membrana plasmática constituem uma ferramenta valiosa na análise seminal de aves por retratar de certa forma a sobrevivência dos espermatozoides ao longo da colheita e manipulação do sêmen.[41] Alguns autores também nomeiam os testes de integridade de membrana plasmática como testes de viabilidade espermática, um termo que em nossa opinião não é muito adequado, visto que a viabilidade dos espermatozoides em fertilizar os oócitos só é alcançada quando todas as estruturas responsáveis pela fertilização estão íntegras e funcionais.

Paralelamente, é possível avaliar a integridade do acrossoma e a atividade das mitocôndrias localizadas na peça intermediária dados seus respectivos papéis na penetração do oócito pelos espermatozoides e na produção da energia necessária para o batimento flagelar.

A verificação da integridade da membrana plasmática é geralmente realizada com o uso de corantes ou sondas fluorescentes que penetram e coram o núcleo de espermatozoides com membranas plasmáticas lesionadas (p. ex., eosina, iodeto de propídio e brometo de etídio) ou íntegras (p. ex., SYBR-14, calceína AM).[5,20,42] Em granjas de aves domésticas reprodutoras ou outras condições de campo a técnica de esfregaços corados por eosina-negrosina é sem dúvida a mais difundida, por ser prática, barata e exigir apenas um microscópio de luz. Já os métodos envolvendo sondas fluorescentes demandam microscopia de fluorescência ou citômetros de fluxo, que restringem seu uso a laboratórios mais sofisticados devido à necessidade de mão de obra especializada e elevado custo com equipamentos e reagentes.

As vantagens da citometria de fluxo com sondas fluorescentes são a capacidade de analisar um grande número de células rapidamente e de investigar diferentes parâmetros espermáticos concomitantemente (p. ex., integridade de membrana, integridade acrossomal e atividade mitocondrial) pela associação de diferentes sondas.[41] Há também a técnica de fluorimetria usando brometo de etídio, porém sua aplicação é bem limitada devido à alta toxicidade desse reagente.[41]

A integridade acrossomal nas aves pode ser igualmente monitorada por corantes ou sondas fluorescentes, sendo as técnicas mais conhecidas a coloração de *fast-green* e rosa bengala (FC-RB) para confecção de esfregaços simples, e as aglutininas conjugadas ao isotiocionato de fluoresceína (FITC) para microscopia de fluorescência ou citometria de fluxo.[41,43] Similarmente, existem descritas em aves domésticas opções de corantes e sondas fluorescentes para análise da função mitocondrial tais como o ensaio com 3,3'diaminobenzidina (DAB) e a microscopia ou citometria com as sondas rodamina 123, JC1, CMXRos e MitoTracker.[41,43] As mesmas vantagens e desvantagens citadas na avaliação da membrana plasmática se aplicam a esses métodos de monitoramento acrossomal e mitocondrial.

Outras estimativas do potencial fertilizante do sêmen em aves

O melhor indicador do sucesso de um programa de IA é a permanência de uma alta fertilidade nas fêmeas inseminadas, e o fato de o monitoramento de ovos férteis ser muito mais simples e rápido em aves que em mamíferos faz com que sua incorporação seja ampla na rotina de granjas reprodutoras e incubatórios industriais. Em contrapartida, apesar do uso frequente da incubação artificial de ovos por mantenedores de aves selvagens no Brasil, a aplicação de muitas dessas técnicas é infelizmente ínfima quando comparada a instituições de outros países, evidenciando a necessidade do aprimoramento técnico de nossas entidades nesse quesito.

Embora a ovoscopia seja útil na determinação da fertilidade em alguns casos, ela incorre em erros, pois não distingue infertilidade da mortalidade inicial (0 a 2 dias de incubação) e atrasa o diagnóstico da fertilidade em 7 a 8 dias da IA (tempo que se sobrepõe à próxima inseminação do lote em condições comerciais). Desse modo, a fertilidade pode ser monitorada de diversas maneiras, entre elas:

- O embriodiagnóstico de ovos oriundos de diferentes momentos da incubação (p. ex., ovos não incubados, ovos pós-ovoscopia e ovos residuais).
- O isolamento e o exame do disco germinativo.
- A contagem dos espermatozoides presos entre as camadas perivitelínicas interna e externa de ovos frescos.
- A contagem das perfurações feitas pelos espermatozoides na membrana perivitelínica interna de ovos frescos.[5,20,44]

Na indústria avícola, o método mais empregado é seguramente o embriodiagnóstico dos ovos residuais (ou seja, uma amostragem dos ovos não eclodidos ao final da incubação) por questões logísticas e o enorme volume de ovos incubados, mas em aves selvagens todos os métodos listados apresentam grande aplicabilidade devido ao número reduzido de ovos incubados e à importância conservacionista ou comercial de muitas espécies mantidas sob cuidados humanos.

A quebra ou embriodiagnóstico de ovos não incubados pode ser feita com ovos íntegros, mas muitas vezes é realizado com ovos trincados ou com algum defeito para diminuir o desperdício de ovos incubáveis.[20,44] No caso de ovos férteis, visualiza-se a presença de um disco germinativo (chamado de blastoderma) com um formato semelhante a um *donut* (halo branco com um ponto branco no centro – Figura 6). Em ovos inférteis, o disco germinativo (chamado de blastodisco) tem uma aparência irregular e mais condensada, contendo alguns vacúolos. Uma vez incubados, os ovos inférteis permanecem inalterados, ao passo que os ovos férteis terão seus discos aumentados e mais evidentes com 1 ou 2 dias de incubação. Aos 3 dias de incubação, ovos de galinha já começam a apresentar vasos sanguíneos, tornando o diagnóstico de fertilidade mais fácil.

Na técnica de isolamento e exame do disco germinativo, discos de papel-filtro com o diâmetro interno de 10 mm são posicionadas sobre a gema de maneira que o disco germinativo fique no centro. Com o auxílio de uma tesoura, a membrana perivitelínica da gema aderida sob as bordas do disco de papel é cortada e todo o conjunto (disco de papel e membrana) é transferido para uma placa de Petri contendo solução salina. A observação dos discos germinativos é feita no estereoscópio, e as características dos discos férteis e inférteis são as mesmas descritas no embriodiagnóstico.

Para contagem de espermatozoides presos entre as membranas perivitelínicas interna e externa, um pedaço da membrana perivitelínica (contendo ambas as camadas) é cortado, lavado da gema residual e espalhado em uma lâmina de microscópio (para maiores detalhes sobre a técnica, ver Bakst e Long[20]). O espermatozoide não corado pode ser visualizado em um microscópio com óptica de campo escuro, ou pode ser corado com sondas fluorescentes e observado em um microscópio de fluorescência. No procedimento para contagem das perfurações feitas pelos espermatozoides na membrana perivitelínica interna, um pedaço da membrana perivitelínica (contendo ambas as camadas) é cortado, lavado da gema residual e espalhado em uma lâmina de microscópio.[20] Os buracos na membrana perivitelínica interna podem ser

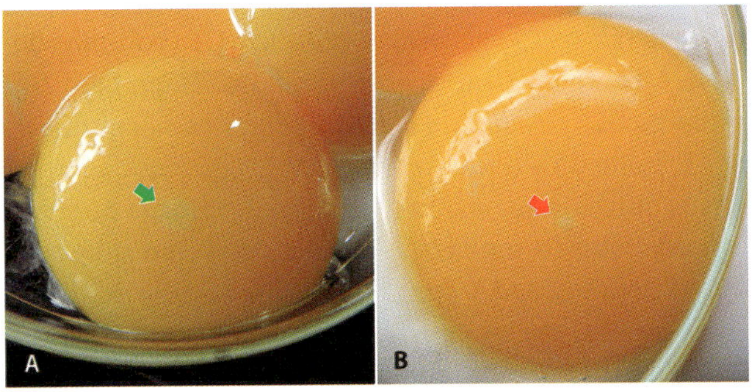

FIGURA 6 Fotografias de ovo fértil e infértil em galinha doméstica evidenciando as diferenças entre (A) blastoderma e (B) blastodisco, respectivamente.
Fonte: Ricardo José Garcia Pereira.

observados usando óptica de campo escuro com a membrana não corada, ou usando campo claro quando a membrana estiver corada com reagente de Schiff.

DILUIÇÃO E CONSERVAÇÃO DO SÊMEN DE AVES

Pode-se observar pela pequena amostragem apresentada na Tabela 1 que o volume dos ejaculados e a concentração espermática variam enormemente entre as espécies aviárias. Em sua grande maioria os volumes tendem a ser diminutos, porém as concentrações espermáticas, especialmente em aves domésticas, atingem os bilhões de espermatozoides por mililitro. Paralelamente, a manutenção do sêmen puro *in vitro* faz com que os espermatozoides percam mais depressa sua viabilidade e potencial fertilizante quando comparados ao sêmen diluído em soluções apropriadas.[23] Assim, a utilização de diluentes se justifica, pois retarda a degradação gradual dos espermatozoides mantidos *in vitro*, incrementa o número de fêmeas inseminadas por um macho, além de permitir a preservação dessas células por períodos mais prolongados (via refrigeração ou criopreservação).[23,45]

Diluentes e fator de diluição do sêmen

A princípio um bom diluente para sêmen de aves deve ter ação tamponante, manter a pressão osmótica e o equilíbrio eletrolítico, fornecer energia para os espermatozoides (via açúcares, aminoácidos e outros compostos) e, nos casos de armazenamento mais prolongado ou congelação, inibir o crescimento bacteriano e proteger contra o choque térmico.[1] Nesse sentido, destaca-se que a maioria dos diluentes de sêmen hoje empregados na avicultura industrial contém elementos naturalmente encontrados no plasma seminal de aves domésticas, sobretudo de galos e perus.[23,46] O ácido glutâmico, por exemplo, é o constituinte aniônico mais abundante do plasma seminal de aves e, por conseguinte, um componente padrão em diluentes de sêmen nessa classe de vertebrados.

Existem no momento diversas formulações disponíveis (descritas em literatura ou vendidas como produtos comerciais) para a diluição de sêmen em aves, mas de modo geral são soluções salinas tamponadas com pH variando entre 7 e 7,4, osmolaridades variando entre 250 e 460 mOsm/kg H_2O, acrescidas de fontes de energia (p. ex., glicose, frutose, entre outros), e eventualmente antioxidantes e/ou antibióticos.[23,46,47] A Tabela 2 descreve a composição de dois diluentes que estão entre os mais utilizados na manutenção de sêmen em aves. Tais formulações são frequentemente utilizadas na IA com sêmen fresco (intervalo de 30 até 60 minutos) ou refrigerado (1 até 4 horas), lembrando sempre que a perda da capacidade fertilizante dos espermatozoides é tempo-dependente (ou seja, quanto maior for o tempo *in vitro*, maiores serão os decréscimos), uma vez que os diluentes apenas retardam a deterioração dos espermatozoides durante a manipulação e a estocagem.

Paralelamente ao tipo de diluidor, devemos também nos preocupar com o fator de diluição e possíveis variações metabólicas dos espermatozoides nas diferentes espécies durante a manutenção *in vitro* do sêmen. Na prática, em granjas de reprodutores, recomenda-se que *pools* seminais de perus sejam diluídos 1:1 (volume sobre volume, p. ex., 10 mL de sêmen para 10 mL de diluente) e que de galos sejam diluídos 1:2 ou 1:3 sem efeitos negativos da fertilidade.[20] Contudo, a análise detalhada do sêmen nos permite detectar *pools* com alta concentração espermática que podem ser diluídos acima dessas recomendações sem prejuízos às doses inseminantes. Pesquisas com galos reprodutores sugerem que diluições até 1:10 não parecem impactar significativamente a fertilidade em casos de amostras de boa qualidade, mas que diluições superiores a isso reduzem a capacidade fertilizante dos espermatozoides.[47,50] Tais efeitos deletérios parecem estar atrelados à desestabilização da membrana espermática devido à diluição de componentes essenciais presentes no plasma seminal. Adicionalmente, quando *pools* seminais de perus são mantidos *in vitro* por períodos superiores a 1 hora, eles devem ser armazenados em frascos mais amplos, além de serem constantemente agitados (150 rpm) para aumentar a superfície

TABELA 2 Composição de dois diluentes comumente utilizados na estocagem de sêmen aviário a temperatura ambiente ou refrigerado

Item	Diluente BPSE*	Diluente de Lake
Glutamato de sódio (g/L)	8,67	19,2
Glicose (g/L)	–	8
Acetato de magnésio (tetraidratado) (g/L)	–	0,8
Acetato de potássio (anidro) (g/L)	–	5
Polivinil pirrolidona (PVP) (g/L)	–	3
Citrato de potássio tribásico monoidratado (g/L)	0,64	–
Frutose (g/L)	5	–
TES (g/L)	1,95	–
Acetato de sódio tri-hidratado (g/L)	4,3	–
Difosfato de potássio tri-hidratado (g/L)	12,7	–
Monofosfato de potássio (g/L)	0,65	–
Cloreto de magnésio (g/L)	0,34	–
pH	7,5	7
Osmolaridade (mOsm/kg H_2O)	333	343
Referência	Sexton[48]	Lake, Ravie[49]

* Beltsville Poultry Semen Extender.

de contato do sêmen com o ar.[20] Isso porque, ao contrário dos espermatozoides de galos, que são metabolicamente competentes *in vitro* em ambientes aeróbicos e anaeróbicos, os espermatozoides de perus necessitam de altas concentrações de oxigênio para sobreviver. Tais medidas possibilitam a aeração do sêmen e, consequentemente, maior viabilidade dos espermatozoides de perus durante o intervalo até a IA.[20,46]

Refrigeração do sêmen

O armazenamento de sêmen na forma líquida foi descrito pela primeira vez em galos há mais de 80 anos,[51] e desde então essa alternativa tem sido extremamente explorada na rotina de granjas reprodutoras para a manutenção da capacidade fertilizante de aves domésticas por curtos períodos de tempo. Os objetivos principais da refrigeração do sêmen são reduzir a taxa metabólica dos espermatozoides (e consequentemente reduzir a produção de ácido lático e de espécies reativas de oxigênio), minimizar a atividade de enzimas presentes no plasma seminal e espermatozoides e retardar a proliferação de microrganismos.[22,52] Assim, em situações de campo o sêmen é primeiramente misturado a um diluente, em proporções que podem variar de 1:1 até 1:10 dependendo da espécie e da concentração espermática, para depois ser mantido a temperaturas entre 4 e 5 °C por períodos de até 6 horas sem grandes perdas na fertilidade, sendo utilizado preferencialmente entre 1 e 4 horas após a colheita.

Comparações entre temperaturas de estocagem demonstram uma queda expressiva dentro de 4 horas em diversos parâmetros espermáticos quando as amostras seminais de galos são mantidas a altas temperaturas (37 a 41 °C).[21,53,54] Ao que tudo indica, a conservação do sêmen de aves domésticas sob baixas temperaturas (4 a 5 °C) assegura a qualidade espermática a níveis aceitáveis até 24 horas, porém períodos superiores a 6 a 8 horas começam a impactar significativamente algumas características dos espermatozoides.[21,54,55] Entretanto, cabe frisar que, embora a refrigeração do sêmen seja uma opção interessante para circulação de material genético entre instituições geograficamente próximas, sua aplicabilidade é extremamente limitada, não só pela curta viabilidade das amostras como pelas barreiras sanitárias internacionais associadas ao transporte de material biológico não congelado.[52]

Congelação do sêmen de aves

A criopreservação de sêmen em aves tanto domésticas quanto selvagens tem sido objeto de intensa pesquisa científica por mais de 80 anos, mas, apesar dos avanços obtidos nas últimas décadas, sua ampla utilização na indústria avícola permanece intangível em virtude da baixa e variável fertilidade dos espermatozoides aviários após a descongelação.[23,54-56] Por essa razão, essa tecnologia encontra-se hoje limitada à formação de criobancos em programas de conservação de aves selvagens ameaçadas de extinção, de linhagens puras em empresas privadas e de raças domésticas raras em centros nacionais de preservação de recursos genéticos.[23,54,55,57-59]

A dificuldade na congelação de sêmen aviário advém de várias particularidades que divergem sobremaneira daquelas observadas em mamíferos, entre elas:

- Espermatozoides fusiformes com muito pouco citoplasma e quantidade de água, fatores que alteram a formação de cristais endógenos de água e a entrada de crioprotetores.
- Caudas muito longas, tornando os espermatozoides mais propensos a lesões de-

rivadas de manipulações como pipetagens e centrifugações.

- Baixo volume dos ejaculados com elevadas concentrações espermáticas, levando a um alto fator de diluição e consequentemente a perda da viabilidade espermática.
- Alta proporção de ácidos graxos poli-insaturados na membrana espermática, tornando os espermatozoides mais vulneráveis a peroxidação lipídica.
- Baixo potencial antioxidante, acarretando o estresse oxidativo e todos os seus efeitos sobre as diferentes organelas espermáticas.[22,50,60,61]

Diante de tais desafios, muitos estudos vêm sendo conduzidos para estabelecer protocolos que aumentem a eficácia da congelação sobre a manutenção da viabilidade dos espermatozoides aviários, utilizando uma variedade de crioprotetores penetrantes, incluindo o glicerol (GLI), o dimetilsulfoxido (DMSO), a dimteilacetamida (DMA), a dimetilformamida (DMF), o etilenoglicol (EG) e o propilenoglicol (PG).[1,22,50,54,55,61] Todavia, os quatro primeiros crioprotetores são sem dúvida os mais amplamente descritos na literatura e utilizados em diversos laboratórios devido a seus resultados positivos.[22,54,55] Essas substâncias são adicionadas aos diluentes com o intuito de reduzir os danos celulares decorrentes da congelação, uma vez que penetram os espermatozoides, evitando a formação de cristais de água e prevenindo lesões causadas pela concentração excessiva de solutos intracelulares.[50]

Uma descoberta interessante das pesquisas envolvendo aves refere-se ao glicerol, que, apesar de ser muito eficiente na proteção dos espermatozoides às crioinjúrias, apresenta propriedades contraceptivas.[22,50,55] Esse contratempo faz com que lavagens e centrifugações do sêmen pós-descongelação sejam necessárias, resultando em maior gasto de tempo e redução da viabilidade celular.[22,50,54,55,61] Por essa razão, muitos laboratórios optam pelo uso do DMA, DMF e DMSO em seus protocolos, pois todos geram resultados igualmente satisfatórios de fertilidade sem a demanda de procedimentos adicionais após a descongelação.[22,55] Paralelamente, temos os crioprotetores não penetrantes (p. ex., polivinilpirrolidona – PVP –, sucrose, trealose, rafinose, glicose ou lactose), que agem externamente às células e já foram empregados em conjunto com o glicerol e o DMA para melhorar a qualidade dos espermatozoides criopreservados.[50,61]

Outros fatores fundamentais que devem também ser definidos para a adequada criopreservação do sêmen da espécie de interesse são concentração do crioprotetor, temperatura e tempo de equilíbrio, e taxas e métodos de congelação e descongelação. Além disso, existem diferentes sistemas de envasamento de sêmen em aves nas quais as palhetas (0,25 e 0,5 mL), as ampolas (2 mL) e os *pellets* (0,05 a 0,2 mL) são as formas mais frequentes. Logo, não é de estranhar que, com tantos elementos influenciando a resposta dos espermatozoides à criopreservação, haja uma infinidade de protocolos descritos para aves. Entretanto, a comparação desses protocolos para definição da melhor metodologia é problemática, dadas as diferentes condições experimentais de cada estudo (p. ex., número de inseminações por fêmea, volume e concentração espermática da dose inseminante, tipo de crioprotetor, envase etc.). Assim, em vez de exemplificar um único protocolo de congelação, recomenda-se que para maiores detalhes sobre os protocolos já testados nas diferentes espécies aviárias os interessados consultem algumas das extensivas revisões existentes na literatura recente (nossas sugestões de leitura são Janosikova et al.,[50] Partyka et al.,[55] Woelders[59] e Bezerra et al.[61]).

TÉCNICA DE INSEMINAÇÃO ARTIFICIAL EM AVES

Em termos gerais, tanto na avicultura industrial quanto na conservação de aves selvagens, a principal meta de um programa de IA é garantir a fertilidade do maior número possível de ovos produzidos. Para tanto, vários aspectos da IA devem ser ponderados com o intuito de maximizar os resultados, tais como região do oviduto onde o sêmen será depositado, a frequência da IA, qualidade do sêmen ou do *pool* seminal, volume e concentração espermática da dose inseminante, tipo de diluente e o fator de diluição, estado do sêmen (fresco, refrigerado ou congelado), nível de treinamento da equipe, horário da IA, entre outros. No que se refere ao local de deposição do sêmen, as três possibilidades existentes em aves são cloacal, intrauterina e intramagnal. A opção de IA cloacal é a mais fácil e rápida, pois envolve a simples deposição do sêmen dentro da cloaca das fêmeas, mas resulta em baixos índices de fertilidade quando comparada às outras IA devido à quantidade de sêmen perdida para o reto ou expelida para o ambiente externo.[1] Essa abordagem é válida principalmente na IA de aves de pequeno porte (p. ex., passeriformes), em que a exposição da entrada do oviduto é difícil, ou em casos de falta de treinamento da equipe. Outra alternativa é a IA intramagnal, que possibilita o uso de doses inseminantes com baixo número de espermatozoides viáveis (p. ex., amostras seminais pós-descongelação), uma vez que dispensa o sêmen no magno com o auxílio de um endoscópio, o mais próximo possível do sítio de fertilização dos oócitos.[11,13] No entanto, essa técnica requer equipamentos caros, técnicos especializados e anestesia das fêmeas, além de implicar riscos de contaminação do oviduto superior e limitar a seleção dos espermatozoides (para mais detalhes, ver capítulo 24, "Fertilização e desenvolvimento reprodutivo em aves").[1,11]

Por essas razões, IA intrauterina é sem dúvida o método mais empregado em aves domésticas e selvagens por sua praticidade e melhores taxas de fertilidade quando utilizadas amostras seminais de boa qualidade.[1,11,12] A IA intrauterina é realizada com a introdução de um cateter ou palheta na entrada do oviduto (ou seja, vagina) para deposição do sêmen próximo à região das glândulas hospedeiras de espermatozoides. A visualização da entrada do oviduto pode ser feita via manobra chamada eversão cloacal ou com o auxílio de um espéculo. A eversão da cloaca caracteriza-se por uma pressão da região abdominal e leve distensão da cloaca a fim de expor o orifício vaginal (Figura 7) e, apesar de ser comumente empregada na IA de aves domésticas, é raramente aplicada em aves selvagens devido ao estresse excessivo das fêmeas, que pode resultar na redução ou parada da postura.[1,11,12]

Uma vez visualizada a entrada do oviduto, o inseminador deve inserir a palheta levemente dentro do oviduto com o propósito de alcançar a transição vaginouterina (onde estão localizadas as glândulas hospedeiras de espermatozoides), porém sem aprofundar demais para não desperdiçar sêmen no útero. As palhetas ou cateteres são geralmente inseridos a 2 cm de profundidade em galinhas e 3 a 4 cm em peruas. Estudos envolvendo espécies selvagens descrevem profundidades de 0,2 cm para periquitos-australianos, 1 a 2 cm para várias espécies de falcão e para abetarda houbara, e 2 cm para grous, 2,5 a 3,5 cm para águias e 5 cm para avestruzes.[1,11,12]

Outra alternativa para visualização da vagina, especialmente para aves selvagens, é o uso de um espéculo em conjunto com uma fonte de luz fria (Figura 8). Já em fêmeas "imprintadas", devido à interação com o técnico

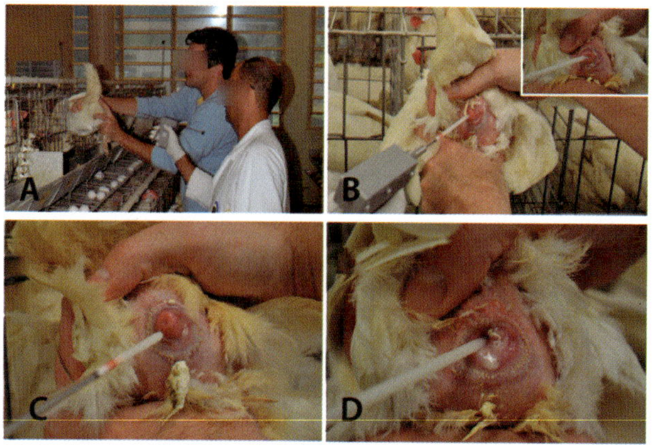

FIGURA 7 Fotografias demonstrando a sequência da inseminação artificial intrauterina em galinha doméstica. A: contenção e pressão abdominal exercida sobre uma matriz leve mantida em sistema de gaiolas suspensas, e posicionamento do inseminador e pistola de inseminação durante o procedimento. B: cloaca evertida mostrando a entrada do oviduto (vagina) posicionada ao lado esquerdo da ave. C: introdução da palheta de inseminação no oviduto (visão ampliada mostrando posição da palheta aproximadamente 1 cm para dentro do oviduto). D: exemplo de IA onde a pressão abdominal foi mantida durante a inseminação, resultando na expulsão de parte do sêmen injetado (tomar cuidado para só depositar o sêmen no oviduto quando a pressão abdominal for removida e o oviduto retornar para dentro da cloaca em sua posição original.

IA: inseminação artificial.

Fonte: Ricardo José Garcia Pereira.

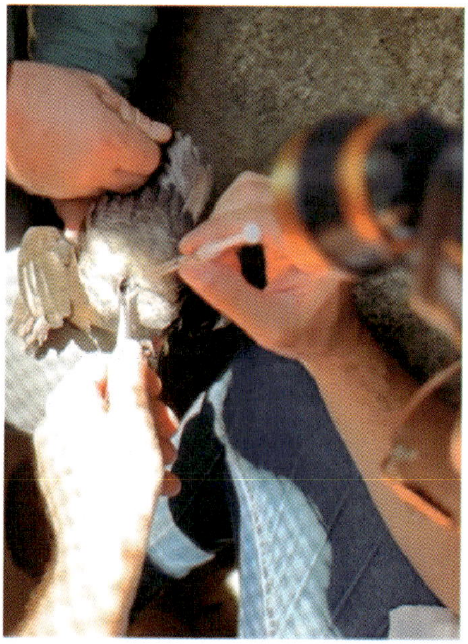

FIGURA 8 Fotografia mostrando a técnica de visualização da entrada do oviduto (vagina) usando espéculo vaginal em pato-mergulhão (*Mergus octosetaceus*), abordagem mais prática e menos estressante que a eversão e muito usada em aves selvagens.

Fonte: Alexandre Paulo Resende Netto Armando.

(solicitando cópula), a exposição do oviduto se faz de maneira natural em resposta a estímulos vocais e outros sinais de corte.[1,11,12] As mesmas desvantagens citadas para a coleta de sêmen de machos criados na mão e coletados cooperativamente se aplicam para a IA de fêmeas nessa condição.

A frequência da IA depende de características espécie-específicas como número de espermatozoides por dose inseminante, método de inseminação e duração da fertilidade pós-inseminação da fêmea na espécie de interesse (que se correlaciona com o número de glândulas hospedeiras por fêmea).[11,12] De modo geral, espécies com doses inseminantes pouco concentradas ou com menores durações de fertilidade requerem inseminação mais frequentes. Por exemplo, o número médio de glândulas hospedeiras de espermatozoides em galinhas e peruas é de 5 mil e 30 mil por fêmea, respectivamente, enquanto em tentilhões é de mil a 2 mil por fêmea.[62] Tais diferenças fazem com que os intervalos entre IA variem de acordo com a espécie, sendo de 2 dias em codornas, de 7 dias em galinhas e de até 14 dias em peruas.[11,12] Na avicultura industrial, granjas de reprodutoras (galinhas e peruas) muitas vezes fazem 2 a 3 IA na primeira semana de produção para encher as glândulas hospedeiras com espermatozoides, e 1 IA nas semanas subsequentes.

Os intervalos entre IA em aves selvagens não "imprintadas" dependem não apenas dessas questões acima, mas também do nível de estresse daquela espécie ou indivíduo em particular. Espécies que toleram melhor o manejo (p. ex., faisões e grous) podem ser inseminadas até 2 a 3 vezes por semana, ao passo que espécies mais suscetíveis ao estresse (p. ex., psitacídeos, rapinantes) são inseminadas apenas 1 a 2 vezes por semana.[11,12] Alguns autores aconselham que as IA em aves selvagens sejam iniciadas 10 a 14 dias antes da postura do primeiro ovo, na tentativa de não perder a fertilização deste.[11,12]

O volume do sêmen a ser depositado no oviduto é outro elemento que varia não apenas em função da qualidade do ejaculado como também do tamanho da espécie, para evitar o refluxo de sêmen. Em galinhas, as doses inseminantes provenientes de sêmen fresco ou refrigerado (até 4 horas) contêm aproximadamente 100 milhões de espermatozoides em volumes de 50 a 100 μL por fêmea, ao passo que em peruas têm 100 a 200 milhões de espermatozoides em 100 a 200 μL. Em aves selvagens, os volumes também dependem desses dois fatores e podem ser de 5 a 10 μL para aves pequenas (passarinhos), 30 a 150 μL para aves de médio porte (faisões, gaviões, psitacídeos, falcões etc.), 100 a 200 μL para aves maiores (grous, águias etc.) e 600 a 1.500 μL para aves gigantes (avestruzes).

Concentrações maiores de espermatozoides por dose inseminante são frequentemente utilizadas quando se trata de sêmen congelado (p. ex., 200 a 300 milhões de espermatozoides em galinhas), e nesses casos se preconiza também maior frequência das IA para assegurar a fertilidade. Outro detalhe importante é o horário da IA, que habitualmente é programado para depois da hora de pico de postura da espécie em questão. Entretanto, a falta de treinamento ou experiência da equipe envolvida na rotina das IA é muitas vezes responsável pelos resultados ruins de uma granja ou entidade. A deposição do sêmen em local inadequado, alto grau de contaminação ou baixa qualidade seminal, má conservação do sêmen da colheita até a IA, injúrias ou contaminação do trato reprodutivo feminino, ovos furados ou trincados e uso inadequado dos diluidores são alguns dos problemas frequentemente relatados a campo. Por essa razão, é aconselhável que o corpo técnico sempre revise conceitos e procedimentos a fim de obter o máximo potencial que a técnica de IA tem a oferecer.

REFERÊNCIAS

1. Pereira RJG. Reprodução das aves. I: Cubas ZS, Silva JCR, Catão-Dias JL (eds.). Tratado de animais selvagens: medicina veterinária. São Paulo: Roca; 2014. p.2235-69.
2. Pereira RJG, Blank MH. Desafios e atualidades no emprego de técnicas de reprodução assistida em aves selvagens. Rev Bras Reprodução Anim 2017;41(1):237-42.
3. Almeida J, Resende OA. História, evolução e perspectivas futuras da inseminação artificial em aves domésticas: revisão de literatura. Res Soc Dev 2023 May 25;12(5):e25112541780. Disponível em: https://rsd-journal.org/index.php/rsd/article/view/41780. Acesso em: 22 fev. 2024.
4. Almeida J, Resende OA. Inseminação artificial em aves não domésticas: uma revisão. Res Soc Dev 2023 Jul 21;12(7):e10712742588. Disponível em: https://rsd-journal.org/index.php/rsd/article/view/42588. Acesso em: 22 fev. 2024.
5. Bakst MR, Dymo JS. Artificial insemination in poultry. In: Success in artificial insemination – quality of semen and diagnostics employed. InTech. 2013. Disponível em: http://www.intechopen.com/books/success-in-artificial-insemination-quality-of-semen-and-diagnostics-employed/artificial-insemination-in-poultry. Acesso em: 22 fev. 2024.
6. Dhama K, Singh RP, Karthik K, Chakrabort S, Tiwari R, Wani MY, et al. Artificial insemination in poultry and possible transmission of infectious pathogens: a review. Asian J Anim Vet Adv 2014 Mar 15;9(4):211-28. Disponível em: https://www.scialert.net/abstract/?doi=ajava.2014.211.228. Acesso em: 22 fev. 2024.
7. Mohan J, Sharma SK, Kolluri G, Dhama K. History of artificial insemination in poultry, its components and significance. Worlds Poult Sci J 2018 Sep 1;74(3):475-88. Disponível em: https://www.tandfonline.com/doi/full/10.1017/S0043933918000430. Acesso em: 22 fev. 2024.
8. Burrows WH, Quinn JP. The collection of spermatozoa from the domestic fowl and turkey. Poult Sci 1937 Jan;16(1):19-24. Disponível em: https://linkinghub.elsevier.com/retrieve/pii/S0032579119555043. Acesso em: 22 fev. 2024.
9. Nishiyama H, Nakashima N, Fujihara N. Studies on the accessory reproductive organs in the drake. Poult Sci 1976 Jan;55(1):234-42. Disponível em: https://linkinghub.elsevier.com/retrieve/pii/S0032579119500396.
10. Shit N, Singh R, Sastry K, Pandey N, Mohan J. Development of artificial insemination technology in Japanese quail. Indian J Poult Sci 2010;45(1):50-4.
11. Blanco JM, Wildt DE, Höfle U, Voelker W, Donoghue AM. Implementing artificial insemination as an effective tool for ex situ conservation of endangered avian species. Theriogenology 2009;71(1):200-13.
12. Gee GF, Bertschinger H, Donoghue AM, Blanco J, Soley J. Reproduction in nondomestic birds: physiology, semen collection, artificial insemination and cryopreservation. Avian Poult Biol Rev 2004;15(2):47-101.
13. Blanco JM, Gee GF, Wildt DE, Donoghue AM. Producing progeny from endangered birds of prey: Treatment of urine-contaminated semen and a novel intramagnal insemination approach. J Zoo Wildl Med 2002;33(1):1-7.
14. Góes PAA, Cavalcante AKS, Nichi M, Perez EGA, Barnabe RC, Barnabe VH. Reproductive characteristics of captive greater rhea (rhea americana) males reared in the state of São paulo, Brazil. Rev Bras Cienc Avic 2010;12(1):57-62.
15. Hemberger M, Hospes R, Bostedt H. Semen collection, examination and spermiogram in ostriches. Reprod Domest Anim 2001 Oct 12;36(5):241-3. Disponível em: https://onlinelibrary.wiley.com/doi/10.1046/j. 1439-0531.2001.00305.x. Acesso em: 22 fev. 2024.
16. Malecki IA, Martin GB, Lindsay DR. Semen production by the emu (Dromaius novaehollandiae). 2. Effect of collection frequency on the production of semen and spermatozoa. Poult Sci 1997;76(4):622-6.
17. Lierz M, Reinschmidt M, Muller H, Wink M, Neumann D. A novel method for semen collection and artificial insemination in large parrots (Psittaciformes). Sci Rep 2013;3.
18. Fischer D, Neumann D, Purchase C, Bouts T, Meinecke-Tillmann S, Wehrend A, et al. The use of semen evaluation and assisted reproduction in Spix's macaws in terms of species conservation. Zoo Biol 2014;33(3): 234-44.
19. Frediani MH, Guida FJV, Salgado PAB, Gonçalves DR, Blank MH, Novaes GA, et al. Semen collection by electro-stimulation in a variety of bird orders. Theriogenology 2019;125:140-51.
20. Bakst M, Long J. Techniques for semen evaluation, semen storage, and fertility determination. 2.ed. Bakst M, Long J (eds.). Buffalo: The Midwest Poultry Federation; 2010.
21. Blank MH, Ruivo LP, Novaes GA, Lemos EC, Losano JDA, Siqueira AFP, et al. Assessing different liquid--storage temperatures for rooster spermatozoa. Anim Reprod Sci 2021 Oct;233:106845. Disponível em: https://linkinghub.elsevier.com/retrieve/pii/S0378432021001603. Acesso em: 22 fev. 2024.
22. Santiago-Moreno J, Blesbois E. Animal board invited review: germplasm technologies for use with poultry. animal 2022 Mar;16(3):100475. Disponível em: https://linkinghub.elsevier.com/retrieve/pii/S1751731122000222. Acesso em: 22 fev. 2024.

23. Blesbois E, Brillard JP. Specific features of in vivo and in vitro sperm storage in birds. Animal 2007;1(10):1472-81. Disponível em: https://linkinghub.elsevier.com/retrieve/pii/S175173110700081X. Acesso em: 22 fev. 2024.
24. Bréque C, Surai P, Brillard JP. Roles of antioxidants on prolonged storage of avian spermatozoa in vivo and in vitro. Mol Reprod Dev 2003;66(3):314-23.
25. Surai PF, Wishart GJ. Poultry artificial insemination technology in the countries of the former USSR. Worlds Poult Sci J 1996 Mar 1;52(1):27-43. Disponível em: https://www.tandfonline.com/doi/full/10.1079/WPS19960003. Acesso em: 22 fev. 2024.
26. Hocking PM, Bernard R. Effects of male body weight, strain and dietary protein content on fertility and musculo-skeletal disease in naturally mated broiler breeder males. Br Poult Sci 1997 Mar;38(1):29-37. Disponível em: http://www.tandfonline.com/doi/abs/10.1080/00071669708417937. Acesso em: 22 fev. 2024.
27. Zhang X, Berry W, McDaniel G, Roland D, Liu P, Calvert C, et al. Body weight and semen production of broiler breeder males as influenced by crude protein levels and feeding regimens during rearing. Poult Sci 1999 Feb;78(2):190-6. Disponível em: https://linkinghub.elsevier.com/retrieve/pii/S0032579119412807. Acesso em: 22 fev. 2024.
28. Kelso KA, Cerolini S, Speake BK, Cavalchini LG, Noble RC. Effects of dietary supplementation with -linolenic acid on the phospholipid fatty acid composition and quality of spermatozoa in cockerel from 24 to 72 weeks of age. Reproduction 1997 May 1;110(1):53-9. Disponível em: https://rep.bioscientifica.com/doi/10.1530/jrf.0.1100053. Acesso em: 22 fev. 2024.
29. Rosenstrauch A, Allan Degen A, Friedländer M. Spermatozoa retention by sertoli cells during the decline in fertility in aging roosters1. Biol Reprod 1994 Jan 1;50(1):129-36. Disponível em: https://academic.oup.com/biolreprod/article-lookup/doi/10.1095/biolreprod50.1.129. Acesso em: 22 fev. 2024.
30. Słowińska M, Hejmej A, Bukowska J, Liszewska E, Bilińska B, Hliwa P, et al. Expression and secretion of albumin in male turkey (Meleagris gallopavo) reproductive tract in relation to yellow semen syndrome. Poult Sci 2019 Apr;98(4):1872-82. Disponível em: https://linkinghub.elsevier.com/retrieve/pii/S0032579119301166. Acesso em: 22 fev. 2024.
31. Słowińska M, Sallem H, Clench MR, Ciereszko A. Metabolomic analysis of white and yellow seminal plasma in turkeys (Meleagris gallopavo). Poult Sci 2018 Mar;97(3):1059-65. Disponível em: https://linkinghub.elsevier.com/retrieve/pii/S0032579119310971. Acesso em: 22 fev. 2024.
32. Weil S, Rozenboim I, Degen AA, Dawson A, Friedländer M, Rosenstrauch A. Fertility decline in aging roosters is related to increased testicular and plasma levels of estradiol. Gen Comp Endocrinol 1999;115(1):23-8.
33. Etches RJ (ed.). Reproduction in poultry. Cabi Publishing; 1995.
34. Owen RD. Artificial insemination of pigeons and doves. Poult Sci 1941 Sep;20(5):428-31. Disponível em: https://linkinghub.elsevier.com/retrieve/pii/S0032579119518417. Acesso em: 22 fev. 2024.
35. Joyner K. Theriogenology. In: Ritchie B, Harrison G, Harrison L (eds.). Avian medicine: principles and application. Lake Worth: Wingers Publishing; 1994. p.748-84.
36. Bird DM, Laguë PC. Semen production of the American kestrel. Can J Zool 1977 Aug 1;55(8):1351-8. Disponível em: http://www.nrcresearchpress.com/doi/10.1139/z77-175. Acesso em: 22 fev. 2024.
37. Parks JE, Heck WR, Hardaswick V. Cryopreservation of peregrine falcon semen and post-thaw dialysis to remove glycerol. Raptor Res 1986;20:15-20.
38. Jalme MS, Gaucher P, Paillat P. Artificial insemination in Houbara bustards (Chlamydotis undulata): influence of the number of spermatozoa and insemination frequency on fertility and ability to hatch. Reproduction 1994 Jan 1;100(1):93-103. Disponível em: https://rep.bioscientifica.com/doi/10.1530/jrf.0.1000093. Acesso em: 22 fev. 2024.
39. Tesfay HH, Sun Y, Li Y, Shi L, Fan J, Wang P, et al. Comparative studies of semen quality traits and sperm kinematic parameters in relation to fertility rate between 2 genetic groups of breed lines. Poult Sci 2020 Nov;99(11):6139-46. Disponível em: https://linkinghub.elsevier.com/retrieve/pii/S0032579120305319. Acesso em: 22 fev. 2024.
40. Donoghue A. Prospective approaches to avoid flock fertility problems: predictive assessment of sperm function traits in poultry. Poult Sci 1999 Mar;78(3):437-43. Disponível em: https://linkinghub.elsevier.com/retrieve/pii/S0032579119413163. Acesso em: 22 fev. 2024.
41. Celeghini E, Arruda R, Albuquerque R, Silva F, Faria D, Andrade A, et al. Utilization of fluorescent probe association for simultaneous assessment of plasmatic, acrosomal, and mitochondrial membranes of rooster spermatozoa. Rev Bras Ciência Avícola 2007 Sep;9(3):143-9. Disponível em: http://www.scielo.br/scielo.php?script=sci_arttext&pid=S1516-635X2007000300001&lng=en&tlng=en. Acesso em: 22 fev. 2024.
42. Holsberger DR, Donoghue AM, Froman DP, Ottinger MA. Assessment of ejaculate quality and sperm characteristics in turkeys: sperm mobility phenotype is independent of time. Poult Sci 1998;77(11):1711-7.
43. Rui BR, Angrimani DSR, Losano JDA, Bicudo L de C, Nichi M, Pereira RJG. Validation of simple and cost-effective stains to assess acrosomal status, DNA damage and mitochondrial activity in rooster spermatozoa. Anim Reprod Sci 2017 Dec;187:133-40. Disponível em: https://linkinghub.elsevier.com/retrieve/pii/S0378432017307613. Acesso em: 22 fev. 2024.
44. Bongalhardo D. Predicting hatching success by testing egg fertility. In: Book of Abstracts of the XXIV World's

Poultry Congress. Salvador: World's Poultry Science Association; 2012. CD-ROM.
45. Pereira RJG. Métodos não invasivos para análises hormonais aplicadas aos estudos de ecologia e etologia. Rev Bras Zootec 2007;36(Suppl):71-6.
46. Donoghue AM, Wishart GJ. Storage of poultry semen. Anim Reprod Sci 2000 Aug;62(1-3):213-32. Disponível em: https://linkinghub.elsevier.com/retrieve/pii/S0378432000001603. Acesso em: 22 fev. 2024.
47. Sarkar PK. Motility, viability and fertilizing ability of avian sperm stored under in vitro conditions. Rev Agric Sci 2020;8:15-27.
48. Sexton TJ. A new poultry semen extender. Poult Sci 1977 Sep;56(5):1443-6. Disponível em: https://linkinghub.elsevier.com/retrieve/pii/S0032579119548593. Acesso em: 22 fev. 2024.
49. Lake PE, Ravie O. An exploration of cryoprotective compounds for fowl spermatozoa. Br Poult Sci 1984 Jan 24;25(1):145-50. Disponível em: http://www.tandfonline.com/doi/full/10.1080/13632758408454852. Acesso em: 22 fev. 2024.
50. Janosikova M, Petricakova K, Ptacek M, Savvulidi FG, Rychtarova J, Fulka J. New approaches for long-term conservation of rooster spermatozoa. Poult Sci 2023 Feb;102(2):102386. Disponível em: https://linkinghub.elsevier.com/retrieve/pii/S0032579122006800. Acesso em: 22 fev. 2024.
51. Shaffner CS, Henderson EW, Card CG. Viability of spermatozoa of the chicken under various environmental conditions. Poult Sci 1941 May;20(3):259-65. Disponível em: https://linkinghub.elsevier.com/retrieve/pii/S0032579119518053. Acesso em: 22 fev. 2024.
52. Wishart GJ. Semen quality and semen storage. In: Biology of breeding poultry. Wallingford: CABI; 2009. p.151-78. Disponível em: http://www.cabi.org/cabebooks/ebook/20093172204. Acesso em: 22 fev. 2024.
53. Dumpala P, Parker H, McDaniel C. The effect of semen storage temperature and diluent type on the sperm quality index of broiler breeder semen. Int J Poult Sci 2006 Aug 15;5(9):838-45. Disponível em: https://www.scialert.net/abstract/?doi=ijps.2006.838.845. Acesso em: 22 fev. 2024.
54. Donoghue AM, Wishart GJ. Storage of poultry semen. Anim Reprod Sci 2000;62(1-3):213-32.
55. Partyka A, Niżański W. Advances in storage of poultry semen. Anim Reprod Sci 2022 Nov;246:106921. Disponível em: https://linkinghub.elsevier.com/retrieve/pii/S0378432021002360. Acesso em: 22 fev. 2024.
56. Blesbois E. Freezing avian semen. Avian Biol Res 2011;4(2):52-8.
57. Woelders H, Zuidberg CA, Hiemstra SJ. Animal genetic resources conservation in The Netherlands and Europe: poultry perspective. Poult Sci 2006;85(2):216-22.
58. Santiago-Moreno J, Castaño C, Toledano-Díaz A, Coloma MA, López-Sebastián A, Prieto MT, et al. Semen cryopreservation for the creation of a Spanish poultry breeds cryobank: optimization of freezing rate and equilibration time. Poult Sci 2011 Sep;90(9):2047-53. Disponível em: https://linkinghub.elsevier.com/retrieve/pii/S0032579119307400. Acesso em: 22 fev. 2024.
59. Woelders H. Cryopreservation of avian semen. In: Wolkers WF, Oldenhof H (eds.). Cryopreservation and freeze-dying protocol 2021. p. 379-99. Disponível em: http://link.springer.com/10.1007/978-1-0716-0783-1_16. Acesso em: 22 fev. 2024.
60. Garamszegi LZ, Eens M, Török J. Birds reveal their personality when singing. PLoS One 2008;3(7).
61. Bezerra LGP, Oliveira REM de, Comizzoli P, Silva AR. Collection, handling, and preservation of wild bird semen: current status, challenges, and perspectives. Biopreserv Biobank 2023 Sep 12; Disponível em: https://www.liebertpub.com/doi/10.1089/bio.2023.0053. Acesso em: 22 fev. 2024.
62. Bakst MR, Donoghue AM, Yoho DE, Moyle JR, Whipple SM, Camp MJ, et al. Comparisons of sperm storage tubule distribution and number in 4 strains of mature broiler breeders and in turkey hens before and after the onset of photostimulation1. Poult Sci 2010 May;89(5):986-92. Disponível em: https://linkinghub.elsevier.com/retrieve/pii/S003257911936256X. Acesso em: 22 fev. 2024.
63. Rybnik PK, Horbanczuk JO, Naranowicz H, Lukaszewicz E, Malecki IA. Semen collection in the ostrich (Struthio camelus) using a dummy or a teaser female. Br Poult Sci 2007 Oct;48(5):635-43.

Índice remissivo

B

C

D

E

H

I

N

O